O EMERGENCISTA

UM GUIA FUNDAMENTAL PARA MÉDICOS QUE ATUAM NO PRONTO-SOCORRO

Urgências e Emergências Médicas e outros livros de interesse

A Ciência e a Arte de Ler Artigos Cientificos – Braulio Luna Filho
A Didática Humanista de um Professor de Medicina – Decourt
A Neurologia que Todo Médico Deve Saber 2ª ed. – Nitrini
A Questão Ética e a Saúde Humana – Segre
A Saúde Brasileira Pode Dar Certo – Lottenberg
Artigo Científico - do Desafio à Conquista - Enfoque em Testes e Outros Trabalhos Acadêmicos – Victoria Secaf
As Lembranças que não se Apagam – Wilson Luiz Sanvito
A Vida por um Fio e por Inteiro – Elias Knobel
Atualização em Medicina de Urgência – Antônio Carlos Lopes, Hélio Penna Guimarães, Renato Delascio Lopes e Sergio Timerman
Choque Séptico – Bogossian
Cirurgia de Emergência - Com Testes de Autoavaliação – Birolini
Clínicas Brasileiras de Cirurgia - CBC (Colégio Brasileiro de Cirurgiões)
Vol. 3/05 - Urologia de Urgência – Srougi
Coluna: Ponto e Vírgula 7ª ed. – Goldenberg
Como Ter Sucesso na Profissão Médica - Manual de Sobrevivência 4ª ed. – Mário Emmanuel Novais
Condutas em Emergências - Unidade de Primeiro Atendimento (UPA) Hospital Israelita Albert Einstein – Alexandre Pieri
Condutas de Urgência em Pediatria - Uma Abordagem Prática e Objetiva – Prata Barbosa
Condutas em Urgências e Emergências para o Clínico - Edição Revista e Atualizada – Valdir Golin
Condutas em Cirurgia de Emergência – Birolini
Condutas no Paciente Grave 3ª ed. (vol. I com CD e vol. II) – Knobel
Controvérsias e Iatrogenias na Cirurgia do Trauma – Mantovani
Cuidados Paliativos – Diretrizes, Humanização e Alívio de Sintomas – Franklin Santana
Desfibrilação Precoce - Reforçando a Corrente de Sobrevivência – Timerman
Dicionário de Ciências Biológicas e Biomédicas – Vilela Ferraz
Dicionário Médico Ilustrado Inglês-Português – Alves
Disfunção Sexual Masculina - Tudo o que Você Precisa Saber – Bonaccorsi
Emergências em Endocrinologia, Metabolismo e Nutrição – Bacchus
Eletrofisiologia Cardíaca na Prática Clínica vol. 3 – SOBRAC
Epidemiologia 2ª ed. – Medronho
Fraturas – Baldy
Gestão Estratégica de Clínicas e Hospitais – Adriana Maria André
Guia de Bolso de UTI – Hélio Penna Guimarães
Guia de Consultório - Atendimento e Administração – Carvalho Argolo
Guia Prático de UTI – Hélio Penna Guimarães
Ligas das Emergências HCFMUSP - Emergências Clínicas – Diogo Bugano e Herton Saraiva Martins
Manual de Socorro de Emergência 2ª ed. – Canetti e Santos
Manual do Clínico para o Médico Residente – Atala – UNIFESP
Medicina Intensiva para Graduação – UNIFESP/EPM – Gomes do Amaral
Medicina: Olhando para o Futuro – Protásio Lemos da Luz
Medicina, Saúde e Sociedade – Jatene
Memórias Agudas e Crônicas de uma UTI – Knobel
Nem só de Ciência se Faz a Cura 2ª ed. – Protásio da Luz
Neuroemergências – Julio Cruz
O Choque 3ª ed. – Bogossian
O que Você Precisa Saber sobre o Sistema Único de Saúde – APM-SUS
Parada Cardiorrespiratória – Lopes Guimarães
Prescrição de Medicamentos em Enfermaria – Brandão Neto
Primeiros Socorros - Fundamentos e Prática na Comunidade, no Esporte e no Ecoturismo – Brito Garcia
Pronto-socorro Cardiológico – Chagas e Palandrini
Propedêutica em Emergência – Velasco
Reanimação Neonatal – Dias Rego
Ressuscitação Cardiopulmonar – Hélio Penna Guimarães
Rotinas Ilustradas da Unidade Clínica de Emergência do Incor – Mansur
Série Atualizações Pediátricas – SPSP (Soc. Ped. SP)
Vol. 9 - Emergências Pediátricas - 2ª ed. – Emilio Carlos Baracat
Série Clínicas Brasileiras de Medicina Intensiva de Adultos e Pediátrica – AMIB (Ass. Med. Int. Bras.)
Vol. 4 - Ressuscitação Cardiopulmonar – Timerman
Serpentes Peçonhentas Brasileiras - Manual de Identificação, Prevenção e Procedimentos em Caso de Acidentes – Cabral
SIMURGEN - Curso de Simulação em Medicina de Urgência – Hélio Penna Guimarães
Síndrome Coronariana Aguda nas Unidades de Dor Torácica – Bassan
Síndromes Isquêmicas Miocárdicas Instáveis – Nicolau e Marin
Suporte Básico e Avançado de Vida no Trauma – Mantovani
Terapia Intensiva Pediátrica 3ª ed. (2 vols.) – Brunow de Carvalho e Matsumoto
Tratado de Medicina de Urgência – Antonio Carlos Lopes, Hélio Penna Guimarães, Letícia Sandre Vendrame e Renato Delascio Lopes
Tratado de Medicina de Urgência do Idoso – Matheus Papaléo Netto, Francisco Carlos de Brito e Luciano Ricardo Giacaglia
Trauma - Atendimento Pré-hospitalar 2ª ed. – Monteiro
Trauma – SPT (Sociedade Panamericana de Trauma) e SBAIT
Ultrassom e Ecocardiografia para a Prática em Urgência e Emergência ECOMU – Hélio Penna Guimarães
Um Guia para o Leitor de Artigos Científicos na Área da Saúde – Marcopito Santos
Unidade de Emergência – Condutas em Medicina de Urgência – 2ªedição – Julio Cesar Gasal Teixeira
Urgências em Geriatria - Epidemiologia, Fisiopatologia, Quadro Clínico, Controle Terapêutico – Papaléo
Urgências em Urologia – Borrelli e Goes
Vida por um Segundo – Zantut

O EMERGENCISTA

UM GUIA FUNDAMENTAL PARA MÉDICOS QUE ATUAM NO PRONTO-SOCORRO

MAURO DIRLANDO CONTE DE OLIVEIRA

Mestre em Nefrologia pela Escola Paulista de Medicina – UNIFESP. Especialista em Terapia Intensiva pela AMIB. Médico da Unidade de Pronto-Atendimento do Hospital Israelita Albert Einstein. Coordenador de Práticas Médicas do Hospital Santa Virgínia – São Paulo.

Atheneu

EDITORA ATHENEU

São Paulo —	*Rua Jesuíno Pascoal, 30* *Tel.: (11) 2858-8750* *Fax: (11) 2858-8766* *E-mail: atheneu@atheneu.com.br*
Rio de Janeiro —	*Rua Bambina, 74* *Tel.: (21)3094-1295* *Fax: (21)3094-1284* *E-mail: atheneu@atheneu.com.br*
Belo Horizonte —	*Rua Domingos Vieira, 319 — conj. 1.104*

CAPA: Paulo Verardo

PRODUÇÃO EDITORIAL: Equipe Atheneu

Dados Internacionais de Catalogação na Publicação (CIP)
(Câmara Brasileira do Livro, SP, Brasil)

O Emergencista: um guia fundamental para médicos que atuam no pronto-socorro/Mauro Dirlando Conte de Oliveira. -- 1. ed. -- São Paulo: Atheneu Editora, 2014.

Bibliografia
ISBN 978-85-388-0584-7

1. Pronto-socorro 2. Guia para médicos I. Oliveira, Mauro Dirlando Conte de II. Título.

1096 CDD-611

Índices para catálogo sistemático:

1. O Emergencista: Pronto-Socorro Medicina 611

OLIVEIRA, M. D. C.
O Emergencista: um guia fundamental para médicos que atuam no pronto-socorro

À minha esposa, Claudia,
e às minhas filhas, Ana Beatriz e Juliana,
pelo incentivo, compreensão e colaboração.

OS REVISORES

O autor mistura sentimentos de dívida e gratidão em relação aos médicos relacionados a seguir que revisaram este material. Também se desculpa por eventuais sugestões não acatadas.

ALEXANDRE HOLTHAUSEN CAMPOS, MD

Seção II (Cardiologia) e Capítulos 12 e 42

Mestre e Doutor em Medicina pela UNIFESP.
Pós-Doutor pela Universidade de Atlanta-Morehouse School of Medicine.
Médico-Pesquisador do Instituto Israelita de Pesquisa Albert Einstein.

CARMEN SÍLVIA VALENTE BARBAS, MD, PHD

Seção III (Pneumologia)

Professora Livre-Docente da Disciplina de Pneumologia da FMUSP.
Médica Intensivista e Pneumologista responsável pela Pós-Graduação em Pneumologia do CTI-adultos do Hospital Israelita Albert Einstein.

CLAUDIA PINTO MARQUES SOUZA DE OLIVEIRA

Seção IV (Gastrenterologia e hepatologia)

Professora Associada do Departamento de Gastrenterologia da FMUSP.
Livre-Docente em Gastrenterologia pela FMUSP.

CLAUDIO LUIZ LOTTENBERG

Capítulo 32

Mestre e Doutor em Oftalmologia pela UNIFESP.
Secretário da Saúde de São Paulo na Gestão José Serra.
Presidente do Hospital Israelita Albert Einstein.

GISELE SAMPAIO SILVA, MD, MPH, PHD

Seção I (Neurologia) e Capítulos 43 e 44

Professora Adjunta da Disciplina de Neurologia da UNIFESP.
Gerente Médica do Programa Integrado de Neurologia do Hospital Israelita Albert Einstein.

LUIZ CARLOS PAUL

Tabelas 9.1 e 11.2 (Capítulos 9 e 11)

Especialização em Eletrofisiologia Clínica e Invasiva pela UNIFESP.
Título de especialista em Eletrofisiologia Clínica e Invasiva pela SBAC.
Médico da Unidade de Pronto Atendimento e do Centro de Arritmias do Hospital Israelita Albert Einstein.

LUIZ FUMIO MATSUMOTO

Capítulos 46, 47, 48 e 49

Cirurgião Cardíaco pela Santa Casa de Misericórdia de São Paulo.
Especialista em Terapia Intensiva pela AMIB.

MARCELO ALVES ALVARENGA

Seção VII (Endocrinologia)

Especialista em Clínica Médica e Endocrinologia-Metabologia.
Mestre em Endocrinologia Clínica pela UNIFESP.
Coordenador Médico da Unidade de Primeiro Atendimento do Hospital Israelita Albert Einstein.

OSCAR FERNANDO PAVÃO DOS SANTOS

Seção V (Nefrologia e distúrbios eletrolíticos)

Professor Livre-Docente da Disciplina de Nefrologia da UNIFESP.
Diretor de Práticas Médicas do Hospital Israelita Albert Einstein.

SERGIO BARSANTI WEY

Seção VI (Infectologia) (exceto o Capítulo 32)

Professor Livre-Docente da Disciplina de Infectologia da UNIFESP.

ZIED RASSLAN

Capítulos 46, 47, 48 e 49

Professor Assistente do Departamento de Clínica Médica da Faculdade de Ciências Médicas da Santa Casa de São Paulo.
Médico da Unidade de Primeiro Atendimento do Hospital Israelita Albert Einstein.

PREFÁCIO

Tenho o privilégio de conviver com o Dr. Mauro Dirlando há cerca de 20 anos. Desde sua Residência Médica em Nefrologia, apresentava o comportamento de um médico inovador, empreendedor e bastante investigativo. Fez seu Mestrado com enorme independência e clareza de objetivos. Possuía um raciocínio organizado como poucos o tinham naquela idade. Não foi surpresa que, ao longo de poucos anos, o Dr. Mauro estabelecesse uma brilhante carreira médica. Exemplar. Deixou marcas por onde passou, com introdução de bons conceitos em metodologia, organização e qualidade, sempre com foco no paciente e na sua recuperação.

Em anos recentes, iniciou seu trabalho na Emergência do Hospital Israelita Albert Einstein. Pude acompanhar de perto o seu desejo de crescimento, seu envolvimento com a gestão local e sua enorme habilidade de envolver os colegas em seus projetos de melhoria de atendimento na busca de desfechos clínicos diferenciados.

Desse modo, não é surpresa que tenha produzido um trabalho intelectual de tanta importância como este livro que você tem a sorte de possuir. *O Emergencista: um guia fundamental para médicos que atuam no PS* tem uma composição clara, objetiva e prática. São dezenas de capítulos com algoritmos (na forma de tabelas) muito bem definidos, baseados em evidências médicas estabelecidas e fáceis de serem aplicados no dia a dia daqueles que se defrontam com situações de urgência em Pronto-Atendimentos ou Prontos-Socorros. Será uma ferramenta imprescindível para a boa prática médica e garantia de que a adequada abordagem está sendo realizada. Você, leitor, rapidamente se encantará com a facilidade do Dr. Mauro em organizar o pensamento médico e o raciocínio diagnóstico.

Um grupo excepcional de colaboradores tornou esta obra um destaque no auxílio ao diagnóstico e tratamento de condições de urgência. Não poderíamos ter um presente melhor. Leitor, aproveite-o.

OSCAR PAVÃO

Professor Livre-Docente da Disciplina de Nefrologia da UNIFESP.

Diretor de Práticas Médicas do Hospital Israelita Albert Einstein.

SUMÁRIO

ABREVIAÇÕES DAS REVISTAS MÉDICAS MAIS CITADAS

ABC	Arq Bras Cardiol
AcEM	Acad Emerg Med
AFP	Am Fam Physician
AFT	Aliment Pharmacol Ther
AHJ	Am Heart J
AJC	Am J Cardiol
AJEM	Am J Emerg Med
AJGe	Am J Gastroenterol
AJHSP	Am J Health Syst Pharm
AJKD	Am J Kidney Dis
AJM	Am J Med
AJMS	Am J Med Sci
AJN	Am J Nephrol
AJP(RP)	Am J Physiol (Renal Physiol)
AJRCCM	Am J Resp Crit Care Med
AJR	Am J Roentg
Ane	Anesthesiol
AneA	Anesth Analg
AnEM	Ann Emerg Med
AnIM	Ann Intern Med
AnN	Ann Neurol
AnS	Ann Surg
ArIM	Arch Intern Med
ArN	Arch Neurol
ArS	Arch Surg
AS	Am Surg
AuFP	Aust Fam Physician
BJGP	Br J Gen Pract
BJOph	Br J Ophtalmol
BMJ	Br Med J
BPRCGe	Best Pract Res Clin Gastroenterol
CC	Crit Care
CCC	Crit Care Clin
CCh	Clin Chem
CCM	Crit Care Med
CE(M)	Clin Endocrinol (Metabol)
CFP	Can Fam Physician
CGeH	Clin Gastroenterol Hepatol
Chs	Chest
CID	Clin Infect Dis
Circ (J)	Circulation (J)
JHep	J Hepatology
JI(D)	J Infect (Dis)
JICM	J Intensive Care Med
JIM	J Intern Med
JN(NP)	J Neurol (Neurosurg Psych)
JNs	J Neurosurg
JPEN	J Parenteral Enteral Nutrition
JPgM	J Postgrad Med
JT(ACS)	J Trauma (Acute Care Surg)
JTH	J Thromb Haemost
JU	J Urol
KI	Kidney International
LI	Liver Intern
Lnc(ID, N)	Lancet (Infect Dis, Neurology)
Mayo	Mayo Clin Proc
MCNA	Med Clin North Am
Med	Medicine
NatR(C, N, U)	Nat Rev (Cardiol, Nephrol, Urol)
NDT	Nephrol Dial Transplant
NEJM	N Engl J Med
Neu	Neurology
NeuC	Neurol Clin
Ns	Neurosurg
PC	Prim Care
PgM	Postgrad Med
PgMJ	Postgrad Med J
QJM	Quarterly J Med
Rad	Radiology
REMD	Rev Endocr Metab Dis
RpC	Respir Care
Rsc	Resuscitation
SJ(Ge, ID, TREM, S)	Scand J (Gastroenterol, Infect Dis; Trauma Resusc Emerg Med, Surg)
SMJ	Southern Med J
SN	Semin Nephrol
Str	Stroke
Tho	Thorax
Thy	Thyroid
UTD	UpToDate
WJ(E)M	West J (Emerg) Med

Seção I

Neurologia

1 Acidente vascular encefálico isquêmico

QUADRO CLÍNICO

As manifestações mais comuns do acidente vascular encefálico isquêmico (AVE-I) são o início súbito (96%) de **déficit neurológico focal** e **distúrbios da fala** [AFP 2009, 80:33]. Cefaleia ou tontura são **reportadas** por 14% e 13% dos pacientes com AVE-I, respectivamente. Os **sinais** mais comumente detectados são: paresia de braço ou perna (69% e 61%, respectivamente), disfasia ou disartria (57%), marcha hemiparética ou atáxica (53%), paralisia facial (45%), anormalidade na movimentação dos olhos (27%) e defeito em campo visual (24%) [AFP 2009, 80:33]. O diagnóstico é mais desafiante em presença de sinais positivos (p. ex., hemibalismo, coreia) [Neu 2013, 81:1089].

Com base nos achados neurológicos, pode-se determinar o território cerebrovascular acometido, o que ajuda a estabelecer o diagnóstico de AVE-I de modo mais confiável [JAMA 2005, 293:2391] (Tabela 1.1).

TABELA 1.1 Manifestações clínicas do AVE-I conforme o território vascular afetado

CLASSIFICAÇÃO DOS SUBTIPOS DE INFARTO CEREBRAL DE OXFORDSHIRE
Infarto total da circulação anterior (ITCA)
Combinação de nova disfunção cerebral superior (p. ex., disfasia, discalculia, distúrbio visuoespacial); déficit no campo visual homônimo; e déficit motor e/ou sensorial ipsilateral envolvendo 2 áreas de face, braço ou perna
Infarto lacunar (IL)
Sintomas motores puros ou sensoriais puros, AVE sensório-motor, ou hemiparesia atáxica; inclui síndromes face-braço e braço-perna
Infarto parcial da circulação anterior
Pacientes com somente 2 dos 3 componentes do ITCA, com disfunção cerebral superior isolada, ou com déficit motor/sensorial mais restrito que aquele classificado como IL (p. ex., confinado a 1 membro ou a face e mão, mas não ao braço inteiro)
Infarto da circulação posterior
Qualquer dos seguintes: paralisia de nervo craniano ipsilateral com déficit contralateral motor e/ou sensorial; déficit bilateral motor e/ou sensorial; distúrbio do olhar conjugado; disfunção cerebelar sem hemiparesia atáxica; defeito do campo visual homônimo

Fonte: Lnc 1991, 337:1521.

No pronto-socorro (PS), uma vez afastada ou corrigida a hipoglicemia, escore ROSIER (*Recognition of Stroke in the Emergency Room*) ≥ 1 classifica corretamente 90% dos pacientes [LncN 2005, 4:727]:

- História de síncope ou perda da consciência............ –1 ponto.
- História de crise convulsiva...................................... –1 ponto.
- Novo início de fraqueza facial assimétrica............... +1 ponto.
- Novo início de fraqueza no braço assimétrica.......... +1 ponto.
- Novo início de fraqueza na perna assimétrica.......... +1 ponto.
- Distúrbio da fala... +1 ponto.
- Defeito de campo visual.. +1 ponto.

Coma na admissão, rigidez nucal, convulsão acompanhando o déficit neurológico, pressão arterial diastólica (PAD) > 110 mmHg, vômitos e cefaleia são indícios de AVE hemorrágico. A probabilidade de hemorragia aumenta de 3 a 6 vezes em presença de qualquer desses achados [JAMA 2010, 303:2280].

AVALIAÇÃO DA GRAVIDADE

Fundamental para determinar a indicação de trombólise. O benefício de reverter um déficit pequeno pode não compensar o risco de hemorragia cerebral. Contudo, déficit muito grave associa-se a maior risco de sangramento induzido pela trombólise (Tabela 1.2).

TABELA 1.2 National Institute of Health Stroke Scale (NIHSS)

INSTRUÇÕES	PONTOS	DEFINIÇÃO DA ESCALA
1a. Nível de consciência (NC): escolher uma alternativa mesmo se intubado. Se escore 3, então os itens 8 = 2; 9 = 3; 10 = 2; e 11 = 2	0	Alerta; rapidamente responsivo
	1	Desperta com estimulação verbal
	2	Desperta somente com estimulação dolorosa
	3	Sem resposta a estímulos dolorosos ou somente reflexos
1b. NC orientação: perguntar ao paciente a idade dele e o mês corrente. A resposta deve ser correta, não há nota parcial. Se IOT, escore 1; afásico ou torporoso, 2	0	Ambas corretas
	1	Só uma questão correta
	2	Ambas incorretas
1c. NC comandos: pedir-lhe para abrir e fechar os olhos e, então, para apertar e liberar a mão não parética. Crédito se tentar realizar, mas não conseguir devido ao déficit neurológico	0	Realiza ambas as tarefas corretamente
	1	Realiza uma tarefa corretamente
	2	Não realiza nenhuma tarefa corretamente
2. Olhar conjugado: testar somente movimentos horizontais, voluntários ou reflexivos (oculocefálico: girar a cabeça). Se paresia isolada do III, IV ou VI, escore 1	0	Normal
	1	Desvio conjugado, que é superado voluntariamente ou pela manobra oculocefálica
	2	Desvio conjugado não superado por manobra oculocefálica
3. Campo visual: testar quadrantes superior e inferior por confrontação, usando contagem ou visualização de dedos. Se cegueira monocular, testar o outro olho. Se extinção, escore 1; se cego por qualquer outra causa, 3	0	Normal
	1	Hemianopsia parcial, quadrantopsia
	2	Hemianopsia completa
	3	Hemianopsia bilateral (cegueira cortical)

TABELA 1.2 *Continuação*

INSTRUÇÕES	PONTOS	DEFINIÇÃO DA ESCALA
4. Paralisia facial:	0	Normal
solicitar que eleve sobrancelhas, feche os olhos e mostre os dentes.	1	Paralisia mínima (amenização do sulco nasolabial somente ao sorrir)
Se torporoso, avaliar a simetria em	2	Paralisia total ou quase total da porção inferior
resposta à estimulação dolorosa	3	Paralisia superior e inferior de 1 ou ambos os lados
5. Motricidade dos braços:	0	Sem queda após 10 segundos
estender o braço, com palma para baixo,	1	Queda (não total) em menos de 10 segundos
a 90° se sentado ou 45° em posição supina	2	Algum esforço, mas não se sustenta
por 10 segundos. Em afásicos, utilizar	3	Discreto movimento sem vencer a gravidade
gestos	4	Sem movimento
6. Motricidade das pernas:	0	Sem queda após 5 segundos
paciente em decúbito supino e perna	1	Perna cai antes de 5 segundos, mas não atinge o leito
a 30° por 5 segundos	2	Cai antes de 5 segundos, mas tem esforço contra a gravidade
	3	Discreto movimento sem vencer a gravidade
	4	Sem movimento
7. Ataxia apendicular:	0	Sem ataxia ou não compreende (afásico) ou paralisado
testes índex-nariz e calcanhar-joelho em	1	Ataxia em 1 membro (superior **ou** inferior)
ambos os lados e com os olhos abertos	2	Ataxia em ambos os membros (superior **e** inferior)
8. Sensibilidade:	0	Normal; sem perda sensorial
testar sensibilidade (em pacientes obnubilados ou afásicos, testar o	1	Déficit sensitivo unilateral, mas o paciente tem consciência de estar sendo tocado
careteamento e a retirada a estímulos nocivos). Se afásico ou confuso, escore 1	2	Não reconhece o estímulo bilateralmente, comatoso ou tetraplégico
9. Linguagem:	0	Normal
solicitar ao paciente que descreva a sua ação (p. ex., coçar a cabeça, abotoar a	1	Afasia leve a moderada (alguma perda da fluência ou da facilidade de compreensão)
blusa), nomeie objetos (relógio, caneta, carteira) e leia alguma sentença	2	Afasia grave (toda a comunicação ocorre por meio de expressões fragmentadas)
	3	Mutismo, afasia global ou coma
10. Disartria:	0	Normal
não informar ao paciente o objetivo do teste. Se ele tem afasia grave, a clareza	1	Disartria leve a moderada: pronuncia pelo menos algumas palavras de forma desarticulada
da articulação da fala espontânea pode ser computada	2	Disartria grave: fala muito desarticulada, o que a torna incompreensível
11. Extinção ou desatenção	0	Normal
(antiga negligência): falência em dar atenção a estímulos unilateralmente. Tocar unilateralmente	1	Desatenção visual, tátil, auditiva, espacial ou pessoal, ou extinção na estimulação simultânea bilateral em uma modalidade sensorial
no braço	2	Hemidesatenção grave ou em mais de uma modalidade; não reconhece a própria mão ou orientado somente em um lado do espaço

IOT: intubação orotraqueal.
Fonte: Str 1989, 20:864.

EXAMES COMPLEMENTARES

A tomografia computadorizada (TC) sem contraste é considerada o exame-padrão. O líquido cerebrospinal deve ser analisado na suspeita clínica de hemorragia subaracnóidea (HSA) não confirmada por TC [Str 2007, 38:1655]. Na Tabela 1.3, são apresentados os exames complementares para a investigação dos pacientes com suspeita de AVE-I agudo.

TABELA 1.3 Estudos diagnósticos recomendados em todos os pacientes com suspeita de AVE-I agudo

EXAME	CONSIDERAÇÕES
TC da cabeça	Pode ser normal nas primeiras horas após o início dos sintomas
Eletrocardiografia	Detecta fibrilação atrial ou infarto miocárdico que podem propiciar cardioembolismo e arritmias cardíacas induzidas pelo AVE
Glicemia	Hipoglicemia pode simular AVE e hiperglicemia associa-se a pior prognóstico
Eletrólitos séricos	Distúrbios eletrolíticos podem mimetizar o quadro de AVE ou decorrer deste
Testes de função renal	Insuficiência renal importante produz alteração de tempo de sangramento e pode contraindicar a trombólise
Hemograma completo	Contagem de plaquetas inferior a 100.000/mm^3 contraindica a trombólise
Tempo de protrombina/ RNI e TTPa	Só devem receber tratamento trombolítico pacientes com RNI $\leq$ 1,7 e TTPa normal. A menos que haja suspeita clínica de distúrbios da coagulação ou uso de varfarina e heparina, o tratamento com rtPA não deve ser postergado enquanto se aguarda o resultado do coagulograma

AVE: acidente vascular encefálico; RNI: relação normatizada internacional; TC: tomografia computadorizada; TTPa: tempo de tromboplastina parcial ativada.

Fonte: Baseada em Str 2013, 44:870.

TRATAMENTO AGUDO

Trombólise endovenosa

Em pacientes com sintoma neurológico focal relevante, sem outras etiologias potenciais [JAMA 2005, 293:2391], que obedecem a rígidos critérios de seleção (Tabela 1.4), infusão endovenosa de ativador do plasminogênio tecidual recombinante (rtPA) iniciada até 3 horas após o começo dos sintomas evita uma morte ou incapacidade para cada sete pacientes tratados [Lnc 1999, 354: 1457]. O estudo ECASS 3 mostrou que há benefícios quando o tratamento é iniciado até 4 horas e 30 minutos do início dos sintomas [NEJM 2008, 359:1317]. Uma metanálise recente reforça a recomendação de trombolisar o paciente o quanto antes e mostrou que alguns podem se beneficiar do tratamento até 6 horas após o início do AVE-I [Lnc 2012, 379:2364].

A principal complicação do rtPA é a transformação hemorrágica sintomática do AVE-I, o que ocorre em 5,2% dos tratados [Str 2003, 34: 2847], mas é incomum que ela resulte em alteração clínica [NEJM 2011, 364:2138]. Para compensar esse risco, somente déficits significativos e sem melhora espontânea devem ser tratados. Discutir com o paciente e sua família os riscos e potenciais benefícios do tratamento [NEJM 2011, 364:2138]. Piora abrupta do déficit neurológico, rebaixamento do nível de consciência, aparecimento de cefaleia, náuseas e vômitos, ou elevação súbita da PA sugerem hemorragia intracerebral. Nesse caso, a infusão do trombolítico deve ser interrompida e o paciente submetido à TC. Se a hemorragia for confirmada, pode-se considerar a administração de 10 unidades de crioprecipitado [Str 2007; 38:1655].

O ácido acetilsalicílico previne cerca de 5 mortes a cada 1.000 pacientes tratados [Str 2000, 31: 1240]. Caso o paciente receba rtPA, só administrar ácido acetilsalicílico, heparina ou anticoagulante oral após 24 horas do término da infusão [Str 2007, 38:1655]. Na presença de alergia ao ácido acetilsalicílico, pode-se utilizar clopidogrel ou ticlopidina, mas a eficácia desses medicamentos no AVE-I agudo não está determinada [Chs 2004, 126:483S].

O tratamento completo do AVE-I agudo encontra-se resumido na Tabela 1.5.

TABELA 1.4 Critérios de seleção para trombólise no AVE-I agudo em adultos (> 18 anos)

CRITÉRIOS DE EXCLUSÃO DA TROMBÓLISE		AVE-I < 3 h[a]	AVE-I 3-4,5 h[a]
Critérios de exclusão (contraindicações absolutas à trombólise)	Idade > 80 anos		✓
	Sintomas sugestivos de HSA	✓	✓
	Trauma craniano ou AVE-I prévio < 3 m	✓	✓
	Antecedente de hemorragia intracraniana	✓	✓
	Punção lombar ou punção arterial em sítio não compressível < 7 d	✓	✓
	PAS > 185 mmHg ou PAD > 110 mmHg[b]	✓	✓
	Evidência de sangramento ativo ou trauma agudo (fratura)	✓	✓
	Diátese hemorrágica aguda (incluindo, mas não limitada a)[c]	✓	✓
	▪ Contagem de plaquetas < 100.000/mm^3	✓	✓
	▪ Uso de heparina < 48 h, resultando em TTPa acima do normal	✓	✓
	▪ Uso de varfarina com RNI > 1,7 ou TP > 15 s	✓	✓
	▪ Glicemia < 50 mg/dL	✓	✓
	TC com infarto multilobar (hipodensidade > 1/3 do hemisfério cerebral)	✓	✓
	História prévia de ambos AVE-I e DM		✓
	Uso de anticoagulante oral independentemente da RNI		✓
	AVE-I grave (escore NIHSS > 25; Tabela 1.2)		✓
Contraindicações relativas à trombólise[d]	Sintomas de AVE-I mínimos[e] ou revertendo rapidamente	✓	✓
	Convulsão no início do quadro com déficit neurológico residual pós-ictal[f]	✓	✓
	Cirurgia de grande porte ou trauma grave < 14 d	✓	✓
	Hemorragia GI ou GU < 21 d	✓	✓
	Infarto miocárdico < 3 m	✓	✓

[a] Tempo desde o início dos sintomas de AVE-I até o início do tratamento com rtPA em pacientes com déficit neurológico mensurável (se acordar com sintomas, considerar como início o último horário em que estava acordado e bem).

[b] Só é critério de exclusão se a pressão arterial (PA) não puder ser baixada desses limites com o tratamento descrito na Tabela 1.5.

[c] Em pacientes sem uso recente de anticoagulante oral ou heparina parenteral, o rtPA pode ser iniciado antes do resultado dos estudos de coagulação. Contudo, a administração deve ser interrompida se RNI > 1,7 ou TP alterado.

[d] Considerar a relação risco-benefício se presente qualquer contraindicação relativa.

[e] NIHSS < 4. Afasia e hemianopsia isoladas, apesar de pontuarem somente 2 ou 3 no escore da NIHSS, são déficits significativos que devem ser tratados [NEJM 2011, 364:2138].

[f] Só é critério de exclusão se o médico estiver convencido de que o déficit residual se deve ao fenômeno pós-ictal, e não ao AVE-I.

AVE-I: acidente vascular encefálico isquêmico; d: dias; DM: diabetes melito; GI: gastrintestinal; GU: geniturinária; h: horas; HSA: hemorragia subaracnóidea; m: meses; PAD: pressão arterial diastólica; PAS: pressão arterial sistólica; RNI: relação normatizada internacional; s: segundos; TC: tomografia computadorizada; TP: tempo de protrombina; TTPa: tempo de tromboplastina parcial ativada.

Fonte: Baseada em DM 2013, 59:210; NEJM 2011, 364:2138.

TABELA 1.5 Tratamento do AVE-I agudo		
INTERVENÇÃO	**CANDIDATOS À TROMBÓLISE**	**NÃO CANDIDATOS À TROMBÓLISE**
rtPA (0,9 mg/kg – dose máxima de 90 mg –, 10% em bolo e o restante em 1 h) [Str 2007, 38:1655; NEJM 2008, 359:1317]	Sintomas iniciados < 4,5 h e critérios de seleção descritos na Tabela 1.4	Sintomas iniciados > 4,5 h ou presença de critérios de exclusão descritos na Tabela 1.4
Ácido acetilsalicílico (150-300 mg VO) [Str 2000, 31:1240]	Só administrar 24 h após o término da infusão do rtPA	Em não candidatos à trombólise, administrar assim que a TC afaste hemorragia intracerebral
Heparina profilática (enoxaparina 40 mg SC 1 x/dia) [Str 2009, 31:S99]	Só administrar 24 h após o término da infusão do rtPA	Em não candidatos à trombólise, administrar assim que a TC afaste hemorragia intracerebral
Controle da PA Se o rtPA for administrado, checar PA de 15/15 min por 2 h, de 30/30 min nas próximas 6 h e, então, a cada hora por 16 h [Str 2007, 38:1655; NEJM 2011, 364:2138]	PA > 185/110 mmHg antes da trombólise: metoprolol 5 mg EV (até 3 x) ou nitroprussiato. Se PA não reduzir-se para < 185/110, não administrar trombolítico Durante e até 24 h após a trombólise, manter PA < 180/105 mmHg com metoprolol (5 mg, EV, até 3 x) e/ou nitroprussiato	PAD > 140 mmHg: nitroprussiato objetivando redução de 10-20% na PAD PAS > 220 ou PAD 121-140 mmHg: metoprolol 5 mg EV repetido a cada 10 min até máximo de 15 mg PA < 220/120 mmHg: só tratar se dissecção aórtica, IAM, ICC grave ou encefalopatia hipertensiva
Outras intervenções	**Independem de a trombólise ser ou não administrada**	
Controle glicêmico [AnN 2002, 52:20; Neu 2002, 59:669; Str 2007, 38:1655]	Hiperglicemia associa-se a menor salvamento da área de penumbra e aumento da taxa de hemorragia intracerebral sintomática após a trombólise Correção com insulina é recomendada com níveis > 180 mg/dL	
Controle da temperatura [Str 1998, 29: 529 – livre]	Hipertermia induzida pelo AVE-I associa-se a pior resultado clínico. Assim, é recomendável manter normotermia	
Posição da cabeça [Neu 2005, 64:1354]	Existem evidências de que a posição horizontal otimizaria o fluxo sanguíneo cerebral em pacientes com AVE-I agudo	

AVE-I: acidente vascular encefálico isquêmico; EV: endovenoso; h: horas; IAM: infarto agudo do miocárdio; ICC: insuficiência cardíaca congestiva; min: minutos; PA: pressão arterial; PAD: pressão arterial diastólica; PAS: pressão arterial sistólica; rtPA: ativador do plasminogênio tecidual recombinante; SC: subcutâneo; TC: tomografia computadorizada; VO: via oral.

Tratamento endovascular

Para serviços que tenham neurologistas intervencionistas disponíveis, o tratamento intra-arterial pode ser indicado nas circunstâncias descritas na Tabela 1.6.

TABELA 1.6 Indicações e procedimentos da trombólise intra-arterial no AVE-I

DURAÇÃO DO AVE-I[a]	CONDIÇÃO ADICIONAL PARA TRATAMENTO INTRA-ARTERIAL	PROCEDIMENTO INTRA-ARTERIAL RECOMENDADO CONFORME A DURAÇÃO DO AVE-I[a]	
< 4,5 h	Contraindicações à trombólise EV Sem melhora com trombólise EV	< 4,5 h	▪ Oclusão da ACM: trombólise com rtPA[b] ▪ Trombólise com uroquinase[c]
4,5-8 h	Considerar revascularização endovascular	4,5-6 h	▪ Oclusão da ACM: trombólise com rtPA[b]
		6-8 h	▪ Revascularização mecânica
> 8 h, incluindo sintomas ao acordar	Angiografia não invasiva ou imagem de perfusão mostra oclusão de artéria de médio ou grosso calibre ou déficit de perfusão	8-12 h	▪ Revascularização indicada somente se sintomas de AVE-I de circulação posterior (ver Tabela 1.1) ▪ Considerar imagem de perfusão se alterações isquêmicas precoces à TC, e considerar revascularização se *mismatch* e área infartada < 100 cc ▪ Trombólise com uroquinase[c]

[a] Tempo desde o início dos sintomas de AVE-I até o início do procedimento.

[b] rtPA 22 mg intra-arterial, sendo 1 a 2 mg distal ao trombo, 1 a 2 mg no trombo e o restante em até 2 horas; ruptura mecânica do trombo com fio-guia, microcateter ou dispositivos Merci, Ekos ou penumbra; tromboprofilaxia sistêmica periprocedimento com heparina 2.000 UI, EV, em bolo seguido de infusão de 450 UI/hora; medicamentos antitrombóticos estão proibidos nas primeiras 24 horas.

[c] Uroquinase 6.000 UI distal ao trombo infundidos em 2 horas; ruptura mecânica do trombo somente com fio-guia; tromboprofilaxia sistêmica periprocedimento com heparina 5.000 UI EV em bolo; medicamentos antitrombóticos estão proibidos nas primeiras 24 horas.

ACM: artéria cerebral média; AVE-I: acidente vascular encefálico isquêmico; EV: endovenoso; h: horas; TC: tomografia computadorizada.

Fonte: Baseada em Neu 2012, 79:S243.

2 Cefaleia no pronto-socorro

Cefaleia grave geralmente constitui um desafio ao emergencista. A maioria dos pacientes apresenta enxaqueca ou cefaleia tensional. Contudo, é fundamental identificar os poucos casos de cefaleias decorrentes de patologia orgânica intracerebral (cefaleia secundária).

CAUSAS E MANIFESTAÇÕES CLÍNICAS DAS CEFALEIAS

Cefaleias primárias

Cefaleia tensional e enxaqueca

Os achados que melhor diferenciam enxaqueca de cefaleia tensional são náuseas (risco relativo positivo [RR+], 19,2; RR–, 0,19); fotofobia (RR+, 5,8; RR–, 0,24); fonofobia (RR+, 5,2; RR–, 0,38); exacerbação por atividades físicas (RR+, 3,7; RR–, 0,24) [ArIM 2000, 160:2729]; e qualidade pulsátil. A probabilidade de enxaqueca é de 92% em pacientes com pelo menos quatro dessas características e de 64%, em presença de três [AFP 2006, 74:2087]. A qualidade e a localização da dor na enxaqueca podem variar, mas na cefaleia tensional elas são usualmente iguais (Tabela 2.1). Cerca de 80% dos pacientes com autodiagnóstico de cefaleia sinusal tem enxaqueca [ArIM 2004, 164:1769]. Seu diagnóstico exige a associação à rinossinusite aguda ou à piora da rinossinusite crônica [Cph 2013, 33:629].

Cefaleia em salvas

Prevalência de 0,4% [JAMA 2006, 296:1274]. Ela é estritamente unilateral, periorbitária ou temporal, dura de 15 a 180 minutos e ocorre com uma frequência de 1 a 8 ataques por dia. Manifestações habituais e distintas desse tipo de cefaleia são os sintomas ipsilaterais, como hiperemia conjuntival, lacrimejamento, congestão nasal, rinorreia, miose, ptose ou edema da pálpebra [Cph 2013, 33:629] (Tabela 2.1).

Cefaleias primárias menos comuns

Cefaleias com as características descritas na Tabela 2.2 podem ser secundárias e, na primeira crise, devem ser investigadas com exames de imagem.

TABELA 2.1 Comparação de diferentes tipos de cefaleia

CAUSA DA CEFALEIA	LOCALIZAÇÃO				QUALIDADE DA DOR	FREQUÊNCIA	DURAÇÃO	HORÁRIO COMUM	FATORES DE PIORA OU PREDISPONENTES (FP)	SINTOMAS ASSOCIADOS/ CONSIDERAÇÕES
	UNILATERAL	BILATERAL	HOLOCRANIANA	ESPECÍFICA, OUTRA						
Enxaqueca[1]	++ 2/3	+		Frontal, temporal	Em geral, pulsátil[a]	Variável[b]	4 a 72 h	Cedo	Estresse, ruído, luz, jejum	± Aura (25%)[c] Náuseas/vômitos, dor no couro cabeludo
Tensional[1,2]		++ 90%		Frontal, temporal, nucal ou vértice	Pressão, em faixa[d]	Variável[b]	30 min a 7 d[a]	Pior no fim do dia	Movimentos da cabeça e pescoço	Dolorimento no couro cabeludo
Em salvas[1]	++ 100%			Periorbital ou temporal	Excruciante	1 em dias alternados até 8 x/d	15 min a 3 h	Ao ir para a cama	Álcool, nitratos, vasodilatadores	Injeção conjuntival, lacrimejamento, congestão nasal, edema da face, miose, ptose
Sinusal (infecciosa ou não)[3]	+	++		Periorbital, frontal e/ou malar	Pressão	Esporádica	1 h a 5 d	Pela manhã	Inclinação da cabeça para a frente	Rinossinusite; dor à pressão dos seios paranasais
Trombose venosa cerebral[1,4]	+		++		Variável[e]	Diária	Piora progressiva	Após acordar	Valsalva e decúbito baixo; ver FP[f]	Sinais focais (> 90%), papiledema (75%), diplopia
HSA[5]	+	+	+	Periorbital	"Pior da vida" (80%)	Contínua	≥ 1 h até dias	—	Exercício, movimento	Breve inconsciência ou coma (53%), sinais focais, meningismo (35%)
Lesão expansiva[1,6]		++		Frontal	~ tensional (77%) ou enxaqueca (9%)	Diária	Piora progressiva	Presente ao acordar	Valsalva, espirro, tosse; inclinação da cabeça (32%)	Sinais focais; papiledema; náuseas e vômitos (40%)
Hipertensão intracraniana idiopática[1,7]		+	+	Frontal ou retro orbital	Pressão ou explosiva	Diária	Flutuante ou progressiva	Após acordar	Valsalva; movimento da cabeça ou dos olhos	Escurecimento visual (min a seg) (57-72%); tínitus pulsátil (60%); papiledema (maioria)
Arterite temporal[8] (> 50 anos)	+	++		Bitemporal (1/2)	Latejante	Diária	Intermitente ou piora contínua	Mais intensa à noite	Toque do couro cabeludo	Mialgia, febre, perda de peso, claudicação da mandíbula; diplopia; alteração visual

[a] Qualidade e localização variam entre as crises.
[b] A forma crônica ocorre ≥ 15 dias/mês por > 3 meses.
[c] Áreas cegas ou pontos brilhantes em 1 quadrante ou hemisféric visual; formigamento em 1 membro ou em 1 lado da face seguido de dormência, geralmente precedidos dos sintomas visuais citados.
[d] Geralmente na mesma localização.
[e] Pode simular enxaqueca e HSA.
[f] Os fatores predisponentes são: gravidez e puerpério, trombofilias, contraceptivos orais, câncer, infecção, complicações mecânicas
+: menos frequente; ++: mais frequente; d: dia(s); h: hora(s); HSA: hemorragia subaracnóidea; min: minutos; seg: segundos.
Fonte: [1] [Cph 2013, 33:629; Hdc 2004, 44:856]; [2] [AFP 2002, 66:797]; [3] [Mayo 2005, 80:908; Hdc 2007, 47:213]; [4] [Str 2011, 42:1158]; [5] [Str 2009, 40:994; Med 2009, 37:92; Neu 1986, 36:1445]; [6] [Neu 1993, 43:1678]; [7] [LncN 2006, 5:433, 114:155]; [8] [JAMA 2002, 287:92].

TABELA 2.2 Cefaleias primárias menos comuns

Desencadeadas por atividades físicas	Cefaleia primária da tosse	Pico da dor durante a tosse ou outra manobra de Valsalva; geralmente bilateral e posterior; melhora em seg a 2 h
	Cefaleia primária do exercício	Ocorre somente durante ou após exercício físico extenuante (sustentado); caráter pulsátil, na maioria; desaparece < 48 h
	Cefaleia primária associada à atividade sexual	Precipitada pela atividade sexual, geralmente começando como uma dor bilateral maçante quando a excitação sexual aumenta e, de repente, tornando-se intensa no orgasmo
	Cefaleia primária em trovoada (*thunderclap*)	Excruciante, pico abrupto da dor (< 1 min) e duração ≥ 5 min
Desencadeadas por estímulo físico direto	Cefaleia por estímulo gelado	Após exposição desprotegida da cabeça à temperatura baixa ou ingestão/inalação de estímulo gelado; resolve-se entre 10 e 30 min
	Cefaleia por pressão externa	Resulta da compressão ou tração sustentada de tecidos moles pericranianos; resolve-se em 1 h
Cefaleias epicraniais (dor no escalpe)	Cefaleia primária em facada	Punhaladas transitórias (≤ 3 segundos), localizadas, isoladas ou em séries
	Cefaleia numular	Dor de duração variável (segundos a > 3 meses) em uma pequena área circunscrita do couro cabeludo, que comumente apresenta disestesia
Outras	Cefaleias hípnicas	Ataques recorrentes (≥ 10 dias/mês) durante o sono, provocando despertar, e com duração de até 4 h
	Cefaleia nova persistente diária	Início distinto e claramente delimitado, com a dor tornando-se contínua e ininterrupta dentro de 24 h; duração > 3 meses

h: hora(s); min: minuto(s); seg: segundos.
Fonte: Baseada em Cph 2013, 33:629.

Cefaleias secundárias

Geralmente, são suficientemente diferentes ou intensas para alarmar o paciente (Tabela 2.1). Hipertensão comumente não causa cefaleia, exceto na hipertensão maligna (PAD > 120 mmHg e papiledema) [MCNA 2001, 85:971]. As características que sugerem cefaleia orgânica são abordadas a seguir em "Indicação de neuroimagem e líquido cerebrospinal".

INDICAÇÃO DE NEUROIMAGEM E LÍQUIDO CEREBROSPINAL

Resposta satisfatória ao tratamento agudo no pronto-socorro (PS) não afasta cefaleia secundária [AnEM 2008, 26:684]. Cerca de um quarto dos pacientes com cefaleia secundária tem exame neurológico normal [Acta Neurol Scand 1996, 94:67]. O exame clínico pode ser normal até mesmo em pacientes com herniação cerebral e desvio de linha média [AcEM 2010, 17:423]. Na Tabela 2.3, há a indicação dos exames complementares para o diagnóstico das cefaleias.

TABELA 2.3 Indicação de exames complementares na investigação das cefaleias

CARACTERÍSTICAS CLÍNICAS DE RISCO		DIAGNÓSTICO DIFERENCIAL (PREVALÊNCIA)/ CONSIDERAÇÕES	INVESTIGAÇÃO[d]
Forma de início	Cefaleia nova com máxima intensidade < 1 hora ou associada a síncope[1]	HSA (7,7%); AVE hemorrágico (0,5%); tumor (0,3%); aneurisma não roto (0,1%); meningite (0,03%)	TC ± C (± ângio-TC); ou RM ± C. Se negativas, LCS
	Súbita (pico da dor instantâneo a 5 minutos) e intensa (explosiva)[2]	HSA (25%); apoplexia da hipófise; hemorragia; lesão expansiva	TC ± C (± ângio-TC); ou RM ± C. Se negativas, LCS
Intensidade e frequência	"Pior cefaleia da vida"[3]	Prediz HSA em 6,5%[a]	TC ± C (± ângio-TC); ou RM ± C. Se negativas, LCS
	Aumento da frequência e intensidade ou persistência apesar da analgesia[4]	Lesão expansiva, hematoma subdural, cefaleia por uso excessivo de medicação	TC ± C ou RM ± C
Qualidade	Mudança de características[5]	Tumor, hidrocefalia, cisto aracnoide, abscesso, hemorragia	TC ± C ou RM ± C
	Cefaleia tipo em salvas[b,5,6]	Aneurisma gigante, meningioma, MAV, lesão expansiva	TC ± C ou RM ± C
História do paciente	Cefaleia nova após 50 anos[7]	Arterite temporal[c]; lesão expansiva	RM ± C ou TC ± C
	Cefaleia nova em paciente com câncer ou HIV[8]	Meningite (crônica ou carcinomatosa), abscesso, lesão focal (24-35% dos HIV)	RM ± C ou TC ± C; ± LCS
	Cefaleia nova em grávida ou no puerpério	Trombose do seio venoso, dissecção de carótida, apoplexia da hipófise	RM s/C ou TC s/C do crânio e do pescoço (no puerpério, ambas com contraste)
Alterações do exame físico (VPP de 39%)[8]	Sinais de doença sistêmica (febre, rigidez nucal, *rash*)	Meningite, encefalite, doença de Lyme, infecção sistêmica, colagenose	TC ± C ou RM ± C; ± LCS; ± sorologia
	Sinais neurológicos focais ou globais	Lesão expansiva, malformação vascular, AVE, colagenoses	TC ± C ou RM ± C
	Papiledema	Lesão expansiva, hipertensão intracraniana idiopática, meningite	TC ± C ou RM ±C; ± LCS

[a] Maior probabilidade se início após exercício, ≥ 40 anos, vômitos, PAS ≥ 160 ou PAD ≥ 100 mmHg, alteração da consciência ou rigidez nucal.

[b] Dor excruciante unilateral (periorbitária ou temporal), que vai e vem com um padrão em salvas.

[c] Sugerido pela presença de 1 ou mais dos seguintes: mialgia, artralgia, febre, perda de peso, claudicação da mandíbula, diplopia, perda visual unilateral.

[d] Os exames são recomendados com base em [Am J Neuroradiol 2007, 28:1824] e nas etiologias citadas nos artigos relacionados a queixa, história ou achado físico. Os exames são descritos em ordem de escolha.

±C: com (preferentemente) e/ou sem contraste; AVE: acidente vascular encefálico; h: hora; HSA: hemorragia subaracnóidea; LCS: líquido cerebrospinal; MAV: malformação arteriovenosa; min: minutos; RM: ressonância magnética; s/C: sem contraste; TC: tomografia computadorizada; VPP: ventilação com pressão positiva.

Fonte: [1] [BMJ 2011, 343:d4277]; [2] [Cph 2002, Lnc 1994, 344:590; JNNP 1998, 65:791]; [3] [BMJ 2010, 341:c5204]; [4] [EJN 2003, 10:437]; [5] [JAMA 2006, 296:1274]; [6] [ArN 2007, 64:25]; [7] [Cph 2012, 32:972; Cph 2006, 26:684]; [8] [AnEM 2008, 26:684; AFP 2001, 63:685].

TRATAMENTO NO PRONTO-SOCORRO E PREVENÇÃO DE NOVAS CRISES

Na Tabela 2.4, a seguir, são abordados os tratamentos agudo e profilático das cefaleias.

TABELA 2.4 Tratamento agudo e profilático das cefaleias

TIPO DE CEFALEIA	TRATAMENTO AGUDO OU ABORTIVO	TRATAMENTO PROFILÁTICO[a]
Enxaqueca [Neu 2012, 78:1337; AFP 2011, 83:271]	1ª escolha **Metoclopramida** 10 mg + **Cetoprofeno** 100 mg + **Dexametasona**[b] 10-25 mg + **SG** 5% ou SF 100 mL, EV lento **e/ou** **Triptano:** utilizar somente 1 dos agentes[c] 2ª escolha **Clorpromazina** 12,5 a 25 mg + SF 500 mL EV lento [JEM 2002, 23:141]	**Metoprolol**, 50-100 mg VO 1 x/d **ou** **Amitriptilina:** iniciar com 12,5 mg VO e ↑ até efeito desejado ou até 100 mg/noite **ou** **Topiramato:** iniciar com 25 mg VO e ↑ até 100 mg/d **ou** **Valproato**, 500 mg VO 1-2 x/d
Cefaleia de tensão [EJN 2010, 17:1318]	**Paracetamol** 750 mg, VO + **Cetoprofeno** 100 mg **ou Tenoxican** 20 mg, IM ou EV ± **Cafeína** 65 mg VO	**Amitriptilina:** iniciar com 12,5 mg VO e ↑ até efeito desejado ou 100 mg/noite **Topiramato:** iniciar com 25 mg VO e ↑ até 100 mg/d
Cefaleia em salvas [Neu 2010, 75:463]	**Inalação de oxigênio** + **Sumatriptano** 6 mg SC (pode ser repetido após 1 h)	**Verapamil:** Liberação imediata: 80-160 mg VO 3 x/d Liberação estendida: 180, 240, 360 ou 240 mg VO 1 x/d
Cefaleias secundárias	HSA: ver Capítulo 4 Meningite: ver no Capítulo 31, Seção VI (Infectologia).	

[a] Recomendado para prevenção da cefaleia frequente, de longa duração e debilitante. Pode demorar mais de 30 dias para iniciar seu efeito.

[b] Reduz a taxa de recorrência da enxaqueca, que ocorre em metade dos pacientes em três dias [PgM 2012, 124:110].

[c] Naratriptano (2,5 mg, VO, pode ser repetido em 4 horas até 5 mg/dia); sumatriptano (intranasal: 10-20 mg, pode ser repetido em 2 horas até 40 mg/dia; VO: 25 a 100 mg, pode ser repetido em 2 horas até 200 mg/dia; SC: 6 mg, pode ser repetido em 1 hora até 12 mg/dia); zolmitriptano (2,5 mg, VO ou orodispersível, pode ser repetido em 2 horas até 5 mg/dia).

d: dia; EV: endovenoso; h: hora; IM: intramuscular; SC: subcutâneo; SG: soro glicosado; SF: soro fisiológico a 0,9%; VO: via oral.

3 Hemorragia intracerebral espontânea (HIC)

A HIC representa 10 a 30% das causas do primeiro acidente vascular encefálico (AVE) da vida [LncN 2012, 11: 101]. Ela é fatal em 42% dos pacientes [Neu 2013, 81:559].

QUADRO CLÍNICO

Caracteriza-se por início rápido de déficit neurológico focal, que pode estar associado a manifestações de hipertensão intracraniana, como redução do nível de consciência, cefaleia e vômitos [AneA 2010, 110:1419]. O déficit neurológico depende da localização da hemorragia (Tabela 3.1). Cerca de um terço dos pacientes cursam com deterioração neurológica em poucas horas por expansão do hematoma, hidrocefalia ou edema cerebral [LncN 2012, 11: 101].

Coma à admissão, rigidez nucal, convulsão acompanhando o déficit neurológico, pressão arterial diastólica (PAD) > 110 mmHg, vômitos e cefaleia são indícios de AVE hemorrágico. A probabilidade de hemorragia aumenta 3 a 6 vezes em presença de qualquer desses achados [JAMA 2010, 303:2280].

TABELA 3.1 Sinais neurológicos da hemorragia intracerebral

LOCALIZAÇÃO	QUADRO NEUROLÓGICO
Putaminal (35%)	Hemiplegia, hemi-hipoestesia, hemianopsia homônima, estupor e coma
Cerebelar (16%)	Impossibilidade de marcha por ataxia, vômitos, cefaleia (occipital que pode ser referida a pescoço e ombros). Pode haver rigidez nucal; não há hemiparesia
Talâmica (15%)	Hemiparesia, déficit sensitivo unilateral e, ocasionalmente, hemianopsia homônima transitória. Pode ocorrer afasia na hemorragia do hemisfério dominante ou negligência, na do hemisfério não dominante
Lobar	Hemorragia parietal e occipital (mais frequentes) muito comumente causam convulsões e, no segundo caso, hemianopsia homônima contralateral. Hemorragia frontal pode causar paresia ou plegia contralateral da perna com pouco acometimento do braço
Pontina (5-12%)	Coma profundo em poucos minutos, paralisia global, pupilas mióticas e ausência de movimentos horizontais dos olhos. Pode causar síndrome do cativeiro (*locked in* – paciente vigil, tetraplégico, mantendo somente o movimento vertical dos olhos)

Fonte: NEJM 2001, 344:1450; HP 2000, 35:65.

AVALIAÇÃO DA GRAVIDADE

O prognóstico da HIC espontânea pode ser avaliado pelo escore da hemorragia intracerebral (Tabela 3.2).

TABELA 3.2 Escore da hemorragia intracerebral

COMPONENTES	RESULTADO	PONTOS
Escala de coma de Glasgow	3-4	2
	5-12	1
	13-15	0
Volume do hematoma	≥ 30 cm^3	1
	< 30 cm^3	0
Extensão intraventricular	Presente	1
	Ausente	0
Origem do sangramento	Infratentorial	1
	Supratentorial	0
Idade (anos)	≥ 80	1
	< 80	0
Mortalidade em 30 dias: escore 1: 13%; escore 2: 26%; escore 3: 72%; escore 4: 97%; escore 5: 100%		

Fonte: Neu 2009, 73:1088; Str 2001, 32:891.

EXAMES COMPLEMENTARES

Não existem parâmetros clínicos confiáveis para diferenciar o AVE isquêmico do hemorrágico [JAMA 2010, 303:2280]. Por isso, tomografia (TC) sem contraste ou ressonância é fundamental para confirmar o diagnóstico [Str 2010, 41:2108]. O líquido cerebrospinal deve ser analisado na suspeita clínica de HSA não confirmada por TC [AFP 2013, 88:451]. Todos os pacientes devem ser submetidos a eletrocardiografia, bioquímica renal, glicemia, hemograma e coagulograma.

TRATAMENTO AGUDO

O tratamento agudo completo da hemorragia intracerebral espontânea encontra-se resumido na Tabela 3.3.

TABELA 3.3 Tratamento da hemorragia intracerebral espontânea

INTERVENÇÃO	CONSIDERAÇÕES	RECOMENDAÇÕES
Medidas gerais	Manter normotermia	Dipirona EV ou paracetamol VO se temperatura > 37,4°C
	Tratar glicemia > 180 mg/dL	Insulina simples ou regular
	Prevenção de tromboembolismo venoso	Meia elástica de compressão graduada e compressão pneumática intermitente e/ou Heparina não fracionada (5.000 UI SC 3 x/d) ou de baixo peso molecular (dose equivalente), após documentação da cessação do sangramento e iniciada após 1-4 dias
Reversão da anticoagulação[a] e plaquetopenia	Uso prévio de anticoagulante oral ou distúrbio de coagulação	Vitamina K (EV), complexo protrombínico, PFC, crioprecipitado e/ou fator VIIa recombinante (indicações e dose nota[b])
	Plaquetopenia	Concentrado de plaquetas, 10 UI/kg de peso [JNs 2013, 118:94]
	Uso prévio de heparina	Protamina 1 mg EV para cada 100 unidades de heparina
Controle da PA	PAS > 180 ou PAM > 130 mmHg e suspeita de hipertensão intracraniana	Metoprolol 5 mg EV (até 3 x), enalapril 1,25-5 mg EV a cada 6 h, nitroprussiato ou nitroglicerina contínuos objetivando PPC[c] 61-80 mmHg
	PAS > 150 mmHg e ECG[d] ≥ 6	Tratar como a anterior objetivando PAS < 140 mmHg [NEJM 2013, 368:2355]
Controle das convulsões	Nos pacientes em coma, fazer eletroencefalograma Não há necessidade de anticonvulsivantes profiláticos	Fenitoína, 15-20 mg/kg EV (diluir em SF; velocidade máxima de 50 mg/min), seguido de 100 mg a cada 6-8 h

TABELA 3.3 *Continuação*

INTERVENÇÃO	CONSIDERAÇÕES	RECOMENDAÇÕES
Controle da hipertensão intracraniana	Medidas gerais	Cabeceira a 30°, sedação EV (propofol ou midazolam) e analgesia (morfina ou alfentanil)
	Medida da PIC deve ser considerada se ECG[d] ≤ 8, evidência de herniação transtentorial ou hidrocefalia	Manitol 1 g/kg EV em bolo; então, 0,25-0,5 g/kg a cada 6 h; curare; hiperventilação ($PaCO_2$ de 25-30 mmHg) e drenagem ventricular por cateter, nessa ordem Manter a PPC[c] 50-70 mmHg
Cirurgia	Indicada em pacientes com hemorragia cerebelar que apresentam deterioração neurológica ou compressão do tronco e/ou hidrocefalia obstrutiva (classe I) Na hemorragia supratentorial, a cirurgia tem eficácia questionável [Coch 2008:CD000200]. Em um estudo recente em pacientes conscientes (atende comandos ou localiza dor e abre olhos pelo menos à dor), apresentando hematomas superficiais (≤ 1 cm) com volume de 10-100 mL, a evacuação cirúrgica precoce foi minimamente mais efetiva que o tratamento conservador [Lnc 2013, 382:397]	

[a] Anticoagulantes podem ser reintroduzidos após duas semanas [Str 2006, 37:577].

[b]

PRODUTO	INDICAÇÃO	DOSE
PFC	Reversão da ação da varfarina, coagulopatia de consumo e hepatopatia	10-15 mL/kg
Complexo protrombínico	Reversão da ação da varfarina e questionável ação na reversão da rivaroxabana (inútil na dabigatrana)	25-50 UI/kg
Crioprecipitado	Deficiência de fator I (fibrinogênio), VIII (hemofilia A), XIII ou doença de von Willebrand	1-2 UI/10 kg
Fator VIIa recombinante	Deficiência de fator VIII (hemofilia A) ou IX (hemofilia B) com inibidores para esses fatores	90 μg/kg a cada 2 h
	Deficiência congênita de fator VII	15-30 μg/kg a cada 4-6 h
Concentrado de fator VIII	Deficiência de fator VIII (hemofilia A)	50 UI/kg ↑ o nível do fator em 100%
Concentrado de fator IX	Deficiência de fator IX (hemofilia B)	100 UI/kg ↑ o nível do fator em 100%

[c] PPC: PAM – PIC.

[d] O ECG está descrito na Seção IX (Lesões por Agentes Físicos e Químicos), Capítulo 44, Tabela 44.1.

ECG: escore de coma de Glasgow; EV: endovenoso; h: horas; PA(M, S): pressão arterial (média, sistólica); PFC: plasma fresco congelado; PIC: pressão intracraniana; PPC: pressão de perfusão cerebral; SC: subcutâneo; SF: soro fisiológico; VO: via oral.

Fonte: Baseada em Ane 2013, 119:218; LncN 2012, 11: 101; Cerebrovasc Dis 2011, 32:409; Str 2010, 41:2108; Str 2007, 38:2001.

4 Hemorragia subaracnóidea

QUADRO CLÍNICO

A maioria das hemorragias subaracnóideas (HSA) é causada por ruptura de aneurismas intracranianos. Classicamente, manifesta-se de modo súbito com cefaleia em *thunderclap* (pico da dor instantâneo), redução da consciência e/ou com sinais neurológicos focais [AFP 2013, 88:451]. Esses últimos usualmente incluem paralisia do III nervo (aneurisma comunicante posterior), paresia do VI nervo (hipertensão intracraniana), fraqueza bilateral das pernas ou abulia (aneurisma comunicante anterior), e a combinação de hemiparesia e afasia ou negligência visuoespacial (aneurisma da cerebral média) [NEJM 2006, 354:387]. Em 80% dos pacientes, o primeiro sintoma é cefaleia, geralmente descrita como "a pior da vida" [Str 2009, 40:994]. Cerca de 20% dos pacientes apresentam um episódio prévio de cefaleia súbita e intensa, que precede a HSA em 2 a 8 semanas. Essa cefaleia **sentinela** decorre de sangramento pequeno e limitado.

Em pacientes que comparecem ao pronto-socorro (PS) com cefaleia não traumática que atinge intensidade máxima em 1 hora e com exame neurológico normal, a regra da Ottawa tem sensibilidade de 100% (especificidade de 15%) para identificar HSA em presença de qualquer das seguintes condições: idade ≥ 40 anos, dor ou rigidez nucal, perda da consciência testemunhada, início durante exercício, cefaleia em *thunderclap* ou limitação da flexão do pescoço ao exame [JAMA 2013, 310:1248].

Ocorrem também náuseas e vômitos em 77% dos pacientes, perda da consciência em 53% e rigidez nucal em 35% [Brain 2001, 124:249].

A HSA é fatal em 33 a 50% dos pacientes [Str 2009, 40:994].

COMPLICAÇÕES DA HSA

A HSA associa-se a uma série de complicações potencialmente graves, descritas na Tabela 4.1.

AVALIAÇÃO DA GRAVIDADE

Embora várias escalas sejam utilizadas para avaliar a gravidade da HSA, nenhuma determina de modo acurado o prognóstico [Neurocrit Care 2005, 2:110]. Estudos recentes têm utilizado a escala de coma de Glasgow, contudo uma das mais utilizadas é a de Hunt e Hess (Tabela 4.2).

A escala de Fisher foi desenvolvida como um índice de risco de vasoespasmo com base no padrão de sangramento à tomografia (TC). A Tabela 4.3 apresenta sua versão modificada.

TABELA 4.1 Complicações da HSA

COMPLICAÇÃO	INCIDÊNCIA	CLÍNICA	DIAGNÓSTICO
Ressangramento	4% no 1° dia; então, 1-2% por dia por 1 mês	Deterioração aguda do estado neurológico	TC
Vasoespasmo	30-70%; inicia-se entre os dias 4 e 12	Deterioração neurológica e aparecimento de sinais focais (pela isquemia ou infarto) não explicados por hidrocefalia ou ressangramento	Doppler transcraniano, angiografia, RM com difusão/perfusão, ângio-TC e TC com perfusão
Hidrocefalia	Cerca de 20-30%; em 72 h	Cefaleia, alteração comportamental, sonolência, sintomas de hipertensão intracraniana	Exames de imagem do encéfalo
Hipertensão intracraniana	Cerca de 50%	Alteração pupilar, decorticação, descerebração, bradicardia e hipertensão, estupor e coma	Aferição direta por cateter; também sugerida por exames de imagem
Convulsão	6-18%	Crises epilépticas de qualquer tipo	Clínico e/ou EEG
Hiponatremia	10-30%	Euvolemia na SIHAD e hipovolemia na síndrome perdedora de sal	Na^+ sérico < 135 mEq/L

EEG: eletroencefalograma; h: horas; Na^+: sódio; RM: ressonância magnética; SIHAD: secreção inapropriada do hormônio antidiurético; TC: tomografia computadorizada.
Fonte: Baseada em Str 2009, 40:994; CCM 2009, 37:432; Lnc 2007, 369:306.

TABELA 4.2 Escalas de graduação da HSA de Hunt e Hess

GRAU	SITUAÇÃO NEUROLÓGICA
1	Assintomático ou cefaleia discreta e leve rigidez nucal
2	Cefaleia intensa, rigidez nucal, e ausência de sinais neurológicos a não ser paralisia de nervos cranianos
3	Sonolento ou confuso, discretos déficits neurológicos focais
4	Estupor, hemiparesia moderada a grave
5	Coma, postura de descerebração

Fonte: JNs 1968, 28:14.

TABELA 4.3 Escala de graduação de Fisher modificada

GRAU	HSA	HEMORRAGIA INTRAVENTRICULAR
0	Ausente	Ausente
1	Mínima	Ausente em ambos os ventrículos laterais
2	Mínima	Presente em ambos os ventrículos laterais
3	Espessa*	Ausente em ambos os ventrículos laterais
4	Espessa*	Presente em ambos os ventrículos laterais

* Indica que a hemorragia preenche uma ou mais cisternas ou fissuras.
Fonte: Str 2001, 32:2012.

EXAMES COMPLEMENTARES

TC sem contraste é o exame fundamental (sensibilidade máxima, 98 a 100%, nas primeiras 12 horas) [Str 2009, 40:994]. Devem coletar líquido cerebrospinal os pacientes com TC negativa e qualquer dos seguintes: idade ≥ 40 anos, dor ou rigidez no pescoço, perda de consciência ou cefaleia iniciada durante exercício [AnEM 2013, 62:1]. Todos os pacientes devem realizar eletrocardiografia, bioquímica renal, glicemia, hemograma e coagulograma.

TRATAMENTO AGUDO

O tratamento agudo completo da HSA por ruptura de aneurisma encontra-se resumido na Tabela 4.4, a seguir. Glicocorticosteroides não têm eficácia confirmada, portanto não devem ser usados [Coch 2005, 3:CD004583].

TABELA 4.4 Tratamento da HSA secundária a aneurisma

INTERVENÇÃO	CONSIDERAÇÕES	RECOMENDAÇÕES
Medidas gerais [Str 2012, 43:1711]	Tratar glicemia > 180 mg/dL	Insulina simples ou regular
	Manter normotermia	Dipirona EV ou paracetamol VO se temperatura > 37,4°C
	Prevenção de tromboembolismo venoso	Meia elástica de compressão graduada **e** compressão pneumática intermitente Heparina após tratamento do aneurisma
Reversão da anticoagulação[a] e plaquetopenia [Str 2006, 37:577]	Uso prévio de anticoagulante oral ou distúrbio de coagulação	Vitamina K (EV), complexo protrombínico, PFC, crioprecipitado e/ou fator VIIa recombinante (indicações e doses na nota[b])
	Plaquetopenia	Concentrado de plaquetas, 1 UI/10 kg de peso
	Uso prévio de heparina	Protamina 1 mg EV para cada 100 unidades de heparina
Prevenção de convulsões [Str 2009, 40:994]	O seu benefício não está claro; considerar seu uso no período pós-hemorrágico imediato	Fenitoína, 15-20 mg/kg EV (diluir em SF; velocidade máxima de 50 mg/minuto), seguida de 100 mg a cada 8 horas
Controle da PA e PIC [Str 2012, 43:1711]	Redução da PA diminui o risco de sangramento, mas aumenta o risco de isquemia e infarto. Se o paciente está alerta, a PPC[c] é adequada	Paciente alerta: manter PAS < 160 mmHg com metoprolol EV (5 mg, repetidos até 3 x) ou nitroprussiato Paciente com nível de consciência deprimido: implantar ventriculostomia externa e controlar a PA objetivando manter PPC[c] > 70 mmHg; **ou** não reduzir PA
Nimodipina [Coch 2007, 3:CD000277]	Embora ineficaz para prevenir vasoespasmo, melhora o desfecho clínico	Nimodipina 60 mg VO ou SNE a cada 4 horas, iniciado < 4 dias após o evento e mantido até o 21° dia após o sangramento
Controle do vasoespasmo (evidências limitadas)	Terapia hipertensiva [Str 2012, 43:1711]	Manter euvolemia Se necessário, usar vasopressores (norepinefrina, dopamina) objetivando PAM > 70 mmHg
	Estatinas podem ter potencial de reduzir vasoespasmo [Str 2008, 39:2622]	Sinvastatina 80 mg, VO, à noite ou Pravastatina 40 mg, VO, à noite
Hidrocefalia aguda [Str 2009, 40:994]	Ventriculostomia deve ser considerada em pacientes com redução do nível de consciência na fase aguda	
Cirurgia: clipagem cirúrgica ou terapia endovascular	Procedimento endovascular, se factível, associa-se a melhor resultado, sobretudo em pacientes com Hunt e Hess grau 1-3, aneurismas < 10 mm e na circulação anterior [Lnc 2005, 366:809] Reparo cirúrgico ou endovascular deve ser realizado o quanto antes na maioria dos pacientes para reduzir a taxa de ressangramento [Str 2012, 43:1711]	

[a] Anticoagulantes podem ser reintroduzidos após 2 semanas [Str 2006, 37:577].

[b]

PRODUTO	INDICAÇÃO	DOSE
PFC	Anticoagulantes orais, coagulopatia de consumo e hepatopatia	10-15 mL/kg
Complexo protrombínico	Reversão da ação da varfarina e questionável ação na reversão da rivaroxabana (inútil na dabigatrana)	25-50 UI/kg
Crioprecipitado	Deficiência de fator I (fibrinogênio), VIII (hemofilia A), XIII ou doença de von Willebrand	1-2 UI/10 kg
Fator VIIa recombinante	Deficiência de fator VIII (hemofilia A) ou IX (hemofilia B) com inibidores para esses fatores	90 μg/kg a cada 2 h
	Deficiência congênita de fator VII	15-30 μg/kg a cada 4-6 h
Concentrado de fator VIII	Deficiência de fator VIII (hemofilia A)	50 UI/kg ↑ o nível do fator em 100%
Concentrado de fator IX	Deficiência de fator IX (hemofilia B)	100 UI/kg ↑ o nível do fator em 100%

[c] PPC: PAM – PIC.

EV: endovenoso; PA(M, S): pressão arterial (média, sistólica); PFC: plasma fresco congelado; PIC: pressão intracraniana; PPC: pressão de perfusão cerebral; SF: soro fisiológico; SNE: sonda nasoenteral; VO: via oral.

Seção II

Cardiologia

5 Síndrome coronariana aguda

O termo síndrome coronariana aguda (SCA) indica uma constelação de sintomas e, às vezes, sinais compatíveis com isquemia miocárdica aguda. Inclui o infarto agudo do miocárdio (IAM) com elevação do segmento ST, a angina instável e o IAM sem elevação do segmento ST. A angina instável só se diferencia do IAM sem elevação ST por não apresentar aumento nos níveis de marcadores de necrose miocárdica.

QUADRO CLÍNICO

História

A dor precordial de pacientes com SCA geralmente inicia-se gradualmente e piora de intensidade ao longo de alguns minutos. Muitas vezes, é descrita como um desconforto, e não como dor. Algumas características da dor aumentam a probabilidade de SCA (Tabela 5.1).

TABELA 5.1 Sintomas típicos e atípicos de SCA

CARACTERÍSTICAS	DOR TÍPICA	DOR ATÍPICA
Localização	Retroesternal, difusa, de difícil localização (imprecisa)	Localizada fora do tórax ou em ponto específico do tórax
Qualidade	Caracterizada mais como desconforto que dor; às vezes indicada como aperto, pressão, constrição, peso ou queimação	Pontada, agulhada, facada, fisgada, formigamento
Irradiação	Ombros ou braços, pescoço ou mandíbula, dorso (sobretudo interescapular), epigástrio	Acima da mandíbula ou abaixo do umbigo; irradiação como formigamento
Duração	2-5 minutos até poucas horas	Menos de 2 minutos a muitas horas
Fatores modificadores	Desencadeada por esforço físico, estresse emocional, refeições fartas	Piora com a respiração (13% dos casos), posição ou deglutição; reproduzida por palpação (7% dos casos) Melhora com alimentos

Fonte: Baseada em JAMA 2005, 294:2623; JACC 2007, 50:e1; Circ 2010, 122:1756.

Em cerca de 10% dos infartos, dispneia paroxística ou edema pulmonar é a única manifestação.

Cerca de 3% dos pacientes com dor precordial atípica apresentam SCA [AnEM 2004, 44:565].

A isquemia miocárdica também pode se manifestar por outros sintomas (equivalentes isquêmicos). Cerca de um terço dos pacientes com IAM comparece ao pronto-socorro (PS) com queixas outras que não precordialgia [JAMA 2000, 283:3223]. Na ausência de dor, o IAM é mais comum naqueles ≥ 50 anos com síncope, dispneia, alteração do estado mental ou dor nos membros superiores; ou naqueles ≥ 80 anos com dor no abdome superior ou náuseas/vômitos (sensibilidade de 92% para IAM sem elevação do segmento ST) [AHJ 2012, 163:372].

Ausência de fatores de risco para doença coronariana não exclui a probabilidade de SCA no PS. Pacientes com diagnóstico alternativo e escore TIMI *risk* (Tabela 5.2) de 0 tem taxa de SCA de 2,9% em 30 dias [AJEM 2009, 27:37].

TABELA 5.2 Risco de complicações na angina instável e IAM sem elevação do ST (TIMI *risk*)

VARIÁVEIS (CADA VARIÁVEL = 1 PONTO)
Idade ≥ 65 anos
≥ 3 fatores de risco para doença coronariana
Uso de ácido acetilsalicílico nos 7 dias precedentes
Doença coronariana conhecida (estenose > 50%)
2 ou mais eventos anginosos nas últimas 24 h
Desvio do ST ≥ 0,5 mm na eletrocardiografia de apresentação
Elevação de marcadores de necrose miocárdica
RISCO DE COMPLICAÇÕES (MORTE, IAM OU NECESSIDADE DE REVASCULARIZAÇÃO URGENTE NOS PRÓXIMOS 14 DIAS): escore 0-1, 5%; escore 2, 8%; escore 3, 13%; escore 4, 20%; escore 5, 26% e escore 6-7, 41%

IAM: infarto agudo do miocárdio; h: horas.
Fonte: Baseada em JAMA 2000, 284:825.

Alívio da dor com uso de nitrato não indica que sua etiologia seja SCA ou espasmo esofágico [AnIM 2003, 139:979].

A angina instável se manifesta sob três apresentações principais: angina de repouso (usualmente dura > 20 minutos); angina de início recente (< 2 meses; desencadeada pelo menos ao caminhar um quarteirão ou subir um lance de escada); e angina em crescente (aumento da intensidade, duração e/ou frequência) [JACC 2013, 346:f179].

EXAME FÍSICO

Raramente revela sinais que auxiliam no diagnóstico da SCA. A presença de B3, hipotensão (sistólica ≤ 80 mmHg) ou insuficiência mitral indica alta probabilidade de SCA [JACC 2013, 61:e179].

ELETROCARDIOGRAFIA

Deve ser realizada < 10 minutos após a chegada do paciente ao PS e ser seriada em intervalos de 10 minutos [JACC 2013, 346:f179], pois a inicial pode ser não diagnóstica em 45% dos pacientes com IAM.

A prevalência de IAM é de 80% em vigência da elevação do segmento ST ≥ 1 mm e de 20% com segmento deprimido ou inversão de onda T não previamente conhecidos [NEJM 2000, 342:1187]. Presença de ondas Q patológicas tem sensibilidade de 57% e especificidade de 80% em identificar coronariopatia grave.

Síndromes coronarianas e padrões eletrocardiográficos

Em pacientes com precordialgia decorrente de IAM, o eletrocardiograma (ECG) é normal em 6 a 8% e inespecífico em 22 a 35% [EMCNA 2006, 24:53]. Como a placa coronariana é instável e a eletrocardiografia pode ter sido realizada em um momento de perfusão temporariamente adequada, é necessário repeti-la seriadamente. Existem quatro padrões clínico-eletrocardiográficos de SCA, descritos a seguir.

Infarto agudo do miocárdio (IAM) com elevação do ST (IAM com onda Q)

Manifesta-se por ondas T hiperagudas (pode durar horas), seguido de novo supradesnivelamento do ST ao nível do ponto J em duas ou mais derivações contíguas ≥ 0,2 mV em homens e

≥ 0,15 mV em mulheres em V2-V3 e/ou ≥ 0,1 mV nas demais derivações, inversão de ondas T e, por fim, aparecimento de ondas Q na maioria dos doentes [JACC 2009, 53:982; EMCNA 2006, 24:53]. Quando a isquemia é transmural, o vetor direciona-se ao epicárdio, produzindo elevação ST e, algumas vezes, ondas T hiperagudas na zona isquêmica. Embora o desenvolvimento de ondas Q tenha sido atribuído à lesão transmural (oclusão de vaso epicárdico), um estudo com ressonância magnética mostrou que ele correlaciona-se mais com o tamanho do IAM do que com a extensão transmural [JACC 2004, 44:554]. Incluem-se nessa categoria pacientes com bloqueio completo de ramo esquerdo presumivelmente novo. A elevação ST do IAM deve ser diferenciada daquela normal (repolarização precoce) e da causada por outras condições (Tabela 5.3).

TABELA 5.3 Eletrocardiogramas em diferentes condições causadoras de elevação ST

IAM com elevação ST	DII	DII	V2	V2	V4	V6
	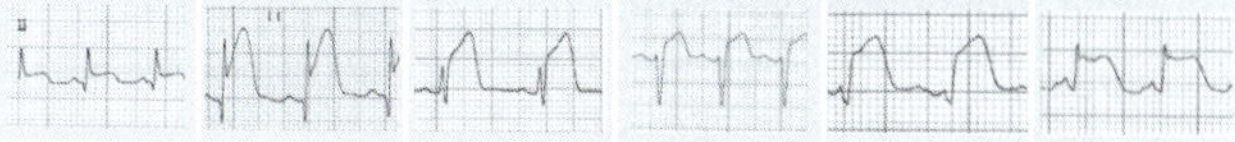					
	Exemplos de elevação do segmento ST no IAM. A elevação é convexa ou retificada, associada ou não a ondas T hiperagudas e com ou sem ondas Q (depende do tempo da isquemia)[a]					
Elevação ST sem IAM em V2	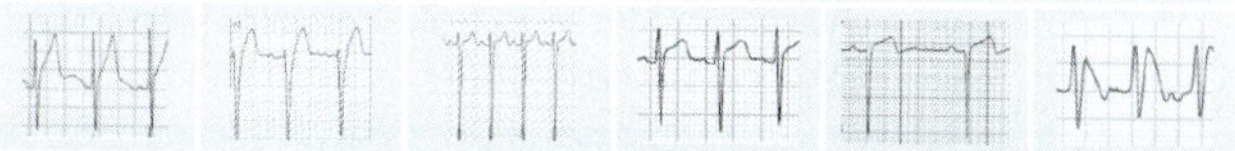					
	Repolarização precoce[b]	BRE[c]	SVE[d]	Pericardite[e]	Aneurisma do VE[f]	Síndrome de Brugada[g]

[a] Quase sempre induz depressão ST recíproca de magnitude equivalente na parede oposta [JACC 2009, 53:1003] (ver Tabela 5.4, Síndromes Coronarianas e Padrões Eletrocardiográficos no texto).

[b] Elevação ST côncava generalizada, mais proeminente de V2-5 (geralmente < 2 mm, mas até de 5 mm, nas precordiais e < 0,5 mm nas derivações dos membros); ± entalhe no nível do ponto J; ondas T proeminentes, assimétricas e concordantes com o QRS (apontam na mesma direção); ausência de depressão recíproca do ST. A fórmula ([1,196 × elevação ST 60 mseg após o ponto J em V3 em mm] + [0,059 × QTc em mseg] – [0,326 × amplitude da R em V4 em mm]) > 23,4 prediz IAM com elevação ST [AnEM 2012, 60:45].

[c] QRS > 120 mseg; ondas R dominantes em DI e V6, que não exibem ondas Q; ondas S dominantes em V1, que pode ter pequena onda R; na ausência de isquemia, ocorre discordância apropriada: os segmentos ST e ondas T sempre em direção oposta ao vetor do QRS. Os critérios de Sgarbossa podem identificar isquemia nesses pacientes: 1) elevação ST discordante ≥ 5 mm em derivações com QRS negativo, que foi altamente específica no GUSTO-1; 2) elevação ST concordante ≥ 1 mm nas derivações com QRS positivo; e 3) depressão ST concordante ≥ 1 mm nas derivações V1, V2 ou V3 [NEJM 1996, 334:481]. Modificação desses critérios aumenta a acurácia, mas é mais complexa [AnEM 2012, 60:766].

[d] Aumento da amplitude da onda R em DI, aVL e V4-6; aumento da profundidade da onda S em DIII, aVR e V1-3; associados à elevação ST e inversão de T de V1-V3 e depressão ST de V4-V6. Há numerosos critérios específicos para a hipertrofia do VE, como: R em V1 > 11 mm (> 13 em presença de bloqueio fascicular anterior esquerdo), R em aVL + S em V3 > 20 mm em mulheres e 28 mm em homens (Cornell), S em V1 + R em V5 ou V6 > 35 mm (Sokolow-Lyon), e R em V5 ou V6 > 25 mm.

[e] Elevação ST côncava generalizada (maioria das derivações e geralmente < 2,5 mm) causada por depressão do PR, associada à depressão do ST em aVR e V1. Elevação ST em DI, DII e DIII é comum na pericardite.

[f] Aneurisma é sugerido pela presença de ondas Q, ondas T pouco elevadas ou, sobretudo, ondas T invertidas. Do mesmo modo que no IAM, ocorre depressão ST recíproca na parede oposta. Existe uma regra capaz de diferenciar IAM anterior do aneurisma de VE: relação entre a somatória da amplitude T/QRS de V1 a V4 (T V1-V4/QRS V1-V4) > 0,22 indica IAM [AJEM 2005, 23:279].

[g] QRS alargado (> 120 mseg) com padrão rSR' (elevação do ponto J ≥ 2 mm) com descida rápida e retificada do R' em pelo menos duas derivações de V1 a V3 (Brugada tipo I). Associada a arritmias ventriculares e atriais, síncope e morte súbita [Circ 2005, 111:659].

BRE: bloqueio de ramo esquerdo; IAM: infarto agudo do miocárdio; SVE: sobrecarga do ventrículo esquerdo; VE: ventrículo esquerdo.

Isquemia transmural sem infarto

Elevação do ST, como já descrito, ou normalização paradoxal de ondas T, porém transitórias, ocorrem na angina variante de Prinzmetal e possivelmente na cardiomiopatia induzida por estresse agudo (síndrome de Takotsubo). Reversão da elevação do ST após uso de nitrato sugere angina de Prinzmetal (vasoespasmo coronariano). Síndrome de Takotsubo pode causar necrose miocárdica na ausência de obstrução coronariana fixa [NEJM 2011, 365:2021].

IAM sem elevação do ST (IAM sem ondas Q) ou angina instável

Manifesta-se por depressão isquêmica do segmento ST > 0,5 mm (0,05 mV) em V2-V3 e ≥ 1 mm (0,1 mV) nas demais derivações. Ou nova horizontalização ou inversão de T ≥ 0,1 mV em duas ou mais derivações contíguas com onda R proeminente ou relação R/S > 1 [JACC 2009, 53:982]. Esses achados sugerem isquemia subendocárdica (o vetor do ECG direciona-se à camada interna) [EMCNA 2006, 24:53], o que é compatível com achados arteriográficos que mostram a artéria relacionada à área infartada pérvia na maioria dos casos de IAM sem elevação ST [JACC 2002, 39:1456]. Síndrome de Wellens é a inversão profunda de ondas T em várias derivações precordiais contíguas, com ou sem elevação de troponinas, e é tipicamente causada por estenose extrema da artéria descendente anterior [AJEM 2002, 20:638].

Isquemia subendocárdica sem infarto (angina clássica)

Alterações eletrocardiográficas semelhantes às já descritas, porém transitórias e sem elevação dos marcadores de necrose miocárdica.

Localização da isquemia ou do infarto

A localização eletrocardiográfica das alterações do segmento ST, das ondas T ou das ondas Q indica a parede ventricular afetada (Tabela 5.4).

TABELA 5.4 Localização eletrocardiográfica da isquemia e do IAM

ELEVAÇÃO DE ST	PAREDE	ARTÉRIA CORONÁRIA
II, III, aVF (depressão recíproca de ST em aVL)	Inferior[a]	CD 80% (III > II, depressão de ST em I) **ou** Cx dominante (II > III, sem depressão de ST em I)
II, III, aVF (depressão recíproca de ST em aVL) **mais** V1 e V4R	Inferior[a] e VD	CD proximal ao VD, ramo marginal
II, III, aVF (depressão recíproca de ST em aVL) **mais** depressão de ST em V1–V4	Inferoposterior[b]	CD dominante (70%) **ou** Cx dominante (30%)
II, III, aVF **mais** (I, aVL e/ou V5, V6)	Inferolateral	Cx dominante **ou** CD dominante com ramos laterais
II, III, aVF **mais** (V5, V6) e/ou (I, aVL) e depressão de ST em qualquer de V1–V6	Inferopostero-lateral	CD dominante com ramos laterais **ou** Cx
V2–V4	Anterior	DA média, distal a perfurante diagonal e septal
I, aVL, V5 e/ou V6, algumas vezes mínima; depressão de ST recíproca inferior muito comumente (pode ser o achado mais óbvio)	Lateral	1ª diagonal ou Cx ou artéria marginal obtusa
V1–V3, algumas vezes até V5, com V1 > V2 > V3 > V4 > V5, com ou sem elevação de ST ou onda Q inferior Também V1R–V6R, especialmente V4R	VD (pseudo anterosseptal)	Marginal ventricular direita (MVD), **ou** por oclusão da CD proximal à MVD
V1–V4, muitas vezes sem depressão de ST recíproca inferior	Anterosseptal	DA, possivelmente proximal à primeira perfurante septal, mas distal à primeira diagonal
V1–V6, I, aVL; 80% com 1 mm de depressão de ST em II, III, e aVF	Anterossepto-lateral	DA proximal
Depressão de ST em V1–V4, com ou sem elevação de ST lateral ou inferior	Posterior[b]	Cx (ausência de elevação ST é possível) **ou** CD (elevação de ST inferior, +/– lateral)

[a] No infarto inferior devem se realizar derivações precordiais direitas (V4R, V5R e V6R) [Circ 2004, 110:588].
[b] O infarto posterior pode ser confirmado com derivações V7 e V8.
CD: coronária direita; Cx: circunflexa; DA: descendente anterior; VD: ventrículo direito.
Fonte: Adaptada de EMCNA 2006, 24:53.

MARCADORES DE NECROSE MIOCÁRDICA

Devem ser coletados em pacientes com alterações isquêmicas no ECG ou naqueles com quadro clínico compatível com SCA (Tabela 5.5). As demais séries de marcadores devem ser coletadas com intervalo de 4 a 6 horas, em um total de três medições, se a suspeita de SCA é alta. Pacientes que chegam > 8 horas após o início dos sintomas podem necessitar somente de uma série de marcadores para afastar IAM [Circ 2010, 122:1756]. Ensaios de troponina desenvolvidos mais recentemente, sobretudo a I, podem detectar IAM até 2 horas após o início da dor [NEJM 2009, 361:858 e 868].

TABELA 5.5 Marcadores de necrose miocárdica no IAM

BIOMARCADOR	TESTE TORNA-SE POSITIVO	PICO SÉRICO[a]	TEMPO ATÉ NORMALIZAR	*S*, %[b]	*E*, %[b]	*VPP*, %[b]	*VPN*, %[b]	CAUSAS DE ELEVAÇÃO SEM SCA
CK-MB	4-6 h	12-24 h	48-72 h	95	95	73	99	Doença/trauma muscular, intoxicação alcoólica, DM, exercício intenso, convulsão, injeção intramuscular e embolia pulmonar
Troponina I e T	4-10 h	8-28 h	5-14 d	89	95	72	98	Insuficiência renal, miocardite, IC, trauma cardíaco, embolia pulmonar, sepse, taquiarritmia, AVE e HSA, exercício intenso

[a] Sem reperfusão.
[b] Ensaios seriados.

AVE: acidente vascular encefálico; d: dias; DM: diabetes melito; *E*: especificidade; h: horas; HSA: hemorragia subaracnóidea; IC: insuficiência cardíaca; ISCA: síndrome coronariana aguda; *S*: sensibilidade; *VPN*: valor preditivo negativo; *VPP*: valor preditivo positivo.

Fonte: Baseada em AFP 2005, 72:119; EHJ 2007, 28:2525; CCh 2003, 49:1331; Circ 1993, 88:750.

CONDUÇÃO DE CASOS SUSPEITOS

Todo paciente com suspeita clínica de SCA deve ser submetido a eletrocardiografia, monitoração cardíaca contínua e acesso venoso. Medicamentos antiplaquetas, nitrato, morfina (se a dor persistir após uso de nitrato) e heparina também devem ser administrados nos primeiros 10 minutos, desde que não haja contraindicações (Tabela 5.6). Deve-se coletar a primeira de 2 a 3 séries de marcadores de necrose miocárdica (Tabela 5.5). A conduta subsequente depende das alterações eletrocardiográficas e de outros achados clínicos, descritos a seguir.

IAM com elevação do ST ou bloqueio completo de ramo esquerdo novo ou presumivelmente novo e angina instável de alto risco ou IAM sem elevação do ST

Tratamento descrito na Tabela 5.6.

Angina instável de risco intermediário ou baixo

Caracteriza-se por ECG normal, TIMI *risk* ≤ 2 (Tabela 5.2) **e** marcadores de necrose miocárdica (Tabela 5.5) normais. Pacientes com probabilidade **intermediária ou baixa** devem ser mantidos sob monitoração eletrocardiográfica contínua e realizar eletrocardiografia (para detectar alterações dinâmicas) em caso de dor [BMJ 2004, 328:254]. As demais séries de marcadores de necrose miocárdica devem ser coletadas em intervalos de 4 a 6 horas e encerradas 12 a 24 horas após o início do quadro [JACC 2007, 50:e1]. Idealmente, esses pacientes devem ser submetidos à investigação não invasiva antes da alta (angiotomografia de coronárias [NEJM 2012, 366:1393], teste ergométrico, cintilografia miocárdica de perfusão com dipiridamol ou ecocardiograma com estresse com dobutamina [Circ 2010, 122:1756]). O risco de complicações precoces (30 dias) pode ser estimado pelo TIMI *risk* (Tabela 5.2) [AcEM 2006, 13:13]. Pacientes com baixo risco (Tabela 5.7), sem dor recorrente, com ECG normal e que podem se submeter a testes não invasivos em < 72 horas podem ser liberados [JACC 2007, 50:e1].

Se a troponina elevar-se, a dor persistir ou aparecerem novas alterações eletrocardiográficas, o paciente deve receber tratamento para angina instável de alto risco/IAM sem elevação do ST (Tabela 5.6).

TABELA 5.6 Tratamento das síndromes coronarianas agudas

INTERVENÇÃO DOSE RECOMENDADA	IAM COM ELEVAÇÃO ST OU BCRE PRESUMIVELMENTE NOVO[a]	ANGINA INSTÁVEL DE ALTO RISCO OU IAM SEM ELEVAÇÃO ST[b]
Oxigênio 4 L/min ou suficiente para manter saturação > 90% Utilizar nas primeiras 6 h	Metanálise de estudos controlados com 387 pacientes sugere que O_2 suplementar triplica a mortalidade[1]. Por isso, recomendado somente em pacientes hipóxicos	
Analgésico		
Morfina 2-4 mg EV, a cada 10 min	Indicada se dor não aliviada por nitratos ou se congestão pulmonar	
Anti-isquêmicos		
Nitrato Isossorbida 5 mg SL de 5/5 min até 3 x; então, nitroglicerina (50 mg + SF/SG 250 mL) 5-200 μg/min, na persistência da dor Contraindicados se PAS < 90 mmHg ou redução ≥ 30 mmHg do basal, FC < 50 ou > 100, IAM do VD, uso de sildenafil < 24 h ou similares < 48 h	Indicado na dor isquêmica, hipertensão e congestão pulmonar Como não ↓ mortalidade, não deve ser usado em substituição aos betabloqueadores	Indicado na dor isquêmica, hipertensão e congestão pulmonar
Betabloqueador Metoprolol 5 mg EV a cada 5 min até 3 x, seguido de 25-50 mg, VO, a cada 6 h ou Atenol 25-100 mg, VO, 1 x/d Contraindicações: edema pulmonar, PAS < 100 mmHg, má perfusão periférica, FC < 60, BAV 2° ou 3° grau, broncoespasmo ativo, IAM precipitado por uso de cocaína	Indicado por VO; iniciar < 24 h em todos sem contraindicações EV somente em hipertensos[2] ↓ Mortalidade em 23%[3]	Indicado por VO; iniciar < 24 h em todos os doentes sem contraindicações Embora recomendado pelos consensos, as evidências são limitadas
Antitrombótico		
AAS Mastigar e engolir 200-300 mg, se não usou previamente	↓ Mortes em 23% (42% se é realizada trombólise), reinfarto e AVE em 50%[4]	↓ IAM, AVE e morte em 46%[5]
Ticagrelor Ataque de 180 mg VO e manutenção de 90 mg 2 x/d **ou** **Prasugrel** Ataque de 60 mg VO e manutenção de 10 mg/d **ou**	Associar ao AAS (ou utilizar como alternativa a este na alergia) nos candidatos ou não à terapia de reperfusão	Associar ao AAS (ou, na alergia, utilizar como alternativa a este) nos candidatos ou não à ATC
Clopidogrel Ataque de 600 mg VO, se ATC primária; 300 mg, se trombólise ou sem terapia de reperfusão; e 75 mg, se > 75 anos; manutenção de 75 mg/d (não utilizar se revascularização cirúrgica planejada para os próximos 5 d)	A associação de AAS e clopodogrel tem efeito sinérgico e ↓ 20% morte, IAM e AVE[6]. Contudo, uma fração dos pacientes não responde ao clopidogrel. Dupla antiagregação com AAS + ticagrelor ou AAS + prasugrel ↓ a taxa de eventos em relação à dupla agregação com AAS e clopidogrel, mas ↑ a taxa de sangramento	
Inibidor de glicoproteína IIb/IIIa EV Abciximab (adjunto à ATC) bolo de 0,25 mg/kg EV, 10-60 min antes da ATC, seguido por 10 μg/min por 12 h Tirofiban (isoladamente ou com ATC) 25 μg/kg EV em 3 min e, então 0,15 μg/kg/min	Melhora a patência da ATC com *stent* Contudo, em pré-tratados com AAS e ataque de clopidogrel, não é recomendado de rotina. Não é benéfico em trombolisados e em não reperfundidos	Benéfico nos pacientes pré-tratados com dupla antiagregação com AAS e clopidogrel ou ticagrelor, que têm ↑ troponinas e são candidatos à ATC precoce[7] Não deve ser usado em pacientes para os quais se planeja estratégia conservadora
Heparina Não fracionada 60 UI/kg em bolo EV, seguida de 12 UI/kg/h (manter TTPA 50-70 seg) Enoxaprina 1 mg/kg SC a cada 12 h (nos candidatos à trombólise e < 75 anos, administrar também bolo de 30 mg EV) Preferir não fracionada se ≥ 75 anos, ATC planejada < 24 h ou disfunção renal	Indicada em todos os doentes: a enoxaparina é superior à heparina não fracionada quer seja feita ATC primária[8] ou trombólise	Indicada em todos os doentes Em relação à não fracionada, enoxaparina ↓ 16% mortes e IAM, mas associa-se à taxa maior de sangramento[9]

TABELA 5.6 *Continuação*

INTERVENÇÃO DOSE RECOMENDADA	IAM COM ELEVAÇÃO ST OU BCRE PRESUMIVELMENTE NOVO[a]	ANGINA INSTÁVEL DE ALTO RISCO OU IAM SEM ELEVAÇÃO ST[b]
Inibidores da angiotensina: inibidores da enzima conversora da angiotensina e bloqueadores dos receptores da angiotensina têm efeito benéfico e semelhante na SCA		
Captopril 6,25-50 mg VO 3 x/d ou lisinopril 2,5-10 mg VO 1 x/d **Losartana** 25-100 mg VO 1 x/d ou valsartan 80-320 mg VO 1 x/d **Contraindicados** se PAS < 100 mmHg ou redução > 30 mmHg do basal e no IAM do VD	Iniciar nas primeiras 24 h ↓ Mortes em 7%[10]. Maior benefício no IAM anterior, congestão pulmonar ou FE < 40%	Iniciar nas primeiras 24 h Possivelmente eficazes, mas evidência limitada
Estatinas Atorvastatina 80 mg/dia VO ou rosuvastatina 40 mg/d VO	↓ Mortes, reinfarto, recorrência da angina e AVE quando iniciadas < 10 dias	↓ IAM, parada cardiorrespiratória e recorrência da angina quando iniciada em 24-96 h
Repleção de K^+ e Mg^+ Manter K^+ > 4 mEq/L e Mg^+ > 2 mEq/L)	K^+ < 3,6 mEq/L aumenta em 2 vezes o risco de FV	K^+ < 3,6 mEq/L aumenta em 2 vezes o risco de FV
Reperfusão Quanto mais rápida a restauração do fluxo miocárdico, menor a mortalidade. No IAM com SST, AP percutânea primária é preferida à trombólise, desde que possa ser realizada em < 90 min e por médico experiente. A terapia de reperfusão não deve ser retardada enquanto se aguarda o resultado dos marcadores de necrose miocárdica		
Trombólise EV **Estreptoquinase** 1.500.000 UI + 500 mL SG/SF, EV em 30-60 min **rtPA (alteplase)** 15 mg em bolo EV, seguido de 0,75 mg/kg (máx. 50 mg) em 30 min, então, 0,5 mg/kg (máx. 35 mg) em 60 min As contraindicações ao seu uso são descritas na Tabela 5.8	Indicado se dor < 12 h de duração e ATC indisponível em < 90 min Se sintomas há 12-24 h, dor isquêmica contínua e elevação de ST persistente, considerar fibrinolítico	NÃO UTILIZAR. Trombólise não é benéfica[11]
Angioplastia percutânea Pode ser primária ou de resgate (após fibrinólise ineficaz do IAM com SST)	Mais eficaz que trombólise se dor iniciada 3-12 h, choque ou ICC Se sintomas > 12 h, indicada se dor refratária, supra de ST persistente ou recorrente, taquicardia ventricular, instabilidade hemodinâmica ou IC	Indicar precocemente se ATC recente, história de revascularização ou alto risco (dor persistente, instabilidade hemodinâmica/ritmo, diabetes, depressão do ST, ↑ troponinas ou TIMI *risk* ≥ 3)

[a] IAM com elevação ST (com onda Q): manifesta-se por ondas T hiperagudas, seguidas de elevação ≥ 0,2 mV em homens e ≥ 0,15 mV em mulheres em V2-V3 e/ou ≥ 0,1 mV nas demais derivações, em pelo menos duas derivações contíguas, inversão de ondas T e, por fim, aparecimento de ondas Q na maioria dos doentes. Ou bloqueio completo de ramo esquerdo sabidamente não antigo.
[b] IAM sem elevação ST (sem onda Q) e angina instável de alto risco: manifesta-se por depressão do segmento ST ou inversão de ondas T sem desenvolvimento de ondas Q. Os critérios de alto risco são: escore TIME *Risk* ≥ 3 (ver Tabela 5.2); ↑ CKMB e/ou troponina; ↓ PA; sudorese; congestão pulmonar; sintoma primário é dor ou desconforto precordial ou no braço esquerdo e a dor atual é similar à de episódio previamente documentado de angina ou infarto; ou antecedente de doença coronariana ou infarto.
[1] [Coch 2010, 6:CD007160]; [2] [COMMIT, Lnc 2005, 366:1622]; [3] [BMJ 1999, 318:1730]; [4] [ISIS-2, Lnc 1988, 2:349]; [5] [BMJ 2002, 324:71]; [6] [CURE, NEJM 2001, 345:494]; [7] [ISAR-REACT 2, JAMA 2006, 295:1531]; [8] [BMJ 2012, 344:e553]; [9] [EHJ 2007, 28:2077]; [10] [ISIS-4, Lnc 1995, 345:669]; [11] [TIMI-11B, Circ 1994, 89:1545; GISSI. Circ 1998, 98:2659].

AAS: ácido acetilsalicílico; ATC: angioplastia; AVE: acidente vascular encefálico; BAV: bloqueio atrioventricular; d: dia; ECA: enzima conversora da angiotensina; EV: endovenoso; FC: frequência cardíaca; FE: fração de ejeção; FV: fibrilação ventricular; h: hora(s); IAM: infarto agudo do miocárdio; IC: insuficiência cardíaca; min: minutos; PA: pressão arterial; PAS: pressão arterial sistólica; SF: soro fisiológico; SG: soro glicosado; SL: sublingual; SST: supradesnivelamento do ST; TTPa: tempo de tromboplastina parcial ativada; VO: via oral; VD: ventrículo direito.

Fonte: Baseada em recomendações condizentes com os consensos Circ 2013, 127:e362; JACC 2013, 61:e179; JACC 2009, 54:2205; Circ 2009, 120:2271; JACC 2008, 52:2046; Chs 2008, 133:708S; JACC 2007, 50:e1; Circ 2007, 115:2549 e outras fontes: Lnc 2013, 382:633; CCM 2012, 40:1939; CCM 2011, 39:2346; Hrt 2011, 97:1820.

Se a eletrocardiografia não for diagnóstica, mas a precordialgia e a suspeita de SCA persistirem, a eletrocardiografia deve ser repetida em intervalos de 10 a 15 minutos e a probabilidade de SCA, estimada (Tabelas 5.2 e 5.7).

TABELA 5.7 Probabilidade de SCA em pacientes sem elevação do ST

ACHADO	ALTA (QUALQUER DAS CARACTERÍSTICAS A SEGUIR)	INTERMEDIÁRIA (AUSÊNCIA DE CRITÉRIOS DE ALTA PROBABILIDADE E QUALQUER DOS SEGUINTES)	BAIXA (AUSÊNCIA DOS CRITÉRIOS DE ALTA E INTERMEDIÁRIA PROBABILIDADE E QUALQUER DOS SEGUINTES)
História	O sintoma primário é dor ou desconforto precordial ou no braço esquerdo e a dor atual é similar à de episódio previamente documentado de angina ou infarto	O sintoma primário é dor ou desconforto precordial ou no braço esquerdo Idade > 70 anos Sexo masculino Diabetes melito	Provável sintoma isquêmico Uso recente de cocaína
Exame físico	Sopro de insuficiência mitral, hipotensão, sudorese, edema pulmonar ou crepitações transitórios	Doença vascular extracardíaca	Desconforto torácico reproduzido por palpação
Eletrocardiograma	Desvio transitório do ST ≥ 1 mm novo (ou presumivelmente novo) **ou** nova inversão de ondas T em múltiplas derivações precordiais	Ondas Q fixas Depressão do ST de 0,5-1 mm **ou** inversão de ondas T > 1 mm	Ondas T retificadas ou inversão < 1 mm em derivações com ondas R dominantes Eletrocardiograma normal
Marcadores cardíacos	↑ Troponinas cardíacas ou CK-MB eleva	Normais	Normais

Fonte: JACC 2013, 61:e179.

TABELA 5.8 Contraindicações à trombólise

CONTRAINDICAÇÕES ABSOLUTAS	CONTRAINDICAÇÕES RELATIVAS
Hemorragia intracraniana a qualquer tempo	História de hipertensão grave ou PAS > 180 mmHg ou PAD > 110 mmHg
AVE isquêmico > 3 horas e < 3 meses	AVE isquêmico > 3 meses
Má-formação vascular ou câncer (primário ou metastático) cerebral	Qualquer doença intracraniana conhecida que não seja uma contraindicação absoluta; demência
Sintomas ou sinais sugestivos de dissecção aórtica (diferença de PAS > 15 mmHg entre os braços)	Ressuscitação cardiopulmonar traumática ou prolongada (> 10 minutos)
Diátese hemorrágica ou sangramento ativo (exceto menstruação)	Cirurgia de grande porte < 3 semanas; sangramento interno < 2-4 semanas ou úlcera péptica ativa
Trauma craniano ou facial significativo < 3 meses	Punção vascular em sítio não compressível
	Gravidez
	Uso atual de varfarina
	Para estreptoquinase, uso prévio (> 5 dias) ou alergia a estreptoquinase

AVE: acidente vascular encefálico; PAS: pressão arterial sistólica; PAD: pressão arterial diastólica.
Fonte: Circ 2004, 110:588.

INDICAÇÃO DE MARCA-PASSO PROVISÓRIO NO IAM

A técnica de implante do marca-passo transvenoso está descrita no Capítulo 8. As indicações de marca-passo temporário transvenoso no IAM agudo são descritas na Tabela 5.9.

TABELA 5.9 Indicação de marca-passo temporário transvenoso no IAM
Assistolia
Bradicardia sintomática de qualquer etiologia (incluindo sinusal) não responsiva à atropina
Bloqueio de ramo bilateral (alternado BRD[a] **e** BRE[b], ou BRD[a] alternado **com** BDAS[c] ou BFPE[d])
Bloqueio bifascicular novo ou de duração indeterminada (BRD[a] **com** BDAS[c] ou BFPE[d] ou BRE[b]) **e** BAV 1° grau (PR > 0,20 seg)
BAV de 2° grau Mobitz tipo II[e] ou total (3° grau)[f] (exceto no IAM inferior com QRS estreito e frequência ventricular adequada)
Indicação menos clara, mas as evidências favorecem a utilidade/eficácia (classe IIa): BRD[a] **com** BDAS[c] ou BFPE[d] novo ou duração indeterminada BRD[a] **e** BAV 1° grau (PR > 0,20 segundo); BRE[b] novo ou duração indeterminada Pausas sinusais recorrentes (> 3 segundos) não responsivas à atropina

[a] QRS: duração ≥ 0,12 segundo, padrão qRs ou qRS (duração S > R) em DI, aVL e V6, padrão rSr' ou rSR' em V1; ST-T: eixo ST-T pode ser oposto ao vetor final do QRS, ondas T invertidas nas precordiais direitas e positivas nas esquerdas.

[b] QRS ≥ 0,12 segundo; ausência de ondas Q em DI, aVL e V6 e algumas vezes complexos QS em V1 (reaparecimento de onda Q em D1 e V6 pode indicar lesão septal); ondas R largas, positivas e não precedidas por ondas q ou seguidas por ondas s em DI, aVL e V6; vetores de ST-T em direção oposta ao QRS; eixo do QRS normal ou pouco desviado para a esquerda.

[c] QRS < 0,12 segundo; padrão rS em DII, DIII e aVF; padrão qR em aVL; duração até o pico da onda R em aVL ≥ 0,045 segundo; desvio do eixo para esquerda (QRS positivo em DI e negativo em aVF).

[d] QRS < 0,12 segundo; padrão sR em DI e aVL; padrão qR em DIII e aVF; desvio do eixo para a direita (QRS negativo em DI e positivo em aVF).

[e] Os intervalos PR são constantes até que apareça uma onda P não seguida de QRS.

[f] Ondas P e complexos QRS totalmente independentes; QRS pode ser largo ou estreito.

BDAS: bloqueio divisional anterossuperior esquerdo; BFPE: bloqueio fascicular posterior esquerdo; BRD: bloqueio de ramo direito; BRE: bloqueio do ramo esquerdo.

Fonte: Baseada em Circ 2004, 110:588; JACC 2004, 44:E1; JACC 2009, 53:976 (ECG nos bloqueios fasciculares e de ramo).

6 Insuficiência cardíaca descompensada

Insuficiência cardíaca (IC) é o diagnóstico final de muitos doentes que comparecem ao pronto-socorro (PS) com queixa de dispneia (ver Capítulo 13, na Seção III – Pneumologia). Outras vezes, pacientes com diagnóstico prévio de IC comparecem por descompensação evidente da doença.

HISTÓRIA E EXAME FÍSICO

Os sinais e sintomas de IC sãoapresentados na Tabela 6.1. Em geral, os pacientes comparecem ao PS com um dos três seguintes quadros [Circ 2009, 119:e391]:

- Síndrome de tolerância reduzida ao exercício: o principal sintoma é a dispneia em repouso ou reduzida tolerância às atividades físicas em decorrência de dispneia e/ou fadiga.

TABELA 6.1 Sintomas de IC

SINAL OU SINTOMA	*S* (%)	*E* (%)	ÍNDICE DE YOUDEN*
Dispneia	87	51	38
Ortopneia	44	89	33
Dispneia paroxística noturna	39	80	19
Elevação da PVJ	52	70	22
Cardiomegalia	27	85	12
Galope	11	99	10
Crepitações pulmonares	51	81	32
Hepatomegalia	17	97	14
Edema	53	72	25

E: especificidade; PVJ: pressão venosa jugular; *S*: sensibilidade

* Índice de Youden: sensibilidade% + especificidade% – 100%. É uma medida da acurácia diagnóstica do teste, com um escore máximo de 100.

Fonte: Health Technol Assess 2009, 13:1; QJM 1997, 90:335 – livre.

- Síndrome de retenção hídrica: menos comumente, os pacientes podem apresentar queixas de edema de membros inferiores ou distensão abdominal (ascite) como sintoma primário (ou exclusivo).
- Sem sintomas de IC: detecção de cardiomegalia ou disfunção miocárdica durante avaliação no PS por outras condições.

DIAGNÓSTICO

Não há um teste diagnóstico para a insuficiência cardíaca, que é uma síndrome predominantemente clínica. Existem algumas regras de predição que combinam a clínica e exames complementares que podem auxiliar no diagnóstico (Tabela 6.2).

TABELA 6.2 Regras de predição para diagnóstico da IC

CRITÉRIOS	FRAMINGHAM[1]	CARLSON (BOSTON)[1]	KELDER (HOLANDA)[2]
Sensibilidade[a]	0,71 (0,49-0,93)	0,41 (0,17-0,65)	0,88 (0,79-0,93)
Especificidade[a]	0,89 (0,79-0,99)	0,97 (0,89-1)	0,94 (0,90-0,97)
VPP[a]	0,75 (0,54-0,96)	0,88 (0,64-1)	0,87 (0,78-0,93)
VPN[a]	0,87 (0,76-0,98)	0,78 (0,66-0,90)	0,95 (0,91-0,97)
Área sob a curva[a]	—	0,77 (0,62-0,92)	0,85
Critérios para diagnóstico de IC (as variáveis incluídas em cada critério são indicadas por X ou x)	2 critérios maiores (M) ou 1 maior (M) e 2 menores (m)	8-12 critérios[b]: definitivo; 5-7[b]: possível; 4 ou menos[b]: improvável	< 13 pontos: IC afastada; > 54 pontos: IC confirmada
História			
Idade, anos			< 60: 0; 60-70: 4; 70-80: 7; > 80: 10
Dispneia paroxística noturna	M	3	
Ortopneia	M	4	
Dispneia de repouso		4	
Dispneia aos exercícios	m	Subir ladeira: 1; caminhar no plano: 2	
Tosse noturna	m		
IM, RM, ATC			15
Uso de diurético de alça			10
Exame físico			
Distensão das veias do pescoço	M	> 6 cm H_2O: 2; > 6 cm H_2O + hepatomegalia ou edema: 3	12
Íctus desviado para a esquerda			20
Crepitações em bases pulmonares	M	Em bases: 1; > bases: 2	14
Galope por B3	M	3	
Sopro de insuficiência mitral			10
Refluxo hepatojugular	M		
Hepatomegalia	M	Ver distensão das veias do pescoço	
Edema	m	Ver distensão das veias do pescoço	
Sibilos		3	
Taquicardia	M (FC ≥ 120/min)	91 a 110/min: 1; > 110/min: 2	FC – 60/3
Pulso irregularmente irregular			11
Edema agudo de pulmão	M		
Radiografia de tórax			
Cardiomegalia	M	3	
Derrame pleural	m	3 (se bilateral)	
Edema intersticial		3	
Opacidades alveolares		4	
Redistribuição		2	
Peptídeos natriuréticos			
NT-pró-BNP, pg/mL			< 100: 0; 100-200: 8; 200-400:16; 400-800: 24; 800-1.600: 32; 1.600-3.200: 40; > 3.200: 48
BNP[c], pg/mL			< 20: 0; 20-40: 8; 40-70:16; 70-132: 24; 132-250: 32; 250-466: 40; > 466: 48

[a] Sensibilidade, especificidade, área sob a curva ROC (de certa forma, é a probabilidade de que o diagnóstico esteja correto) e valores preditivos para a detecção de **possível IC**. Intervalo de confiança 95% entre parênteses.
[b] Não mais que 4 pontos permitidos em cada uma das 3 categorias (história, exame físico e radiografia).
[c] Calculado com base na fórmula de Alibay [Biomed Pharmacother 2005, 59:20]: log NT-proBNP = 1,1x log BNP + 0,57. Logo, log BNP = (log NT-proBNP – 0,57)/1,1. Assim, BNP = 10^{logBNP} (na calculadora científica = 10 + tecla y^x + logBNP).
ATC: angioplastia coronariana percutânea; FC: frequência cardíaca; IC: insuficiência cardíaca; IM: infarto do miocárdio; RM: revascularização miocárdica; VPN: valor preditivo negativo; VPP: valor preditivo positivo.
Fonte: Baseada em [1] Eur J Epidemiol 1997, 13: 491; [2] Circ 2011, 124:2865.

Exames prontamente disponíveis no PS, como eletrocardiografia e radiografia de tórax, podem auxiliar no diagnóstico. O mais útil deles é o BNP [Circ 2011, 124:2865]. Se após avaliação inicial o diagnóstico não está claro, a ecocardiografia deve ser realizada [BMJ 2013, 346:f2442] (Tabela 6.3).

TABELA 6.3 Exames complementares no diagnóstico da IC

EXAME	ALTERAÇÕES SUGESTIVAS DE IC	CONSIDERAÇÕES
Eletrocardiografia [ABC 2009, 93:S1]	Alterações isquêmicas[a] (29%) Fibrilação atrial (25%) Bloqueio de ramo esquerdo (17%) Hipertrofia ventricular esquerda[b] (13%)	ECG normal tem VPN de 90% para excluir disfunção sistólica; é alterado em 90% dos pacientes com IC
Radiografia de tórax [AnEM 2006, 47:13; NEJM 2005, 353:2788; BMJ 1997, 314:936]	Cardiomegalia (em 2/3) Congestão pulmonar cardiogênica (80%): sugerida por pedículo vascular[c] > 7 cm, redistribuição vascular, edema central bilateral (e não assimétrico ou periférico), edema peribrônquico (de brônquios peri-hilares), linhas B de Kerley e ausência de broncogramas aéreos Derrame pleural	Importante para afastar doença pulmonar primária causadora da dispneia VPP de 94%
BNP ou NT-pró-BNP [Circ 2011, 123:2015]	Em pacientes dispneicos: BNP > 400 pg/mL, VPP 86%; entre 100-400 pg/mL, não discriminante NT-pró-BNP depende da idade (VPP 88%): < 50 anos, > 450 pg/mL 50-75 anos, > 900 pg/mL > 75 anos, > 1.800 pg/mL	BNP < 100 pg/mL (VPN 89%) ou NT-pró-BNP < 300 (VPN 99%) afasta IC Disfunção renal ↑ níveis dos peptídeos e obesidade ↓
ECO [CCM 2008, 36:S28]	CMP dilatada (primária, isquêmica): dilatação do VE (VDFVE > 100 mL/m^2) e FE < 40%; disfunção do VD pode estar presente e ser primária ou secundária à HP (indica mau prognóstico [JACC 2007, 49:43]) CMP hipertrófica (primária, hipertensiva, estenose aórtica): hipertrofia usualmente sem dilatação; índice de massa do VE ≥ 95 g/m^2 [AJC 2008, 102:1131] ou espessura septal ≥ 15 mm [Circ 2011, 124:e783] CMP restritiva (primária, diabetes, amiloidose, sarcoidose, hemocromatose): VE não dilatado e com redução do enchimento, FE normal ou pouco ↓ e dilatação de átrios	O exame mais importante Menos sensível na disfunção diastólica. Por isso, resultado normal não afasta IC

[a] Supra ou infradesnivelamento ST; ondas Q patológicas (duração ≥ 1 quadrado pequeno e profundidade > que 1/3 da onda R seguinte; sugerem infarto prévio).

[b] Um ou mais dos seguintes: R em aVL > 11 mm, R em aVL + S em V3 > 20 mm em mulher e 28 mm em homem, S em V1 + R em V5 ou V6 > 35 mm ou R em V5 ou V6 > 25 mm.

[c] Distância da borda externa da cava superior à borda externa da artéria subclávia esquerda, no decúbito dorsal.

BNP: peptídeo natriurético tipo B; CMP: cardiomiopatia; ECO: ecocardiograma; FE: fração de ejeção; HP: hipertensão pulmonar; VD: ventrículo direito; VDFVE: volume diastólico final do VE; VE: ventrículo esquerdo; VPN: valor preditivo negativo; VPP: valor preditivo positivo.

TIPOS FISIOPATOGÊNICOS

Determinação do mecanismo fisiopatogênico (Tabela 6.4) é fundamental, uma vez que o tratamento difere na disfunção predominantemente sistólica ou diastólica. Proporção igual de pacientes com IC descompensada apresenta função sistólica preservada ou deprimida [Circ 2013, 128:e240].

TABELA 6.4 Características dos pacientes com insuficiência cardíaca sistólica ou diastólica

CARACTERÍSTICA	DISFUNÇÃO DIASTÓLICA	DISFUNÇÃO SISTÓLICA
Idade	Frequentemente idosos	Todas as idades, tipicamente 50-70 anos
Sexo	Frequentemente mulheres	Mais frequente em homens
Fração de ejeção do VE	≥ 40%	< 40%
Tamanho da cavidade do VE	Usualmente normal, muitas vezes com hipertrofia concêntrica	Usualmente dilatada
Hipertrofia do VE à eletrocardiografia	Usualmente presente	Algumas vezes presente
Radiografia de tórax	Congestão com ou sem cardiomegalia	Congestão e cardiomegalia
Ritmo de galope, se presente	4ª bulha	3ª bulha
Doenças coexistentes		
Hipertensão	+++	++
Diabetes melito	+++	++
Obesidade	+++	+
IM prévio	+	+++

IM: infarto do miocárdio; VE: ventrículo esquerdo; +: ocasionalmente associada com; ++: muitas vezes associada com; +++: usualmente associada com.

Fonte: NEJM 2003, 348:2007.

INDICAÇÃO DE HOSPITALIZAÇÃO*

- Evidência de descompensação grave, incluindo hipotensão, piora da função renal ou alteração do estado mental.
- Dispneia em repouso ou saturação de oxigênio < 90% em ar ambiente.
- Arritmia com repercussão hemodinâmica, incluindo fibrilação atrial com alta resposta ventricular.
- Síndromes coronarianas agudas.

TRATAMENTO DA DESCOMPENSAÇÃO AGUDA

Fatores precipitantes

Devem-se identificar e tratar os fatores precipitantes: má aderência medicamentosa ou dietética, isquemia miocárdica, hipertensão, fibrilação atrial, início de inotrópicos negativos (betabloqueador, etc.), embolia pulmonar, consumo excessivo de álcool, infecção ativa, anormalidades endócrinas (diabetes, doenças da tireoide), anti-inflamatórios não hormonais [Circ 2013, 128:e240].

Medidas não farmacológicas

Dieta hipossódica (2 g/dia), em todos; restrição hídrica < 2 L/dia, se sódio sérico < 130 mEq/L [J Card Fail 2006, 12:e86]. Ventilação não invasiva, se desconforto respiratório (ver Capítulo 17, Seção III – Pneumologia) [EHJ 2008, 29:2388].

Tratamento farmacológico**

Na insuficiência cardíaca predominantemente sistólica **descompensada**, inibidores da ECA e betabloqueadores devem ser usados com cuidado ou evitados na fase inicial do tratamento. Todavia, esses medicamentos podem ser usados na disfunção diastólica, em que o tratamento da hipertensão e da taquicardia são fundamentais. Inotrópicos são contraindicados na disfunção diastólica. O tratamento depende do perfil da IC, determinado pela presença ou não de congestão e hipoperfusão (Tabela 6.5).

* J Card Fail 2006, 12:e86

** Circ 2013, 128:e240; EHJ 2012, 33:1787.

Diuréticos

Furosemida é fundamental na descompensação, sobretudo na associada à hipervolemia (a maioria; congestão cardiogênica sem hipervolemia pode ocorrer na emergência hipertensiva e na insuficiência aórtica ou mitral agudas). Se induzirem elevação da creatinina, deve-se reduzir a dose ou mesmo interromper seu uso. Evitar na hipotensão grave. Usar com cuidado na estenose aórtica. Hidroclorotiazida (25 a 50 mg, uma vez/dia) pode ser associada se a resposta à furosemida for inadequada. A espironolactona (25 mg, uma vez/dia) potencializa pouco a perda de fluidos, mas reduz a hipocalemia induzida por outros diuréticos. Dopamina em baixas doses pode ser adicionada aos diuréticos de alça para potencializar seu efeito [Circ 2013, 128:e240].

Morfina

Na dose de 2 a 4 mg EV lento – com repetição após 5 a 15 minutos, se necessário –, reduz a ansiedade, o tônus simpático e aumenta a capacitância venosa e a pressão de enchimento; usar com cuidado em pacientes hipotensos.

Vasodilatadores

Indicados na congestão hipervolêmica com dispneia grave e ausência de hipotensão (PAM < 70 mmHg), em associação aos diuréticos; também essenciais na hipertensão grave, insuficiência aórtica ou mitral agudas (induz melhora rápida; 50 mg/250 mL de soro; dose: 5 a 200 μg/min) age predominantemente por venodilatação, enquanto o nitroprussiato (50 mg/250 mL de soro; dose: 5 a 400 μg/min) produz também pronunciada dilatação arteriolar com redução da pós-carga. Por isso, este último é o agente de escolha na emergência hipertensiva e na insuficiência aórtica ou mitral graves. Nitroglicerina é contraindicada após uso de sildenafil e similares.

TABELA 6.5 Tratamento da descompensação aguda da IC

PERFIL HEMODINÂMICO DA IC (STEVENSON)[1]					
Características	SECO Eupneico, sem crepitações pulmonares, sem edemas	ÚMIDO Estase jugular, dispneia, crepitações, hepatomegalia	Perfil	Diuréticos Furosemida 40 mg EV 2-4 x/dia ou contínua	Vasodilatador Nitroglicerina 5-200 μg/min ou Nitroprussiato 5-400 μg/min
QUENTE Pulsos cheios, extremidades bem perfundidas	✓		A		+
		✓	B	+	+
FRIO Pulsos finos, extremidades frias/sudereicas, livedo, ↓ PA	✓		C		±
		✓	L		

BRA: bloqueadores dos receptores de angiotensina; EV: endovenoso; I-ECA: inibidores da enzima conversora da angiotensina; min: minuto; PA: pressão arterial.
Fonte: Baseada em [1] ABC 2009, 93:S1; Stevenson. JAMA 2002, 287:628; [2] Circ 2013, 128:e240; EHJ 2012, 33:1787.

Inotrópicos

A dobutamina (250 mg/230 mL de soro) é usada na dose de 2,5 a 15 μg/kg/min. Mesmo uso por curtos períodos associa-se à pior evolução. Indicados somente na disfunção sistólica grave com evidência de congestão, que curse com hipotensão, sinais de redução da perfusão periférica (extremidades frias, sudoréticas), disfunção orgânica (sobretudo renal) ou em pacientes intolerantes ou com resposta inadequada a diuréticos e vasodilatadores. Não indicados se a função sistólica estiver preservada. Por não utilizar o receptor beta para seu efeito inotrópico, milrinone (50 μg/kg EV em 10 min, seguido de 0,375 a 0,750 μg/kg/min) é preferido em pacientes sob uso crônico de betabloqueadores.

Inibidores da angiotensina

Os inibidores da angiotensina, por exemplo, captopril 6,25 a 50 mg 3 vezes/dia; enalapril 2,5 a 20 mg 2 vezes/dia; Losartan® 25 a 100 mg 1 vez/dia; valsartan 80 a 320 mg 1 vez/dia, são os pilares do tratamento crônico da disfunção sistólica. Na descompensação aguda, só devem ser suspensos na vigência de hipotensão, insuficiência renal aguda ou hipercalemia (nesses casos, podem ser substituídos por hidralazina e nitrato). Se o paciente não utilizava esses medicamentos, evitar introduzi-los nas primeiras 24 horas pelo risco de hipotensão e/ou disfunção renal [Circ 2005, 112:3958].

Betabloqueadores

Uso crônico dos betabloqueadores (p. ex.: carvedilol 3,125 a 25 mg 2 vezes/dia; metoprolol succinato 12,5 a 400 mg 1 vez/dia; bisoprolol 1,25 a 10 mg 1 vez/dia) reduz a mortalidade, mas na descompensação aguda pode piorar a disfunção sistólica e não deve ser introduzido. Se já era utilizado, manter na descompensação leve, reduzir na descompensação moderada e suspender na hipotensão, evidência de hipoperfusão periférica/orgânica ou necessidade de inotrópicos [JACC 2007, 49:675]. Antes da alta, a medicação deve ser iniciada ou reinstituída.

A Tabela 6.5 mostra o tratamento recomendado com base no perfil hemodinâmico da IC.

MEDICAMENTOS RECOMENDADOS NO TRATAMENTO DA DESCOMPENSAÇÃO AGUDA[2]

Morfina 2-4 mg EV a cada 15 min conforme necessidade	**Inotrópicos** Dobutamina 2,5-15 μg/kg/min	**Norepinefrina** 0,05-1,0 μg/kg/min	**I-ECA/BRA** Captopril 6,25-50 mg x 3; outros	**Betabloqueador** Carvedilol 3,125-25 mg x 2; outros
			Se já em uso, manter; não introduzir	Se já em uso, manter; não introduzir
±	±		Se já em uso, manter; não introduzir	Suspender se congestão significativa
	+	±	Suspender	Suspender se for necessário o uso de inotrópico
	±	±	Suspender	Suspender se for necessário o uso de inotrópico

7 Suporte avançado na parada cardíaca

As recomendações a seguir estão de acordo com o guia da American Heart Association de tratamento da parada cardíaca (ACLS) [Circ 2010, 122:S729]. As condutas descritas são direcionadas à reanimação executada no pronto-socorro (PS) ou em outro ambiente hospitalar.

O último *guideline* contém importantes modificações em relação à versão de 2005. Alguns estudos mostram que compressões cardíacas iniciadas mais precocemente ou com melhor técnica aumentam a sobrevida [Rsc 2010, 8:422]. Outros atestam que, fora do ambiente hospitalar, a reanimação efetuada somente com compressões torácicas tem a mesma eficácia daquela que inclui também ventilações de resgate [Lnc 2007, 369:920]. Por isso, a sequência previamente recomendada de abertura das vias aéreas, boca a boca (ventilação de resgate) e compressões cardíacas, conhecida como "ABC", foi alterada para "CAB". Contudo, estudos publicados após o *guideline* mostraram que, em certos subgrupos de pacientes, a reanimação convencional é superior [Circ 2012, 126:991].

Devido à falta de comprovação de sua eficácia, a atropina foi removida do tratamento da assistolia e da atividade elétrica sem pulso [Circ 2012, 126:991]. Outra novidade da versão 2010 são os cuidados após a parada cardíaca, descritos na última parte deste capítulo.

CONTROLE DA HIPOVENTILAÇÃO E DA HIPÓXIA

A oferta de oxigênio ao cérebro e ao coração durante a parada cardíaca está reduzida muito mais pelo baixo fluxo sanguíneo nesses órgãos do que pela redução da pressão parcial desse gás no sangue. Em razão do baixo fluxo sanguíneo pulmonar, o volume de ar necessário para manter a relação ventilação-perfusão é menor que o normal. Em reanimações realizadas por paramédicos, as evidências sugerem que a oferta passiva de oxigênio associada à compressão torácica, que expele o ar na fase ativa e aspira na passiva, seriam suficientes para manter uma ventilação mínima necessária [AnEM 2009, 54:656]. Contudo, não há evidências que suportem a interrupção da ventilação na reanimação executada por médicos.

Ventilação com máscara e ambu enriquecido por oxigênio

O consenso recomenda que as compressões sejam iniciadas imediatamente, enquanto a ventilação é mantida com máscara e ambu tipo adulto (1 a 2 L) enriquecido por oxigênio [Circ 2010, 122:S729]. Deve-se administrar duas ventilações lentas entre cada ciclo de 30 compressões. A ventilação deve produzir elevação do tórax por 1 segundo, o que corresponde a volume corrente de cerca de 600 mL.

Durante a reanimação, é recomendável o implante de capnógrafo entre o tubo orotraqueal e o ambu. Ele fornece três informações úteis: 1) presença de curva de CO_2 expirado indica localização traqueal do tubo; 2) valor < 10 mmHg indica que a qualidade da compressão torácica precisa ser melhorada; e 3) elevação brusca para > 40 mmHg indica retorno da circulação espontânea (a não ser que isso ocorra, a checagem de pulso torna-se desnecessária).

Manejo da via aérea durante a reanimação

A compressão não deve ser postergada para a inserção de tubo orotraqueal. Não existem estudos indicando o momento ideal para instalação de uma via aérea avançada (tubo orotraqueal, tubo laríngeo ou máscara laríngea) [Rsc 2010, 81:182]. O tubo laríngeo associa-se à alta taxa de sucesso, mesmo para profissionais inexperientes [Circ 2012, 126:991]. Na fibrilação ventricular ou taquicardia ventricular sem pulso, o consenso recomenda que a ventilação seja iniciada com dispositivo bolsa-válvula-máscara ou com uma via aérea supraglótica (que é instalada às cegas e sem interrupção das compressões), reservando-se a intubação orotraqueal para o caso de: o paciente não responder às tentativas iniciais de compressão e desfibrilação, ventilação inadequada com os outros dispositivos ou retorno da circulação espontânea. Na atividade elétrica sem pulso ou assistolia, um dispositivo supraglótico (preferivelmente) ou tubo orotraqueal deve ser instalado assim que possível. Após instalação de via aérea avançada, não é mais necessário intercalar compressões e ventilações. Elas devem ser executadas com taxa de 100/minuto e 8 a 10/minuto, respectivamente. A hiperventilação deve ser evitada pelo potencial de elevar a pressão intratorácica, reduzir o retorno venoso e, consequentemente, o débito cardíaco [AcEM 2008, 15:183].

A intubação orotraqueal deve ser a primeira medida após o retorno da circulação espontânea.

CONTROLE DA HIPOPERFUSÃO SISTÊMICA E PULMONAR (FALTA DE CIRCULAÇÃO)

Como citado, compressões bem executadas aumentam a possibilidade de sobrevida: compressões com profundidade > 5 cm (para produzir maior volume "sistólico"), entremeadas por reexpansão torácica completa (permitindo completo enchimento ventricular), com frequência > 100/minuto (para garantir a perfusão tecidual) e com interrupções mínimas (para ventilação, desfibrilação ou checagem de ritmo e pulso) [Circ 2010, 122;S685].

Se houver qualquer dúvida sobre a presença de pulso central após 10 segundos de exame, as compressões torácicas devem ser imediatamente iniciadas (antes da ventilação), independentemente do traçado eletrocardiográfico. Nos ritmos chocáveis, as compressões devem ser mantidas até imediatamente antes da descarga elétrica [Circ 2004, 110:10]. As compressões devem ser reiniciadas logo após a desfibrilação e mantidas por 2 minutos antes da checagem de ritmo (só checar pulso se houver ritmo organizado). O consenso recomenda que o profissional responsável pelas compressões seja substituído a cada 2 minutos para evitar fadiga e perda de eficácia.

CAUSAS DE PARADA CARDÍACA

É fundamental identificá-las e tratá-las (Tabela 7.1). O consenso criou um mnemônico constituído por cinco termos iniciados por H e cinco, por T representando as principais causas (Tabela 7.1).

TABELA 7.1 Causas de parada cardíaca e seu tratamento

CAUSAS		TRATAMENTO
5 Hs	Hipóxia	Ventilação com máscara e ambu enriquecido por oxigênio Considerar intubação precoce, sobretudo na atividade elétrica sem pulso
	Hipovolemia	Infusão rápida de cristaloide (na hipovolemia) e/ou concentrado de hemácias (na perda sanguínea)
	Hidrogênio em excesso (acidose respiratória ou metabólica)	Na acidose respiratória, ventilação com máscara e ambu enriquecido por oxigênio ou intubação precoce Na acidose metabólica, bicarbonato de sódio; dose EV em mEqs = 0,5 × peso em kg × (12 – bicarbonato plasmático em mEq) (se bicarbonato < 13 mEq/L)
	Hipo ou hipercalemia	Na hipocalemia, infusão de cloreto de potássio a 19,1%, 10-20 mL EV em 5 min[a] Na hipercalemia, gluconato de cálcio a 10%, 15-30 mL EV em 2-5 min; bicarbonato de sódio 8,4% 50 mL EV em 5 min; insulina simples 10 UI em 50 mL de glicose 50% EV em 15-30 min
	Hipotermia	Pacientes com ritmo de perfusão: reaquecimento externo passivo[b] se temperatura central > 34°C, externo ativo[c] se 30-34°C e interno ativo[d] se < 30°C Na parada cardíaca com hipotermia grave (< 30°C), reaquecimento interno ativo[d]
5 Ts	Tóxicos	Antídoto específico com base no medicamento sabidamente envolvido ou toxidromo (ver Capítulo 49, Seção IX – Lesões por Agentes Físicos e Químicos)
	Tamponamento cardíaco	Pericardiocentese de emergência pode ser benéfica; toracotomia pode ser necessária no tamponamento secundário a trauma (especialmente se coágulos obstruem a agulha de punção)
	Tensão no tórax (pneumotórax hipertensivo)	Punção com jelco 14 se diagnóstico radiológico ou forte suspeita com base no exame clínico (falta de expansão do hemitórax, percussão timpânica e murmúrio vesicular ausente ou muito reduzido)
	Tromboembolismo pulmonar	Fibrinólise empírica na suspeita forte (ver Capítulo 16)
	Trombose coronariana (síndrome coronariana aguda)	Após retorno da circulação espontânea, considerar fibrinólise ou angioplastia na suspeita de infarto com supradesnivelamento de ST (ver Capítulo 5, Seção II – Cardiologia)

[a] A dose preconizada e o efeito terapêutico da infusão de cloreto de potássio em bolo não estão estabelecidos.
[b] Remover roupas molhadas do doente e cobri-lo com cobertores.
[c] Oxigênio umidificado aquecido; sistema forçado de ar aquecido.
[d] Soro fisiológico aquecido (42°C) EV; irrigação pleural e peritoneal com soro fisiológico aquecido (40-42°C); opções extracorpóreas (reaquecimento venovenoso ou arteriovenoso contínuo, hemodiálise ou *bypass* cardiopulmonar).
EV: endovenoso.
Fonte: Baseada em Circ 2010,122:S729; Rsc 1995, 30:157.

TRATAMENTO MEDICAMENTOSO E ELÉTRICO

Além das manobras físicas para controle da circulação e ventilação descritas, a desfibrilação precoce dos ritmos chocáveis aumenta a chance de sobrevida [AnEM 2010, 55:249]. Alguns medicamentos são recomendados pelo consenso no tratamento da parada cardíaca (Tabela 7.2). Eles aumentam a taxa de retorno da circulação espontânea, mas não a sobrevida [JAMA 2009, 302:2222]. Por isso, sua administração e o acesso venoso ou ósseo não devem causar interrupção significativa das compressões torácicas ou retardar a desfibrilação [Circ 2010,122:S729].

TABELA 7.2 Tratamento medicamentoso e elétrico da parada cardíaca

RITMO	CONDUTA	CONSIDERAÇÕES
FV ou TV sem pulso	**Desfibrilação** 360 J monofásicos ou 200 J bifásicos	Administrar um choque o mais rapidamente possível[a] Após o choque, retomar as compressões sem checar o pulso
	Epinefrina[b] 1 mg EV/IO a cada 3-5 min	Iniciar após o 2° choque. Se a FV ou TV converte-se em AESP ou assistolia, administrar imediatamente Continuar a administração enquanto não houver retorno da circulação espontânea
	Antiarrítmicos (evidências sugerem pouco benefício na TV ou FV refratária)	**Amiodarona.** Se houver necessidade do 3° choque, administrar 300 mg (diluídos em SG 5%) em 10 min, EV/IO; repetir na dose de 150 mg se necessário choque adicional. Se antes do 3° choque a FV ou TV cursar com retorno da circulação espontânea ou evoluir para AESP/assistolia com posterior retorno da circulação espontânea (ou seja, não foi administrado bolo de 300 mg), administrar 150 mg (diluídos em SG 5%, em 10 min), assim que PAS > 90 mmHg Se for necessário administrar bolo (300 ou 150 mg), manter 1 mg/min por 6 h e, então 0,5 mg/min
		Lidocaína[b] (1-1,5 mg/kg EV/IO, seguido de 0,5-0,75 mg/kg a cada 5-10 min)[c] Pode ser usada se a amiodarona não estiver disponível
		Sulfato de magnésio 10% (20 mL EV/IO, seguido de 5-10 mL/h) Indicado na TV polimórfica consistente com *torsades de points*
AESP ou assistolia	**Epinefrina**[b] 1 mg EV/IO a cada 3 min	Administrar assim que possível e continuar a administração enquanto não houver retorno da circulação espontânea Se o ritmo converter-se para FV ou TV, proceder como já descrito nesta tabela
	SF 0,9% 1-2 L EV/IO	Administrar assim que possível

[a] Na FV ou TV com duração > 4 a 5 minutos sem prévia reanimação, massagem por 2 minutos antes da desfibrilação aumentou a sobrevida em alguns estudos [Circ 2012, 126:991], mas não em outros [NEJM 2011, 365:787].

[b] Na impossibilidade de acesso EV ou IO, pode ser administrada por via endotraqueal em dose dobrada e diluída em 5 a 10 mL de água destilada.

[c] Lidocaína 1 a 1,5 mg/kg = 0,05 a 0,075 mL/kg ou 3,5 a 5 mL de lidocaína a 2%. A dose de manutenção é de 1 a 4 mg/min, ou seja, 10 e 40 mL/hora de uma solução com 60 mL de lidocaína a 2% + 140 mL de soro glicosado a 5%.

AESP: atividade elétrica sem pulso; EV: endovenoso; FV: fibrilação ventricular; h: hora; IO: intraóssea; min: minuto(s); PAS: pressão arterial sistólica; SF: soro fisiológico; SG: soro glicosado; TV: taquicardia ventricular.

Fonte: Baseada em Circ 2010,122:S729.

CUIDADOS APÓS RETORNO DA CIRCULAÇÃO ESPONTÂNEA

Fundamentais para melhorar a qualidade de vida e evitar nova parada cardíaca [Circ 2008, 118:2452]. Deve-se dar particular atenção à detecção e ao tratamento das causas precipitantes (Tabela 7.1).

Em muitos doentes, é difícil estabelecer o prognóstico neurológico nas primeiras 24 horas pós-parada [JAMA 2004, 291:870]. Em pacientes comatosos, hipotermia induzida (32 a 34°C) com minutos a horas após a parada e mantida por 12 a 24 horas aumenta a chance de sobrevida com bom resultado neurológico [NEJM 2002, 346:549; NEJM 2002, 346:557]. A Tabela 7.3 descreve a técnica preconizada para hipotermia (rodapé) e as medidas para o suporte intensivo de outros órgãos vitais no período pós parada.

TABELA 7.3 Cuidados após retorno da circulação espontânea

SISTEMA	MONITORAÇÃO	OBJETIVOS	CONDUTA
Neurológico	Avaliação seriada da escala de Glasgow e reflexo luminoso	Definir a presença de lesão anóxica e instituir medidas para minimizar a injúria	Em comatosos (ausência de resposta a comandos verbais), hipotermia induzida (32-34°C; 36°C pode ser igualmente eficaz [NEJM 2013, 2013, 369:2197])[a] Prevenir temperatura > 37,7°C
	Eletroencefalograma, se coma	Excluir convulsão	Anticonvulsivante, se indicado
Cardiovascular e hemodinâmico	Pressão arterial invasiva	Manter PAM ≥ 65 mmHg para garantir perfusão	Expansão com SF, se indicada Vasopressores[b], se indicados
	Monitoração cardíaca	Detectar recorrência da arritmia	Tratar arritmias conforme descrito na Tabela 7.2; evitar uso profilático
	Eletrocardiografia e troponinas	Detectar SCA	No IAM, ácido acetilsalicílico e heparina; considerar fibrinólise (IAM com supradesnivelamento de ST) e angioplastia percutânea
	Ecocardiograma	Detectar miocárdio atordoado, alteração segmentar ou estrutural	No miocárdio atordoado, dobutamina (5-10 μg/kg/min) ou balão intra-aórtico
Respiratório	Oximetria Capnografia Gasometria arterial	SaO_2 > 94% $ETCO_2$ 35-40 mmHg $PaCO_2$ 40-45 mmHg	Ajustar parâmetros da ventilação mecânica para atingir os valores ao lado Evitar PEEP e FiO_2 excessivos
	Radiografia de tórax	Detectar causas e complicações da parada	Drenagem do pneumotórax Tratamento da pneumonia ou edema agudo
Metabólico	Lactato arterial	Avaliar perfusão	Manter PVC 8-12 mmHg, PAM ≥ 65 mmHg e $SvcO_2$ > 70%
	Potássio	Prevenir arritmias	Manter calemia entre 3,5-5 mEq/L
	Glicose	Limitar lesão cerebral	Evitar hipo ou hiperglicemia
	Diurese/creatinina	Monitorar perfusão Detectar lesão renal	Manter euvolemia (evitar soro hipotônico) Diálise, se indicada

[a] Iniciada com infusão endovenosa de 30 mL/kg de SF ou Ringer-lactato gelado (4°C); utilizar resfriamento de superfície ou endovascular, cobertores gelados ou bolsas de gelo para manter a temperatura central (aferida por termômetro esofágico, cateter vesical em não anúricos ou cateter da artéria pulmonar) em 32 a 34°C; após 24 horas, reaquecimento lento (0,25°C/hora).

[b] Norepinefrina (ou epinefrina 0,1 a 0,5 μg/kg/minuto); dopamina 5 a 10 μg/kg/minuto.

$ETCO_2$: pressão parcial de CO_2 no final da exalação; FiO_2: fração inspirada de O_2; $PaCO_2$: pressão parcial de CO_2; PAM: pressão arterial média; PEEP: pressão positiva no final de expiração; PVC: pressão venosa central; SaO_2: saturação arterial de O_2; SCA: síndrome coronariana aguda; SF: soro fisiológico a 0,9%; $SvcO_2$: saturação venosa central de O_2.

Fonte: Baseada em Circ 2010, 122:S768.

8 Bradicardias e marca-passo temporário

A frequência cardíaca normal durante o dia varia entre 46 e 93 batimentos por minuto (bpm) em homens e 51 e 95 bpm em mulheres [NEJM 2000, 342:703]. Sintomas geralmente só ocorrem com frequências < 40 bpm. A bradicardia instável pode induzir síncope (33%), tontura (22%), colapso circulatório (17%), angina (17%) e congestão pulmonar (11%) [Rsc 2007, 73:96]. Contudo, esses sintomas podem decorrer das próprias doenças que causam bradicardia (hipertensão intracraniana, isquemia miocárdica, alteração estrutural cardíaca, etc.).

RITMOS BRADICÁRDICOS E SUAS CAUSAS

São descritos na Tabela 8.1. A doença do nó sinusal ocorre geralmente em idosos com mais de 70 anos [NEJM 2002, 346:1854]. Esses pacientes progridem lentamente para parada sinusal completa ao longo de vários anos. Mais de 50% dos pacientes com frequência cardíaca ≤ 50 bpm e/ou bloqueio sinusal intermitente têm 1 evento cardiovascular em 1,5 ano: síncope (23%), insuficiência cardíaca descompensada (17%), fibrilação atrial crônica (11%) ou arritmia atrial de difícil controle (6%).

TRATAMENTO

Tratamento emergente é recomendado somente se houver evidência de perfusão tecidual inadequada atribuída à bradicardia [Circ 2010,122:S729]. Estas incluem alteração do estado mental, edema agudo de pulmão, dor por isquemia miocárdica em curso e hipotensão. Um consenso (ACLS) recomenda que, em presença de qualquer desses sinais/sintomas, se iniciem os preparativos para implante de marca-passo transvenoso, enquanto se tenta aumentar a frequência ou reverter os sintomas com medicamentos e marca-passo transcutâneo, como descrito na Tabela 8.2.

Atropina é geralmente ineficaz no bloqueio atrioventricular de 2° grau Mobitz tipo II ou no de 3° grau (Tabela 8.1), localizados abaixo do feixe de His. A bradicardia induzida por intoxicação por betabloqueadores ou bloqueadores dos canais de cálcio pode ser revertida com glucagon (3 mg EV, seguido por infusão contínua de 3 mg/hora).

Se a atropina (0,5 mg EV) falha ou não é recomendada, implantar o marca-passo transcutâneo. Se ocorrer falha de captura, administrar dopamina ou epinefrina (Tabela 8.2) enquanto implanta o marca-passo transvenoso [Circ 2010,122:S729].

Os medicamentos que lentificam a atividade nodal e/ou a condução atrioventricular (ver Tabela 8.1) devem ser interrompidos.

TABELA 8.1 Ritmos bradicárdicos e suas causas

RITMO	DIAGNÓSTICO ELETROCARDIOGRÁFICO
Bradicardia sinusal	Complexos QRS precedidos por ondas P com morfologia uniforme e positivas em D1 e D2, e negativas em aVR; intervalos PR idênticos
Doença do nó sinusal (termo impreciso aplicado a pacientes com bradicardia sinusal persistente ou uma ou mais das arritmias ao lado; distúrbios da condução AV em 50% dos pacientes)	**Pausa ou parada sinusal:** ausência transitória da onda P sinusal, que pode durar de 2 segundos a vários minutos; nesse intervalo, muitas vezes ocorre um batimento ou ritmo de escape (ver a seguir)
	Bloqueio de saída sinusal: redução progressiva do intervalo P-P antes de uma pausa com duração < 2 ciclos PP (2° grau tipo I, Wenckebach) ou ocorre uma pausa igual a 2-4 vezes o intervalo PP precedente (tipo II)[a]
	Síndrome "bradi-taqui": início abrupto de taquiarritmia atrial (FA, mais comumente; FluA; e TPSV) que termina espontaneamente e é seguido por longo período de pausa compensatória (muitas vezes sem escape juncional) e bradicardia sintomática
Bloqueio AV[c]	**BAV de 2° grau Mobitz tipo I (Wenckebach):** ocorre aumento progressivo do intervalo PR até que uma onda P não seja seguida por QRS
	BAV de 2° grau Mobitz tipo II: uma onda P é subitamente bloqueada sem prévio alargamento do PR; às vezes 2 ou mais ondas P sucessivas não são conduzidas
	BAV 3° grau (total): falência completa do nó AV em conduzir impulso para os ventrículos; não existe correlação entre as ondas P e os complexos QRS; intervalos PR irregularmente variáveis; a morfologia do QRS e a FC dependem se o ritmo é juncional ou idioventricular
Marca-passo atrial migratório	3 ou mais morfologias distintas de ondas P; intervalos PP e PR frequentemente variáveis, podendo ocorrer ondas P bloqueadas
Ritmo de escape juncional (nodal AV)	FC 40-60; QRS igual ao do ritmo de base; se o estímulo vai primeiro aos átrios, as ondas P precedem o QRS e são negativas em D2, D3 e aVF; se o estímulo despolariza simultaneamente átrios e ventrículos, as ondas P são encobertas pelo QRS; na condução retrógrada tardia, ondas P negativas são vistas após o QRS em D2, D3 e aVF
Ritmo de escape ventricular (idioventricular)	FC 20-40; ritmo regular; QRS alargado (> 120 mseg); ondas P ausentes ou sem relação com o QRS

[a] O bloqueio de saída sinusal de 1° grau é uma lentificação da saída do impulso, mas ainda com condução 1:1 que não pode ser reconhecida no ECG de superfície; no de 3° grau ocorre ausência de ondas P, indistinta da parada sinusal no ECG de superfície.

[b] É necessário suspender medicamentos que interferem na atividade nodal antes de definir o diagnóstico da doença do nó sinusal.

[c] No BAV de 1° grau, o intervalo PR é > 0,20 segundo, mas por si só não causa bradicardia.

INSERÇÃO DO MARCA-PASSO TEMPORÁRIO TRANSVENOSO

Idealmente, a inserção do marca-passo transvenoso deve ser guiada por radioscopia, o que muitas vezes não é possível em uma situação de emergência. Assim, é descrita, a seguir, uma técnica de inserção às cegas de marca-passo unicameral ventricular direito que tem taxa de sucesso de 90%.

	CAUSAS
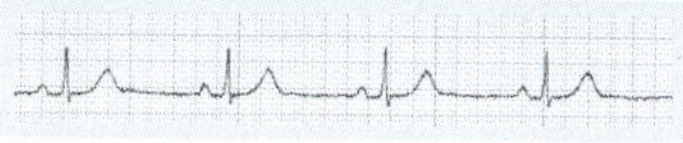	Atletas; BB, BCC, digital e amiodarona; doença do nó sinusal; IAM; síncope vasovagal; apneia obstrutiva do sono; hipertensão intracraniana
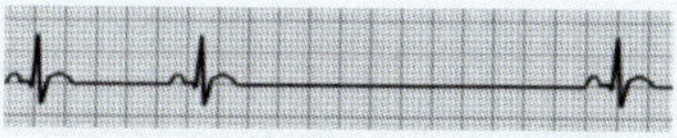 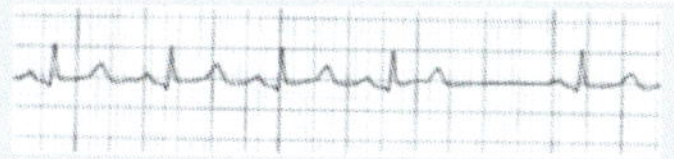 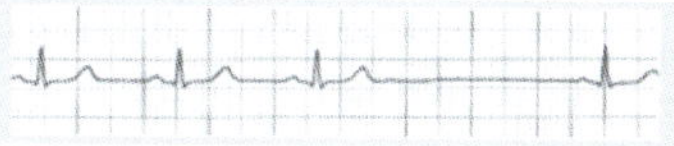	Fibrose do nó sinusal; doença coronariana; mutação SCN5A e HCN4; doenças afetando o nó sinusal, como amiloidose, esclerodermia, hemocromatose, hipotireoidismo, pericardite, doença de Chagas, leptospirose, febre reumática e várias cardiomiopatias; fármacos simpatolíticos (metildopa, clonidina, BB), digital, BBC, amiodarona e outros antiarrítmicos, cimetidina e lítio[b]
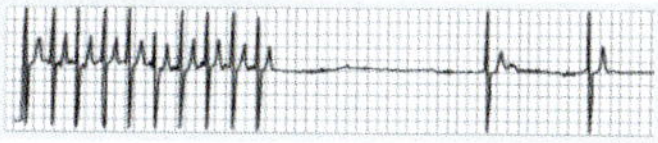	Remodelamento do nó sinusal induzido pela taquiarritmia [Circ 2000, 102:1807]
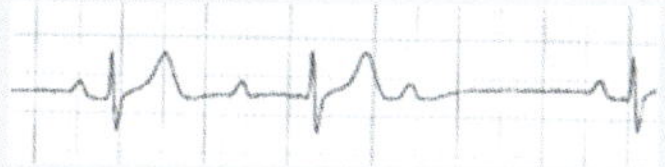	Geralmente decorre do prolongamento do período refratário nodal induzido por aumento do tônus vagal
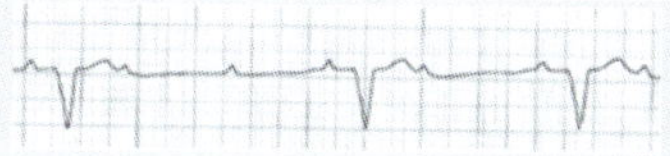	Usualmente indicativo de doença estrutural do nó AV (isquêmica, degenerativa, chagásica)
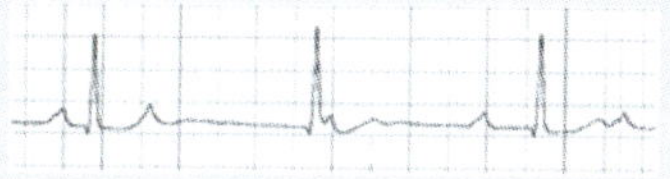	Doença estrutural intrínseca (Lenegre e Lev, miocardiopatia, amiloidose, sarcoidose, esclerodermia) ou isquemia (IAM) do nó AV; digoxina, BB e BCC; hipervagotonia
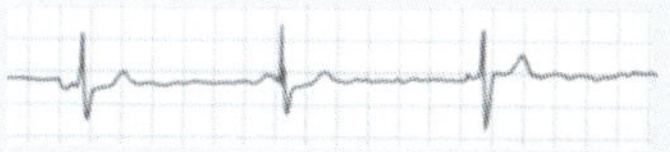	DPOC, pneumonia e embolia pulmonar (60%); doenças cardíacas; hipocalemia; hipomagnesemia; sepse
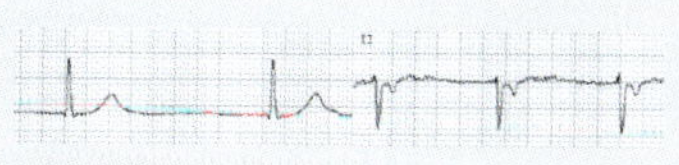	Miocardite, doença coronariana, toxicidade por digital e em indivíduos com coração normal
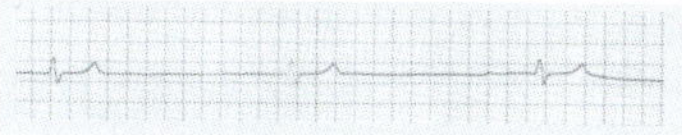	Disfunção binodal ou do nó AV (causas já discutidas nesta tabela)

AV: atrioventricular; BAV: bloqueio atrioventricular; BB: betabloqueadores; BCC: bloqueadores dos canais de cálcio; DPOC: doença pulmonar obstrutiva crônica; FA: fibrilação atrial; FC: frequência cardíaca; FluA: *flutter* atrial; IAM: infarto agudo do miocárdio; TPSV: taquicardia paroxística supraventricular.

Fonte: Baseada em EMP 2013, 15:1; EMCNA 2011, 29:729; Circ J 2006, 70:1580; EMCNA 2006, 24:1; eletrocardiogramas reproduzidos de <www.ecg.bidmc.harvad.edu>

- Os acessos preferidos são pela veia jugular interna direita ou subclávia esquerda [Hrt 2000, 83:715].
- Ligar o gerador do marca-passo. Alguns aparelhos dispõem de uma programação de emergência. Caso contrário, selecionar a câmara ventricular, a sensibilidade (habilidade do gerador em reconhecer impulsos intrínsecos do miocárdio) em assíncrona (ou

selecionar a sensibilidade no maior valor numérico possível; nesse modo, o aparelho desfere choques independentemente do estímulo espontâneo), a energia (*output*) em 15 a 20 mA e a frequência em 70/minuto. Conectar os cabos.

- O paciente deve estar sob monitoração eletrocardiográfica contínua. Introduzir o eletrodo bipolar do marca-passo lentamente até a distância aproximada entre o sítio de inserção e a ponta do coração. Captura satisfatória (habilidade do impulso elétrico em gerar resposta cardíaca) é indicada por aparecimento de espícula seguida de alargamento do complexo QRS, depressão do segmento ST e inversão de onda T (padrão de bloqueio de ramo esquerdo). Outra opção às cegas, mas que exige experiência, é guiar a posição do eletrodo com base na alteração morfológica do eletrocardiograma: conecta-se o cabo do marca-passo com um "jacaré" em uma derivação qualquer do eletrocardiograma (p. ex., V1) e lentamente se introduz o eletrodo pela circulação venosa. A onda P começa negativa e vai ficando positiva à medida que o eletrodo progride. Se o eletrodo migrar para a veia cava inferior, a positividade persiste, contudo torna-se cada vez mais fraca. Se impactar no ventrículo direito, o QRS assume morfologia de corrente de lesão (elevação do segmento ST).
- Então, reduzir gradualmente a energia até desaparecimento da captura (limiar). A seguir, aumentar a energia até 2 a 3 vezes o limiar de captura. Se houver necessidade de > 5 a 10 mA, reposicionar o eletrodo.
- Desligar o modo assíncrono ou mudar o marca-passo para o modo VVI (o aparelho estimula o ventrículo, detecta impulsos intrínsecos do ventrículo e inibe o choque quando impulsos ventriculares são detectados). Ajustar a sensibilidade para o menor valor numérico em que ainda ocorrer reconhecimento dos impulsos cardíacos intrínsecos (em geral, 2 a 5 mV).

TABELA 8.2 Tratamento da bradicardia sintomática

MEDIDA	DOSE/AJUSTES	INDICAÇÕES/CONSIDERAÇÕES
Atropina[a]	0,5 mg EV a cada 3-5 min até dose máxima de 3 mg	Bradicardia ou parada sinusal e BAV de 2° grau Mobitz tipo I; medida temporária enquanto se inicia dopamina ou epinefrina contínuas, ou enquanto se prepara o marca-passo transcutâneo ou transvenoso
Dopamina	2-10 μg/kg/min (250 mg + 200 mL de SF/SG)	Alternativa ao marca-passo transcutâneo em pacientes sem resposta ou sem indicação de atropina, sobretudo se houver hipotensão
Epinefrina[b]	2-10 μg/min (3 mg + 100 mL de SF/SG; 4-20 mL/h)	Alternativa ao marca-passo transcutâneo em pacientes sem resposta ou sem indicação de atropina, sobretudo se houver hipotensão
Marca-passo transcutâneo	Modo demanda (VVI) e FC de 70; a energia é aumentada até que ocorra captura do estímulo (geralmente entre 40-70 mA)	Indicado na ausência de resposta ao tratamento farmacológico; deve ser considerado imediatamente em pacientes instáveis não responsivos à atropina, sem acesso venoso ou com BAV de 2° grau Mobitz tipo II ou BAV total; produz dor em pacientes conscientes, o que pode ser remediado por infusão contínua de Fentanil® 0,5-1,5 μg/kg/h
Marca-passo transvenoso	Implantar com sensibilidade em assíncrona, FC 70 e estímulo < 10 mA[c]	Indicado se houver falha das medidas supracitadas (a técnica de inserção e a programação do gerador são descritas no texto)

[a] Ineficaz no transplantado cardíaco devido à desnervação vagal.

[b] Epinefrina a 1:1.000, 1 mL = 1 mg.

[c] Após captura satisfatória (indicada por espícula seguida por QRS tipo bloqueio de ramo esquerdo), reduzir o estímulo. Se o eletrodo estiver bem posicionado, a captura é mantida com estímulo de 1 a 2 mA. No modo assíncrono, o marca-passo não inibe o estímulo elétrico se ocorrer um batimento espontâneo. Após locação adequada do eletrodo, reduzir a sensibilidade até o modo demanda (VVI) e ajustar valor para um pouco acima do limiar.

BAV: bloqueio atrioventricular; min: minuto; FA: fibrilação atrial; FC: frequência cardíaca; SF: soro fisiológico 0,9%; SG: soro glicosado 5%.

Fonte: Baseada em EMP 2013, 15:1; EMCNA 2011, 29:729, Circ 2010,122:S729; Rsc 2008, 76:341.

9 Taquicardia regular de QRS estreito

Taquicardia regular com complexo QRS < 120 mseg pode ser causada por taquicardia sinusal ou taquicardia supraventricular. Esta última inclui a taquicardia paroxística por reentrada nodal atrioventricular, a taquicardia por reentrada por via acessória (ortodrômica), a taquicardia atrial (ectópica ou reentrante), a taquicardia juncional e o *flutter* atrial (abordado no Capítulo 10) [NEJM 2012, 367:1438].

DIAGNÓSTICO DIFERENCIAL

Identificação e caracterização da atividade atrial são fundamentais no diagnóstico da taquicardia supraventricular. Para tanto, pode ser necessária a lentificação do ritmo com o uso de manobras vagais ou de adenosina (ver adiante em "Tratamento, Pacientes estáveis") [NEJM 2012, 367:1438]. A avaliação da atividade atrial em conjunto, descrita na Tabela 9.1, pode muitas vezes identificar a arritmia. Frequência atrial ≥ 250/minuto limita as possibilidades a *flutter* atrial, taquicardia atrial e reentrada atrioventricular. Bloqueio atrioventricular 2:1 e frequência ventricular de cerca de 150/minuto sugerem fortemente *flutter* atrial. A taquicardia atrial pode cursar com um padrão de bloqueio atrioventricular 2:1, 3:1, 4:1 ou Wenckbach quando a frequência atrial é maior do que a capacidade do nó atrioventricular de conduzir o impulso, se o nó é doente ou se tem condução deprimida por digitálicos, bloqueadores dos canais de cálcio ou betabloqueadores. Quando a onda P pode ser identificada, sua morfologia e sua relação com a onda R precedente podem estreitar ainda mais as possibilidades diagnósticas (Tabela 9.1). Em geral, essas arritmias são paroxísticas, ou seja, têm início e término abruptos.

ETIOLOGIA

As taquicardias paroxísticas supraventriculares geralmente não resultam de doença estrutural cardíaca (exceto pelas vias anômalas) [NEJM 2006, 354:1039]. A taquicardia atrial pode ocorrer em pacientes com doença cardíaca adquirida (crônica ou infarto agudo do miocárdio – IAM), distúrbios metabólicos e toxicidade por teofilina ou digital. A taquicardia juncional não paroxística é um marcador de distúrbios subjacentes sérios (intoxicação digitálica, pós-cirurgia cardíaca, hipocalemia, isquemia miocárdica ou doença pulmonar crônica) [Circ 2003, 108:1871]

TABELA 9.1 Diferenciação eletrocardiográfica das taquicardias regulares de complexo QRS estreito

ARRITMIA	FREQUÊNCIA ATRIAL	RELAÇÃO AV	MORFOLOGIA DAS ONDAS P[a]	RELAÇÃO RP/PR[b]	ELETROCARDIOGRAMA
Flutter atrial	± 300	2:1	Serrilhadas, sem linha de base isoelétrica	Não se aplica	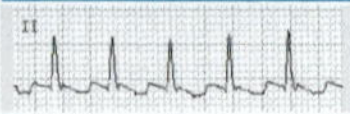
Reentrada nodal AV[d,e] (60% das TPSV)	140-220	1:1 (raramente 2:1)	Obscurecidas pelo QRS[c] (maioria); ou retrógradas (após QRS) e [–] em II, III e aVF (pseudo-s')[f], e [+] em V1 (pseudo-r')[f] em 40%	RP < PR (RP < 70 mseg) (RP > PR – RP longo – na atípica[e])	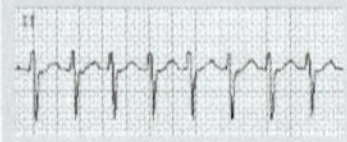
Reentrada AV ortodrômica[d,g] (30%)	150 a ≥ 250	Sempre 1:1	Localizadas no ST-T (muitas vezes infradesnivelado) e facilmente discerníveis do QRS; [–] em II[c], III e aVF ou não aparentes	RP < PR (RP > 70 mseg)	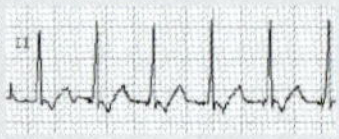
Taquicardia atrial focal[d,h] (10%)	130-240 (100-300)	1:1 (A > V na doença nodal ou efeito de fármacos)	Morfologia igual ou diferente da P sinusal ([c] [–] em DI); polaridade igual ou diferente à da taquicardia sinusal	RP > PR (ou RP < PR **e** onda P após QRS)	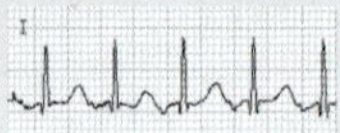
Taquicardia juncional não paroxística (rara)	70-120	1:1 (A < V por digital)	Mais comumente localizadas no segmento ST-T[c] (usualmente [–] em II, III e aVF, e [+] em aVR) ou inaparentes (no QRS)	RP < PR	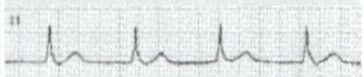
Reentrada nodal sinoatrial[d] (rara)	100-150	1:1	[+] em I, II, III, aVL e aVF; [–] em aVR; idênticas às do ritmo sinusal	RP > PR	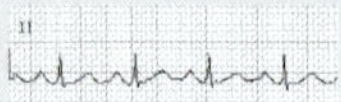
Taquicardia sinusal	100-180 (< 220 – idade)	1:1	[+] em I, II, III, aVL e aVF; [–] em aVR	RP > PR	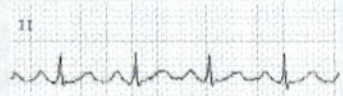

[a] A administração de adenosina pode lentificar a condução e permitir identificação da onda P [Circ 2002, 106:2793].
[b] Relação entre o intervalo entre onda R e a onda P seguinte e desta com a próxima onda R, quando a onda P é visível.
[c] Eletrocardiogramas reproduzidos de <www.ecg.bidmc.harvard.edu>. A letra [c] indica que a alteração descrita está presente no ECG mostrado.
[d] Arritmias paroxísticas: têm início e término abruptos. Somente isso distingue a reentrada nodal sinoatrial da taquicardia sinusal.
[e] Também conhecida como taquicardia juncional alternativa ou taquicardia reentrante juncional AV. Mais comum em adultos jovens. A Tabela 9.1 descreve a forma comum ou típica que ocorre > 80% dos casos. Na forma atípica, uma onda P retrógrada invertida aparece muito após o QRS (ou seja, mais próximo da onda R seguinte que da R precedente).
[f] Fusão da onda P com o fim do QRS produzindo um entalhe semelhante a uma segunda onda "r" ou "s".
[g] Associadas à via acessória AV, como a síndrome de Wolff-Parkinson-White (70% dos pacientes apresentam intervalo PR < 0,12 segundo e onda delta no ritmo sinusal). Na ortodrômica, em 38% dos casos ocorre alternância na amplitude do QRS batimento a batimento; na antidrômica (que representa 5% dos casos, ventrículos ativados pela via anômala), o QRS é largo e aberrante, semelhante à taquicardia ventricular, a onda P é retrógrada e [–] em DII e o RP > PR.
[h] Usualmente paroxísticas e autolimitadas, mas também podem ser incessantes (nesse caso, se a frequência se mantiver entre 100 e 140 bpm, há grande risco de induzir disfunção ventricular [taquicardiomiopatia] [JACC 2009, 53:1791]).
A: frequência atrial; AV: atrioventricular; TPSV: taquicardias paroxísticas supraventriculares; V: frequência ventricular. [+]: onda positiva; [–]: onda negativa.
Fonte: Baseada em JACC 2006, 48:1010; AJC 2005, 95:875; Circ 2003, 108:1871; EHJ 2001, 22:1162.

TRATAMENTO

Pacientes instáveis

A conduta inicial é ditada pela presença ou não de sintomas secundários à taquicardia. Estes incluem redução da consciência, hipotensão (PAS < 90 mmHg), angina ou IAM e dispneia por congestão pulmonar. Em presença de qualquer um deles, deve-se rapidamente tentar determinar o ritmo. Se a taquicardia sinusal for afastada ou houver dúvida, está indicada cardioversão elétrica sincronizada imediata. A energia para cardioversão com onda bifásica deve ser de 50 a 100 J [AJEM 2010, 28:159]. Com onda monofásica, a energia inicial deve ser de 200 J. Na presença de sintomas em paciente com ritmo sinusal, o tratamento deve buscar a correção da causa da taquicardia (p. ex., hipovolemia, isquemia miocárdica e congestão pulmonar).

Pacientes estáveis

Devem ter o ritmo determinado. Manobra de Valsalva, massagem do seio carotídeo ou adenosina podem auxiliar na identificação da atividade atrial (ondas P ou de *flutter*) ou até mesmo reverter o ritmo (sobretudo na reentrada nodal atrioventricular ou na reentrada atrioventricular) [Circ 2003, 108:1871]. Essas medidas lentificam a atividade do nó sinusal e a condução no nó atrioventricular e devem ser executadas sob monitoração cardíaca. A massagem do seio carotídeo consiste em pressão vigorosa na artéria, com movimentos circulares aplicados no nível da cartilagem cricoide. Ela é contraindicada em pacientes com sopro carotídeo, antecedentes de isquemia cerebral, IAM < 6 meses e antecedentes de taquicardia ou fibrilação ventriculares. A resposta à adenosina é menor em pacientes usando teofilina; é exagerada naqueles usando dipiridamol ou em transplantados cardíacos; pode provocar bloqueio atrioventricular se usada concomitantemente à carbamazepina ou causar broncoespasmo em pacientes com hiper-reatividade brônquica [Circ 2003, 108:1871]. Durante a administração, são comuns sensação de calor na face, palpitação, precordialgia, hipotensão, precipitação de fibrilação atrial (12%) e, raramente, assistolia transitória. Na síndrome de Wolf-Parkinson-White, pode induzir fibrilação ventricular. A adenosina deve ser administrada rapidamente, em 1 a 2 segundos, por via endovenosa (EV). Em veia periférica, a dose inicial é de 6 mg, seguida de 12 mg (até duas vezes), se as primeiras tentativas forem ineficazes. Por via central, a dose inicial deve ser de 3 mg.

Em pacientes estáveis, a conduta inicial deve ser a correção do fator precipitante. Se a taquicardia supraventricular persistir, os passos subsequentes são as manobras vagais (sobretudo Valsalva), adenosina (6 seguido de 12 mg) e, por fim, amiodarona (150 mg por via EV; diluir em soro glicosado 5%, correr em 10 minutos). Se o ritmo não reverter ou recorrer após essas providências, ou se é feito diagnóstico de fibrilação ou *flutter* atrial, pode-se tentar medicamentos que lentificam a condução no nó atrioventricular. Essas condutas podem terminar abruptamente as taquicardias reentrantes em que pelo menos uma das vias passa pelo nó atrioventricular. Nas arritmias automáticas, a frequência ventricular se reduz, mas o ritmo não é revertido. Elas também não respondem à cardioversão elétrica (Tabela 9.2). Deve-se evitar a associação de bloqueadores dos canais de cálcio e betabloqueadores.

TABELA 9.2 Tratamento das taquicardias supraventriculares em pacientes estáveis

ARRITMIA	TRATAMENTO DA CAUSA	MANOBRA VAGAL E ADENOSINA	TRATAMENTO MEDICAMENTOSO	CARDIOVERSÃO ELÉTRICA SINCRONIZADA
Taquicardia atrial[a]	Tratar a doença pulmonar, suspender catecolaminas exógenas ou teofilina	Geralmente ineficaz	Bloqueadores do cálcio[b] Betabloqueadores[c] Amiodarona[d]	Ineficaz
Reentrada nodal atrioventricular[e]	Geralmente ocorre em coração normal e sem causa precipitante	Podem terminar abruptamente a arritmia	Bloqueadores do cálcio[b] Betabloqueadores[c] Digoxina[f]	Indicada se persiste após o tratamento medicamentoso
Reentrada atrioventricular[e]	Causada por via acessória extranodal conectando átrio e ventrículo	Podem terminar abruptamente a arritmia	Bloqueadores do cálcio[b] Betabloqueadores[c] Digoxina[f]	Indicada se persiste após o tratamento medicamentoso
Reentrada nodal sinoatrial	Tratar a doença cardíaca estrutural	Podem terminar abruptamente a arritmia	Digoxina[f] Betabloqueadores[c] Bloqueadores do cálcio[b] Amiodarona[d]	Geralmente não há necessidade
Taquicardia juncional	Suspender digital, catecolaminas exógenas ou teofilina	Ineficazes	Amiodarona[d] Betabloqueadores[c] Bloqueadores do cálcio[b]	Ineficaz e perigosa na arritmia causada por toxicidade por digital

[a] O tratamento medicamentoso muitas vezes controla a frequência cardíaca e raramente reverte a arritmia. Se este tratamento é ineficaz, pode-se tentar propafenona, quinidina, disopiramida ou digoxina.

[b] Diltiazen 15-20 mg (0,25 mg/kg) EV em 2 minutos; dose adicional de 20-25 mg (0,35 mg/kg) em 15 minutos se necessário; para controle da frequência cardíaca, pode-se administrar 5-15 mg/hora EV.

Verapamil 2,5-5 mg EV em 2 minutos; se necessário, doses adicionais de 5-10 mg a cada 15 a 30 minutos até máximo de 20-30 mg.

[c] Metoprolol 5 mg EV em 1 a 2 minutos; se necessário, repetir 5 mg a cada 5 minutos até máximo de 15 mg.

[d] Amiodarona 150 mg EV em 10 minutos, que pode ser repetida se necessário; seguida de 1 mg/minuto EV por 6 horas; então, 0,5 mg/minuto (dose total em 24 horas não deve exceder 2,2 g).

[e] Se os bloqueadores nodais e a cardioversão elétrica são ineficazes ou não podem ser utilizados, os antiarrítmicos recomendados são: amiodarona, procainamida, propafenona e disopiramida.

[f] Digoxina 0,25 mg VO a cada 2 horas até o total de 1,5 mg.

Fonte: Baseada em Rsc 2009, 80:523; AJEM 2008, 26:879; Circ 2003, 108:1871; Rsc 2002, 52:167.

10 Taquicardia irregular de complexo QRS estreito

Ritmo irregularmente irregular (sem padrão repetitivo) pode ser causado por fibrilação atrial (FA) ou taquicardia atrial multifocal (TAM) [Circ 2005, 112:III]. O *flutter* atrial (FluA) é geralmente associado a ritmo ventricular regular. Quando ele cursa com bloqueio atrioventricular do 2° grau Mobitz tipo I (Wenckebach), exibirá ritmo irregular com padrão de "batimentos agrupados".

Esses ritmos também podem cursar com frequência ventricular na faixa normal ou até mesmo com bradicardia.

DIAGNÓSTICO DIFERENCIAL E CAUSAS

Em geral, a distinção entre os ritmos é facilmente feita pelo eletrocardiograma (ECG) (Tabela 10.1). Quando o paciente preenche critérios de TAM, mas tem frequência entre 60 e 100 batimentos/minuto, a arritmia é chamada de marca-passo atrial migratório ou ritmo atrial multifocal.

TABELA 10.1 Diferenciação das taquicardias irregulares de complexo QRS estreito

ARRITMIA	ELETROCARDIOGRAMA		CAUSAS COMUNS
Fibrilação atrial[1]	Ondas atriais fibrilatórias com morfologias variadas e frequência de 350-600 bpm; frequência ventricular usualmente 100-160 bpm; **intervalos RR irregularmente irregulares**	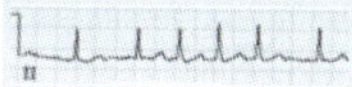	Qualquer doença cardíaca; HAS; DPOC, embolia pulmonar; distúrbios metabólicos (hipertireoidismo, distúrbios eletrolíticos); após uso de álcool, cafeína, teofilina, digital; ou isolada (ocorre em pacientes ≤ 60 anos e sem doença estrutural cardíaca)
Flutter atrial[2]	Ondas atriais serrilhadas mais facilmente observadas em DII, DIII e aVF com frequência de 240-340 (± 300) bpm no tipo I e 340-440 no tipo II; no tipo I a condução AV é usualmente 2:1 e a frequência ventricular de 150 bpm; **intervalo RR regular, mas variável**	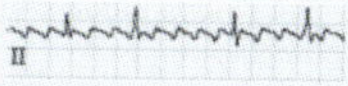	
Taquicardia atrial multifocal[3]	Ondas P com três ou mais morfologias distintas e com intervalos PR variáveis em uma mesma derivação; **intervalos RR irregularmente irregulares**	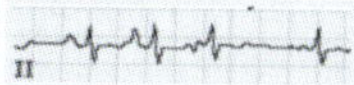	DPOC, pneumonia e embolia pulmonar (60%); doenças cardíacas; hipocalemia, hipomagnesemia; sepse

AV: atrioventricular; bpm: batimentos por minuto; DPOC: doença pulmonar obstrutiva crônica; HAS: hipertensão arterial sistêmica.
Fonte: Baseada em [1] [JACC 2006, 48:854]; [2] [Circ 2002; 106:649]; [3] [NEJM 1990, 322:1713].

CLASSIFICAÇÃO DA FIBRILAÇÃO E DO *FLUTTER* ATRIAIS

A FA pode ser paroxística (termina espontaneamente em < 7 dias, usualmente < 24 horas), persistente (não reverte espontaneamente em 7 dias) ou permanente (dura > 1 ano e cardioversão não foi tentada ou foi ineficaz) [JACC 2006, 48:854].

O FluA foi classificado por Wells em tipo I e tipo II [SMJ 2009, 102:917]. Eles diferenciam-se eletrocardiograficamente pela frequência das ondas de *flutter* e orientação em derivações inferiores: entre 240 e 340 (± 300) bpm e negativas em DII, DIII e aVF em tipo I e entre 340 e 440 e positivas em derivações inferiores em tipo II.

TRATAMENTO

A conduta inicial é ditada pela presença ou não de sintomas secundários à taquicardia. Estes incluem redução da consciência, hipotensão (PAS < 90 mmHg), angina ou infarto agudo do miocárdio e dispneia por congestão pulmonar. Em presença de qualquer desses sintomas, está indicada cardioversão elétrica imediata. Pacientes com instabilidade hemodinâmica tipicamente têm FA ou FluA de curta duração.

Aqueles estáveis devem ter o ritmo determinado, a causa da arritmia investigada (Tabela 10.1), sua duração determinada e a função sistólica ventricular estimada para decisão do tratamento.

Fibrilação e *flutter* atrial

Controle da frequência *versus* controle do ritmo

Pacientes com FA > 48 horas de duração têm risco aumentado de desenvolver trombos aderidos ao átrio, que podem se desprender espontaneamente ou após cardioversão (química ou elétrica) para ritmo sinusal, causando embolias com consequências por vezes graves [JACC 2006, 48:854]. Determinação precisa do início da arritmia é impossível em muitas situações, pois vários episódios de FA não são percebidos pelo paciente [JACC 2004, 43:47]. FluA crônico, embora infrequente, também apresenta risco aumentado de eventos embólicos, sobretudo quando cursa com períodos de FA [SMJ 2009, 102:917]. Assim, pacientes com FA ou FluA ≥ 48 horas ou de duração incerta só devem ser cardiovertidos após 3 a 4 semanas de anticoagulação oral (ver nota [f] na Tabela 10.2) ou se trombos cavitários são afastados com ecocardiograma transesofágico [Chs 2008, 133:546S]. Depois da cardioversão, o anticoagulante deve ser mantido por pelo menos 4 semanas. Pacientes com a arritmia há < 48 horas têm baixo risco de embolização (0,8% [AnIM 1997, 126:615]) e alguns recomendam cardioversão imediata. Eles devem receber heparina EV na apresentação e, embora controverso, após a cardioversão, pode-se manter anticoagulação oral por 4 semanas [Chs 2008, 133:546S].

Sem antiarrítmicos, poucos pacientes cardiovertidos por FA ou FluA mantêm o ritmo sinusal. Consensos americanos concluíram que o risco de uso crônico desses medicamentos supera o respectivo benefício, exceto em pacientes com sintomas persistentes em regime de controle da frequência cardíaca [AnIM 2003, 139:1009 e 1018]. Amiodarona é o mais eficaz para manter o ritmo sinusal [NEJM 2000, 342:913]. Em pacientes sem doença estrutural cardíaca, propafenona (dose inicial, 300 mg/dia) tem menos efeitos adversos e é preferível.

Cerca de 90% dos pacientes têm episódios recorrentes de FA, muitos com duração > 48 horas [JACC 2004, 43:47]. Por isso, o risco de embolização é igual em pacientes tratados com reversão do ritmo para sinusal ou controle da frequência e anticoagulação crônica [AFFIRM. NEJM 2002,

347:1825; RACE. NEJM 2002, 347:1834]. Esses estudos não mostraram diferenças significativas nas taxas de mortalidade entre os grupos estudados.

Os dados descritos indicam que controle da frequência cardíaca e anticoagulação (quando indicados, ver a seguir) devem ser o tratamento inicial na maioria dos pacientes [AnIM 2003, 139:1009 e 1018] (Tabela 10.2).

TABELA 10.2 Tratamento da FA ou FluA sem instabilidade hemodinâmica

FUNÇÃO CARDÍACA	CONTROLE DA FREQUÊNCIA CARDÍACA[a]	REVERSÃO DO RITMO[b]	
		DURAÇÃO < 48 h[c]	DURAÇÃO ≥ 48 h OU INCERTA
FE > 40%	Metoprolol (5 mg EV a cada 5 min até 3 doses) ou Diltiazem (0,25 mg/kg EV em 2 min; S/N, dose adicional de 0,35 mg/kg após 15 min) ou Verapamil (0,075-0,15 mg/kg EV em 2 min; S/N, dose adicional de 5-10 mg após 30 min) Digoxina 0,25 mg VO a cada 2 h até 1,5 mg (± metoprolol ou diltiazem)	Cardioversão elétrica sincronizada bifásica com 120-200 J na FA e 50-100 J no FluA ou Cardioversão química[d]: Propafenona[e] (450-600 mg VO ou 1,5-2 mg/kg EV em 10-20 min) ou Amiodarona (5-7 mg/kg EV em 30-60 min seguida de 1,2-1,8 g/dia continuamente)	Anticoagulação oral[f] por 3-4 semanas antes de cardioversão elétrica ou química **OU** Iniciar heparina[g] EV imediatamente e realizar ecocardiografia transesofágica. Na ausência de trombo atrial e contraste espontâneo, cardioverter em 24 h e manter anticoagulação oral por 4 semanas[f]
FE < 40%, IC ou hipotensão	Digoxina 0,25 mg VO a cada 2 h até 1,5 mg OU Amiodarona 150 mg EV em 10 minutos, seguido de 0,5-1 mg/min	Cardioversão elétrica sincronizada bifásica com 120-200 J na FA e 50-100 J no FluA ou Cardioversão química com amiodarona (5-7 mg/kg EV em 30-60 min seguida de 1,2-1,8 g/dia continuamente)	

[a] Utilizar antes de medicamentos da Classe IA (disopiramida, procainamida e quinidina) ou IC (flecainide e propafenona) para reduzir a possibilidade de recorrência da arritmia com FluA com condução 1:1 e alta resposta ventricular.

[b] Indicada em pacientes jovens com primeiro episódio de arritmia, na impossibilidade de controle da frequência ou sintomas persistentes (congestão pulmonar, pré-síncope, palpitações, angina). Nos demais, estão indicados controle da frequência e anticoagulação crônica.

[c] As recomendações aplicam-se a FA ou FluA iniciados a < 48 horas e sem estenose mitral ou história de tromboembolismo. Administrar heparina EV na apresentação. O consenso do ACLS 2010 não recomenda reversão do ritmo na FA aguda sem anticoagulação prévia por 3 a 4 semanas ou sem ecocardiografia transesofágica afastando trombos atriais e contraste espontâneo.

[d] Procainamida (pode ser usada na FA pré-excitada) e quinidina são menos eficazes e mais tóxicas. Flecainide e dofetilide não estão disponíveis no Brasil.

[e] Propafenona deve ser evitada em pacientes doenças cardíacas como isquemia miocárdica ou IC.

[f] Varfarina em dose ajustada para manter o INR entre 2 e 3 (iniciar com 5 mg x 1). Em pacientes com FA não valvar, podem-se utilizar como alternativa um dos novos anticoagulantes orais: dabigatran (Pradaxa®) 150 mg 2 x/d [Circ 2011, 123:131]; rivaroxaban (Xarelto®) 20 mg 1 x/d [NEJM 2011, 365:883] (em um estudo, o efeito anticoagulante do rivaroxaban, mas não do dabigatran, foi revertido por 50 UI/kg de concentrado de complexo de protrombina [Circ 2011, 124:1573]; usar com cautela na disfunção renal) ou apixabana (Eliquis®) 5 mg 2 x/d ou 2,5 mg 2 x/d em pacientes com dois ou mais dos seguintes critérios: idade ≥ 80 anos, peso ≤ 60 kg ou creatinina sérica ≥ 1,5 mg/dL [NEJM 2011, 365:981].

[g] Heparina 80 UI/kg EV em bolo, seguido por 18 UI/kg/hora objetivando TTPA 46 a 70 segundos (relação de 1,5-2,3). Só deve ser interrompida quando a dose da varfarina estiver ajustada para manter INR 2-3.

EV: endovenoso; FE: fração de ejeção; h: horas, IC: insuficiência cardíaca; min: minutos; S/N: se necessário; VO: via oral.

Fonte: Baseada em JACC 2013, 61:1935; JACC 2006, 48:854; AJEM 2010, 28:159; AnIM 2003, 139:1009; AnIM 2003, 139:1018.

Indicação de anticoagulação na arritmia paroxística ou crônica

O risco de eventos tromboembólicos é semelhante na FA paroxística ou crônica [JACC 2000, 35:183]. Em pacientes com FA não valvar, o risco de acidente vascular encefálico isquêmico e embolização periférica é mais bem estimado pelo escore CHA_2DS_2-VASc, que inclui fatores de risco adicionais aos contemplados no $CHADS_2$ [EHJ 2013, 34:1041]. As letras indicam as iniciais em inglês dos fatores que aumentam o risco tromboembólico (Tabela 10.3). Pacientes com baixo risco, definido por idade < 65 anos e FA isolada (independentemente do sexo) ou com escore CHA_2DS_2-VASc = 0 não necessitam de anticoagulação oral. Anticoagulação oral (com os novos anticoagulantes ou varfarina) é recomendada no CHA_2DS_2-VASc^3 2 e deve ser considerada para o escore = 1 [EHJ 2013, 34:1041]. Pacientes com valvopatia mitral devem ser anticoagulados somente com varfarina (Tabela 10.3).

TABELA 10.3 Risco de tromboembolismo na FA crônica e indicação de profilaxia com base no escore CHA_2DS_2-VASc

CHA_2DS_2-VASC	ESCORE	RISCO	PROFILAXIA
IC congestiva/disfunção do VE	1	Baixo (escore = 0 ou < 65 anos e FA isolada, independentemente do sexo)	Não indicada
Hipertensão	1		
Idade ≥ 75 anos	2	Intermediário (escore = 1)	Considerar anticoagulação oral[a ou b]
Diabetes melito	1		
AVE/AIT/tromboembolismo	2	Alto (escore ≥ 2)	Novos anticoagulantes[a] ou varfarina[b]
Vasculopatia (IM, DAP, placa aórtica)	1		
Idade entre 65 e 74 anos	1	FA valvar	Varfarina[b]
Sexo feminino	1		

[a] Dabigatran (Pradaxa®) 150 mg 2 x/dia [Circ 2011, 123:131]; rivaroxaban (Xarelto®) 20 mg 1x/dia [NEJM 2011, 365:883] (o efeito anticoagulante do rivaroxaban possivelmente é revertido por 50 UI/kg de concentrado de complexo de protrombina [Circ 2011, 124:1573]); ou ou apixabana (Eliquis®) 5 mg 2 x/dia ou 2,5 mg 2 x/dia em pacientes com dois ou mais dos seguintes critérios: idade ≥ 80 anos, peso ≤ 60 kg ou creatinina sérica ≥ 1,5 mg/dL [NEJM 2011, 365:981].

[b] Varfarina em dose ajustada para manter o INR entre 2 e 3 (iniciar com 5 mg x 1). RNI entre 2,5 e 3,5 é razoável em pacientes com embolização prévia, valvulopatia reumática ou válvula cardíaca protética.

AIT: ataque isquêmico transitório; AVE: acidente vascular encefálico; DAP: doença arterial periférica; FA: fibrilação atrial; IC: insuficiência cardíaca; IM: infarto do miocárdio prévio; VE: ventrículo esquerdo.

Fonte: EHJ 2013, 34:1041.

O risco de embolização no FluA crônico é de 3% ao ano [AJM 2005, 118:101]. Pacientes que cursam com períodos de FA devem ser tratados de modo semelhante a essa arritmia (Tabela 10.3) [JACC 2006, 48:854]. No FluA puro, a conduta é incerta, embora um consenso tenha recomendado profilaxia semelhante à da FA [Chs 2008, 133:546S].

Taquicardia atrial multifocal

Cardioversão elétrica e antiarrítmicos padrão são geralmente ineficazes [NEJM 1990, 322:1713]. O tratamento visa o controle da frequência cardíaca (nos taquicárdicos), a correção dos distúrbios eletrolíticos e/ou da doença pulmonar ou cardíaca que possa predispor à arritmia (Tabela 10.4). A frequência cardíaca pode ser controlada com verapamil ou metoprolol (Tabela 10.4). Os medicamentos também podem reverter a ritmo sinusal em 43 e 79% dos casos, respectivamente [NEJM 1990, 322:1713].

TABELA 10.4 Tratamento da taquicardia atrial multifocal

MEDICAMENTO	CONSIDERAÇÕES	DOSE
Sulfato de magnésio[1,2]	Pode reduzir a frequência cardíaca ou reverter a arritmia em pacientes com hipomagnesemia e, às vezes, sem hipomagnesemia	Sulfato de magnésio 10%, 10-20 mL EV em 15 min, seguido de 60 mL em 24 h
Cloreto de potássio[3]	Indicado somente na hipocalemia	Geralmente até 10 mEq/h EV contínuo (KCL 19,1% 10 mL = 26 mEq de K^+)
Metoprolol[3]	Indicado em pacientes com repercussão cardíaca ou sistêmica da taquicardia; preferido ao verapamil na ausência de broncoespasmo ou de insuficiência cardíaca	5 mg EV lento; pode ser repetido em 10 min até 3 vezes; manter VO na dose de 50-100 mg a cada 12 h
Verapamil[3]	Indicado em pacientes com repercussão cardíaca ou sistêmica da taquicardia; preferido ao metoprolol em vigência de broncoespasmo ou insuficiência cardíaca	Se dose teste de 1 mg EV for tolerada, administrar mais 4 mg em 5 min; podem-se repetir 5 mg a cada 10 min (máximo de 20 mg); manter VO na dose inicial de 80 mg VO a cada 6 h

EV: endovenoso; h: hora; min: minutos; VO: via oral.

Fonte: Baseada em [1] [AJC 1998, 81:91]; [2] [AHJ 1985, 110:789]; [3] [NEJM 1990, 322:1713].

11 Taquicardia de complexo QRS largo

Ritmo taquicárdico regular com complexo QRS largo (> 120 mseg) pode ser causado por taquicardia ventricular (TV) monomórfica, taquicardia supraventricular (TSV) com condução intraventricular aberrante ou bloqueio de ramo, TSV com condução anterógrada por via acessória (taquicardia pré-excitada) ou por marca-passo ventricular [NatRC 2011, 8:311]. Alargamento do QRS pode ocorrer também na toxicidade por medicamentos e distúrbios eletrolíticos. Contudo, as entidades clinicamente relevantes são a TV e a TSV com aberrância.

Marcada irregularidade do intervalo RR sugere TV polimórfica ou fibrilação atrial com condução aberrante ou pré-excitada [Circ 2010, 122:S729].

CLASSIFICAÇÃO DA TAQUICARDIA VENTRICULAR

A classificação está resumida na Tabela 11.1.

A TV polimórfica é adicionalmente classificada com base na associação a intervalo QT normal ou prolongado – *torsades de pointes* –, que apresentam etiologia e tratamento diferentes. O cálculo do intervalo QT está descrito no rodapé da Tabela 11.1. O *torsades de pointes* usualmente tem curta duração e termina espontaneamente. Presença de rotação helicoidal cíclica dos picos do complexo QRS ao redor da linha isoelétrica isoladamente não diferencia a TV polimórfica associada a intervalo QT normal (não *torsades*) ou prolongado (*torsades*).

CAUSAS E PROGNÓSTICO DA TV

TV monomórfica sustentada é usualmente causada por irritação ou cicatriz miocárdica decorrentes de isquemia. No estudo GUSTO-I, TV monomórfica após infarto agudo do miocárdio (IAM) associou-se a maior mortalidade precoce, mas só a arritmia que ocorreu após 48 horas do evento agudo induziu maior mortalidade tardia [Circ 1998, 98:2567]. Menos comumente, a TV monomórfica ocorre na ausência de lesão estrutural cardíaca (idiopática), que tem prognóstico relativamente benigno, ou se deve à substituição de miócitos do ventrículo direito por fibrose e gordura, a chamada cardiomiopatia/displasia arritmogênica do ventrículo direito (DAVD), que se associa a arritmias malignas e morte súbita [JACC 2011, 58:831]. Estas duas últimas apresentam morfologia de bloqueio de ramo esquerdo. Adicionalmente, TV monomórfica pode ser induzida por uso de cocaína [NEJM 2001, 345:351] e intoxicação digitálica.

TABELA 11.1 Classificação da taquicardia ventricular

PARÂMETRO	CLASSIFICAÇÃO	ACHADOS ELETROCARDIOGRÁFICOS	
Duração	Não sustentada	≥ 3 complexos QRS alargados e < 30 seg (ao lado)	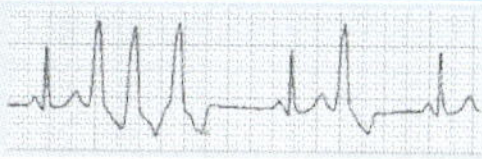
	Sustentada	≥ 30 seg	Todos os traçados abaixo
Morfologia do QRS	Monomórfica	Uniformes	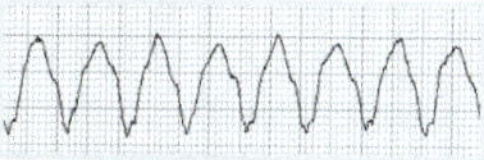
	Polimórfica	Morfologia não *torsades de pointes* (intervalo QT normal)*	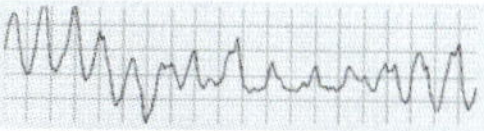
		Morfologia de *torsade de pointes* (intervalo QT longo)*	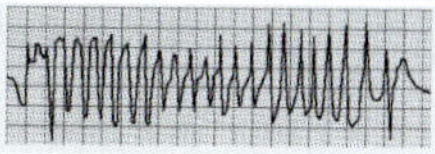
Padrão do QRS	Padrão de bloqueio de ramo direito	Positivos em V1 (no ECG ao lado, o QRS > 140 mseg e a grande onda R monofásica em V1 sugerem TV)	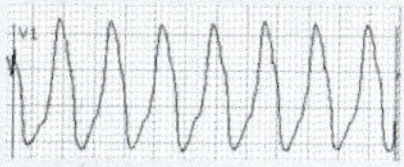
	Padrão de bloqueio de ramo esquerdo	Negativos em V1 (no ECG ao lado, a onda r inicial pequena e "prolongada" sugere TV)	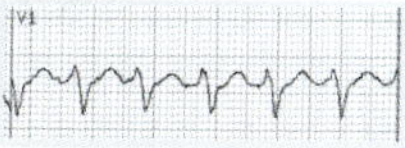

* Intervalo QT corrigido pela fórmula de Bazett = intervalo QT (seg)/raiz quadrada do intervalo RR (seg). Prolongado se > 0,47 seg em homens e > 0,48 seg em mulheres [Circ 2010, 121:1047]. No *torsades de pointes*, ocorrem alterações cíclicas do eixo do QRS que conferem ao traçado aspecto sinusoidal.

TV polimórfica com intervalo QT normal mais comumente associa-se a IAM e cardiomiopatias, mas também pode ocorrer em pacientes sem doença estrutural cardíaca, a chamada TV polimórfica catecolaminérgica (desencadeada por exercícios e emoções [Circ 2002, 106:69]). Após a fase aguda do infarto, a TV polimórfica só associa-se a risco aumentado de morte súbita em pacientes com disfunção sistólica significativa do ventrículo esquerdo. TV polimórfica com intervalo QT longo (*torsades de pointes*) pode ser induzida por fármacos, entre eles: antiarrítmicos (sobretudo, classe IA e sotalol), antipsicóticos (haloperidol), anti-histamínicos (terfenadina, astemizol) e antibióticos macrolídeos, distúrbios eletrolíticos (hipocalemia e hipomagnesemia) ou decorrer de distúrbios genéticos [NEJM 2004, 350:1013; AHJ 2002, 143:7]. Por fim, *torsades* pode ocorrer em pacientes com doença avançada dos sistemas de condução que progrediram para bloqueio cardíaco. Pacientes com QT corrigido > 0,50 seg ou aumento > 60 mseg devem ser hospitalizados e monitorados [Circ 2010, 121:1047].

DIAGNÓSTICO DIFERENCIAL DA TV MONOMÓRFICA E TSV

Não há critérios que diferenciem seguramente a TV monomórfica da TSV com aberrância ou pré-excitada. Deve-se sempre presumir que as taquicardias de QRS largo são de origem ventricular, por várias razões [AJC 2008, 101:1456]: 1) por um lado, medicamentos para controle da TSV, como adenosina, digitálicos, bloqueadores dos canais de cálcio e betabloqueadores podem induzir parada cardíaca em pacientes com TV ou taquicardia de QRS largo associada à síndrome de Wolff-Parkinson-White; 2) por outro, medicamentos para tratamento da TV, como amiodarona, procainamida ou lidocaína, comumente revertem as TSVs; 3) além disso, mais de 80% dos casos decorrem de TV [JACC 2006, 48:1064], sobretudo em pacientes com > 35 anos. Naqueles com história de angina, infarto do miocárdio ou insuficiência cardíaca congestiva, 95% das taquicardias de complexo largo têm origem ventricular [NatRC 2011, 8:311].

A Tabela 11.2 fornece os critérios para o diagnóstico da TV.

TABELA 11.2 Critérios para diagnóstico de taquicardia ventricular

CONSIDERAÇÕES	CRITÉRIOS		ELETROCARDIOGRAMA*
CRITÉRIOS DE BRUGADA Presença de qualquer dos critérios indica TV; na ausência de todos, TSV (sensibilidade de 80-90% e especificidade de 40-70%) [AcEM 2000, 7:769; Circ 1991, 83:1649]	**Concordância** positiva ou negativa (ausência de complexos RS de V1-V6; ou seja, complexos QRS com a mesma polaridade – positiva ou negativa – de V1 a V6). Concordância positiva pode raramente ocorrer na TSV com reentrada atrioventricular antidrômica. Tem especificidade > 90%		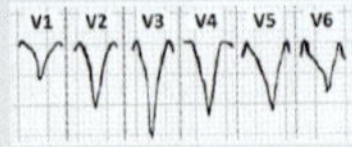
	O maior intervalo do início da onda R ao nadir da onda S >0,10 seg (2,5 quadrados pequenos) em qualquer precordial com complexo RS (**ao lado, em V4, mas não em V6**)		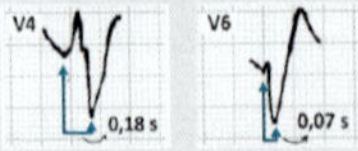
	Dissociação AV (ondas P – setas – dissociadas dos complexos QRS), **batimentos de fusão** (F; ventrículo ativado por impulsos simultaneamente originados no átrio e ventrículo gerando QRS com morfologia intermediária entre o sinusal e o ventricular) ou **batimentos de captura** (C; ventrículo ativado pelo sistema de condução normal gerando um QRS sinusal)		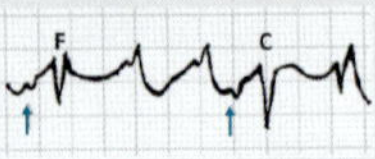
	QRS positivo em V1	V1 com onda R monofásica ou qR (**esquerda**) + V6 com padrão rS (**direita**)	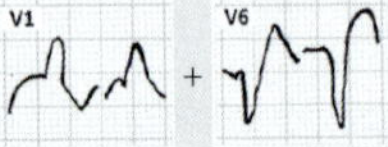
	QRS negativo em V1	V1 ou V2 com onda r inicial com duração ≥ 0,03 seg (**esquerda**) + V6 com padrão qR ou QS (**direita**)	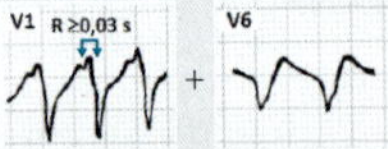
CRITÉRIOS DE VERECKEI Presença de qualquer dos critérios indica TV; na ausência de todos, TSV [EHJ 2007, 28:589]	Presença de onda R inicial em aVR		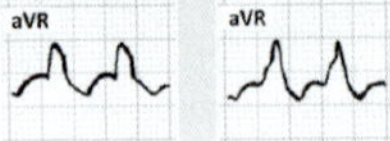
	Vi < *Vt* (Vi e Vt são a magnitude da alteração da voltagem nos 40 mseg iniciais e terminais do QRS). O Vi é medido em uma derivação em que o QRS é bi ou multifásico e a ativação ventricular inicial é mais rápida; escolhe-se o QRS com ativação inicial e final claramente visíveis		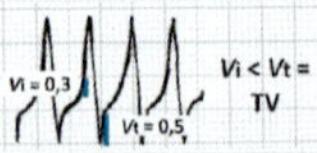
	QRS positivo em V1	Morfologia do QRS diferente da do BRD (**esquerda**, ECG bi ou trifásico sugere TSV; **direita**, complexos qR e o entalhe no ramo descendente do QRS sugerem TV)	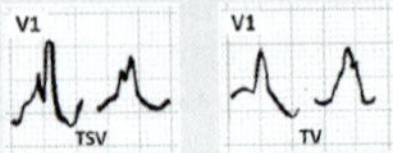
	QRS negativo em V1	Morfologia do QRS diferente da do BRE (**esquerda**, descida rápida da onda S, sugestiva de TSV; **direita**, TV é sugerida por 1 dos 3: onda r inicial "gorda", entalhe no ramo descendente da onda S ou retardo ≥ 0,06 seg do pico da r ao nadir da onda S)	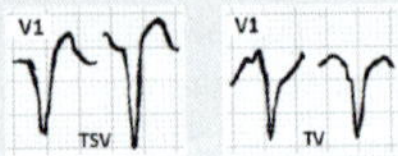
CRITÉRIOS MORFOLÓGICOS E OUTROS Qualquer critério ao lado praticamente confirma a origem ventricular da taquicardia, mas sua ausência não exclui TV [EMCNA 2006, 24:11; MCNA 2001, 85:245; Hrt 2001, 86:579]	QRS positivo em V1	**Esquerda**, V1 com R monomórfica, qR ou Rs **Direita**, V6 com padrão rS, QS ou QR	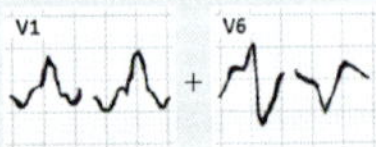
		Esquerda, QRS com duração > 0,14 seg **Direita**, eixo elétrico do QRS < – 30°	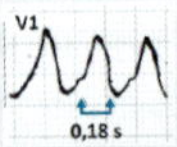 e/ou QRS positivo em DI e negativo em aVF
	QRS negativo em V1	**Esquerda**, V1 com r inicial ≥ 40 mseg ou entalhe no ramo descendente do QRS ou pico da r ao nadir da S ≥ 0,06 seg **Direita**, V6 com padrão qR ou QS	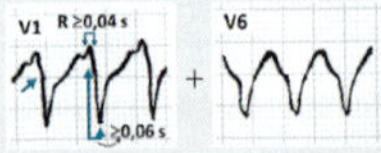
		Esquerda, QRS com duração > 0,16 seg **Direita**, eixo elétrico do QRS > 90°	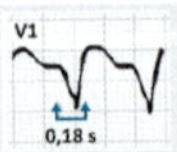 e/ou QRS negativo em DI e positivo em aVF
	Eixo do QRS entre –90° e ± 180°		QRS negativo em DI e negativo em aVF

* Figuras da Tabela desenhadas pelo autor com base em eletrocardiogramas reais de pacientes com TV mantendo a proporcionalidade de amplitude e duração.
AV: atrioventricular; BRD: bloqueio de ramo direito; BRE: bloqueio de ramo esquerdo; ECG: eletrocardiograma; TV: taquicardia ventricular; TSV: taquicardia supraventricular.

TRATAMENTO

Tratamento agudo da TV

A conduta inicial é ditada pela presença ou não de sintomas secundários à taquicardia. A Tabela 11.3 detalha a conduta recomendada.

TABELA 11.3 Tratamento da taquicardia de complexo QRS largo

SITUAÇÃO CLÍNICA	ECG	CONDUTA
Ausência de pulso e inconsciência	TV ou FV	Ver Capítulo 7, "Suporte avançado na parada cardíaca"
Instabilidade hemodinâmica (redução da consciência, PAS < 90 mmHg, angina/infarto ou dispneia por congestão pulmonar)	Qualquer taquicardia de QRS largo	Se a situação permitir, fentanil 50 μg EV associado a etomidato 0,3 mg/kg, midazolam 0,1 mg/kg EV, ou propofol 1 mg/kg EV +
		Cardioversão elétrica sincronizada (não sincronizada na parada cardíaca) com 100-200 J monofásico ou 50-100 J bifásico; aumentar carga se necessário. Sincronização pode ser impossível se o complexo QRS e a onda T não forem discerníveis. Nesse caso, deve-se usar o modo desfibrilação com 360 J monofásicos ou 120-200 J bifásicos
Estável hemodinamicamente (reavaliar periodicamente a condição clínica do paciente, que pode mudar de forma abrupta; tentar estabelecer o ritmo e tratar fatores desencadeantes como congestão pulmonar, isquemia miocárdica, distúrbios eletrolíticos ou toxicidade por medicamentos)	TV monomórfica ou diagnóstico incerto	Cardioversão elétrica (sincronizada, se possível) com carga inicial de 100-200 J monofásica ou 50-100 J bifásica, após sedação consciente (ver descrição anterior) **ou**
		Antiarrítmicos das classes I e III (geralmente reservados nos casos refratários à cardioversão ou com TV recorrente): **Amiodarona**, 150 mg EV em 10 min, seguido de 1 mg/min por 6 h e, então, 0,5 mg/min (fármaco de escolha; mais eficaz que lidocaína [AJC 2002, 90:853]) **Procainamida**, 20-50 mg/min EV até supressão da arritmia, desenvolvimento de hipotensão, alargamento do QRS > 50% ou dose máxima de 17 mg/kg atingida; então, manter infusão em 1-4 mg/min (alternativa à amiodarona; evitar se QT longo ou IC) **Lidocaína**, 1-1,5 mg/kg EV em 2-3 min, seguido de 1-4 mg/min (sobretudo na suspeita de isquemia miocárdica)
	TV polimórfica	Não *torsades de pointes*: tratamento similar ao da TV monomórfica descrito acima *Torsades de pointes*: a arritmia geralmente tem curta duração e é autolimitada. A prevenção da recorrência é descrita no texto em "Tratamento de manutenção"
	TSV inquestionável (regular)	Adenosina, 6 mg EV em 1-2 seg (repetir com dose dobrada, se necessário) Verapamil, 2,5-5 mg EV ou metoprolol 5 mg EV (este pode ser repetido até 3 vezes) Cardioversão elétrica sincronizada com 100-200 J monofásicos ou 50-100 J bifásicos
	FA ou FluA inquestionável	Na FA pré-excitada deve-se evitar adenosina, bloqueadores dos canais de cálcio, betabloqueadores e digoxina, que podem causar aumento paradoxal da resposta ventricular (ver Capítulo 10)

ECG: eletrocardiograma; EV: endovenoso; FA: fibrilação atrial; FluA: *flutter* atrial; IC: insuficiência cardíaca; min: minutos; PAS: pressão arterial sistólica; TV: taquicardia ventricular; TSV: taquicardia supraventricular.

Fonte: Baseada em Circ 2010,122:S729, JACC 2006, 48:1064; JACC 2006,48: e 247; MCNA 2001, 85:245.

Tratamento de manutenção

TV monomórfica sustentada

Um curso limitado de medicação antiarrítmica deve ser mantido na TV monomórfica que ocorre nas primeiras 48 horas após o IAM. Na TV monomórfica tardia (após 48 horas), há indicação formal de CDI [Circ 2004, 110:e82]. A TV monomórfica idiopática pode ser tratada com betabloqueadores, bloqueadores dos canais de cálcio ou ablação por radiofrequência, ao passo que, na DAVD, geralmente há indicação de CDI [JACC 2006, 48:e247].

TV polimórfica

Após a fase aguda do infarto, somente os pacientes com TV polimórfica associada a intervalo QT normal que cursaram com disfunção sistólica significativa do ventrículo esquerdo devem ser considerados para tratamento antiarrítmico de manutenção (medicamentoso ou CDI). Pacientes com TV polimórfica catecolaminérgica sustentada devem ser mantidos em uso de betabloqueador [Circ 2009, 119:2426] enquanto aguardam implante de CDI [Europace 2010, 12:1156].

O *torsades de pointes* é geralmente autolimitado, e a terapia é direcionada à prevenção de recorrência: interromper o medicamento implicado no prolongamento do QT, manter a calemia > 4,5 mEq/L e administrar sulfato de magnésio 10% (10 a 20 mL EV, seguidos de 5 a 10 mL/h). Pacientes sem síndrome congênita do QT longo podem usar isoproterenol (iniciar com 2 mg/min – 15 mL/h de uma solução com 2 ampolas de 1 mL e 0,2 mg + 100 mL de SG 5% –, e titular para atingir frequência cardíaca de 100/min). Pode ser necessário marca-passo ventricular de *overdrive* com frequência de 100/minuto em casos de bloqueio cardíaco ou bradicardia sintomática. Também pode-se tentar suprimir a arritmia com lidocaína (1 a 1,5 mg/kg – 0,05 a 0,075 mL/kg ou 3,5 a 5 mL de lidocaína a 2% EV em bolo – seguido de 1 a 4 mg/min, ou seja, 10 e 40 mL/hora de uma solução com 60 mL de lidocaína a 2% + 140 mL de soro glicosado a 5%) [JACC 2006, 48:e247]. No *torsades* por quinidina, alcalinização plasmática com bicarbonato de sódio 8,4% (alíquotas de 50 mL). Não usar betabloqueador a menos que o paciente apresente diagnóstico de síndrome congênita do QT longo.

12 Trombose venosa profunda

Diagnóstico preciso é essencial devido ao risco potencial de embolia pulmonar na trombose venosa profunda (TVP) proximal não tratada ou de sangramento decorrente da anticoagulação indevida de paciente sem TVP.

ESPECIFICAÇÃO DAS VEIAS SUPERFICIAIS E PROFUNDAS DOS MEMBROS INFERIORES

Durante a investigação, pode surgir dúvida se a veia acometida pertence ao sistema superficial ou profundo. Por exemplo, ao contrário do que o nome sugere, a veia femoral superficial pertence ao sistema profundo.

Veias superficiais: safena *minor* e safena magna acima e abaixo do joelho (trombose desta veia acima do joelho deve ser tratada do mesmo modo que a TVP [Chs 2012, 141:e 419s])

Veias profundas: ilíacas (comum, interna e externa), pélvicas (como a gonadal e do ligamento largo), femorais (comum, profunda e superficial), poplíteas, tibiais (anterior e posterior), fibulares, gastrocnêmicas e soleais.

FATORES DE RISCO

Um ou mais dos seguintes fatores de risco está presente em 90% dos doentes: deambulação limitada ≥ 48 horas no último mês, hospitalização há < 3 meses, cirurgia ≤ 3 meses, malignidade ativa < 3 meses, infecção grave < 3 meses, hospitalização atual [JGIM 2006, 21:722]. Outros fatores de risco são viagem ≥ 4 horas no último mês, instrumentação venosa central ≤ 3 meses, obesidade, acidente vascular encefálico, insuficiência cardíaca, doença pulmonar obstrutiva crônica e antecedentes de TVP.

SINAIS E SINTOMAS

A TVP pode manifestar-se por 1 ou mais dos seguintes: dor, edema, palidez ou cianose do membro afetado e endurecimento no trajeto da veia trombosada. O exame físico tem baixo valor preditivo para o diagnóstico de TVP [AnIM 2007, 146:454], uma vez que os mesmos achados são comuns a outras condições (ver a seguir). Somente a diferença de diâmetro entre as panturrilhas tem valor diagnóstico [AnIM 2005, 143:12].

DIAGNÓSTICO DIFERENCIAL

A história e o exame clínico não têm acurácia para confirmar ou excluir TVP. Várias outras doenças apresentam manifestações clínicas semelhantes (Tabela 12.1).

TABELA 12.1 Doenças que simulam trombose venosa profunda	
DIAGNÓSTICO	**%**
Estiramento, ruptura ou torção de músculos da perna	40
Edema em um membro paralisado	9
Linfangite ou obstrução linfática	7
Insuficiência venosa	7
Cisto de Baker	5
Celulite	3
Anormalidades do joelho	2
Desconhecido	26

Fonte: Circ 1981, 64:622.

PROBABILIDADE CLÍNICA DE TVP

Os critérios de Wells (originais e modificados) são os mais validados (Tabela 12.2).

TABELA 12.2 Probabilidade clínica de TVP (critérios de Wells)			
VARIÁVEL	**PONTOS**	**ESCORE**	**PROBABILIDADE**
Câncer em atividade ou tratado há < 6 meses	1,0	PROBABILIDADE NA AUSÊNCIA DE TVP PRÉVIA DOCUMENTADA	
Paralisia, paresia ou imobilização gessada recente de membros inferiores	1,0	≤ 0	Baixa (3%)
Acamado por mais de 3 dias recentemente ou cirurgia de grande porte < 4 semanas	1,0	1-2	Moderada (17%)
Dor localizada ao longo da distribuição do sistema venoso profundo	1,0	≥ 3	Alta (75%)
Edema de toda a perna	1,0	PROBABILIDADE SE HÁ ANTECEDENTE DOCUMENTADO DE TVP	
Circunferência da panturrilha edemaciada ≥ 3 cm que a contralateral (medida 10 cm abaixo da tuberosidade tibial)	1,0	≤ 4	TVP improvável
Edema com sinal de cacifo maior no membro sintomático	1,0	> 4	TVP provável
Veias superficiais colaterais (não varicosas)	1,0		
Diagnóstico alternativo tão ou mais possível que TVP*	– 2,0		

* Ver diagnósticos alternativos na Tabela 12.1.
Fonte: Baseada em NEJM 2003, 349:1227; Lnc 1997, 350:1795.

EXAMES COMPLEMENTARES

A seguir, são descritas as características dos exames mais úteis para o diagnóstico de TVP. A seção seguinte apresenta um esquema para a investigação diagnóstica de casos suspeitos.

Flebografia contrastada ainda é considerada o exame-padrão para o diagnóstico da TVP. Contudo, é associada a desconforto, risco (alergia, nefrotoxicidade) e dificuldades técnicas. Por isso, os exames não invasivos descritos são a primeira opção.

Dímero-D

O dímero-D está elevado em 40 a 68% dos pacientes que não têm tromboembolismo (ou seja, só o exame negativo tem utilidade clínica) [AnIM 2004, 140:589]. Contudo, a chance de resultado falso-negativo aumenta paralelamente ao aumento da probabilidade clínica de TVP (ver critérios de Wells na Tabela 12.2). Dímero-D medido pelo enzimaimunoensaio-padrão, quantitativo rápido ou semiquantitativo normal (< 500 ng/mL) ou negativo (SimpliRED), exclui a doença em pacientes com baixa probabilidade clínica. O mesmo não pode ser afirmado naqueles com probabilidade intermediária ou alta [JAMA 2006, 295:199]. Esses pacientes devem ser submetidos a Doppler venoso independentemente do resultado do dímero-D.

Doppler venoso da perna inteira

Em uma metanálise, a chance de TVP em pacientes com Doppler negativo foi < 1% [JAMA 2010, 303:438]. Exame positivo dispensa demais investigações (especificidade de 94 a 99% [AFP 2012, 86:913]). Contudo, a acurácia do Doppler varia com a proficiência do radiologista, a localização do trombo e o quadro clínico. Sua utilidade também é limitada na investigação de recorrência ipsilateral da TVP, uma vez que grande parte dos estudos permanece anormal 1 ano após o evento inicial. A recorrência é sugerida por falta de compressibilidade de um segmento venoso previamente normal ou aumento do diâmetro venoso > 4 mm em relação ao observado no exame prévio [JTH 2009, 7:752]. Na interpretação do resultado do exame, atentar para o fato de a veia femoral superficial fazer parte do sistema profundo.

Venografia por ressonância magnética

Tem acurácia comparável à da flebografia contrastada [Rad 2003, 226:812].

AVALIAÇÃO DIAGNÓSTICA***

Avaliam-se a probabilidade clínica de TVP (Tabela 12.2) e a dose do dímero-D por enzimaimunoensaio ou SimpliRED:

- Paciente com baixa probabilidade de TVP (≤ 0 ponto) e dímero-D normal (< 500 ng/mL) ou negativo: TVP excluída.
- Paciente com probabilidade intermediária ou alta e qualquer resultado de dímero-D: realizar Doppler venoso de todo o membro. Para o primeiro episódio de TVP, o exame positivo estabelece o diagnóstico. Se o Doppler é negativo, mas a probabilidade clínica é alta e o dímero-D positivo, repetir o Doppler em 5 a 7 dias.

TRATAMENTO DA TVP

Tratamento ambulatorial *versus* hospitalização

Tratamento ambulatorial com heparina de baixo peso molecular por via subcutânea (SC) é adequado **na ausência de**: TVP maciça com acometimento proximal, sintomas ou exames sugestivos de embolia pulmonar e risco aumentado de sangramento (como na insuficiência renal grave) [CFP 2005, 51:217]. Tratamento ambulatorial com heparina de baixo peso ainda reduz em 40% o risco de recorrência da TVP em relação ao tratamento hospitalar com heparina não fracionada [Coch 2007, 3:CD003076]. Os mesmos critérios possivelmente são adequados para os novos anticoagulantes.

Tratamento anticoagulante

Sem anticoagulação, 40 a 50% dos pacientes com TVP proximal do membro inferior apresentarão tromboembolismo pulmonar [ArIM 2000, 160:159]. TVP restrita ao segmento distal (infrapoplítea) associa-se a reduzido risco. Embora nesses doentes somente um estudo tenha mostrado superioridade do tratamento pleno sobre placebo, na prática a maioria dos pacientes com TVP distal recebe anticoagulação [JTH 2009, 7:2028]. Caso não seja administrada, deve-se realizar *Dopplers* seriados por 2 semanas para avaliar a extensão proximal do trombo.

*** AnIM 2007, 146:454.

O tratamento pode ser **iniciado** com heparina de baixo peso molecular (HBPM) ou não fracionada (HNF), fondaparinux ou com um dos novos anticoagulantes (rivaroxabana, dabigatrana ou apixabana) [Lnc 2012, 379:1835]. Varfarina **não** deve ser iniciada isoladamente sem heparina ou fondaparinux, pois em um estudo controlado aumentou em três vezes a recorrência do tromboembolismo [NEJM 1992, 327: 1485].

Heparinas e fondaparinux

A HBPM por via SC (Tabela 12.3) não necessita de controle laboratorial, induz menos trombocitopenia e resulta em menor mortalidade, recorrência da trombose e sangramento que a heparina não fracionada intravenosa (Tabela 12.4) [Coch 2004, 4:CD001100]. Fondaparinux (< 50 kg: 5 mg, 50 a 100 kg: 7,5 mg e > 100 kg: 10 mg por via SC uma vez/dia) tem eficácia e efeitos adversos similares aos da HBPM [AnIM 2004, 140:867]. Um consenso de anticoagulação sugere o uso de HBPM ou fondaparinux em vez de HNF [Chs 2012, 141:e419S]. Esta última é preferida se o *clearance* de creatinina for ≤ 30 mL/min [Chs 2008, 133:141S]. Um desses medicamentos deve ser iniciado **simultaneamente** à varfarina (contraindicada em grávidas). Como alternativa, pode-se manter uso crônico da HBPM [Coch 2012, 10:CD002001].

TABELA 12.3 Heparina de baixo peso molecular no tratamento do TEP

DROGA	APRESENTAÇÃO	DOSE
Deltaparina	Fragmin® 0,2 mL com 2.500 ou 5.000 UI	200 UI/kg/dia em 1-2 tomadas, SC
Enoxaparina	Clexane® 20, 40, 60, 80 e 100 mg	1 mg/kg a cada 12 h ou 1,5 mg/kg 1 x/dia, SC
Nadroparina	Fraxiparina TX® 0,6; 0,8 e 1,0 mL	0,1 mL (1.900 UI) para cada 10 kg, 1 x/dia, SC

h: hora; SC: administração subcutânea.

A varfarina deve ser iniciada com 5 mg/dia e sua dose ajustada a cada 2 a 3 dias, inicialmente, objetivando RNI de 2 a 3. A heparina pode se descontinuada após 5 dias de uso concomitante com a varfarina, desde que o RNI atinja níveis terapêuticos (2 a 3) por 2 dias consecutivos [Chs 2008, 133:160S]. A duração do tratamento com varfarina depende de vários fatores, mas deve ser no mínimo de 3 a 6 meses.

Se houver contraindicações ao uso de varfarina, o tratamento pode ser feito exclusivamente com heparina de baixo peso molecular [Coch 2002, 1:CD002001].

TABELA 12.4 Heparina não fracionada no tratamento do TEP

1) Dose inicial: 80 UI/kg via EV em bolo, seguido por 18 UI (0,18 mL)/kg/h (SG 5% 245 mL + 5 mL de heparina a 5.000 UI/mL)

2) Ajuste da dose (no primeiro dia o TTPa é dosado a cada 4-6 h; então, 1 x/dia)

TTPA[a]	BOLO DE HEPARINA EV	AJUSTE DA INFUSÃO[b]
< 35 seg (< 1,5)	80 UI/kg	Aumentar 4 UI (0,04 mL)/kg/h
35-45 seg (1,2-1,5)	40 UI/kg	Aumentar 2 UI (0,02 mL)/kg/h
46-70 seg (1,5-2,3)	—	Manter infusão
71-90 seg (2,3-3)	—	Reduzir 2 UI (0,02 mL)/kg/h
> 90 seg (> 3)	—	Parar infusão 1 h; então reduzir 3 UI (0,03 mL)/kg/h

[a] Tempo de tromboplastina parcial ativado; se não for possível controlar o TTPa, pode-se administrar a heparina via SC na dose de 333 UI/kg seguida de 250 UI/kg a cada 12 horas.

[b] Ajustes da infusão em mL/kg com base na diluição de heparina sugerida (25.000 UI/250 mL).

EV: endovenosa; h: hora; seg: segundos; SG: soro glicosado.

Fonte: Chs 2008, 133:454S.

Inibidores do fator Xa e da trombina

Rivaroxabana (15 mg VO duas vezes/dia por 3 semanas seguidos de 20 mg uma vez/dia), dabigatrana (150 mg VO duas vezes/dia – após 5 a 10 dias de uso de heparina) e apixabana (10 mg VO duas vezes/dia por 7 dias seguido de 5 mg duas vezes/dia) têm eficácia similar aos esquemas supracitados [BMJ 2012, 345:e7498], mas podem causar sangramento incontrolável, sobretudo em idosos ou em pacientes com insuficiência renal. Somente a rivaroxabana associou-se a menor risco de sangramento significativo do que o tratamento convencional [BMJ 2012, 345:e7498]. Além disso, em um estudo, o efeito da rivaroxabana foi antagonizado pelo uso de concentrado de complexo protrombínico três ou quatro fatores, 50 unidades/kg, via EV [Circ 2011, 124:1573].

Flegmasia cerúlea dolens****

Forma incomum e grave de TVP, que resulta de trombose extensa da veia principal e de suas colaterais, comprometendo o fluxo venoso e causando isquemia. A congestão venosa produz dor, edema e cianose, que é o achado característico. O intenso sequestro de líquido no membro pode produzir choque circulatório. Pode evoluir com redução de pulsos (pela síndrome compartimental ou resistência venosa) e gangrena venosa. São necessárias consulta urgente com cirurgião vascular e considerações sobre remoção mecânica do trombo ou trombólise intravenosa periférica ou com cateter.

Filtro de cava inferior

Indicado em casos de contraindicação absoluta à anticoagulação, leito vascular comprometido por embolia pulmonar maciça ou por hipertensão pulmonar tromboembólica crônica (quando nova embolia pode ser fatal) e tromboembolismo recorrente apesar de anticoagulação adequada (muito raro) [Chs 2001, 119:176s].

**** AnIM 2007, 146:454.

Seção III

Pneumologia

13 Dispneia

A abordagem sistemática é fundamental, uma vez que o diagnóstico correto é indicado pela história clínica em somente dois terços dos casos [AFP 2012, 86:173].

CAUSAS COMUNS

Em cerca de dois terços dos casos, a causa é cardíaca ou pulmonar. Dispneia aguda deve-se geralmente a insuficiência cardíaca (IC), pneumonia, doença pulmonar obstrutiva crônica (DPOC), embolia pulmonar e asma [CC 2006, 10:R82], enquanto a crônica mais comumente é provocada por asma, DPOC ou IC [AFP 2005, 71:1529]. Como é possível notar, a etiologia não pode ser determinada com certeza pela duração da dispneia. A seguir, são citados indícios para a identificação das causas comuns de dispneia no pronto-socorro (PS).

SINAIS E SINTOMAS

Alguns sinais e sintomas podem indicar as causas de dispneia (Tabela 13.1).

DIAGNÓSTICO DIFERENCIAL

Embora alguns recomendem uma sequência de exames para o diagnóstico da dispneia de causa indeterminada [AFP 2005, 71:1529], o autor acredita que alguns indícios podem direcionar a investigação [AJRCCM 2012, 185:435]. De qualquer forma, eletrocardiografia e radiografia de tórax devem ser feitas em todos os pacientes. Dímero-D e BNP (sigla em inglês de Peptídeo Natriurético Cerebral) normais praticamente afastam embolia pulmonar e insuficiência cardíaca, respectivamente (ver capítulos correspondentes). A Tabela 13.2 apresenta as causas de dispneia que devem ser consideradas no diagnóstico diferencial e os exames para sua confirmação.

TESTE CARDIOPULMONAR

Teste sofisticado que pode diferenciar causas cardíacas ou pulmonares e descondicionamento físico. Especialmente indicado se, após a avaliação inicial, o diagnóstico permanece obscuro ou em pacientes com múltiplas possíveis causas de dispneia [AJRCCM 2012, 185:435].

TABELA 13.1 Sinais e sintomas de causas comuns de dispneia

CAUSAS	INÍCIO	CARÁTER DA DISPNEIA	EVOLUÇÃO DA DISPNEIA	TOSSE	ESCARRO	HEMOPTISE	DOR PLEURÍTICA
Asma	Agudo	Aperto no peito	Variável dia a dia	+			
DPOC	Insidioso	↑ Esforço respiratório	Contínua, crises de piora	+	+		
Doença intersticial	Insidioso	↑ Esforço respiratório	Contínua, crises de piora	±			
Bronquiectasia	Insidioso		Contínua, crises de piora	+	+	±	
Pneumonia	Agudo		Episódica	+	±	±	±
Pneumotórax	Súbito		Episódica	+			±
TEP	Em geral, súbito		Episódica ou intermitente			±	±
IC/estenose mitral		Fome de ar, sufocação; cansaço aos esforços	Variável	+		±	
IAM/isquemia			Episódica ou intermitente	±			
Câncer de pulmão			Contínua	±	±		±

DPOC: doença pulmonar obstrutiva crônica; IAM: infarto agudo do miocárdio; IC: insuficiência cardíaca; TEP: tromboembolismo pulmonar; +: achado comumente presente na doença; ±: o achado pode ou não estar presente na doença.

TABELA 13.2 Diagnóstico diferencial da dispneia

	CAUSAS	INDÍCIOS CLÍNICOS
Pulmonares	Asma e hiperventilação psicogênica[1]	68% dos pacientes com dispneia intermitente têm asma ou hiperventilação psicogênica Na asma, os sintomas pioram à noite e de manhã cedo
	DPOC[2]	Achados com elevada razão de chance: sibilos, roncos e redução do murmúrio vesicular. Cerca de 20% não tem história de tabagismo
	Pneumonia[3]	Tosse (90%), temperatura > 38°C (75%), escarro (65%), dor pleurítica (49%)
	Embolia pulmonar[4]	Em 18% a dispneia não tem início súbito Dor pleurítica (44%), dor na perna (44%), edema de coxa ou panturrilha (41%), colapso circulatório (8%)
	Pneumotórax[5]	Dor no peito ocorre em quase todos os pacientes e a dispneia é o segundo sintoma mais comum
	Doença intersticial[6]	O sintoma mais comum é a dispneia aos esforços. Crepitações finas inspiratórias persistentes (não desaparecem com tosse) em 80%. Dedos hipocráticos em 25-50%
Cardíaca	Arritmia	Taqui ou bradiarritmia detectadas ao exame físico
	Infarto agudo do miocárdio ou angina[7]	Em cerca de 10% dos infartos, dispneia paroxística ou edema pulmonar é a única manifestação
	Insuficiência cardíaca[8]	Probabilidade ↑ à medida que somam-se fatores: DAC, FA, estase jugular, crepitações, íctus desviado; na IC crônica, crepitações estão frequentemente ausentes Improvável se o ECG é normal
Não cardíaca não pulmonar	Anemia	Palidez cutâneo-mucosa; história de perdas sanguíneas
	Refluxo gastresofágico[9]	Dispneia e tosse pós-prandial
	Distúrbios metabólicos	Cetoacidose, sepse, intoxicação por salicilato ou organofosforados
	Psicogênica	Dispneia episódica. História compatível com distúrbio de ansiedade generalizado, distúrbio do pânico, estresse pós-traumático

[a] Se necessário, teste de broncoprovocação.
[b] Normal em ½ dos casos moderados a graves.
CVF: capacidade vital forçada; DAC: doença arterial coronariana; DPOC: doença pulmonar obstrutiva crônica; ECO: ecocardiografia; FA: fibrilação atrial; FE: fração de ejeção;

ORTOPNEIA	FEBRE	ESTASE JUGULAR	B3 OU B4	SIBILOS	CREPITAÇÃO	MV REDUZIDO	OUTROS SINAIS OU SINTOMAS
				+		±	Piora com β-betabloqueador
±				+	±	+	Idade avançada ± Tabagismo
					±		± Uso de amiodarona e metotrexate, exposição a asbesto
					+		Expectoração copiosa pela manhã
	+				+		
						+	Expansão ↓ e percussão timpânica no hemitórax
	±	±		±			± Imobilidade, cirurgia ou malignidade
±		±	±	±	±		± Hepatomegalia ± Refluxo abdominojugular ± Edema
±		±	±	±	±		Ausência de dor em 1/3 dos pacientes
	±						± Dedos hipocráticos

Fonte: Baseada em AFP 2012, 86:173; AFP 2005, 71:1529.

RADIOGRAFIA DE TÓRAX	DIAGNÓSTICO
Geralmente normal	Asma: espirometria[a] com VEF1 < 0,8 do previsto
Hiperinsuflado; espessamento peribrônquico[b]	Espirometria (VEF1/CVF < 0,7)
Em 7%, infiltrado só após 48 h	Radiografia ou tomografia de tórax
Geralmente anormal, porém inespecífico	Praticamente excluído se dímero-D ou angiotomografia normais
Presença de ar no espaço pleural	Radiografia ou tomografia de tórax
Infiltrado reticular ou alveolar bilateral (normal em poucos doentes)	Tomografia de alta resolução e espirometria
Pode mostrar sinais de congestão	Eletrocardiografia, holter
Pode mostrar sinais de congestão	Eletrocardiografia e/ou troponina/CK-MB
Sem sinais de congestão em 20% dos doentes	ECO (FE normal em 50%); BNP (↑ proporcional ao tipo funcional da NYHA)
Normal	Hemograma
Normal	EDA; pHmetria esofágica
Normal	Glicemia, hemograma, gasometria
Normal	Exclusão de doença orgânica e história compatível

ICC: insuficiência cardíaca congestiva; NYHA: New York Heart Association; VEF1: volume expiratório forçado em 1 segundo.
Fonte: [1] [AJRCCM 2013, 187:347; Chs 1991, 100:1293]; [2] [Capítulo 15]; [3] [Capítulo Pneumonia, seção Pneumologia]; [4] [AJM 2007, 120:871]; [5] [NEJM 2000, 342:868]; [b] [AJRCCM 2000, 161:646], [7] [Angiology 1994, 45:49]; [8] [Circ 2011, 124:2865; JAMA 1989, 261:884; AnEM 2006, 47:13; AHJ 2002, 144:834]; [9] [AFP 2012, 86:173].

14 Derrame pleural

O derrame pleural pode ser detectado em 17% dos pacientes que comparecem ao pronto--socorro (PS) por dispneia e em 20 a 40% daqueles com pneumonia [AJM 2004, 116:363].

SINAIS E SINTOMAS DO DERRAME PLEURAL

O paciente pode ser assintomático ou apresentar dispneia e trepopneia (melhora ao deitar do lado do derrame) com ou sem dor pleurítica (em facada desencadeada por respiração profunda ou tosse, ou dor surda – nem forte nem aguda – localizada na porção inferior e posterior do tórax e, às vezes, referida para abdome ou ombro ipsilateral) e tosse seca [DM 2013, 59:29]. Atrito pleural pode ser ouvido em derrames inflamatórios. Redução do frêmito tátil e macicez à percussão são os achados mais úteis para o diagnóstico clínico [JAMA 2009, 301:309].

CAUSAS DE DERRAMES PLEURAIS

Diferenciar se o derrame é transudativo ou exsudativo é fundamental na identificação de sua etiologia (Tabela 14.1). Para isso, são imprescindíveis a toracocentese e a análise do líquido, descritas a seguir.

TORACOCENTESE

Indicação

Deve-se realizar toracocentese diagnóstica em todo derrame > 10 mm à radiografia em decúbito lateral ou ultrassonografia em pacientes sem insuficiência cardíaca ou com, mas que têm achados atípicos (derrame assimétrico, febre ou dor torácica) [DM 2013, 59:29].

Técnica

A agulha deve ser introduzida rente à borda superior da costela (para evitar lesão do feixe vasculonervoso), acima da nona costela (para evitar punção do diafragma), 10 cm lateralmente à borda da coluna (onde o espaço é maior) [NEJM 2006, 335:e16].

Exames que devem ser solicitados

No líquido pleural

Glicose, DHL, proteínas totais e albumina (tubo seco), colesterol total, LDL colesterol, triglicerídeos e amilase (variável conforme o laboratório, consulte o seu); pH (seringa heparinizada);

pesquisa e cultura de bactérias, fungos e bacilos álcool-acidorresistentes (seringa estéril e frascos de cultura apropriados); citologia com contagem diferencial de células e hematócrito (tubo tratado com EDTA; este último em derrames hemorrágicos); citologia oncótica (preferencialmente, todo o conteúdo evacuado é centrifugado para análise). Na suspeita de lúpus, células LE e FAN. Na suspeita de tuberculose (linfocitose do líquido, esfregaço e cultura negativos), adenosina deaminase (ADA).

TABELA 14.1 Causas de derrames pleurais transudativos e exsudativos

CAUSAS	TRANSUDATOS	EXSUDATOS
Comuns	ICC, cirrose, hipoalbuminemia, diálise peritoneal	Câncer[a], derrame parapneumônico[b], tuberculose, SARA, pleurisia urêmica
Menos comuns	Hipotireoidismo, síndrome nefrótica, estenose mitral, TEP[c], atelectasia, pulmão encarcerado	TEP, artrite reumatoide, lúpus e outras colagenoses, pancreatite, uremia, síndrome pós-lesão cardíaca[d], pulmão encarcerado, abscesso hepático
Raras	Pericardite constritiva, urinotórax, obstrução da veia cava superior, hiperestimulação ovariana[e], síndrome de Meigs[f], fístula cerebrospinal-pleural, sarcoidose, amiloidose, quilotórax, câncer (transudato em < 10%)	Síndrome da unha amarela[g], medicamentos[h], infecção fúngica, pericardite constritiva, obstrução da cava superior, sarcoidose amiloidose, quilotórax

[a] Carcinoma, linfoma, leucemia, mieloma múltiplo, macroglobulinemia de Waldenström, mesotelioma.
[b] pH, glicose e número de polimorfonucleares o diferenciam do empiema pleural.
[c] Pode manifestar-se como transudato, embora geralmente induza exsudato.
[d] Síndrome pós-lesão cardíaca: pericardite decorrente de lesão do pericárdio secundária a infarto (Dressler), pericardiotomia ou trauma; febre (50%) e dor pleurítica (50%) [AJC 2011, 108:1183]; responde a anti-inflamatórios, colchicina e corticosteroides.
[e] Desenvolvimento de múltiplos folículos ovulatórios em decorrência do uso de gonadotrofina para induzir ovulação; induz aumento da permeabilidade capilar com ascite, hipotensão e SARA.
[f] Tumor sólido benigno do ovário induzindo ascite e derrame pleural, que revertem após a ressecção do tumor [NEJM 2003, 349:486].
[g] Unhas amareladas nas mãos e pés, linfedema e manifestações respiratórias; fisiopatogenia desconhecida [AJM 2010, 123:125].
[h] Amiodarona, nitrofurantoína, fenitoína, metotrexate, carbamazepina, procainamida, propiltiouracil, penicilamina, GCSF, ciclofosfamida, bromocriptina.
GCSF: fator estimulador de colônias de granulócitos; ICC: insuficiência cardíaca congestiva; SARA: síndrome do desconforto respiratório agudo; TEP: tromboembolismo pulmonar.
Fonte: Baseada em MCNA 2011, 95:1055; Tho 2003, 58:ii8S.

No sangue

DHL, proteínas totais e albumina, colesterol e hematócrito (este, no derrame hemorrágico).

ANÁLISE DO LÍQUIDO PLEURAL

Alguns testes no líquido pleural e soro permitem diferenciar transudatos de exsudatos (Tabela 14.2). O uso de diuréticos pode elevar a concentração de proteínas no líquido pleural, o que pode induzir a classificação do líquido erroneamente como exsudato. Nesses casos, gradiente proteína sérica – pleural > 3,1 g/dL indica transudato [AJM 2001, 110:681]. Em caso de transudato, a investigação está concluída e sua causa deve ser tratada. Em caso de exsudato, testes adicionais no líquido pleural podem indicar sua etiologia (Tabela 14.3).

Derrame quiloso é branco e rico em triglicerídeos (Tabela 14.3). Pode ser causado por trauma ao ducto torácico ou câncer (mais comumente linfoma). O hemotórax pode decorrer de trauma, coagulopatia e rotura de aorta ou artéria pulmonar. O derrame parapneumônico é exsudativo, mas seu pH, glicose e número de polimorfonucleares não são compatíveis com empiema.

TABELA 14.2 Sensibilidade e especificidade de testes para diagnóstico de exsudato

TESTE	SENSIBILIDADE PARA EXSUDATO (%)	ESPECIFICIDADE PARA EXSUDATO (%)
Critérios de Light (1 ou mais dos 3 seguintes)	98	83
Relação proteína pleural/sérica > 0,5	86	84
Relação DHL pleural/sérico > 0,6	90	82
DHL pleural > 2/3 o limite superior normal no soro	82	89
Proteína pleural > 3 g/dL	90	90
Colesterol pleural > 60 mg/dL	54	92
Colesterol pleural > 43 mg/dL	75	80
Relação colesterol pleural/sérico > 0,3	89	71
Albumina sérica **menos** albumina pleural* ≤ 1,2 g/dL	87	92

* Teste preferido em pacientes utilizando diurético.
DHL: desidrogenase láctica.
Fonte: NEJM 2002, 346:1971.

TABELA 14.3 Testes adicionais para avaliação de exsudatos pleurais

TESTE	RESULTADO	PROVÁVEIS CAUSAS
pH	< 7,30	Empiema, tuberculose, malignidade e pleurisia reumatoide. pH < 7,20 em derrame parapneumônico indica a necessidade de drenagem
Glicose	< 60 mg/dL	Empiema ou derrame parapneumônico complicado, tuberculose, malignidade, rotura esofágica, pleurisia reumatoide ou pleurite lúpica
Amilase	> Que a sérica	Pancreatite aguda, rotura esofágica, malignidade. Raramente, pneumonia, hidronefrose e cirrose
Triglicerídeos	> 110 mg/dL	Sugere quilotórax
Adenosina deaminase	> 35 UI/L	Em derrames com > 50% linfócitos, é virtualmente diagnóstico de tuberculose (*S*, 93%; *E*, 90%)
Hematócrito	1-2% do sérico	Sugere câncer, embolia pulmonar e trauma
	> 50% do sérico	Hemotórax
Células neoplásicas	Presença	Positivo em 50-60% dos derrames malignos
Citologia	Polimorfonucleares	> 50.000/mL usualmente encontrado apenas no empiema; > 10.000 é encontrado no derrame parapneumônico, pancreatite aguda e pleurite lúpica
	Linfocitose	Tuberculose, linfoma, sarcoidose, pleurisia reumatoide crônica, síndrome da unha amarela, quilotórax e carcinomatose (50%)
	Eosinofilia (> 10% das nucleadas)	Pneumotórax, hemotórax, infarto pulmonar, asbestose, infecção fúngica, medicamentos (nitrofurantoína, amiodarona), parasitoses e malignidade (carcinoma e linfoma)
	Células mesoteliais	São visualizadas tanto em transudatos quanto em exsudatos. Contudo, se há mais que 5% destas células, tuberculose é improvável

E: especificidade; *S*: sensibilidade.
Fonte: Baseada em DM 2013, 59:29; AFP 2006, 73:1211; Tho 2003, 58(suppl 2):ii8; NEJM 2002, 346:1971.

OUTROS PROCEDIMENTOS DIAGNÓSTICOS SE A ANÁLISE DO LÍQUIDO FOR NEGATIVA

Após a primeira análise do líquido, cerca de 25% dos pacientes permanecem sem diagnóstico. Nesses casos, é necessário considerar embolia pulmonar, tuberculose ou câncer (3 a 10% dos derrames malignos são transudatos [Mayo 2008, 83:235]). O diagnóstico pode ser difícil na pericardite constritiva (cirurgia cardíaca, infecção ou radiação prévias). Pulmão encarcerado deve ser aventado se houver história de pneumonia, cirurgia torácica, pneumotórax ou hemotórax [Chs 2007, 131:206]. Nesse caso, o fluido é limítrofe entre transudato e exsudato (< 15% do *cut-off*).

Exames de imagem

A radiografia pode mostrar loculações que sugerem derrame parapneumônico, empiema, tuberculose, hemotórax ou tuberculose [DM 2013, 59:29]. A ultrassonografia e a tomografia podem sugerir malignidade (espessamento e nódulos pleurais > 1 cm e > 0,7 a 1 cm, respectivamente; sensibilidade de 40% para cada achado) e loculação [DM 2013, 59:29]. Com a tomografia por emissão de pósitrons, a sensibilidade para detecção de malignidade é de 97% [Chs 2004, 125:489]. A angiotomografia pode propiciar diagnóstico da embolia pulmonar.

Biópsia pleural

Biópsia percutânea tem sensibilidade de 80% para diagnóstico de tuberculose, mas de somente 20% para malignidade [DM 2013, 59:29]. Contudo, o diagnóstico de tuberculose é fortemente sugerido por elevação do ADA no líquido pleural, como descrito na Tabela 14.3, tornando-a desnecessária. Para diagnóstico de malignidade, biópsia guiada por toracoscopia tem sensibilidade de 90% [ERpJ 2001, 18:402].

TRATAMENTO

Nos transudatos, a toracocentese é suficiente na maioria dos casos. A retirada de líquido deve ser continuada até que o paciente desenvolva aperto no peito, dor torácica ou tosse grave. Nos exsudatos, tratar a causa primária e fazer toracocentese esvaziadora [DM 2013, 59:29].

Derrames crônicos ou recorrentes sintomáticos

Podem ser tratados com pleurodese ou toracocentese esvaziadora.

Derrame parapneumônico complicado ou empiema

Derrame ocupando > 1/2 do hemitórax ou com loculação; ausência de melhora clínica após 7 dias de antibioticoterapia; qualquer dos seguintes no líquido pleural: pH < 7,20, glicose < 60 mg/dL, bactérias no esfregaço ou cultura positiva indicam necessidade de drenagem pleural com tubo [DM 2013, 59:29].

Derrame maligno

O tratamento "definitivo" é a pleurodese. Toracocenteses repetidas são reservadas para os seguintes casos: o líquido se reacumula lentamente, pacientes com cânceres que respondem a tratamento, pacientes cuja sobrevida por 3 meses é improvável ou que não podem tolerar a pleurodese [Mayo 2008, 83:235].

15 Doença pulmonar obstrutiva crônica

Engloba o enfisema e a bronquite crônica, que geralmente afetam pessoas na 6ª década de vida, e a asma crônica, que se manifesta em pessoas de todas as idades. A asma só é considerada doença pulmonar obstrutiva crônica (DPOC) quando a obstrução ao fluxo de ar não remite totalmente [AJRCCM 2001, 163:1256].

A progressão da doença é associada ao acúmulo de exsudato intraluminal e infiltrado inflamatório na parede com destruição das pequenas vias aéreas [NEJM 2004, 350:2645].

DIAGNÓSTICO

Epidemiologia e fatores de risco

A prevalência de DPOC aumenta com a idade. Em São Paulo, após os 40 anos, 14% das mulheres e 18% dos homens são afetados pela doença [Lnc 2005, 366:1875]. A prevalência do diagnóstico aumenta particularmente após os 60 anos [Lnc 2011, 378:991].

Entre 25 e 45% dos pacientes, não têm história de tabagismo [Lnc 2009, 374:733]. Outros fatores de risco são: poluição ambiental, história de infecção respiratória baixa de repetição na infância, asma crônica, desnutrição [Lnc 2009, 374:733] e enrugamento facial [Tho 2006, 61:568]. Deficiência genética de alfa-1-antitripsia é altamente correlacionada com a doença [www.goldcopd.org 2013 – livre].

Sinais e sintomas

Os doentes com DPOC não diagnosticada podem apresentar há muitos meses ou anos dispneia, tosse crônica ou produção de escarro [www.goldcopd.org 2013 – livre], que não reconhecem ou não reportam voluntariamente por acreditarem ser consequência esperada do tabagismo, da idade avançada ou do descondicionamento [Mayo 2010, 85:1122]. Por isso, a DPOC é muitas vezes diagnosticada em uma exacerbação aguda, quando a doença já se encontra em fase avançada.

A DPOC leve a moderada não produz alterações no exame físico [Lnc 2004, 364:613]. Os achados mais comuns na DPOC incluem: tórax em tonel, redução da expansão torácica, redução do murmúrio vesicular e tempo expiratório ≥ 4 segundos [J Bras Pneumol 2009, 35:404]. História de chiado (reportado ou auscultado), altura laríngea ≤ 4 cm (do topo da cartilagem tireoide à fúrcula esternal) e expiração prolongada são os únicos achados físicos que têm valor diagnóstico independente [FP 2009, 26:260].

Somente quatro elementos da história e do exame físico são significativamente associados ao diagnóstico da doença [JAMA 2000, 283:1853]:

- Tabagismo > 40 anos-maço (risco relativo positivo, RR+, 7,3; risco relativo negativo, RR–, 0,5).
- Idade > 45 anos (RR+ 2,8; RR– 0,8).

- História de enfisema ou bronquite autorreportada (RR+ 8,8; RR– 0,8).
- Altura laríngea máxima ≤ 4 cm (RR+ 1,3; RR– 0,4).

Presença ou ausência de todos os quatro achados podem confirmar (RR+ 220) ou excluir (RR– 0,13) DPOC.

Exames de imagem

Mesmo na DPOC avançada, a sensibilidade da radiografia é baixa. Os achados são hipertransparência ou acentuação da trama vasobrônquica pulmonar, retificação do diafragma e bolhas > 1 cm [COPD 2007, 4:143]. A tomografia de alta resolução tem maior sensibilidade e especificidade para diagnóstico do enfisema, mas não da bronquite ou asma [ERpJ 2009, 33:536].

Prova de função pulmonar

Fundamental para o diagnóstico e avaliação da gravidade [Mayo 2010, 85:1122], deve ser realizada em todo paciente com tosse e dispneia crônicas, sobretudo se houver exposição a tabaco [AJRCCM 2013, 187:347]. O diagnóstico é confirmado se relação VEF1/CVF < 0,7 [Mayo 2010, 85:1122].

TRATAMENTO

O paciente pode ter a DPOC diagnosticada no pronto-socorro (PS) ou comparecer por exacerbação aguda.

Tratamento da exacerbação aguda da DPOC

O paciente pode comparecer ao PS com uma ou mais de três queixas: tosse mais intensa ou frequente, aumento da quantidade e/ou mudança da cor da expectoração ou piora da dispneia. O tratamento está resumido na Tabela 15.1.

TABELA 15.1 Tratamento da exacerbação aguda da DPOC

INTERVENÇÃO	CONSIDERAÇÕES	RECOMENDAÇÕES
O_2 suplementar	A prioridade é tratar a hipoxemia, mesmo que agrave a hipercapnia	Preferir cateter nasal e máscara de Venturi O objetivo é manter a SaO_2 88-92%
Ventilação não invasiva	Na DPOC exacerbada em hipercapnia, reduz a taxa de intubação e mortalidade	Os modos preferidos são o BPAP e o CPAP + pressão de suporte Ver Capítulo 17
Broncodilatador	ß-2-agonistas + anticolinérgicos é mais eficaz do que cada um isoladamente[1]	Fenoterol (Berotec® 0,25 mg/gta) 5-8 gts 6 x/d + Ipatrópio (Atrovent® 0,025%) 20-40 gts 4-6 x/d
	Aminofilina EV só em casos selecionados, se resposta inadequada aos broncodilatadores de curta ação	Dose de ataque* 6 mg/kg EV em infusão rápida; seguido de: ▪ Não tabagista jovem: 0,7 mg/kg/h por 12 h, seguido de 0,5 mg/kg/h ▪ Tabagista: 1 mg/kg/h por 12 h, seguido de 0,8 mg/kg/h ▪ Idoso: 0,6 mg/kg/h por 12 h, seguido de 0,3 mg/kg/h
Corticosteroide sistêmico[2]	Melhora a função pulmonar e a taxa de sucesso do tratamento	Metilprednisolona 60-125 mg 2-4 x/d, EV, por 7-10 d Prednisona 40-60 mg/d, VO, por 7-10 d
Antibiótico[3]	Indicado em presença de 2 dos 3: piora da dispneia, escarro mais purulento ou mais abundante	Escolha por ordem de gravidade: azitromicina ou amoxacilina-clavulanato; levofloxacin; cefepime; piperacilina-tazobactan
Tratar o fator precipitante[4]	Os principais são infecção (> 50%), embolia pulmonar (20%), isquemia miocárdica e ICC	Considere a realização de radiografia de tórax, hemograma completo, dímero-D e BNP ECG, troponina e CK-MB

* Só fazer dose de ataque se não usou aminofilina ou teofila nas últimas 24 horas.

BIPAP: pressão positiva na via aérea em dois níveis; CPAP: pressão positiva contínua na via aérea; d: dia(s); DPOC: doença pulmonar obstrutiva crônica; h: hora(s); ICC: insuficiência cardíaca congestiva; PaO_2: pressão parcial de O_2; SaO_2: saturação arterial de O_2; VO: via oral; gts: gotas.

Fonte: Baseada em AJRCCM 2013, 187:690, com as referências adicionais [1] [AnEM 1995, 25:470]; [2] [NEJM 1999, 340:1941 – livre]; [3] [AnIM 1987, 106:196]; [4] [Chs 2009, 135:786; Tho 2006, 61:250].

Tratamento de manutenção da DPOC estável

A Tabela 15.2 fornece uma sugestão de tratamento de manutenção com base na gravidade da obstrução ao fluxo aéreo. Em pacientes nos quais não se conhece a prova de função pulmonar, as classes terapêuticas descritas na Tabela 15.1 devem ser progressivamente adicionadas ao esquema, caso persistam sintomáticos [RpC 2009, 54:1040].

TABELA 15.2 Tratamento de manutenção da DPOC estável conforme a gravidade da doença

	% DO VF_1 PREVISTO*			
CLASSES DE MEDICAMENTOS	≥80	50-80	30-50	< 30
Broncodilatador inalatório de curta ação, S/N (na crise) Fenoterol (Berotec® 0,25 mg/gota) 5-8 gts 4/4 h **ou** salbutamol (Aerolin® *spray* 100 μg) 2 inalações 4 x/d + ipatrópio (Atrovent® 0,025%) 20-40 gts 4-6 x/d **ou** Duovent® (fenoterol 100 μg + ipatrópio 40 μg) 1 a 2 doses do aerossol (com intervalo de 2 h) 3 x/d	✓			
Broncodilatador inalatório de longa ação[1], contínuo Formoterol (Fluir®, Foradil®) 12 μg 2 x/d **ou** salmeterol (Serevent®, Dilamax®) 50 μg 2 x/d **e/ou** tiotrópio (Spiriva®) 18 μg 1 x/d		✓		
Corticosteroide inalatório + ß-2- agonista de longa ação[2], contínuo Formoterol + budesonida (Alenia®, Foraseq®, Symbicote®) 12/400 μg 2 x/d **ou** Salmeterol + fulticasona (Seretide®) 50/100, 250 ou 500 μg 2 x/d			✓	✓
Tiotrópio inalatório[3], contínuo (Spiriva®) 18 μg 1 x/d				✓

* VF_1 após uso de broncodilatador.
d: dia; gts: gotas; h: hora(s); S/N: se necessário.
Fonte: Baseada em AJRCCM 2013, 187:690, com inclusão de [1] [ERpJ 2005, 26:214]; [2] [NEJM 2007, 356:775]; [3] [NEJM 2008, 359:1543].

16 Tromboembolismo pulmonar agudo

Tromboembolismo pulmonar agudo (TEP) não tratado é fatal em cerca de 30% dos casos [ArIM 2003, 163:17]. Contudo, diagnosticá-lo não é tarefa fácil, uma vez que o quadro clínico é variável e inespecífico.

FATORES DE RISCO

Um ou mais dos seguintes fatores de risco está presente em 94% dos doentes: repouso no leito $\geq$ 3 dias consecutivos no último mês; viagem $\geq$ 4 horas no último mês; cirurgia $\leq$ 3 meses; câncer; instrumentação venosa central $\leq$ 3 meses; acidente vascular encefálico, insuficiência cardíaca, doença pulmonar obstrutiva crônica, antecedente de TEP [AJM 2007, 120:871].

SINAIS E SINTOMAS

Dispneia súbita, dor torácica e sensação de desmaio inexplicadas são muito sensíveis (96 a 99%) e úteis em selecionar pacientes para testes adicionais [AJRCCM 1999, 159:864]. A frequência das manifestações clínicas nos pacientes com embolia pulmonar é semelhante à daqueles em quem a doença foi suspeitada, mas posteriormente excluída (Tabela 16.1). Muitos não têm dispneia e, nos que a têm, em 18% das vezes seu início não é súbito.

TABELA 16.1 Sinais e sintomas de embolia pulmonar aguda

SINTOMA	%	SINAL	%
Dispneia em repouso ou com exercício	74	Taquipneia	54
Dor pleurítica	44	Taquicardia	24
Tosse	34	Crepitações	18
Ortopneia (2 travesseiros)	28	Hiperfonese da 2ª bulha	15
Dor em panturrilha ou coxa	44	Estase jugular	14
Edema em panturrilha ou coxa	41	Colapso circulatório	8

Fonte: AJM 2007, 120:871.

PROBABILIDADE CLÍNICA DE TEP

As regras de predição de Wells e Genebra têm desempenho semelhante [JTH 2010, 8:957]. Os critérios de Wells modificados são os mais utilizados (Tabela 16.2).

TABELA 16.2 Probabilidade clínica de TEP (critérios de Wells modificados)

VARIÁVEL	PONTOS	ESCORE	PROBABILIDADE
Sinais de TVP (edema ou dor à palpação da perna)	3	**Probabilidade tradicional**	
Outro diagnóstico é menos provável que TEP	3	< 2	Baixa
Frequência cardíaca > 100/min	1,5	2-6	Moderada
Imobilização ≥ 3 dias ou cirurgia nos últimos 30 dias	1,5	> 6	Alta
TVP ou TEP prévios	1,5	**Probabilidade simplificada**	
Hemoptise	1	≤ 4	TEP improvável
Câncer	1	> 4	TEP provável

TVP: trombose venosa profunda.
Fonte: Adaptada de JAMA 2006, 295:172.

EXAMES COMPLEMENTARES

A maioria dos exames tem pouca especificidade. Assim, eles devem ser interpretados com base na probabilidade clínica de TEP (Tabela 16.3). Uma sugestão de investigação de casos suspeitos é descrita adiante, em "Avaliação Diagnóstica".

TABELA 16.3 Interpretação do resultado dos exames conforme a probabilidade clínica de TEP

PROBABILIDADE CLÍNICA*	RESULTADO DO EXAME E INTERPRETAÇÃO CLÍNICA					
	DÍMERO-D (ENZIMAIMUNOENSAIO QUANTITATIVO OU LÁTEX SEMIQUANTITATIVO)		CINTILOGRAFIA PULMONAR		ANGIOTOMOGRAFIA	
< 2	> 500 ng/mL	ND	Cintilografia normal	TEP excluído	Neg	TEP excluído
	< 500 ng/mL	TEP em 0,5-3% (excluído)	Baixa probabilidade	TEP em 4% (excluído)	Pos	TEP em 58%
			Outro resultado	ND		
2-6	> 500 ng/mL	ND	Normal	TEP excluído	Neg	89% sem TEP
	< 500 ng/mL	TEP em 5-8% (excluído)	Outro resultado	ND	Pos	TEP em 92%
> 6	> 500 ng/mL	ND	Cintilografia normal	TEP excluído	Neg	60% sem TEP
	< 500 ng/mL	ND	Outro resultado	ND	Pos	TEP em 96% (confirmado)
			Altamente sugestivo	TEP em 95% (confirmado)		

* Probabilidade clínica tradicional conforme critérios de Wells modificados (Tabela 16.2).
ND: não diagnóstico (combinação não confirma ou exclui TEP); Neg: negativa para TEP; Pos: positiva para TEP; TEP: tromboembolismo pulmonar.
Fonte: Baseada em NEJM 2006, 354:2317; AnIM 2004, 140:589; PIOPED. JAMA 1990, 263: 2753.

Eletrocardiografia

As alterações são muito inespecíficas. Contudo, inversão de ondas T nas precordiais direitas, padrão S1Q3T3 e bloqueio de ramo direito transitório são consistentes com TEP.

Radiografia de tórax

Embora geralmente anormal, não permite diferenciar TEP de outras doenças. Mesmo os achados clássicos – opacidades em cunha com base voltada para pleura (corcova de Hampton), oligoemia (sinal de Westermark) ou proeminência central da artéria pulmonar (sinal de Fleischner) – são pobres preditores de TEP [Rad 1993, 189:133].

Gasometria arterial

Somente 8 a 10% dos pacientes têm gradiente alveoloarterial de O_2 normal ([Idade em anos/4] + 4) [Chs 1995, 107:139].

Troponinas

Elevadas em grande número de pacientes com TEP moderado a grave [ArIM 2002, 162:79], o que pode levar à confusão diagnóstica com infarto miocárdico.

Dímero-D

O valor preditivo negativo do dímero-D de alta sensibilidade (enzimaimunoensaio-padrão, quantitativo rápido ou semiquantitativo) normal (< 500 ng/mL) é de 94% [AFP 2012, 86:913]. Contudo, o exame está elevado em 40 a 68% dos pacientes que não têm TEP (só o exame negativo tem utilidade clínica) [AnIM 2004, 140:589]. Interpretação do resultado requer conhecimento da probabilidade clínica de TEP (Tabela 16.3).

Doppler de membros inferiores

Sua acurácia varia conforme a localização do trombo e a sintomatologia do paciente: na TVP proximal sua sensibilidade é de 89 a 96% quando a doença é sintomática, mas cai para somente 47% na assintomática [AFP 2012, 86:913]. A sensibilidade é menor ainda na TVP de panturrilha. Por isso, a ausência de trombos não afasta TEP. Por sua vez, exame positivo em pacientes com sintomas compatíveis dispensa demais investigações [AFP 2012, 86:913].

Ecocardiografia

Útil somente na suspeita de embolia pulmonar maciça, definida como redução da pressão arterial sistólica para menos de 90 mm Hg ou redução ≥ 40 mmHg do basal por mais de 15 minutos, não explicada por hipovolemia, sepse ou nova arritmia [EHJ 2000, 21: 1301].

Cintilografia pulmonar de perfusão*

Cintilografia de perfusão **normal** virtualmente exclui TEP (sensibilidade de quase 100%). Interpretação dos demais resultados requer combinação com probabilidade clínica da doença (Tabela 16.3).

Tomografia helicoidal com angiografia pulmonar

Tem sensibilidade de 83% e especificidade de 96% para o diagnóstico de TEP [NEJM 2006, 354:2317]. Como todos os outros exames, a acurácia depende da probabilidade clínica de TEP (Tabela 16.3).

Angiotomografia com *multidetector* negativa exclui TEP [Lnc 2012, 379:1835].

Angiografia pulmonar

Considerada o exame definitivo para o diagnóstico de TEP, atualmente é indicada somente se a suspeita clínica de TEP persistir alta apesar dos exames menos invasivos negativos [AFP 2012, 86:913].

* PIOPED. JAMA 1990, 263: 2753.

AVALIAÇÃO DIAGNÓSTICA

Avaliar a probabilidade clínica de TEP (Tabela 16.2) e seguir as etapas:

- Paciente não internado e classificado como probabilidade tradicional de TEP baixa (escore de Wells 0 a 1 ponto, Tabela 16.2): avaliar os oito critérios PERC (*pulmonary embolism rule-out criteria*): idade < 50, frequência cardíaca < 100, saturação de oxi-hemoglobina ≥ 95%, ausência de hemoptise, sem uso de estrogênios, sem antecedentes de TEP ou TVP, sem edema unilateral de perna e sem cirurgia ou trauma requerendo hospitalização nas últimas 4 semanas. Se o paciente apresenta todas essas variáveis, TEP está excluído [AJEM 2008, 26:181]. Se ele não preenche todos os critérios, continuar conforme os seguintes passos.
- Paciente classificado como TEP improvável (escore de Wells ≤ 4 pontos, Tabela 16.2): dímero-D (por enzimaimunoensaio quantitativo rápido ou látex semiquantitativo) < 500 ng/mL ou negativo exclui TEP [JAMA 2006, 295:172].
- Pacientes classificados como TEP provável (escore de Wells > 4 pontos, Tabela 16.2) OU dímero-D > 500 ng/mL: realizar tomografia: positiva confirma TEP e negativa exclui [JAMA 2006, 295:172]. Se a tomografia não for uma opção (por imagem inadequada, radiologista inexperiente ou contraindicação a radiocontraste), pode-se continuar a investigação com cintilografia (interpretação na Tabela 16.3), Doppler de pernas ou angiografia pulmonar.

TRATAMENTO DO TEP

Devido à elevada mortalidade do TEP sem tratamento [ArIM 2003, 163:1711], em pacientes com forte suspeita clínica, pode-se administrar heparina até que a investigação seja concluída. Se a anticoagulação for contraindicada, pode-se considerar filtro de cava inferior (ver a seguir).

Pacientes estáveis hemodinamicamente

Em pacientes estáveis, heparina de baixo peso molecular (HBPM) por via subcutânea (SC) (Tabela 16.4) resulta em menores mortalidade, recorrência da trombose e sangramento do que heparina não fracionada (HNF) endovenosa (Tabela 16.6) [Coch 2010, 9:CD001100]. Fondaparinux (< 50 kg: 5 mg, 50-100 kg: 7,5 mg e > 100 kg: 10 mg por via SC 1 x/dia) tem eficácia e efeitos adversos similares aos da HBPM [Chs 2008, 133:454S]. HNF é preferida se o *clearance* de creatinina ≤ 30 mL/min [Chs 2008, 133:141S]. Um desses medicamentos deve ser iniciado **simultaneamente** à varfarina (varfarina é contraindicada em grávidas).

TABELA 16.4 Heparina de baixo peso molecular no tratamento do TEP

MEDICAMENTO	APRESENTAÇÃO	DOSE
Deltaparina	Fragmin® 0,2 mL com 2.500 ou 5.000 UI	200 UI/kg/dia em 1-2 tomadas, SC
Enoxaparina	Clexane® 20, 40, 60, 80 e 100 mg	1 mg/kg a cada 12 h ou 1,5 mg/kg 1 x/dia, SC
Nadroparina	Fraxiparina TX® 0,6; 0,8 e 1,0 mL	0,1 mL (1.900 UI) para cada 10 kg, 1 x/dia, SC

SC: administração subcutânea.

A varfarina deve ser iniciada com 5 mg/dia e sua dose ajustada a cada 2 a 3 dias, inicialmente, objetivando RNI de 2 a 3. A heparina pode se descontinuada após 5 dias, desde que o RNI esteja em níveis terapêuticos (2 a 3) [Lnc 2012, 379:1835].

Pacientes com baixo risco de morte (índice de gravidade classe I ou II, conforme Tabela 16.5) podem ser tratados ambulatorialmente com enoxaparina 1 mg/kg SC duas vezes/dia e início precoce de varfarina (com objetivo de manter INR 2 a 3) [Lnc 2011, 378:41], com rivaroxaban isoladamente (15 mg VO duas vezes/dia por 21 dias e, então, 20 mg uma vez/dia [EINSTEIN-PE. NEJM 2012, 366:1287]) ou com dabigatran (150 mg VO duas vezes/dia, iniciada após pelo menos 5 a 10 dias de uso da enoxaparina) [NEJM 2009, 361:2342].

TABELA 16.5 Índice de gravidade do TEP agudo[a]

VARIÁVEL	PONTOS ATRIBUÍDOS
Idade	+1 por ano
Sexo masculino	+10
História de câncer ou câncer ativo	+30
Insuficiência cardíaca	+10
Doença pulmonar crônica	+10
Pulso ≥ 110 pulsações/minuto	+20
Pressão arterial sistólica < 100 mmHg	+30
Frequência respiratória ≥ 30 rpm	+20
Temperatura < 36°C	+20
Alteração do estado mental	+60
Saturação arterial de O_2 < 90%[b]	+20

[a] O escore é dado pela soma dos pontos: < 66, classe I; 66-85, classe II; 86-105, classe III; 106-125, classe IV; > 125, classe V.
[b] Com ou sem suplementação de O_2.

Pacientes com instabilidade hemodinâmica

Devem usar heparina não fracionada EV (Tabela 16.6). Necessitam de suporte hemodinâmico e devem ser consideradas trombólise, inserção de filtro de veia cava (ver indicações a seguir) ou cirurgia (hipotensão refratária por falha ou contraindicação da trombólise).

TABELA 16.6 Heparina não fracionada no tratamento do TEP

Dose inicial: 80 UI/kg EV em bolo, seguida por 18 UI (0,18 mL)/kg/h (SG 5% 245 mL + 5 mL de heparina a 5.000 UI/mL)

Ajuste da dose (no primeiro dia, o TTPa é dosado a cada 4-6 h; então, 1 x/dia)

TTPA[a]	BOLO DE HEPARINA VV	AJUSTE DA INFUSÃO[b]
< 35 seg (< 1,5)	80 UI/kg	Aumentar 4 UI (0,04 mL)/kg/h
35-45 seg (1,2-1,5)	40 UI/kg	Aumentar 2 UI (0,02 mL)/kg/h
46-70 seg (1,5-2,3)	—	Manter infusão
71-90 seg (2,3-3,0)	—	Reduzir 2 UI (0,02 mL)/kg/h
> 90 seg (> 3)	—	Parar infusão em 1 h; então, reduzir 3 UI (0,03 mL)/kg/h

[a] Tempo de tromboplastina parcial ativada; se não for possível controlar o TTPa, pode-se administrar a heparina via SC na dose de 333 UI/kg seguida de 250 UI/kg a cada 12 horas.
[b] Ajustes da infusão em mL/kg com base na diluição de heparina sugerida (25.000 UI/250 mL).
EV: endovenosa; h: hora; seg: segundos.
Fonte: Chs 2008, 133:454S.

Suporte hemodinâmico

A expansão plasmática deve ser limitada a 500 a 1.000 mL de soro fisiológico, para evitar estiramento do ventrículo direito e queda da relação oferta/consumo de O_2 [Circ 2005, 112:e28]. Se a hipotensão persistir, iniciar drogas vasoativas. Pelo seu perfil hemodinâmico, uma boa combinação pode ser norepinefrina e dobutamina.

Trombólise

Geralmente, só indicada em casos confirmados de embolia maciça (pressão arterial sistólica < 90 mmHg ou redução ≥ 40 mmHg do basal por mais de 15 minutos, não explicada por hipovolemia, sepse ou nova arritmia) (Tabela 16.7) [Chs 2008, 133:S454]. Se induzir sangramento significativo, devem-se transfundir dez unidades de crioprecipitado e duas unidades de plasma fresco congelado. Pode-se também reverter o efeito da heparina com protamina (1 a 1,5 mg EV para cada 100 UI de heparina).

TABELA 16.7 Trombólise no TEP agudo

MEDICAMENTOS	CONTRAINDICAÇÕES	
Administrar em veia periférica	**Absolutas**	**Relativas**
Alteplase (Actilyse®) 100 mg EV em 2 h **ou**	Antecedente de AVE-H	Diátese hemorrágica
Estreptoquinase (Streptase®) 250.000 UI EV em 30 min; então, 100.000 UI/h por 24 h	Trauma ou cirurgia intracraniana < 2 meses	PAS > 200 ou PAD > 110 mmHg
Considerações	Neoplasia intracraniana ativa	AVE-I < 2 meses
Descontinuar a heparina durante a infusão do trombolítico	Sangramento interno nos últimos 6 meses	Ressuscitação cardiopulmonar
Dosar TTPa ao término da trombólise e, então, a cada 4 h	—	Cirurgia < 10 dias
Reiniciar heparina EV, sem dose de ataque, quando o TTPa < 2 x	—	Trombocitopenia

AVE-H/I: acidente vascular encefálico hemorrágico/isquêmico; EV: endovenosa; h: horas; min: minutos; PAS: pressão arterial sistólica; PAD: pressão arterial diastólica.

Filtro de cava inferior

Indicados na contraindicação absoluta para anticoagulação (ver Tabela 16.7), leito vascular comprometido por embolia pulmonar maciça ou por hipertensão pulmonar tromboembólica crônica (quando nova embolia pode ser fatal) e tromboembolismo recorrente apesar de anticoagulação adequada [Chs 2001, 119:S176].

17 Ventilação não invasiva (VNI) com pressão positiva

Além de evitar as complicações associadas à ventilação mecânica (VM), a VNI tem efeito favorável na mortalidade de pacientes com insuficiência respiratória aguda [RpC 2013, 58:950]. Por isso, um teste de VNI deve ser sempre considerado caso o paciente não necessite de intubação de emergência e na ausência de contraindicações. Não retardar o procedimento, pois seu início precoce está associado a melhor desfecho clínico [Chs 2005, 128:3790]. Seguir as etapas:

1. Avaliar a presença de contraindicações à VNI [AJRCCM 2001, 163:288]:

- encefalopatia grave (escore de coma de Glasgow ≤ 10);
- hemorragia digestiva alta grave;
- instabilidade hemodinâmica ou arritmia cardíaca instável;
- deformidade, trauma ou cirurgia facial ou neurológica;
- obstrução de vias aéreas superiores;
- incapacidade de cooperar ou proteger vias aéreas;
- incapacidade de clarear secreções;
- alto risco para aspiração.

Na ausência de contraindicações, passar à etapa 2.

2. Parâmetros de ventilação não invasiva.

A redução do trabalho respiratório ocorre de modo mais eficaz quando a VNI é associada à pressão de suporte e pressão positiva no final da expiração (PEEP) [Lnc 2009, 374:250]. Além disso, a ventilação com pressão de suporte permite ao paciente determinar a frequência respiratória e a duração da inspiração e da expiração, resultando em melhor sincronia paciente-ventilador do que no modo a volume, além de possibilitar a compensação de vazamentos. Utilizar os parâmetros a seguir, definidos por consenso internacional [AJRCCM 2001, 163:288]:

- cabeceira elevada em ângulo $> 30°$;
- iniciar com disparo espontâneo com frequência de resgate, pressão inspiratória entre 8 e 12 cmH_2O e pressão expiratória de 3 a 5 cmH_2O;
- aumentar gradualmente a pressão inspiratória conforme tolerado (até 20 cmH_2O), objetivando alívio da dispneia, ↓ frequência respiratória, ↑ volume corrente e boa sincronia paciente-ventilador;

- fornecer O_2 suplementar para manter saturação de $O_2 > 90\%$;
- considerar sedação leve em pacientes agitados;
- monitorar a gasometria dentro de 1 a 2 horas e conforme a necessidade.

3. Avaliar a resposta ao teste de VNI.

Se não ocorrer melhora clínica e gasométrica após 0,5 a 2 horas de VNI, iniciar ventilação mecânica invasiva [Diretrizes Brasileiras de Ventilação Mecânica 2013 – livre na internet].

4. Desmame da ventilação não invasiva.

Pode ser realizado por redução progressiva dos níveis de pressão positiva, por aumento progressivo do tempo sem a VNI ou uma combinação de ambos.

18 Ventilação mecânica invasiva

Faz parte do plano de contingência hospitalar manejar pacientes críticos no pronto-socorro até a disponibilidade de vaga em unidade de terapia intensiva. Por isso, o emergencista deve ser proficiente em ventilação mecânica (VM). Ventilação mecânica com pressão positiva **não invasiva** é descrita em capítulo à parte. Ela é comprovadamente eficaz em pacientes com descompensação aguda da asma ou doença pulmonar obstrutiva crônica (DPOC), edema de pulmão cardiogênico e insuficiência respiratória aguda em imunocomprometidos [RpC 2013, 58:950]. Contudo, pode ser tentada em qualquer situação de insuficiência respiratória aguda, desde que não existam contraindicações (ver Capítulo 17).

INDICAÇÕES DE VENTILAÇÃO MECÂNICA INVASIVA

Seu início não deve ser postergado até que a parada cardíaca ou respiratória seja iminente. Limites de pH, PCO_2 e PO_2 não podem ser recomendados para indicar a intubação [RpC 2002, 47:249]. Deve ser baseada no julgamento clínico, mas as situações seguintes podem indicar por que ela é necessária:

- hipoxemia grave, apesar de suplementação de oxigênio, ou hipercapnia aguda, especialmente se há alteração do estado mental. Alguns sinais físicos sugerem insuficiência respiratória grave, como alternância entre respirações torácicas e abdominais e movimento abdominal paradoxal;
- necessidade de proteção de vias aéreas (escore de coma de Glasgow ≤ 8);
- oclusão de vias aéreas superiores, sugerida por estridor;
- hiperventilação terapêutica em casos de hipertensão intracraniana.

PRINCÍPIOS BÁSICOS

Modo ventilatório**

Descreve a forma como a fase inspiratória (insuflação de ar nos pulmões) é iniciada (disparo). Os modos mais utilizados na prática clínica são **assistido-controlado, SIMV** (sigla em inglês para ventilação mandatória intermitente sincronizada) e **pressão de suporte** [AJRCCM 2008, 177:170]. No primeiro, o esforço inspiratório do paciente dispara um volume de ar ou uma pressão positiva pré-selecionados (assistido), que também são acionados automaticamente pelo ventilador se o

** EMCNA 2008, 26:849.

paciente não gera esforço após um tempo predeterminado (controlado). No modo SIMV, o ventilador fornece o volume corrente ou a pressão inspiratória preestabelecidos com uma frequência respiratória pré-selecionada de forma sincronizada com o esforço inspiratório do paciente. Ventilações acima da frequência programada são permitidas, mas são espontâneas (geralmente auxiliadas por uma pressão de suporte) e entremeiam os ciclos mandatórios. Na ausência de esforço do paciente, só ocorrem as ventilações mandatórias. No modo **pressão de suporte**, o ventilador fornece uma pressão pré-selecionada e constante somente quando o paciente inicia a respiração (o fluxo inspiratório é livre). O volume corrente será consequência do esforço respiratório do paciente, da pressão de suporte administrada e da complacência e resistência pulmonares. Quanto maior a pressão de suporte, maior o volume corrente e menor o trabalho respiratório do paciente.

Ciclagem

Indica o mecanismo que termina a fase inspiratória. Isso pode ocorrer depois que: todo o volume corrente pré-selecionado for liberado (**ciclagem a volume**), uma pressão predeterminada for atingida (**ciclagem à pressão**), o fluxo caia abaixo de determinada taxa (**ciclagem a fluxo**, na ventilação a pressão de suporte) ou após um tempo inspiratório pré-selecionado (**ciclagem a tempo**,

TABELA 18.1 Comparação técnica entre os modos ventilatórios mais comuns

PARÂMETROS	ASSISTIDO-CONTROLADA (A/C)	
	VOLUME CONTROLADO (VCV)	PRESSÃO CONTROLADA (PCV)
Ciclagem	Quando VC predeterminado é atingido	Quando o tempo inspiratório programado é atingido
Volume corrente	Regulado pelo médico	Depende (em parte) da pressão programada
Tempo inspiratório[b]	Depende da relação VC/fluxo (regulado pelo médico em alguns aparelhos)	Regulado pelo médico
FR total	Pré-selecionada + espontânea	Pré-selecionada + espontânea
Fluxo inspiratório	Regulado pelo médico	Livre
Tempo de subida[c]	Regulável em alguns aparelhos	Regulável em alguns aparelhos
Pausa inspiratória[b]	Regulada pelo médico	Regulada pelo médico
Onda de fluxo[d]	Selecionada pelo médico	Desacelerada
Vantagens	Garante o VC; impede VCs excessivos	Compensa vazamentos; minimiza a pressão de pico inspiratório
Desvantagens	Pode gerar auto-PEEP; o VC é fixo, o que pode gerar assincronia	O VC não pode ser garantido; potencial de hipo ou hiperventilação
Indicações	Indicado para suporte ventilatório pleno (paciente sedado)	

[a] Em alguns aparelhos, a percentagem de fluxo que induz ciclagem pode ser ajustada, o que muda o TI e pode melhorar a sincronia. Se a complacência, o VC e o TI estiverem altos, como na DPOC, deve-se aumentar o percentual do pico de fluxo que induz a ciclagem (para > 25%). Isso diminui o VC e o TI. Se a complacência, VC e TI forem reduzidos, como na SARA, deve-se abaixar o percentual do pico de fluxo para ciclagem, o que aumenta o VC [CCM 2003, 31:2604].

[b] Relação I:E = (tempo inspiratório + pausa inspiratória)/tempo expiratório; se a complacência e o VC forem elevados, como na DPOC, redução do TI diminui o VC. Se forem baixos, como na SARA, deve-se aumentar o tempo inspiratório

[c] Determina a velocidade do aumento do fluxo (VCV) ou da pressão (PCV ou CPAP + PS); se muito curto, pode causar desconforto; se longo, pode resultar em baixo VC (PCV) ou em necessidade de maior pressão (VCV).

como no modo pressão controlada) [RpC 2011, 56:73]. Antes da transição da inspiração para a expiração, pode-se programar uma **pausa inspiratória**, o que pode melhorar as trocas gasosas.

A Tabela 18.1 apresenta uma comparação técnica entre os modos ventilatórios mais usados.

COMPLICAÇÕES DA VENTILAÇÃO MECÂNICA

Barotrauma

Pressões intrapulmonares elevadas (pressão de pico e de platô) podem romper alvéolos e causar pneumotórax, pneumomediastino e enfisema subcutâneo [ICM 2004, 30:612].

Lesão pulmonar induzida pelo ventilador

VM com volume ou pressão excessivos produz hiperdistensão do tecido pulmonar, o que pode agravar a lesão parenquimatosa inicial [AJM 2005, 118:584]. Na lesão pulmonar aguda e na síndrome da angústia respiratória aguda (SARA), atelectasia e edema reduzem o tecido aerado. Por isso, mesmo ventilação com baixos volumes correntes pode levar a hiperinsuflação [AJRCCM 2007, 175:160]. Nessas situações, o estudo ARDSNet mostrou significativa redução da mortalidade com uso de volume corrente de 6 mL/kg de peso predito e manutenção da pressão de platô menor que 30 cm de água [NEJM 2000, 342:130].

SIMV		
VOLUME CONTROLADO	PRESSÃO CONTROLADA	CPAP + PS
Quando VC predeterminado é atingido	Quando o tempo inspiratório programado é atingido	Quando o fluxo cai abaixo de certo limite[a]
Regulado pelo médico	Depende (em parte) da pressão programada	Depende (em parte) da PS programada
Depende da relação VC/fluxo (regulado pelo médico em alguns aparelhos)	Regulado pelo médico (ciclos mandatórios)	Livre
Mandatórias + espontânea	Mandatórias + espontânea	Livre
Regulado pelo médico	Livre	Livre
Regulável em alguns aparelhos	Regulável em alguns aparelhos	Regulável em alguns aparelhos
Regulado pelo médico	Regulada pelo médico	—
Selecionável	Desacelerada	Desacelerada
Garante o VC; melhores sincronia e preservação muscular, e menos auto-PEEP que o A/C	Melhores sincronia e preservação muscular, e menos auto-PEEP que o A/C	Menor risco de assincronia; compensa a resistência de tubos finos
O VC mandatório é fixo (assincronia); maior esforço muscular que o A/C	O VC não pode ser garantido; maior esforço muscular que o A/C	O VC não é controlado; pode ser mal tolerado na asma ou DPOC
Desmame ventilatório na transição entre os modos assistido-controlado e CPAP + PS		Desmame do ventilador

Se a pressão de pico for elevada, por exemplo, devido a broncoespasmo, a redução do tempo de subida aumenta o VC. No modo CPAP em situações de baixa complacência (SARA), redução do tempo de subida diminui o trabalho respiratório [CCM 2003, 31:2604].

[d] Constante (permite monitoração da mecânica respiratória), ascendente, descendente (propicia melhor distribuição do ar insuflado) e sinusoidal. Cada forma de onda de fluxo produz uma curva de pressão e de volume características.

A/C: modo assistido-controlado; CPAP: pressão positiva contínua em vias aéreas; DPOC: doença pulmonar obstrutiva crônica; FR: frequência respiratória; PS: pressão de suporte; SARA: síndrome da angústia respiratória aguda; TI: tempo inspiratório; VC: volume corrente.

Estudos experimentais sugerem que a abertura e o fechamento repetitivos de alvéolos também podem produzir lesão parenquimatosa, o chamado "atelectrauma". Valores de pressão positiva no final da expiração (PEEP) suficientemente altos para evitar estas atelectasias cíclicas (*open-lung ventilation*) poderiam minimizar este fenômeno [Amato et al. NEJM 1998, 338: 347]. Em uma metanálise recente de pacientes com SARA ($PaO_2/FiO_2 < 200$), PEEP altos associaram-se à melhor sobrevida [JAMA 2010, 303:865].

Hipotensão arterial sistêmica

O aumento da pressão intratorácica reduz o retorno venoso e, consequentemente, o débito cardíaco, causando hipotensão. Existe uma relação inversa entre os valores do PEEP e os da pressão arterial [CCM 2010, 38:802]. O efeito é maior em presença de hipovolemia e de disfunção do ventrículo direito.

REGULAGEM DO VENTILADOR NA SALA DE EMERGÊNCIA

Pacientes com insuficiência respiratória aguda (p. ex., pneumonia) ou crônica (p. ex., DPOC) que iniciam VM na sala de emergência requerem suporte ventilatório pleno até melhora da lesão pulmonar ou da fadiga muscular. Nessas situações, o melhor modo é o assistido-controlado a volume (Tabela 18.1). A regulagem inicial é descrita na Tabela 18.2.

TABELA 18.2 Regulagens iniciais da ventilação assistido-controlada ciclada a volume

PARÂMETRO	CONSIDERAÇÕES	REGULAGEM NA EMERGÊNCIA
Regulagens e medidas que melhoram a oxigenação		
FiO_2	FiO_2 elevada (> 50%) apresenta efeito tóxico ao parênquima pulmonar quando aplicada por longos períodos. Outras regulagens, sobretudo o PEEP, auxiliam na sua redução	Iniciar com 100% e reduzir para o mínimo possível que mantenha a saturação arterial de $O_2 \geq 90\%$
PEEP[a]	PEEP recruta volume pulmonar. Pode produzir hipotensão, por redução do retorno venoso, sobretudo se há hipovolemia [Chs 2005, 128: 592s]. Deve ser aplicado com cautela na hipertensão intracraniana, na hipotensão e na fístula broncopleural	Iniciar com 5-10 cmH_2O. Após a estabilização hemodinâmica, ajustar conforme recomendações da Tabela 18.3
Ventilação alveolar	É o produto da FR × (VC – espaço morto). Essas regulagens são discutidas adiante	5-10 L/min
Tempo inspiratório	O alargamento do tempo inspiratório aumenta a pressão média de vias aéreas e a oxigenação, reduz a pressão de pico por diminuição do fluxo inspiratória, mas pode causar auto-PEEP	Em geral 0,8-1,4 seg (10-80% do ciclo respiratório, 60/FR)
Manobra de recrutamento alveolar	Colapso do parênquima causa *shunt* intrapulmonar. Recrutamento pode ser definido por $PaO_2 + PaCO_2 \geq 400$ mmHg [*AJRCCM* 2006, 174:268]. Após a manobra, o PEEP deve ser selecionado no ponto de inflexão inferior da curva pressão-volume + 2 cmH_2O, o que evita recrutamento cíclico	Sedação profunda, FiO_2 100%, pressão controlada de 15 cmH_2O, FR 12 rpm, aumentar PEEP em incrementos de 5 cmH_2O por 40 seg até o máximo de 45 cmH_2O
Regulagens e medidas para controle do CO_2		
Volume corrente	O VC deve ser gradualmente reduzido se o limite de pressão de platô for ultrapassado (Tabela 18.3). Na ausência de hipertensão intracraniana ou instabilidade hemodinâmica, pode-se tolerar pH arterial de até 7,15 (hipercapnia permissiva)	Depende da causa da insuficiência respiratória (Tabela 18.3)

TABELA 18.2 *Continuação*

PARÂMETRO	CONSIDERAÇÕES	REGULAGEM NA EMERGÊNCIA
Regulagens e medidas para controle do CO_2		
Frequência respiratória	Pode ser aumentada até 60 rpm para controlar a hipercapnia permissiva ou reduzida até 8 rpm para controle do auto-PEEP	Em geral 8-14 (ver Tabela 18.3)
Pausa inspiratória	Gerada quando o fluxo de gás é mantido em zero por > 0,5 seg. Quanto maior a pausa, maior a eliminação de CO_2 [Clin Physiol Funct Imaging 2007, 27:2]	10-30% do ciclo respiratório (60/FR)
Instilação de gás traqueal	Indicado se o pH < 7,15 após aumento da FR para 30 rpm, se o aumento da FR é limitado pelo desenvolvimento de auto--PEEP ou se a administração de bicarbonato é contraindicada	Iniciar com 3 L/min e aumentar até o máximo de 5 L/min
Regulagens de segurança		
Pressão de pico	Quando elevada, induz hiperdistensão e lesão pulmonar. Esta pressão pode ser elevada por DPOC, estados de baixa complacência, tubo orotraqueal estreito e fluxo inspiratório alto	Deve ser limitada a 40 cmH_2O
Pressão de platô	É gerada quando se aplica uma pausa inspiratória. Reflete a pressão transalveolar. VCs elevados aumentam essa pressão, o que causa estiramento alveolar e pode sobrepor lesão iatrogênica a um pulmão já doente	< 30 cmH_2O na SARA e limitação do fluxo expiratório < 35 cmH_2O em outras patologias
Regulagens que melhoram o conforto e a sincronia		
Sensibilidade do disparo[b]	A sensibilidade do disparo deve ser regulada para impedir autodisparo, quando muito baixa; ou grande trabalho muscular para que ocorra, quando alta. Auto-PEEP, tubo orotraqueal estreito, obstrução de vias aéreas e parênquima rígido dificultam o disparo	Disparo com pressão negativa de –1 a –2 cm H_2O ou fluxo de 2L/min (fluxo basal de 10 L/min) [CCM 2000, 28:579]
Fluxo inspiratório	Na doença obstrutiva das vias aéreas, deve-se ventilar com altas taxas de fluxo para maximizar o tempo expiratório. Fluxo baixo pode causar assincronia, mas sua elevação aumenta a pressão de pico e a FR	Regular como recomendado na Tabela 18.3 e ajustar para adequar a demanda do paciente por fluxo
Ciclagem	A ciclagem é determinada pela relação VC/fluxo inspiratório (= tempo inspiratório). É necessário ajustar o tempo inspiratório a demanda do doente	Deve-se manter a relação I:E de 1:3-5 na doença obstrutiva da vias aéreas e de 1:2-3 nas demais

[a] O auto-PEEP, assim como o PEEP aplicado, produz efeitos hemodinâmicos desfavoráveis e aumenta o esforço para disparar os ciclos assistidos ou espontâneos. Sua presença pode ser inferida quando a curva de fluxo não regressa à linha de base antes da inspiração seguinte. Ventiladores novos medem automaticamente o auto-PEEP.

[b] Disparo a fluxo é geralmente mais sensível (reduz assincronia).

FiO_2: fração inspirada de O_2; DPOC: doença pulmonar obstrutiva crônica; FR: frequência respiratória; PEEP: pressão positiva no final da expiração; rpm: respirações por minuto; SARA: síndrome da angústia respiratória aguda; VC: volume corrente.

Fonte: Construída com base em EMCNA 2008, 26:849; NEJM 2001, 344:1986; Chs 1993, 104:1833 - livre e referências citadas na tabela.

Alguns parâmetros ventilatórios, contudo, sofrem grande influência da causa da insuficiência respiratória. Uma sugestão para sua regulagem está descrita na Tabela 18.3.

EMERGÊNCIAS VENTILATÓRIAS

Assincronia ("briga com o ventilador") e/ou dessaturação durante a VM devem ser prontamente avaliadas. Antes de aprofundar a sedação de um paciente em assincronia com o ventilador, regular a sensibilidade do disparo, o volume corrente e o fluxo inspiratório. Em presença de ventilação inadequada com dessaturação, seguir as orientações contidas na Tabela 18.4. Dessaturação à oximetria pode decorrer de redução da perfusão periférica.

SEDAÇÃO E ANALGESIA

Após a intubação, é necessário manter hipnose e analgesia adequadas [CCM 2002, 30:119]. Para esses fins, podem-se usar, respectivamente, o propofol 1% (puro, 7 a 20 mL/hora) e o fentanil (puro, 3 a 8 mL/hora) (doses para adultos de 70 kg). Ambos possuem ação curta, o que permite interromper a infusão para reavaliação neurológica.

TABELA 18.3 Parâmetros iniciais da ventilação assistido-controlada ciclada a volume de acordo com a causa da insuficiência respiratória

PARÂMETROS	DOENÇA PARENQUIMATOSA PULMONAR[a]	ASMA E DPOC	OUTRAS SITUAÇÕES[b]
Volume corrente[c]	6 mL/kg de peso ideal[d]	6 mL/kg de peso ideal[d]	6-8 mL/kg de peso ideal[d]
Pressão de platô[e]	< 30 cmH_2O (nos graves, < 40)	< 35 cmH_2O	< 35 cmH_2O
Frequência respiratória[c]	15-20 resp/min[f]	8-12 resp/min	15 resp/min
Fluxo inspiratório[g]	30-60 L/min	40-60 e 60-100 L/min	60 L/min
Relação inspiração: expiração[h]	1:2-1:3	1:3-1:5	1:2-1:3
PEEP	10-24 cm H_2O[i]	5-10 cm H_2O[j]	5-10 cm H_2O

[a] SARA, lesão pulmonar aguda, pneumonia, contusão pulmonar.

[b] Doença neuromuscular, coma, intoxicação, insuficiência cardíaca, trauma e sepse (sem SARA ou lesão pulmonar aguda).

[c] O volume minuto normal (VC × FR) é de 5 a 10 L/min. Na hipertensão intracraniana, o VC e a FR devem ser ajustados para manter a $PaCO_2$ 35-40 mmHg.

[d] Peso ideal: para homens, 50 + [0,91 × (altura em cm – 152,4)]. Para mulheres, 45,5 + [0,91 × (altura em cm – 152,4)].

[e] Depende do VC e PEEP selecionados.

[f] Se necessário, aumentar a FR até 30 respirações/minuto para manter o pH > 7,25.

[g] Se o esforço inspiratório do doente é insuficiente para disparar o ventilador, o fluxo deve ser aumentado. Mas isso aumenta a FR.

[h] O tempo inspiratório é dado pela relação VC/fluxo inspiratório, ou seja, ele aumenta quando se eleva o VC ou se reduz o fluxo. Dividindo 60 seg pela FR, teremos a janela de tempo. Para uma relação de 1:2, 1/3 da janela deve ser o tempo inspiratório e 2/3 o tempo expiratório.

[i] O PEEP aplicado pode ser: 2 cmH_2O acima do ponto de inflexão inferior da curva pressão-volume, aquele que induz a melhor complacência estática (VC/pressão de platô – PEEP) [CCM 2002, 30:963], o maior possível para atingir pressão de platô de 28 a 30 cmH_2O [JAMA 2008; 299:646] ou com base na combinação aceitável de FiO_2 e PEEP recomendada no estudo ALVEOLI (FiO_2/PEEP: 0,3/12-14; 0,4/14-16; 0,5/16-20; 0,6-0,7/20; 0,8/20-22; 0,9/22; 1,0/22-24) [NEJM 2004, 351:327].

[j] Na asma e na DPOC, PEEP extrínseco (aplicado) menor que 85% do auto-PEEP (não intencional) pode reduzir esse último por abrir as vias aéreas estreitadas melhorando a limitação de fluxo expiratório.

DPOC: doença pulmonar obstrutiva crônica; FR: frequência respiratória; min: minuto; PEEP: pressão positiva no final da expiração; resp: respirações; SARA: síndrome da angústia respiratória aguda; VC: volume corrente.

Fonte: Construída com base em Diretrizes Brasileiras de VM 2013 – livre na internet e referências citadas na tabela.

TABELA 18.4 Causas e conduta na dessaturação durante a VM

PARÂMETROS	CAUSAS	CONDUTA
Pressões de pico e de platô aumentadas (redução da complacência)	Pneumotórax, edema pulmonar grave, atelectasia, pneumonia, hiperinsuflação, pressão intra-abdominal elevada (ascite, síndrome compartimental)	Desconectar o paciente do ventilador e ventilá-lo com ambu a 100% de O_2*; exame físico do tórax e do abdome, radiografia, tomografia ou ultrassonografia de tórax
Pressão de pico elevada e de platô normal (aumento da resistência)	Obstrução ao fluxo de ar no circuito do ventilador, no tubo orotraqueal (p. ex., migração ou acotovelamento) ou em vias aéreas (p. ex., rolha de muco ou broncoespasmo)	Desconectar o paciente do ventilador e ventilá-lo com ambu a 100% de O_2*; examinar o circuito e a posição da cânula, aspirar a cânula, auscultar e radiografar o tórax (p. ex., atelectasia)
Pressões de pico e de platô baixas ou normais	Vazamento na tubulação do ventilador, *cuff* do tubo orotraqueal ou da traqueostomia furados; defeito no ventilador; fístula traqueoesofágica	Desconectar o paciente do ventilador e ventilá-lo com ambu a 100% de O_2*; examinar o circuito e o *cuff* da cânula; na suspeita de fístula traqueoesofágica, tentar locar o *cuff* abaixo da fístula

* Se a dessaturação e o desconforto desaparecerem com ventilação manual, o problema é a regulagem do ventilador ou o próprio aparelho.

Fonte: Clin Chest Med 1994, 15:55; Am Rev Respir Dis 1988, 138:458.

Seção IV

Gastrenterologia e hepatologia

19 Ascite

IDENTIFICAÇÃO DA ASCITE

História e exame físico

A ascite deve ser suspeitada em pacientes com queixa de aumento da circunferência abdominal e doenças associadas a sua formação.

Ela é improvável em pacientes sem edema de tornozelo (7%) [JAMA 1992, 267:2645]. Macicez móvel dos flancos tem sensibilidade de 83% e especificidade de 56% [JAMA 1992, 267:2645]. A manobra mais específica é a detecção de onda líquida (90 a 100%) [DDS 2007, 52:3307].

Imagem

A presença de ascite é confirmada por paracentese efetiva e/ou ultrassonografia [Hep 2009, 49:2087].

ANÁLISE DO LÍQUIDO ASCÍTICO

Indicações de paracentese*

- Diagnóstico etiológico da ascite.
- Para afastar peritonite bacteriana espontânea (sem foco intra-abdominal aparente) ou secundária (p. ex., perfuração de víscera oca ou abscesso; representa 5% das peritonites [JHep 2010, 52:39]) em todo cirrótico hospitalizado (ocorre em 10 a 30% desses doentes) ou com deterioração clínica, em ascíticos com febre, dor abdominal, confusão mental, sinais de irritação peritoneal, leucocitose ou piora da função renal.
- Alívio da dispneia, desconforto torácico e abdominal ou anorexia em pacientes com ascite tensa (paracentese terapêutica, de grandes volumes).

Riscos e complicações da paracentese

Complicações são extremamente raras (0,19%), mesmo em presença de coagulopatia e/ou trombocitopenia. Por isso, mesmo essas situações não são indicações formais para transfusão profilática de plasma fresco [JAMA 2008, 299:1166]. Vazamento persistente de líquido ascítico pelo sítio da punção ocorre em 5% dos doentes [CGeH 2009, 7:906].

* DDS 2007, 52:3307.

As únicas contraindicações absolutas são coagulação intravascular disseminada e hiperfibrinólise. Gravidez, distensão intestinal gasosa intensa e antecedentes de cirurgia abdominal/pélvica extensa são contraindicações **relativas** à realização de paracentese não guiada por ultrassonografia [DDS 2007, 52:3307].

Técnica da paracentese

Deve ser realizada após antissepsia e com técnica estéril. O paciente deve ser posicionado em decúbito dorsal ou levemente girado para o lado que será puncionado. O sítio de punção preferido é 2 a 4 cm acima e medialmente à espinha ilíaca anterossuperior esquerda, onde a parede abdominal é mais fina e a bacia mais profunda [NEJM 2006, 355:e21; LI 2005, 25:984].

Testes no líquido ascítico e interpretação

Os testes que devem ser realizados no líquido ascético e sua interpretação são apresentados na Tabela 19.1.

TABELA 19.1 Interpretação dos exames do líquido ascítico

EXAMES	RESULTADO	ETIOLOGIA/CONSIDERAÇÕES
Contagem global e diferencial de células	PMN ≥ 250 células/mm³	Peritonite bacteriana espontânea (deve ser tratada)
	N° alto de linfócitos	Tuberculose, fungos, carcinomatose, câncer hematológico
	Hemácias > 50.000/mm³	Cirrose, malignidade, carcinomatose, insuficiência cardíaca
Gram e cultura[a]	1 único microrganismo	Se PMN ≥ 250 células/mm³, confirma PBE
		Se PMN < 250 células/mm³, não tratar, repetir paracentese em 24 horas
	Múltiplos organismos	Peritonite secundária (perfuração de víscera oca)
Albumina	GSAA ≥ 1,1 g/dL	Hipertensão porta (ascite cardíaca ou hepática)
	GSAA < 1,1 g/dL	Ascite inflamatória, nefropatia e desnutrição
Proteína total	< 2,5 g/dL e GSAA < 1,1 g/dL	Enteropatia perdedora de proteína, nefropatia, desnutrição
	≥ 2,5 g/dL e GSAA < 1,1 g/dL	Ascites malignas, carcinomatosas, tuberculosas, pancreáticas, PBS
Glicose	< 50 mg/dL	Sugere PBS (especialmente se proteína > 1 g/dL e/ou DHL > limite superior da normalidade) e carcinomatose peritoneal
Amilase	> 1.000 UI/L	Indica ascite pancreática
Triglicerídeos	> 200 mg/dL	Ascite quilosa (câncer, tuberculose, cirrose e outras[b])
Citologia oncótica	Positiva	Em cerca de 60% das ascites malignas e 97% das carcinomatosas

[a] Inoculação de 10 mL do líquido em frascos de hemocultura aumenta a positividade de 50 para 80% se os PMN ≥ 250 células/mm³.

[b] Anormalidades linfáticas, linfangioleiomiomatose, pancreatite, pericardite constritiva, disfunção do ventrículo esquerdo, síndrome nefrótica, colagenose [JACS 2011, 212:899]. Ascite com colesterol > 48 mg/dL tem acurácia de 92% em diferenciar ascite maligna da cirrótica.

GSAA: gradiente soroascítico de albumina (albumina sérica – albumina do líquido ascítico em g/dL); PBE: peritonite bacteriana espontânea; PBS: peritonite bacteriana secundária; PMN: polimorfonucleares.

Fonte: Construída com base em DDS 2007, 52:3307.

ABORDAGEM DIAGNÓSTICA DA ASCITE NO PRONTO-SOCORRO

A cirrose causa cerca de 80% das ascites. A maioria dos casos restantes deve-se a câncer (10%) e a doenças não hepáticas [NEJM 1994, 330:337]. A investigação etiológica é descrita na Tabela 19.2.

TABELA 19.2 Investigação diagnóstica da ascite

INVESTIGAÇÃO INICIAL		CAUSAS PROVÁVEIS	CONSIDERAÇÕES CLÍNICAS E DIAGNÓSTICAS
Gradiente soro – ascítico de albumina ≥ 1,1 g/dL	Estase jugular ou BNP elevado	Insuficiência cardíaca	Dispneia aos esforços ou em posição supina; sugerida por achados à radiografia de tórax e/ou ecocardiografia [Circ 2009, 119:e391]
		Hipertensão pulmonar	Dispneia aos esforços e fadiga; definida por pressão média na artéria pulmonar > 25 mmHg (induz ICD); idiopática ou secundária (p. ex., DPOC ou TEP crônico) [JACC 2009, 54:S55]
		Pericardite constritiva	Dispneia aos esforços e fadiga; pulso paradoxal[a], sinal de Kussmaul[b] e anasarca; TC e RM podem sugerir o diagnóstico [Lnc 2004, 363:717]; BNP é geralmente baixo
	Sem estase jugular e BNP não elevado	Cirrose hepática	Diagnóstico sugerido por estigmas da hepatopatia crônica[c]; US, TC e RM são insensíveis, mas específicas [Lnc 2008, 371:838]
		Hepatite alcoólica	Febre, icterícia, telangiectasia, hepatomegalia; relação TGO/TGP > 2 e seus valores < 500 UI/L [CLD 2006, 10:219]
		Síndrome de Budd-Chiari	Dor no hipocôndrio direito e hepatomegalia; US, TC e RM podem confirmar o diagnóstico [AnIM 2009, 151:167]
		Trombose da veia porta	Sangramento por varizes de esôfago e esplenomegalia; US, TC e RM confirmam o diagnóstico [Neth J Med 2009, 67:46]
		Mixedema	Apatia, constipação, intolerância ao frio, bradicardia; confirmado se TSH elevado e T4 livre baixo [SMJ 2004, 97:490]
Gradiente soro – ascítico de albumina < 1,1 g/dL	Proteína do líquido ascítico < 2,5 g/dL	Enteropatia perdedora de proteína	O diagnóstico deve ser considerado na hipoalbuminemia sem má nutrição, cirrose ou perda renal de proteínas; é confirmado pelo *clearance* de alfa-1 antitripsina [AJGe 2010, 105:43]
		Síndrome nefrótica	Diagnóstico confirmado por proteinúria > 3 g/24 horas
	Proteína do líquido ascítico ≥ 2,5 g/dL	Malignidade	Citologia do líquido ascítico é positiva em cerca de 60% das ascites malignas e 97% das carcinomatosas [DDS 2007, 52:3307]
		Tuberculose peritoneal	Dor e distensão abdominal; ascite linfocítica; US ou TC: linfadenopatia, espessamento do omento ou mesentério, massa pélvica; diagnóstico: biópsia peritoneal, PCR ou ADA (> 39 UI/L) do líquido ascítico [SMJ 2009, 102:57]
		Ascite pancreática[d]	Indicada por amilase no líquido ascítico > 1.000 UI/L [AJGe 2003, 98:568]

[a] Redução da pressão arterial sistólica > 10 mmHg com respiração profunda.

[b] Ausência de redução da amplitude jugular na inspiração profunda.

[c] Icterícia, telangiectasia, eritema palmoplantar, ginecomastia, esplenomegalia, *caput medusae*, sopro de Cruveilhier-Baumgarten, asterixe.

[d] Rotura de pseudocisto, pancreatite aguda ou crônica (esta é responsável por 95% dos casos), trauma abdominal fechado ou por faca e armas de fogo, após esplenectomia ou nefrectomia esquerda [GeH 2007, 3:362].

ADA: adenosina deaminase; BNP: peptídeo natriurético tipo B; DPOC: doença pulmonar obstrutiva crônica; ICD: insuficiência cardíaca direita; PCR: reação em cadeia da polimerase; RM: ressonância nuclear magnética; TC: tomografia computadorizada; TEP: tromboembolismo pulmonar; US: ultrassonografia.

TRATAMENTO DA ASCITE

Ascite secundária a cirrose hepática

Seu tratamento é discutido no Capítulo 22.

Ascite maligna

Tratamento sintomático

A ascite pode ser controlada com paracentese terapêutica a cada 1 a 2 semanas, drenagem por cateter permanente tunelizado conforme a necessidade e/ou diureticoterapia (espironolactona e furosemida; na relação de 100 mg:40 mg, especialmente eficaz se a ascite decorre de metástases hepática ou se o gradiente soro – ascítico de albumina é ≥ 1,1 g/dL) [Curr Treat Options Oncol 2008, 9:215].

Tratamento direcionado ao tumor

Na carcinomatose decorrente de tumor de ovário e nos cânceres de apêndice ou colorretal com metástase limitada a peritônio, cirurgia citorredutora e quimioterapia intraperitoneal podem ser tentadas [Crit Rev Oncol Hematol 2011, 79:144]. Em outros tumores, quimioterapia e/ou anticorpos contra alvos biológicos (catumaxomab e bevacizumab) pode retardar a necessidade de paracenteses subsequentes.

Ascite pancreática

Enquanto alguns sugerem reparação imediata do ducto pancreático obstruído ou lesado por via endoscópica ou cirúrgica [JCGe 2004, 38:795; AJGe 2003, 98:568], outros sugerem um tratamento escalonado, como descrito a seguir.

Inicialmente, tentar o tratamento conservador, composto por dieta com 1.500 a 2.000 kcal/dia via sonda nasoenteral e octreotide, 100 a 200 μg via subcutânea (SC) três vezes/dia [Ge Clin Biol 2007, 31:686]. Se após 3 semanas ainda houver necessidade de paracentese de alívio, pode-se tentar pancreatografia retrógrada endoscópica com esfincterotomia pancreática de 5 mm e implante de *stent* de 7 Fr (que é removido em 3 a 6 semanas) [JGeH 2009, 24:1198]. Na falha, está indicada reparação cirúrgica do ducto pancreático principal.

Ascite quilosa

Sempre que possível, o tratamento deve ser direcionado à causa básica (ver causas na Tabela 19.1). As medidas aparentemente mais eficazes para ascite quilosa de causa clínica ou pós-operatória são dieta sem gordura e uso de octreotide [DDS 2009, 54:1783]. Lesão traumática identificada por linfangiografia ou linfocintilografia pode ser reparada por via laparoscópica [AS 2011, 77:507].

20 Icterícia

É crítico diferenciar no pronto-socorro (PS) se a icterícia tem uma causa clínica ou decorre de obstrução mecânica ao fluxo biliar. Retardo em corrigir essa última pode resultar em colangite, sepse e insuficiência renal aguda.

CLASSIFICAÇÃO E ETIOLOGIA DAS ICTERÍCIAS

Para fins práticos, é útil determinar se a icterícia decorre da elevação plasmática predominante de bilirrubina direta ou indireta.

Hiperbilirrubinemia predominantemente indireta

Aumento plasmático predominante da bilirrubina indireta (> 85%) pode decorrer de sua maior produção por destruição de hemácias, por deficiência de captação ou conjugação hepática e, raramente, por redução da oferta de bilirrubina aos hepatócitos (insuficiência cardíaca grave e *shunt* portossistêmico) (Tabela 20.1) [JAAPA 2011, 24:44]. A bilirrubina indireta circula ligada à albumina, o que impede sua filtração pelos glomérulos renais. Assim, na hiperbilirrubinemia indireta não ocorre colúria [LI 2008, 28:592]. Nos estados de hiperprodução (hemólise), a maior excreção de bilirrubina direta no intestino induz maior síntese de urobilinogênio. Parte desse urobilinogênio é absorvida para o plasma, o que aumenta sua excreção na urina, e o que permanece no intestino é convertido em estercobilina, que causa hipercolia fecal.

A hemólise pode cursar com elevação significativa da bilirrubina direta em vigência de doença hepática subjacente, sepse, toxicidade por medicamentos ou quando a quantidade de bilirrubina gerada excede a capacidade de excreção canalicular (crise hemolítica aguda ou após transfusão sanguínea maciça) [JAAPA 2011, 24:44].

Hiperbilirrubinemia direta e indireta associadas

A elevação de ambas as bilirrubinas pode resultar de obstrução dos canalículos biliares por edema na doença hepatocítica (hepatite e cirrose) ou das vias biliares na colestase (intra ou extra-hepática). Na segunda hipótese, o aumento da concentração de bilirrubina direta (já conjugada) nos hepatócitos induz seu transporte de volta para o plasma [Hep 2003, 38:374]. Como a bilirrubina direta é solúvel em água, ela é filtrada pelos capilares glomerulares, o que causa colúria (normalmente, não há bilirrubina detectável na urina) [LI 2008, 28:592]. Como pouca bilirrubina direta chega ao intestino, reduz-se a formação de estercobilina e as fezes são acólicas (pálidas). A lesão hepatocítica pode resultar em excesso de urobilinogênio urinário, devido à incapacidade hepática de reexcretar o urobilinogênio reabsorvido no intestino.

A doença hepatocítica cursa com elevação significativa de aminotransferases (TGO e TGP). Na colestática, geralmente, a fosfatase alcalina e a gama GT estão elevadas > 5 vezes o limite superior da normalidade (Tabela 20.2).

TABELA 20.1 Hiperbilirrubinemia predominantemente indireta

	CAUSAS	ACHADOS CLÍNICOS	LABORATÓRIO
Superprodução	Hemólise[a] [AFP 2004, 69:2599]	Rápido início de palidez e anemia; história de cálculos biliares pigmentados; prótese valvular aórtica; esplenomegalia; uso de certos medicamentos[b]	Indícios de hemólise: esferocitose; ↑ DHL e ↓ haptoglobina (especificidade de 90%); ↑ reticulócitos[c]; Coombs direto (+) (autoimune) Com função hepática normal, a BI não excede 4 mg/dL
Superprodução	Reabsorção de hematomas [SJS 2004, 93:176]	História de trauma; distúrbios de coagulação; hematomas	Hematomas à ultrassonografia e à tomografia computadorizada
Captação deficiente	Insuficiência cardíaca grave [JR Soc Med 2005, 98:357]	Dispneia aos esforços; estase jugular, crepitações finas em bases pulmonares, hepatomegalia, edema	Elevação de BNP; congestão pulmonar à radiografia; disfunção ventricular esquerda sistólica ou diastólica à ecocardiografia
Captação deficiente	Medicamentos [Drug Metab Rev 2008, 40:511]	Irinotecan, levotiroxina, atorvastatina, rifampicina, enalapril, metotrexate, sinvastatina	A hiperbilirrubinemia resolve-se 48 horas após a interrupção do medicamento
Conjugação deficiente	Síndrome de Gilbert (afeta 3-10% da população) [IMAJ 2001, 3:593]	Icterícia intermitente em adultos jovens, de resolução espontânea; autossômica recessiva Suscetibilidade à toxicidade de medicamentos que sofrem glicoronidação[d]	Diagnóstico presuntivo: TGO, TGP e FA normais; BI basal < 3 mg/dL, que pode elevar-se (< 6 mg/dL) durante doença febril, exercício, dieta com 400 kcal/dia Pode ser confirmada por mutação UGT1A1
Conjugação deficiente	Síndrome de Crigler--Najjar tipo II (síndrome de Arias) [J Dig Dis 2008, 9:89]	Doença rara; herança autossômica recessiva; icterícia persistente Só metade tem icterícia na infância Raramente esses doentes experimentam *kernicterus*	TGO, TGP e FA normais; BI entre 6-20 mg/dL (pode elevar-se para 40 mg/dL durante jejum ou outro estresse) A BI reduz > 25% com uso de fenobarbital (50-150 mg/dia) ou clofibrato

[a] Defeitos intrínsecos das hemácias (p. ex., anemia falciforme; talassemia); anticorpos contra hemácias (anemia hemolítica autoimune; reação transfusional; medicamentos); hiperesplenismo; válvula protética aórtica com mau funcionamento; microangiopática (púrpura trombocitopênica trombótica/síndrome hemolítica urêmica); associada à infecção.

[b] Cefalosporina, penicilina, inibidores de ß-lactamase, metildopa, procainamida, quinidina, carboplatina, cisplatina, ribavirina, AINH, mitomicina, bleomicina, gencitabina [Drug Metab Rev 2008, 40:511].

[c] Contagem absoluta de reticulócitos (CAR) = número de hemácias (/microL) ÷ 100 × % de reticulócitos (normal de 25.000 a 75.000/microL); contagem de reticulócitos corrigida = CAR ÷ tempo de maturação dos reticulócitos (1; 1,5; 2; ou 2,5 com hematócrito de 45; 35; 25; e 15%, respectivamente) (ocorre reticulocitose se > 75.000/microL).

[d] Paracetamol, morfina, oxazepam, amitriptilina, diflunisal, zidovudina, etc.

BI: bilirrubina indireta; BNP: peptídeo natriurético cerebral; FA: fosfatase alcalina.

TABELA 20.2 Hiperbilirrubinemia direta e indireta associadas

a	CAUSAS	ACHADOS CLÍNICOS	LABORATÓRIO
Doença hepatocelular	Hepatite viral[1]	Na aguda, icterícia e/ou dor no hipocôndrio direito Na cirrose, prurido, esplenomegalia, ascite, edema e encefalopatia. Em ambas as formas, na hepatite B, pode haver febre, *rash*, artralgia e artrite	IgM anti-HAV (+) (hepatite A); anti-HBc (+) e/ou HBs-Ag (+) (hepatite B)[b]; anti-HCV (+) e/ou HCV PCR (+) (hepatite C)
Doença hepatocelular	Hepatite alcoólica[2]	Febre, anorexia; desnutrição, telangiectasias, eritema palmar, hepatomegalia dolorosa, sopro sobre o fígado; ascite	Relação TGO/TGP > 2 e seus valores < 500 UI/L; leucocitose
Doença hepatocelular	Esteato-hepatite não alcoólica[3]	Entidade caracterizada por esteatose e inflamação História de diabetes, obesidade e/ou hiperlipidemia (em 88% dos casos) Assintomática na maioria dos doentes	TGO e TGP ↑ (90%); relação TGO/TGP < 1; RNM pode excluir esteatose[c] (*S*, 90%) e TC pode confirmá-la (*E*, 100%)

TABELA 20.2 *Continuação*

a	CAUSAS	ACHADOS CLÍNICOS	LABORATÓRIO
Doença hepatocelular	Hepatite autoimune[4]	Pode ocorrer em qualquer idade Assintomática ou manifesta-se por hepatite aguda, artralgia e prurido; podem ocorrer hepato e esplenomegalia Pode associar-se a outras doenças autoimunes	**Escore (pontos):** IgG (1 se > LSN; 2 se > 1,1 x LSN), FAN e aAML (1 se 1:40; 2 se ≥ 1:80); biópsia (1 se compatível; 2 se típica); ausência de hepatites B e C (2) 6 pontos: provável; ≥ 7 pontos: definitivo
	Hepatopatia isquêmica ou congestiva[5]	Ocorre na sepse ou ICC graves (esses representam 1,2% dos casos de icterícia)	TGO e TGP muito elevadas na isquêmica; FA pode elevar-se
	Doença de Wilson[6]	Autossômica recessiva; manifesta-se entre 3-55 anos Tipicamente, manifesta-se por hepatite aguda ou crônica na adolescência e sintomas neuropsiquiátricos no adulto jovem	Ceruloplasmina < 20 mg/dL, anel de Kayser-Fleischer e cobre urinário > 40 μg/24 horas confirmam a doença; se 1 desses for negativo, são necessários outros testes[d]
Colestase intra-hepática	Medicamentos[7]	Alopurinol, amiodarona, amoxicilina/clavulanato, anabolizantes hormonais, cimetidina, clorpromazina estrogênio, halotano, isoniazida; rifampicina, etc.	Elevação de transaminases; Coombs indireto (+) pode indicar presença de autoanticorpos
	Cirrose biliar primária[8]	Em 95% das vezes, ocorre em mulheres > 30 anos Apresenta-se comumente por fadiga e prurido, hiperpigmentação, hepatomegalia e xantomas	Diagnosticada se ocorrerem 2 dos 3: ↑ FA, anticorpo antimitocôndria (+) (em 95%) e biópsia com lesão hepática típica
	Síndrome de Stauffer[9]	Colestase paraneoplásica reversível	Câncer de rim, próstata, ginecológico ou linfoproliferativo
	Doenças infiltrativas	Tuberculose, sarcoidose, amiloidose	Exames específicos para as doenças
	Síndromes de Dubin-Johnson e Rotor[10]	Síndromes genéticas; distribuição igual em homens e mulheres; assintomáticas; curso benigno Contraceptivos orais, doenças intercorrentes e gravidez podem aumentar a hiperbilirrubinemia	FA, GGT e transaminases normais; ↑ de BD e BI (50%:50%) < 5 mg/dL Cerca de 70% da coproporfirina excretada na urina é do tipo I
Obstrução biliar	Coledocolitíase[e]; câncer de colédoco, cabeça de pâncreas ou ampola de Vater	Ocorrem em idosos Dor no hipocôndrio direito/epigástrica ou icterícia indolor (50% dos cânceres), prurido, perda de peso (cânceres), náuseas e vômitos	Inicia-se com US ou TC com contraste EV. Dependendo do resultado, CPRE ou CPRM[11] ↑ CA 19-9 (câncer biliar ou pancreático)
	Colangite esclerosante[12]	Estenose idiopática de ductos biliares intra e extra--hepáticos; 70% em homens, por volta dos 40 anos Manifesta-se inicialmente por fadiga e prurido Associa-se à colite ulcerativa em 90% dos casos	ANCA-p (+) (30-80%) Diagnóstico: demonstração dos estreitamentos por CPRE ou CPRM

[a] A classificação não é exata devido à variabilidade de apresentação dessas doenças. A doença hepatocelular caracteriza-se por transaminases > 500 UI/L e FA < 3 vezes o normal; na colestática, transaminases geralmente < 200 UI/L e FA > 4 a 5 vezes o normal [JAAPA 2011, 24:44].

[b] Anti-HBc (+), HBs-Ag (–), anti-HBs (–): podem indicar recuperação de infecção aguda pelo vírus B, imunidade distante ao vírus B com baixos níveis de anti-HBs não detectados, ou níveis indetectáveis de HBs-Ag no soro com infecção crônica pelo vírus B.

[c] Presença de esteatose não indica associação obrigatória à inflamação e fibrose (esteato-hepatite), mas sua ausência afasta a entidade.

[d] No Wilson hepático, a ausência de qualquer desses achados laboratoriais é indicação de biópsia hepática com quantificação do cobre. No Wilson neurológico, biópsia é indicada somente se o anel de Kayser-Fleischer estiver ausente; teste molecular é indicado só se a ceruloplasmina for ≥ 20 mg/dL; a doença será excluída se os três testes citados na tabela forem negativos [Hep 2008, 47:2089].

[e] Um cálculo impactado no cístico pode causar distensão da vesícula com compressão do ducto biliar extra-hepático induzindo icterícia (síndrome de Mirizzi).

aAML: anticorpo antimúsculo liso; BD: bilirrubina direta; BI: bilirrubina indireta; CPRE: colangiopancreatografia retrógrada endoscópica; CPRM: colangiopancreatografia por ressonância magnética; *E*: especificidade; FA: fosfatase alcalina; GGT: gama GT; ICC: insuficiência cardíaca congestiva; LSN: limite superior da normalidade; RNM: ressonância nuclear magnética; *S*: sensibilidade; TC: tomografia computadorizada; US: ultrassonografia.

[1] [APF 2010, 81:1351; NEJM 2008, 359:1486]; [2] [CLD 2006, 10:219]; [3] [Hep 2003, 37:917; JACS 2008, 206:480]; [4] [JHep 2009, 50:1210; Hep 2008, 48:169]; [5] [JR Soc Med 2005, 98:357; Wien Klin Wochenschr 2010, 122:129]; [6] [Hep 2008, 47:2089]; [7] [Pharmacogene Genomics 2007, 17:403]; [8] [Hep 2009, 50:291]; [9] [CGeH 2003, 1:480]; [10] [BPRCGe 2010, 24:555]; [11] [Gastroint Endosc 2010, 71:1]; [12] [Hep 2010, 51:660; Rad 2010, 256:387].

AVALIAÇÃO DO PACIENTE ICTÉRICO NO PS

A etiologia pode tornar-se aparente com dados da história (p. ex., uso de álcool ou medicamentos indutores de hiperbilirrubinemia [Tabelas 20.1 e 20.2]) ou do exame físico (sinais de hepatopatia crônica; hiperpigmentação e xantomas na cirrose biliar primária, sinal de Curvoisier no câncer de colédoco ou cabeça do pâncreas). A Tabela 20.3 apresenta uma sugestão para investigação inicial da icterícia no PS.

TABELA 20.3 Investigação diagnóstica inicial da icterícia

Exames iniciais: Bilirrubinas; FA e GGT; TGO e TGP; TP e albumina; DHL e hemograma; na hiperbilirrubinemia mista, US ou TC

BD/BT	FA, GGT	TGO, TGP	TP, ALB	IMAGEM	PROVÁVEL ETIOLOGIA
< 20-30%	N	N	N	N	Hemólise, hematoma, síndromes de Gilbert ou Crigler-Najjar
30-60%	N	N	N	N	Síndrome de Dubin-Johnson e Rotor
30-60%	↑ (< 3 x LSN)	↑ (> 200-500 UI/L)	N, ↓	N, hepatomegalia, fibrose	Hepatites viral, alcoólica, autoimune ou isquêmica; esteato-hepatite não alcoólica; doença de Wilson; cirrose
30-60%	↑↑ (> 4-5 x LSN)	↑ (< 300 UI/L)	N	N	Medicamentos, cirrose biliar primária, síndrome de Stauffer, doenças infiltrativas
30-60%	↑↑ (> 4-5 x LSN)	↑ (< 300 UI/L)	N	Colédoco com calibre > 6 mm	Coledocolitíase, cânceres de colédoco, cabeça de pâncreas ou ampola de Vater; colangite esclerosante

alb: albumina; BD/BT: relação das bilirrubinas direta e total; FA: fosfatase alcalina; GGT: gama GT; LSN: limite superior da normalidade; N: normal; TC: tomografia computadorizada; TP: tempo de protrombina; US: ultrassonografia.

Fonte: Tabelas 20.2 e 20.3.

TRATAMENTO DAS SÍNDROMES ICTÉRICAS

Icterícia é um sinal de doença, e não uma doença em si. O tratamento é direcionado à causa subjacente (suspensão da medicação implicada, tratamento da insuficiência cardíaca ou síndrome hemolítica, etc.). O tratamento da obstrução mecânica da via biliar é urgente em vigência de sinais de colangite.

Síndromes de Gilbert, Dubin-Johnson, Rotor e Crigler-Najjar tipo II

As três primeiras não necessitam de tratamento específico [BPRCGe 2010, 24:555]. Na síndrome de Gilbert, a icterícia resolve-se espontaneamente e sua prevenção consiste no pronto tratamento de doenças febris e em evitar situações estressantes (jejum prolongado, exercícios físicos extenuantes). Esses pacientes correm risco maior de efeito tóxico de certos medicamentos (irinotecam, atazanavir, indinavir, genfibrozil, ezetimibe, estatinas, etinilestradiol, buprenorfina, ibuprofeno e cetoprofeno, interferon + ribavirina) [BPRCGe 2010, 24:555].

Pacientes com a síndrome de Crigler-Najjar tipo II raramente experimentam *kernicterus*. Assim, exceto por razões estéticas, o tratamento pode ser desnecessário. O grau de icterícia pode ser reduzido pelo uso de fenobarbital (50 mg de 1 a 3 vezes/dia) [DLD 2009, 41:375].

Esteato-hepatite não alcoólica

Em 10 a 20% dos casos, a fibrose progride e muitos podem evoluir para doença hepática terminal [Ge 2012, 142:1592]. A melhora da lesão histológica foi obtida com redução do peso [Hep 2010, 51:121], tratamento da dislipidemia [Lnc 2010, 376:1916] e vitamina E 800 UI/dia [NEJM 2010, 362:1675].

Hepatite autoimune

Na ausência de contraindicações, o tratamento é recomendado nas seguintes situações: transaminases > 10 vezes o limite superior da normalidade, transaminases ≥ 5 vezes o limite superior da normalidade + gama GT ≥ 2 vezes o limite superior da normalidade, e/ou histologia mostrando ponte de necrose ou necrose multilobular [Hep 2010, 51:2193]. A American Association for the Study of Liver Diseases (AASLD) recomenda tratamento com prednisona (60 mg/dia) ou associação de prednisona (30 mg/dia) + azatioprina (50 mg/dia) [Hep 2010, 51:2193].

Doença de Wilson

As alterações neuropsiquiátricas e hepáticas podem ser revertidas com remoção do cobre depositado e prevenção de que se reacumule. O primeiro objetivo é obtido com D-penicilamina, 250 mg/dia, com incrementos semanais da mesma ordem, até 500 mg 2 a 3 vezes/dia (Cuprimine®, cápsulas, 250 mg) ou trientina, 750 a 1.500 mg/dia em 2 a 3 doses (importado, Syprine®, cápsulas, 250 mg) [Hep 2008, 47:2089]. O segundo, com baixa dose desses medicamentos, ou zinco oral (acetato de zinco, 50 mg três vezes/dia) e evitando-se alimentos ricos em cobre (fígado, rim e mariscos; feijões e ervilhas; castanhas, nozes e frutas secas; cogumelos; trigo; chocolate e cacau [Hep 2008, 47:2089]).

Cirrose biliar primária

O único tratamento modificador da doença é o ácido ursodesoxicólico, 13 a 15 mg/kg/dia, em doses divididas às refeições e antes de dormir (Ursacol®, comprimidos, 50 e 150 mg) [Hep 2009, 50:291]. O prurido refratário pode ser tratado com colestiramina, 4 a 16 g/dia, às refeições [AJGe 2007, 102:1528]; e a fadiga debilitante, com modafinil 100 a 200 mg/dia [DDS 2009, 54:2242].

Colangite esclerosante primária

As recomendações baseiam-se no guia da AASLD [Hep 2010, 51:660]. Não existem medicamentos capazes de modificar a evolução da doença. Na colangite recorrente, é recomendada a antibioticoprofilaxia (p. ex., minociclina, 100 mg duas vezes/dia; ou metronidazol). O prurido refratário pode ser tratado com colestiramina, 4 a 16 g/dia, às refeições [AJGe 2007, 102:1528]. Em vigência de estreitamentos dominantes, pode-se tentar dilatação endoscópica, com ou sem implante de *stent*. Deve-se realizar ultrassonografia anual da vesícula biliar para flagrar câncer.

21 Diarreias agudas

Definem-se por duração ≤ 14 dias. Constituem-se em uma das queixas mais comuns no pronto-socorro (PS). Embora geralmente sejam leves e autolimitadas, casos mais graves podem ser fatais, sobretudo em idosos [CID 2001, 32:331].

ETIOLOGIA DAS DIARREIAS AGUDAS

A maioria é de etiologia viral (coprocultura positiva em somente 1,5 a 5,6%) [CID 2001, 32:331]. Contudo, na diarreia grave (≥ 4 episódios, ≥ 3 dias e febre, vômito ou mialgia) > 80% das vezes há crescimento de bactérias [CID 1996, 22:1019] (Tabela 21.1).

Em poucos casos, a diarreia pode fazer parte do quadro de abdome agudo (diverticulite, apendicite, isquemia mesentérica aguda) [JGeH 2002, 17:S54], doença inflamatória intestinal, ou decorrer de enterite induzida por medicamentos (antibióticos, antiácidos, colchicina, álcool, anti-inflamatórios não hormonais [Gut 2003, 52:260]).

TABELA 21.1 Achados clínicos e laboratoriais das diarreias infecciosas

ACHADOS CLÍNICOS E LABORATORIAIS	PACIENTES COM DIARREIA CAUSADA PELO PATÔGENO, %				
	Rotavírus [1]	*Salmonella* sp	*Shigella* sp	*Campylobacter* sp	*E. coli* O157:H7[a]
Período de incubação	1-3d	1-3 d	1-2 d	2-5d	1-8 d
Febre	5-14	71-91	58-100	53-83	16-45
Dor abdominal	10-34	55-74	75-100	48-100	84-92
Tenesmo		—	55-96	—	Raro
Fezes com sangue		5-34	25-51	< 1-37	21-97
Náuseas e/ou vômitos	12-31	52-55	62-100	0-50	37-49
Leucócitos fecais					
> 50/CGA	—	—	60-69	—	—
Qualquer n°/CGA	—	11-82	85-95	25-80	42-65
Diagnóstico definitivo	EIE ou PCR	CPC, HMC	CPC	CPC	CPC, sorologia

[a] *E. coli* entero-hemorrágica, também chamada de produtora de toxina Shiga.

[b] Cryptosporidium e cyclospora também são associados à perda de peso (75% e 91% dos casos, respectivamente); cyclospora é associado à fadiga intensa em até 92% dos casos.

[c] Esteatorreia em 70%.

[d] O laboratório deve ser alertado para pesquisa (microscopia) específica desses agentes.

ABORDAGEM DAS DIARREIAS AGUDAS

Em imunocompetentes, a maioria das diarreias agudas não inflamatórias (definição na Tabela 21.2, sobretudo nas notas) é autolimitada (metade se resolve em 1 dia) e não requer investigação laboratorial [NEJM 2004, 350:38].

Em algumas situações clínicas, os exames são recomendados (Tabela 21.2):

- Diarreia inflamatória (febre, tenesmo ou sangue nas fezes), que tem maior probabilidade de patógenos invasivos (Tabela 21.1).
- Imunodeficiência ou comorbidades sistêmicas (na infecção por HIV, teste para Microsporidia, *Mycobacterium avium*, Salmonella, Shigella, Campylobacter, *E. coli* O157:H7 – toxina Shiga (+) e toxinas A e B de *C. difficile*).
- Desidratação grave.
- Uso recente de antibióticos (recomendado teste para *C. difficile*).
- Duração > 7 a 14 dias.

TRATAMENTO ANTIMICROBIANO DAS DIARREIAS AGUDAS

Uso de antibióticos deve ser judicioso. Tratamento da salmonelose leve pode aumentar as recidivas, enquanto certos antibióticos podem induzir síndrome hemolítica urêmica na diarreia por *E. coli* O157:H7 [CID 2001, 32:331].

1. Tratamento antimicrobiano é comprovadamente útil em certas situações [JCGe 2013, 47:12] (Tabela 21.3):

- Colera, shigelose e febre tifoide e paratifoide (*Salmonella typhi* e *Salmonella paratyphi*).
- Disenteria induzida por Campylobacter ou Salmonella não tifoide com curso persistente em imunodeprimidos.
- Amebíase invasiva.
- Giardíase sintomática (anorexia, perda de peso e diarreia persistente).

Clostridium difficile toxigênico	*Yersinia* sp	*Entamoeba histolytica*[2]	*Cryptosporidium parvum*[b]	*Cyclospora species*[c][b]	*S. aureus* (toxina pré-formada)[3]	*Giardia lamblia*[4]
—	1-2 d	2 d-4 s	2-28 d	1-11 d	1-6 h	1-4 seg
28	68	< 40	57-85	54	18	10-15
22	65	80	50-84	75-84	77	70
—						
—	26	Frequente	≤ 15			c
—	38,5		48-69	27-71	86	70
—					—	
28-40	48	28			—	
Pesquisa toxina específica	CPC	PPF	Micro[d], EIE, PCR	Micro[d]	Clínico	PPF

CPC: coprocultura; d: dias; EIE: enzimaimunoensaio; HMC: hemocultura; h: horas; Micro: microscopia; PCR: reação em cadeia da polimerase; PPF: protoparasitoscopia das fezes; seg: segundos.

Fonte: Construída com base em [CID 2001, 32:331; MMWR Recomm Rep 2001, 50(RR-2):1 – livre] com informação adicional das referências [1] [AnIM 2012, 157:621]; [2] [Trop Biomed 2011, 157:621]; [3] [MMWR Morb Mortal Wkly Rep 2013, 62:1026 – livre]; [4] [JID 1974, 130:319; Am J Epidemiol 1991, 133:402].

TABELA 21.2 Abordagem diagnóstica e terapêutica das diarreias agudas

PADRÃO	AGENTES MAIS COMUNS	CONDUTA RECOMENDADA
Gastrenterite[a] Vômitos proeminentes, diarreia aquosa discreta; pode haver febre	Mais comumente viral (rotavírus, norovírus e outras caliciviroses); ou infecção alimentar por toxina pré-formada (*S. aureus* e *Bacillus cereus*) ou metais pesados	Na ausência de desidratação importante, não é necessário coletar exames Re-hidratação VO, preferentemente, ou EV Antieméticos Racecadroxil (Tiorfan®) 200 mg inicialmente seguidos de 100 mg após cada evacuação diarreica [Gut 1992, 33: 753 – livre]
Diarreia não inflamatória[b] Diarreia líquida sem sangue ou muco; febre ausente ou baixa	Pode ser causada por virtualmente qualquer patógeno entérico (bactérias, vírus ou parasitas), mas é um sintoma clássico de: *E. coli* enterotoxigênica Giárdia *Vibrio cholerae* Vírus entéricos (rotavírus, adenovírus entérico, norovírus e outras caliciviroses) Cryptosporidium *Cyclospora cayetanensis*	Na ausência de desidratação, não é necessário laboratório Re-hidratação VO, preferentemente, ou EV Medicação antissecretora ↓ a duração em 1 dia (racecadroxil – Tiorfan®): 200 mg inicialmente seguidos de 100 mg após cada evacuação diarreica [Gut 1992, 33: 753 – livre][d] Probióticos podem ↓ a duração [Coch 2010, (11):CD003048] Considerar antibióticos (cipro por 5 dias[e]) se $\geq$ 65 anos, desidratação, sepse ou história de viagem recente
Diarreia inflamatória[c] Fezes com sangue ou muco; tenesmo; dor abdominal forte; febre alta	Geralmente infecciosa: Shigella *Campylobacter* sp Salmonella *E. coli* enteroinvasiva *E. coli* êntero-hemorrágica *Yersinia enterocolitica* *Entamoeba histolytica* Doença inflamatória intestinal (doença de Crohn e retocolite ulcerativa)	Coprocultura e parasitoscopia das fezes Bioquímica, eletrólitos e hemograma Administrar antibiótico (cipro por 5 dias) Loperamida e racecadroxil são contraindicados
Diarreia persistente Duração $\geq$ 14 dias	Deve induzir a pronta investigação de parasitas, sobretudo se houver história de viagem a áreas com higiene questionável. Considerar *Cyclospora cayetanensis*, *Cryptosporidium*, *Entamoeba histolytica* e *Giardia lamblia*	Microscopia para Giárdia, Cryptosporidium, Cyclospora e *Isospora belli*; leucócitos fecais
Uso recente de antibiótico	*Clostridium difficile* toxigênico	Pesquisa de *Clostridium difficile*[f]
Imunodeprimido	Microsporidia, *Mycobacterium avium* complex, Salmonella, Shigella, Campylobacter, *E. coli* O157:H7 e *C. difficile*	Pesquisa de Microsporidia, *Mycobacterium avium* complex, Salmonella, Shigella, Campylobacter, *E. coli* O157:H7 (+ toxina Shiga) e *C. difficile*[f] Considere antibiótico Loperamida é contraindicada

[a] Gastrenterite, usualmente, refere-se à doença entérica autolimitada que se manifesta por diarreia aquosa discreta e vômitos proeminentes [JGeH 2002, 17:S54].

[b] Diarreia não inflamatória é caracterizada por hipersecreção mucosa ou redução da absorção sem destruição mucosa e geralmente envolve o intestino delgado. Alguns pacientes afetados podem estar desidratados devido à diarreia grave aquosa e parecer seriamente enfermos. A doença geralmente ocorre com início abrupto e duração breve. Febre e sintomas sistêmicos usualmente estão ausentes.

[c] Diarreia inflamatória é caracterizada por invasão mucosa com resultante inflamação. É causada por microrganismos patogênicos invasivos ou citotoxigênicos. A doença geralmente envolve o intestino grosso e pode ser associada a febre, dor abdominal e hipersensibilidade abdominal, cefaleia, náuseas, vômitos, mal-estar e mialgia. As fezes podem ser sanguinolentas e conter leucócitos.

[d] Racecadroxil parece tão efetivo quanto loperamida, mas causa menos constipação reativa e distensão abdominal [SJGe 2002, 37:656].

[e] Em uma revisão sistemática (com cinco estudos em países em desenvolvimento), uso de antibiótico ↓ duração de 1 a 2 dias [WJM 2000, 172:409].

[f] *Kits* para detecção rápida (enzimaimunoensaio) têm sensibilidade, dependendo da marca, que varia de 76 a 100% [LncID 2008, 8:777].

Fonte: Baseada em CID 2008, 46:S12; CID 2003, 37:365; MMWR Recomm Rep 2001, 50(RR-2):1 – livre com informação adicional das referências citadas na tabela.

2. Considerar tratamento antimicrobiano para (Tabela 21.3) [JCGe 2013, 47:12; CID 2001, 32:331]:

- Pacientes ≥ 65 anos.
- Pacientes imunodeprimidos.
- Diarreia dos viajantes (*E. coli* enterotoxigênica e outras bactérias patogênicas).
- Sepse ou risco de sepse.
- Diarreia com duração > 10 a 14 dias.

TABELA 21.3 Tratamento das infecções intestinais

BACTÉRIAS	EFICÁCIA DE TERAPIA	MEDICAMENTO DE ESCOLHA	ALTERNATIVA
Campylobacter spp.	Possivelmente eficaz na enterite; eficaz na disenteria/sepse	Azitromicina 500 mg 1 x/d por 3 d	Ciprofloxacin 500 mg 1 x/d por 3 d
Clostridium difficile toxigênica	Comprovada	Metronidazol 400 mg 3 x/d por 7-10 d	Vancomicina 125 mg VO 4 x/d por 7-10 d
E. coli enterotoxigênica	Comprovada	Ciprofloxacin 500 mg 2 x/d por 3-5 d	Ciprofloxacin 500 mg dose única SMZ/TMP 800/160 mg 2 x/d por 3 d (se suscetível)
E. coli enteropatogênica ou enteroinvasiva	Possivelmente eficaz	Como supracitado	Como supracitado
E. coli êntero--hemorrágica	Não é clara, evitar	—	—
Salmonella	Duvidosa na enterocolite; eficaz na salmonelose grave (disenteria, febre)	Ciprofloxacin 500 mg 2 x/d por 10-14 d **ou** Cefalosporina de 3ª geração por 10-14 d Portador: norfloxacino 400 mg 2 x/d por 28 d	TMP-SMX 800/160 mg 2 x/d por 14 d **ou** Amoxicilina BD 875 mg 2 x/d por 14 d
Shigelose	Comprovada na shigelose disentérica	Ciprofloxacin 500 mg 2 x/d por 3-5 d ou 2,0 g dose única	Ceftriaxona 1-2 g EV 1 x/d por 5 d
Yersinia spp.	Possivelmente eficaz na doença grave	Ciprofloxacin 500 mg 2 x/d por 5 d	Doxicilina 100 mg 2 x/d por 5 d
Vibrio cholerae	Comprovada	Doxiciclina 300 mg dose única	Azitromicina 1 g dose única **ou** Ciprofloxacino 500 mg 2 x/d por 3 d ou 2,0 g dose única
PROTOZOÁRIOS	**EFICÁCIA DE TERAPIA**	**MEDICAMENTO DE ESCOLHA**	**ALTERNATIVA**
Balantidium coli	Comprovada	Metronidazole 400 mg 3 x/d por 10 d	Doxiciclina 100 mg 2 x/d por 10 d
Cryptosporidium parvum	Possivelmente	Nitazoxanide 500 mg 2 x/d por 3 d	HIV (+): Nitazoxanide 1.000 mg 2 x/d por 2-8 semanas [CID 2005, 40:1173]
Cyclospora cayetanensis	Comprovada	TMP-SMX 800/160 mg 2 x/d por 7-10 d	Ciprofloxacin 500 mg 2 x/d por 7 d [AnIM 2000, 132:885]
Entamoeba histolytica	Comprovada	Metronidazol 750 mg 3 x/d por 5 d	Tinidazol 2 g 1 x/d por 3 d [Coch 2009, (2):CD006085]
Giardia lamblia	Comprovada na doença sintomática	Metronidazol 250 mg 3 x/d por 5 d	Tinidazol 50 mg/kg dose única (máximo de 2 g)
Isospora belli (Cytoisospora)	Comprovada	TMP-SMX 800/160 mg 2 x/d por 10 d	Ciprofloxacin 500 mg 2 x/d por 10 d Nitazoxanide 500 mg 2 x/d por 3 d

d: dia(s).
Fonte: Baseada em JCGe 2013, 47:12; Gut 2004, 53:296; CID 2001, 32:331.

22 Cirrose e suas complicações

Cirrose é a substituição difusa do tecido hepático por nódulos de regeneração, em decorrência de insulto crônico ao fígado, o que causa hipertensão porta e insuficiência hepática.

DIAGNÓSTICO DA CIRROSE

Apresentação clínica

Se a disfunção hepática não for detectada em exames de rotina, até 40% dos pacientes com cirrose cursam sem sintomas (p. ex., fraqueza e anorexia) até que ocorra descompensação em icterícia, ascite, encefalopatia ou hemorragia digestiva [DDS 2011, 56:1266]. Além desses, os sinais clínicos que melhor predizem cirrose são circulação colateral abdominal, telangiectasias (em número > 2 a 3), edema de membros inferiores, esplenomegalia e fígado endurecido [JAMA 2012, 307:832]. A ascite é geralmente a primeira manifestação [MCNA 2009, 93:787]. Outros sinais geralmente só se tornam evidentes em pacientes com ascite (Tabela 22.1).

Laboratório

Os exames de função hepática são, muitas vezes, normais na cirrose compensada. Contudo, a cirrose é frequentemente diagnosticada após a identificação de anormalidades laboratoriais em exames de rotina. Entre 10 e 17% dos pacientes com elevação inexplicada de transaminases têm cirrose [JAMA 2012, 307:832]. Em pacientes com elevação crônica de transaminases, o escore de Bonacini pode auxiliar na identificação de cirrose (Tabela 22.2).

Exames de imagem

Pacientes com cirrose exibem, à tomografia, nodularidade difusa da superfície hepática e também podem ter redução do volume hepático com hipertrofia relativa dos lobos esquerdo e caudado ou sinais de hipertensão porta (esplenomegalia, ascite ou varizes portossistêmicas) [AJR 2010, 194:993]. A acurácia diagnóstica da tomografia e da ressonância para o diagnóstico da cirrose é de cerca de 70% e da ultrassonografia, 65% [Intervirology 2008, 51:S17].

ETIOLOGIA DA CIRROSE

As causas mais comuns de cirrose são hepatopatia alcoólica e hepatite viral [JHep 2008, 49:732]. As principais etiologias, indícios clínicos e diagnóstico laboratorial são descritos na Tabela 22.3.

TABELA 22.1 Sinais de cirrose hepática

PATOGÊNESE[a]	SINAIS	CONSIDERAÇÕES
Insuficiência hepática	Encefalopatia hepática	Anormalidades neuropsiquiátricas e asterixe (ver Tabela 22.6)
	Hálito hepático	Hálito de maçã podre
	Icterícia	O diagnóstico da icterícia é abordado no Capítulo 20
	Telangiectasias[b]	Mais comuns na porção superior do tórax; também ocorrem na gravidez, na exposição solar crônica, desnutrição ou são constitucionais
	Ginecomastia	Diferencia-se da deposição de gordura mamária pela presença de massa de consistência fibroelástica (o tecido mamário) ao redor do mamilo Outras causas são hipogonadismo, insuficiência renal e medicamentos
	Queda ou distribuição ginecoide de pelos	Em homens, os pelos pubianos adquirem configuração triangular com base voltada para cima
	Eritema palmar[c]	Também ocorrem no hipotireoidismo, na gravidez e na malignidade hematológica
	Dedos hipocráticos[d]	São raros na cirrose; também ocorrem no carcinoma broncogênico, na fibrose cística, na cardiopatia cianótica congênita e na doença inflamatória intestinal
	Unhas de Muehrcke	Faixas brancas horizontais pareadas separadas por cor normal
	Unhas de Terry	Coloração branca nos 2/3 proximais e vermelha no 1/3 distal
Hipertensão porta	Ascite	Na ausência de macicez móvel dos flancos, a probabilidade de ascite é < 10%
	Hepato e/ou esplenomegalia	Decorrem da congestão no sistema porta
	Circulação colateral (*caput* medusa)	Vasos tortuosos e dilatados com sentido do fluxo de sangue centrífugo ao umbigo
	Síndrome de Cruveilhier-Baumgarten	Rumor venoso auscultado na parede abdominal, ao redor do umbigo

[a] Mecanismo fisiopatológico provavelmente mais importante.
[b] Lesões arteriais caracterizadas por porção central vermelha brilhante de onde partem radialmente vasos finos e tortuosos lembrando as patas de uma aranha. À digitopressão, esmaecem para, a seguir, reencher do centro para a periferia.
[c] Manchas vermelhas salpicadas nas eminências tênar e hipotênar poupando a palma das mãos.
[d] Caraterizada por extremidades dos dedos semelhantes a baquetas de tambor, uma angulação entre a base da unha e o dedo > 180°, curvaturas longitudinal e horizontal das unhas exageradas e leito ungueal esponjoso.
Fonte: Baseada em JAMA 2012, 307:832; AFP 2006, 74:756.

TABELA 22.2 Escore de cirrose de Bonacini

PONTOS	PLAQUETAS (× $10^3/\mu L$)	RELAÇÃO TGP:TGO	INR
0	> 340	1,7	< 1,1
1	280-340	1,2-1,7	1,1-1,4
2	220-279	0,6-1,19	> 1,4
3	160-219	< 0,6	
4	100-159		
5	40-99		
6	< 40		

Em pacientes com elevação crônica de transaminases:
- Escore de Bonacini > 7 indica probabilidade de cirrose de 50 a 60%
- Escore < 3 reduz a probabilidade para 3 a 6%

Fonte: Baseada em AJGe 1997, 92:1302.

TABELA 22.3 Causas comuns de cirrose		
CAUSAS	**INDÍCIOS CLÍNICOS**	**LABORATÓRIO**
Hepatite B	Febre, *rash*, artralgia e artrite	HBs-Ag, anti-HBc[a], HBV-DNA
Hepatite C	Pode haver crioglobulinemia	Anti-HCV, HCV-RNA
Hepatopatia alcoólica	> 28 drinques/semana para homens > 14 drinques/semana para mulheres[1]	Relação TGO/TGP > 2, ↑ gama GT
Esteato-hepatite não alcoólica[2]	Diabetes tipo 2, obesidade e/ou hiperlipidemia (em 88% dos casos)	TGO e TGP ↑ (90%); relação TGO/TGP < 1; RNM pode excluir esteatose[b] (*S*, 90%) e TC pode confirmar (*E*, 100%)
Hepatite autoimune[3]	Qualquer idade e mais em mulheres; manifesta-se por hepatite aguda, artralgia e prurido Pode associar-se a outras doenças autoimunes	**Escore (pontos)**: IgG (1 se > LSN; 2 se > 1,1 x LSN), FAN e aAML (1 se 1:40; 2 se ≥ 1:80); biópsia (1 se compatível; 2 se típica); ausência de hepatites B e C (2). 6 pontos: provável; ≥ 7 pontos: definitivo
Cirrose biliar primária[4]	Mulheres > 30 anos (95%); hiperpigmentação, xantelasma	Diagnosticado se ocorrem 2 dos 3: ↑ FA, anticorpo antimitocôndria (+) (em 95%) e biópsia com lesão hepática típica
Colangite esclerosante[5]	Homens por volta dos 40 anos (70%); colite ulcerativa (90%)	ANCA-p (30-80%) Diagnóstico: demonstração dos estreitamentos por CPRE ou CPRM
Doença de Wilson[6]	Manifesta-se entre 3-55 anos; hepatite aguda ou crônica na adolescência, sintomas neuropsiquiátricos no adulto jovem	Ceruloplasmina < 20 mg/dL, anel de Kayser-Fleischer e cobre urinário > 40 μg/24 h confirma a doença; se 1 desses for negativo, são necessários outros testes[c]
Hemocromatose[7]	Hiperpigmentação (75%), diabetes (45%), artralgia[d] (43%), insuficiência cardíaca (15%)	Afastada se saturação da transferrina em jejum < 45%; se ≥ 45%, avaliar mutação HFE (C282Y)
α1-antitripsina[8]	Enfisema pulmonar (jovens, não tabagistas e/ou de predomínio basilar)	α1-antitripsina plasmática < 11 μmol/L (50-80 mg/dL); genotipagem α1-antitripsina (alelos S e Z)

[a] Anti-HBc (+), HBs-Ag (–), anti-HBs (–): pode indicar recuperação de infecção aguda pelo vírus B, imunidade distante ao vírus B com baixos níveis de anti-HBs não detectados, ou níveis indetectáveis de HBs-Ag no soro com infecção crônica pelo vírus B.

[b] Presença de esteatose não indica associação obrigatória à inflamação e fibrose (esteato-hepatite), mas sua ausência afasta a entidade.

[c] No Wilson hepático, a ausência de qualquer desses achados laboratoriais é indicação de biópsia hepática com quantificação do cobre. No Wilson neurológico, biópsia é indicada somente se o anel de Kayser-Fleischer estiver ausente; teste molecular é indicado só se a ceruloplasmina for ≥ 20 mg/dL; a doença é excluída se os três testes citados na tabela forem negativos [Hep 2008, 47:2089].

[d] Tipicamente nas segundas e terceiras metacarpofalangeanas.

aAML: anticorpo antimúsculo liso; CPRE: colangiopancreatografia retrógrada endoscópica; CPRM: colangiopancreatografia por ressonância magnética; *E*: especificidade; FA: fosfatase alcalina; LSN: limite superior da normalidade; RNM: ressonância nuclear magnética; *S*: sensibilidade; TC: tomografia computadorizada.

Fonte: Baseada em Lnc 2008, 371:838 e artigos citados na tabela: [1] [World J Gastroenterol 2010, 16:4905]; [2] [Hep 2003, 37:917; JACS 2008, 206:480]; [3] [JHep 2009, 50:1210; Hep 2008, 48:169]; [4] [Hep 2009, 50:291]; [5] [Hep 2010, 51:660; Rad 2010, 256:387]; [6] [Hep 2008, 47:2089]; [7] Percentagens reportadas na maior série publicada e na doença avançada [Hep 2011, 54:328]; [8] [Tho 2004, 59:259; AJRCCM 2003, 168:818].

CLASSIFICAÇÃO DA GRAVIDADE DA CIRROSE

Pode ser avaliada pela classificação de Chil-Pugh e pelo escore MELD, que apresentam poder preditivo prognóstico semelhante [AJGe 2003, 98:1167]. A primeira, mais simples, é apresentada na Tabela 22.4.

TABELA 22.4 Classificação de Child-Pugh

FATORES	1 PONTO	2 PONTOS	3 PONTOS
Albumina	> 3,5 g/dL	2,8-3,5 g/dL	< 2,8 g/dL
Ascite	Ausente	Controlada	Refratária
Bilirrubina	< 2 mg/dL	2-3 mg/dL	> 3 mg/dL
Encefalopatia	Ausente	Controlada	Avançada
Tempo de protrombina (RNI)	1-3 seg (< 1,7)	4-6 seg (1,7-2,3)	> 6 seg (> 2,3)
Escore: 5-6 pontos, classe A; 7-9 pontos, classe B; 10-15 pontos, classe C.			

seg: segundos.

Fonte: JAAPA 2009, 22:38.

COMPLICAÇÕES DA CIRROSE

O diagnóstico, o tratamento e a prevenção das principais complicações da cirrose são descritos na Tabela 22.5. As explicações são detalhadas no texto.

TABELA 22.5 Resumo do diagnóstico, tratamento e prevenção das complicações da cirrose

	DIAGNÓSTICO	TRATAMENTO	PREVENÇÃO
Ascite	Macicez móvel dos flancos (sensibilidade, 83%; especificidade, 56%) Confirmação com US	Espironolactona + furosemida[a] na proporção de 100 mg:40 mg (máx. 400 mg:160 mg) x 1 Paracentese de alívio na ascite tensa[b] Ascite refratária: TIPS, paracenteses periódicas	Restrição de sal a < 2 g/d (< 88 mEq/d) Evitar uso de I-ECA/BRA e AINE
Peritonite bacteriana espontânea	Líquido ascítico com ≥ 250 neutrófilos/mm³	Cefalosporina de 3ª geração EV por 5d OU Ciprofloxacin 200 mg EV a cada 12 h por 2 d, seguido de 500 mg VO a cada 12 h por mais 5 d	Norfloxacin 400 mg VO 1 x/d se 1 ou mais episódios de PBE ou albumina baixa no líquido ascítico
Encefalopatia hepática	Alteração do estado mental ± asterixe (Tabela 22.6)	Tratar os fatores precipitantes[c] Dieta zero na doença grau 3 ou 4 Lactulona 20-45 mL VO 3 x/d ± Neomicina 500-1.000 mg VO a cada 6 h	Evitar hipocalemia, substituir a proteína animal por vegetal Lactulona 10-20 mL VO 2-3 x/d cronicamente
Hemorragia por varizes	Endoscopia digestiva alta	Vasoconstritor (octreotide, terlipressina ou somatostatina) por 2-5 d Endoscopia digestiva alta Ceftriaxona 1 g/d por 5-7 d	**Prevenção de ressangramento:** betabloqueador + ligadura endoscópica
Síndrome hepatorrenal	Ascite; Cr > 1,5 mg/dL, que não ↓ após suspensão diuréticos e expansão plasmática; ausência de choque, nefrotóxicos ou doença renal prévia	Norepinefrina 0,1-1,0 mg/kg/min ou terlipressina (Glypressin®) 1-2 mg a cada 4-6 h Albumina endovenosa na dose de 1 g/kg no d 1, seguido por 20-40 g/d	Profilaxia da PBE, se albumina baixa no líquido ascítico (norfloxacin 400 mg VO 1x/d)

[a] Diuréticos devem ser suspensos na encefalopatia incontrolável, hiponatremia < 120 mEq/L ou ↑ creatinina para > 2 mg/dL.

[b] Retirada de 5 L desacompanhada de infusão de albumina não induz alterações hemodinâmicas ou renais significativas.

[c] Excesso de proteína na dieta, constipação; hipovolemia, hipocalemia/alcalose metabólica, hiponatremia; drogas depressoras do sistema nervoso central (SNC); PBE e outras infecções.

AINE: anti-inflamatórios não esteroides; BRA: bloqueadores dos receptores de angiotensina; Cr: creatinina; d: dia; EV: endovenoso; h: hora; I-ECA: inibidor da enzima conversora da angiotensina; máx: máximo; min: minuto; PBE: peritonite bacteriana espontânea; TIPS: *transjugular intrahepatic portosystemic shunt*; US: ultrassonografia; VO: via oral.

Fonte: Baseada nas referências citadas no texto.

Ascite

Diagnóstico

Os diagnósticos da presença da ascite e de sua etiologia assim como a técnica de paracentese são descritos no Capítulo 19. Após o aparecimento da ascite, 50% dos pacientes morrem em 2 anos [JHep 2010, 53:397].

Tratamento da ascite não complicada

- Restrição de sal e diuréticos [MCNA 2009, 93:801]. São os pilares do tratamento. A ascite leve, só diagnosticada por ultrassonografia, pode ser controlada por restrição sal a < 2 g/dia (< 88 mEq/dia). Pacientes com ascite moderada ou maior requerem também diuréticos. A associação de espironolactona e furosemida na proporção de 100 mg:40 mg, geralmente, mantém a calemia normal e induz maior perda de sal. A dose pode ser aumentada a cada 3 a 5 dias até 400 mg:160 mg pela manhã. O objetivo é induzir perda de peso de 0,5 kg/dia em pacientes sem edema e maior, se há edema de membros inferiores. Os diuréticos devem ser suspensos na encefalopatia incontrolável, hiponatremia < 120 mEq/L ou elevação da creatinina para > 2 mg/dL. Furosemida intravenosa pode causar azotemia e deve ser evitada. Na ascite tensa, recomenda-se paracentese (ver a seguir).
- Evitar inibidores da enzima conversora da angiotensina (ECA), bloqueadores dos receptores de angiotensina e anti-inflamatórios não hormonais. Podem piorar a função renal e/ou a retenção de sal, aumentando a ascite.
- Restrição hídrica. Indicada somente no 1,2% de pacientes cirróticos com sódio sérico ≤ 120 mEq/L [Hep 2006, 44:1535] ou se há sintomas de hiponatremia.

Tratamento da ascite tensa

Ascite tensa, resultando em restrição ventilatória e dispneia, é indicação de paracentese de alívio. Retirada de 5 L não acompanhada de infusão de albumina não induz alterações hemodinâmicas ou renais significativas [Hep 2009, 49:2087].

Ascite refratária

Se as medidas apresentadas não induzem redução da ascite e do edema (perda de peso), deve-se dosar a excreção de sódio na urina de 24 horas. Excreção > 78 mEq/dia indica não aderência à dieta hipossódica. Relação sódio/potássio > 1 em amostra isolada de urina correlaciona-se com excreção de sal acima deste limite em 90% das vezes [Hep 2002, 36:222A].

A ascite é refratária se as medidas supracitadas não induzem perda de peso e a natriúria é < 78 mEq/dia; ou se há complicações relevantes do uso de diuréticos (encefalopatia, creatinina > 2 mg/dL, sódio < 120 mEq/L ou potássio > 6 mEq/L) [Hep 2009, 49:2087]. Representa 10% dos casos.

As opções de tratamento são: paracenteses seriadas de grandes volumes (seguida de infusão de albumina, 8 g/L removido), transplante hepático, implante de TIPS ou *shunts* peritoniovenosos [MCNA 2009, 93:801].

Peritonite bacteriana espontânea (PBE)

Manifestações clínicas

A PBE ocorre em pacientes com cirrose avançada e ascite tensa. É assintomática em até um terço dos cirróticos; por isso, paracentese deve ser realizada em todo paciente com ascite maior que moderada internado por qualquer tipo de descompensação [DDS 2011, 56:1266]. Pode manifestar-se por sintomas de irritação peritoneal (dor ou hipersensibilidade abdominal, vômitos, diarreia ou íleo), sintomas infecciosos (febre ou hipotermia, calafrios, taquicardia e/ou taquipneia, choque, leucocitose ou leucopenia), piora da função hepática ou renal, encefalopatia hepática ou hemorragia digestiva [JHep 2010, 53:397]. A mortalidade da PBE é de cerca de 20%.

Diagnóstico da PBE e diferenciação da peritonite secundária (perfuração ou abscesso)

A PBE é diagnosticada por contagem de neutrófilos no líquido ascítico ≥ 250/mm³ [JHep 2010, 53:397].

Na perfuração livre, o líquido caracteristicamente contém um número muito maior do que 250 neutrófilos/mm³, múltiplos organismos ao Gram (incluindo fungos e enterococos), e pelo menos dois dos seguintes critérios: proteína total > 1 g/dL, DHL maior que o limite superior sérico normal e glicose < 50 mg/dL (sensibilidade de 100%, mas especificidade de somente 45%) [Hep 2009, 49:2087]. Fosfatase alcalina no líquido ascítico > 240 UI/L tem sensibilidade de 92% e especificidade de 88% para perfuração [Hep 2009, 49:2087].

Tratamento da PBE

- Antibioticoterapia empírica. Imediatamente após o diagnóstico da PBE, deve-se administrar uma cefalosporina de 3ª geração (preferentemente cefotaxina 2 g EV a cada 8 horas) por 5 dias ou ciprofloxacin 200 mg EV 12/12 horas por 7 dias [JHep 2010, 53:397].
- Infusão de albumina (1,5 g/kg nas primeiras 6 horas após o diagnóstico e 1 g/kg no dia 3) reduz a disfunção renal induzida pela PBE de 30% para 8% e a mortalidade, de 35% para 16% [CGeH 2013, 11:123]. Infusão de albumina é importante, sobretudo se a creatinina for > 1 mg/dL; a ureia, > 30 mg/dL; ou a bilirrubina total, > 4 mg/dL [Gut 2007, 56:597].

Profilaxia da PBE

Indicada nos seguintes casos [JHep 2010, 53:397; Hep 2009, 49:2087]:

- Pacientes com cirrose e hemorragia gastrintestinal: ceftriaxona 1 g/dia EV ou norfloxacin 400 mg VO a cada 12 horas por 7 dias.
- Pacientes que sobreviveram a um episódio de PBE: usar por tempo indeterminado norfloxacin 400 mg VO uma vez/dia ou sulfametoxazol/trimetoprim 160/800 mg VO uma vez/dia.
- Proteína no líquido ascítico < 1,5 g/dL e pelo menos um dos seguintes critérios: creatinina ≥ 1,2 mg/dL, ureia ≥ 50 mg/dL, sódio ≤ 130 mEq/L ou Child-Pugh (Tabela 22.4) ≥ 9 pontos com bilirrubina ≥ 3 mg/dL. Idem a anterior.

Encefalopatia hepática

Manifestações clínicas e diagnóstico

As anormalidades neuropsiquiátricas e motoras dependem da intensidade da encefalopatia (Tabela 22.6). Níveis séricos de amônia adequadamente medidos (espécime coletado longe do período pós-prandial, armazenado em gelo e processado em < 30 minutos) correlacionam-se com o grau da encefalopatia [AJM 2003, 114:188].

TABELA 22.6 Critérios de West Haven para gradação da encefalopatia hepática

GRAU 1	Mínima redução do nível de consciência, atenção reduzida, inversão do ciclo sono-vigília e humor alterado Asterixe pode estar presente
GRAU 2	Letargia, desorientação temporal, amnésia para eventos recentes, dificuldade para cálculos simples, comportamento inapropriado, fala arrastada Asterixe está presente
GRAU 3	Sonolência, confusão, desorientação para lugar, comportamento bizarro, clônus, nistagmo, sinal de Babinsk Asterixe usualmente ausente
GRAU 4	Coma e falta de resposta ocular, verbal e motora

Fonte: Baseada em EMCNA 2009, 27:401.

Tratamento

- Tratar fatores precipitantes: aumento da carga de nitrogênio (excesso de proteína na dieta, constipação, hemorragia digestiva, azotemia); distúrbios eletrolíticos (hipovolemia, hipocalemia, alcalose metabólica, hiponatremia, hipoxemia); drogas depressoras do sistema nervoso central; infecções (incluindo a PBE) [ECNA 2009, 27:401].
- Na encefalopatia grau 3 ou 4, um breve período de dieta zero pode ser prudente em virtude do risco de broncoaspiração, mas a ingestão proteica deve ser reiniciada assim que possível para evitar catabolismo [JHep 2004, 41:38].
- Lactulose 20 a 45 mL (667 mg/mL) via oral (VO) três vezes/dia, objetivando 2 a 3 evacuações pastosas diárias [Hep 2007, 45:549; Coch 2004, (2):CD003044] ou por meio de enemas de retenção (300 mL de lactulose + 700 mL de soro fisiológico a cada 6 horas, conforme a necessidade [ECNA 2009, 27:401]).
- Devido ao risco de nefrotoxicidade, a neomicina (500 a 1.000 mg VO a cada 6 horas) deve ser associada à lactulose somente se houver falha com as medidas descritas anteriormente.

Prevenção

Episódios de encefalopatia hepática franca produzem sequelas cognitivas persistentes e cumulativas [Ge 2010, 138:2332].

- Encefalopatia recorrente pode ser prevenida por uso crônico de lactulose, 10 a 20 mL 2 a 3 vezes/dia, objetivando 2 a 3 evacuações pastosas diárias [Ge 2009, 137:885].
- Se a encefalopatia persistir, substituir proteína animal por vegetal.

Hemorragia por varizes de esôfago

História natural

A mortalidade em cada episódio de hemorragia por varizes varia de 0 a 5% em paciente com Child-Pugh A até cerca de 30% nos de classes B e C [NEJM 2010, 362:823]. Em 1 ano, o sangramento recorre em 60% dos pacientes.

Tratamento da hemorragia aguda**

Consiste na associação de vasoconstritor e terapia endoscópica, assim como na antibioticoprofilaxia da PBE:

** JHep 2010, 53:762; NEJM 2010, 362:823; Hep 2007, 46:922.

- Restauração do volume sanguíneo – transfusão objetivando hemoglobina de 7 a 8 g/dL.
- Antibioticoprofilaxia por 5 a 7 dias (ou até a alta) – ceftriaxona 1 g/dia ou cipro 200 mg EV a cada 12 horas (se alergia à cefalosporina).
- Tratamento farmacológico – na suspeita de sangramento por varizes, drogas vasoativas devem ser iniciadas assim que possível e mantidas por 2 a 5 dias. De acordo com a disponibilidade, podem-se usar uma das seguintes opções:
  a. Octreotide 50 μg EV em bolo, seguido por infusão de 50 μg/hora.
  b. Terlipressina 2 mg EV a cada 4 horas por 2 dias, seguida de 1 mg EV a cada 4 horas.
  c. Somatostatina 250 μg EV em bolo, seguida por infusão de 250 a 500 μg/hora.
- Balão de Sengstaken-Blakemore – deve somente ser usado no sangramento maciço, por no máximo 24 horas, até que um tratamento mais definitivo esteja disponível (endoscopia ou TIPS).
- Endoscopia digestiva alta – deve ser realizada o mais precocemente possível ($<$ 12 horas). Nas varizes esofágicas, estão indicadas ligadura (preferentemente) ou escleroterapia. Nas varizes de fundo gástrico, que têm pior prognóstico, adesivos teciduais (preferentemente), como o acrilato, ou a ligadura.
- TIPS (*transjugular intrahepatic portosystemic shunt*) precoce – deve ser considerado nas primeiras 72 horas (idealmente $\leq$ 24 horas) em pacientes com grande risco de falência terapêutica (Child C entre 10 e 13 pontos ou Child B com sangramento ativo) ou se o sangramento persistir apesar do tratamento farmacológico e endoscópico. *Stents* esofágicos podem ser uma opção.

Prevenção de sangramento por varizes

Os métodos de prevenção primária e secundária (do ressangramento) são descritos na Tabela 22.7.

TABELA 22.7 Prevenção do sangramento por varizes

MEDIDA	DOSE/FREQUÊNCIA	PROFILAXIA PRIMÁRIA	PROFILAXIA SECUNDÁRIA
Betabloqueador	Propranolol 20 mg 12/12 horas ou Nadolol 40 mg 1 x/dia (aumentar até dose máxima tolerada)	Varizes finas associadas a pontos vermelhos ou varizes no Child B ou C Varizes de médio ou grande calibre	Deve ser iniciado assim que possível a partir do dia 6 do sangramento
Mononitrato de isossorbida	Iniciar com 10 mg à noite (aumentar até 20 mg 2x/dia, desde que PAS mantenha-se $>$ 95 mmHg)	Não indicado	Associar ao propranolol em não candidatos à ligadura
Ligadura endoscópica	A cada 2-4 semanas até a obliteração das varizes Após obliteração, em 1-3 meses e, então, a cada 6-12 meses	Eficácia comparável a do betabloqueador nas varizes de médio ou grande calibre	Associar ao betabloqueador, sempre que possível

PAS: pressão arterial sistólica.
Fonte: Baseada em NEJM 2010, 362:823; JHep 2010, 53:762.

Síndrome hepatorrenal

Diagnóstico

A síndrome hepatorrenal pode manifestar-se de duas maneiras: a tipo I caracteriza-se por duplicação da creatinina sérica para $>$ 2,5 mg/dL em menos de 2 semanas e a tipo II, por elevação lenta e gradual da creatinina [Gut 2007, 56:1310]. Os critérios para o diagnóstico incluem [Gut 2007, 56:1310]:

- Cirrose com ascite.
- Creatinina sérica > 1,5 mg/dL.
- Falta de redução da creatinina para ≤ 1,5 mg/dL após 2 dias da retirada dos diuréticos e expansão plasmática com albumina 1 g/kg/dia (máximo de 100 g/dia).
- Ausência de choque hemodinâmico.
- Ausência de uso atual ou recente de medicamentos nefrotóxicos.
- Ausência de doença renal parenquimatosa (indicada por proteinúria > 500 mg/dia, > 50 hemácias/campo de grande aumento e/ou ultrassonografia renal anormal).

Tratamento

Vasoconstritores e albumina são a 1ª linha de tratamento para reverter a síndrome hepatorrenal tipo I. Se ineficazes, devem ser consideradas outras opções de tratamento descritas a seguir [NEJM 2009, 361:1279]:

- Vasoconstritores (um ou mais) associados à albumina são efetivos em cerca de 40% dos pacientes [JHep 2012, 56:1293]:
    a. Norepinefrina (0,1 a 1,0 μg/kg/min; em acesso venoso central) ou terlipressina (Glypressin®, ampola de 1 mg; 1 a 2 mg EV a cada 4 a 6 horas) por 5 a 15 dias, ou até redução da creatinina para < 1,2 mg/dL.
    b. Albumina endovenosa na dose de 1 g/kg no dia 1, seguido por 20 a 40 g/dia.
    c. Na eventual recorrência da síndrome hepatorrenal após interrupção dos vasoconstritores, a repetição do esquema anterior mostrou-se eficaz [NEJM 2009, 361:1279].
- Outras opções na falha com o uso de vasoconstritores:
    a. TIPS. Melhora a função renal na maioria dos pacientes e aumenta sua sobrevida para cerca de 5 meses [Gut 2010, 59:988]. A maioria dos estudos avaliando o TIPS excluiu pacientes com história de encefalopatia grave, bilirrubina > 5 mg/dL e Child-Pugh > 12 [PgMJ 2008, 84:662].
    b. Hemodiálise ou hemofiltração venovenosa podem ser utilizadas em pacientes aguardando transplante hepático [KI 2005, 68:362] ou naqueles com doença potencialmente reversível (hepatite alcoólica) [NEJM 2009, 361:1279].

23 Dor abdominal: diagnóstico e tratamento

Dor abdominal é a principal causa de visita ao pronto-socorro (PS) (7%) e, muitas vezes, é manifestação de doenças graves cuja não identificação pode trazer sérias consequências [EMCNA 2011, 29:159]. Em um estudo americano, cerca de 20% dos pacientes com apendicite não foram diagnosticados [AcEM 2000, 7:1244].

Característica da dor abdominal de acordo com sua origem

A característica da dor abdominal depende do tipo de fibra nervosa ativada (Tabela 23.1). Conhecimento dessas características é importante no diagnóstico diferencial da dor abdominal.

SINAIS DE ALERTA

É improvável que pacientes sem vômito, sem defesa abdominal, com frequência de pulso e contagem de leucócitos normais tenham patologia intra-abdominal significativa [WJES 2007, 2:26].

Alguns dados da história ou exame aumentam a probabilidade de doenças sérias (Tabela 23.2).

MANIFESTAÇÕES CLÍNICAS E DIAGNÓSTICO DA DOR ABDOMINAL

Cerca de 13% dos pacientes com dor abdominal aguda (< 7 dias) sem sinais peritoneais e sem instabilidade hemodinâmica necessitam de cirurgia de urgência [AJEM 2005, 23:709].

História e exame físico

Os primeiros aspectos que devem ser considerados no diagnóstico diferencial da dor abdominal são sua localização e caráter [AFP 2008, 77:971] (Tabela 23.3). Contudo, com base somente nesses parâmetros, 30 a 40% dos pacientes podem ser diagnosticados erroneamente [BMJ 1972, 3:393 – livre]. Pacientes com sinais de irritação peritoneal (hipersensibilidade, defesa involuntária e sinal de Blumberg – dor mais intensa à descompressão brusca que à compressão lenta da região inflamada) devem ser investigados por tomografia. O sinal de Blumberg tem sensibilidade de 80%, mas especificidade de somente 40 a 50% [EMCNA 2011, 29:159]. Dor desencadeada por movimentos bruscos ou tosse também tem grande sensibilidade e baixa especificidade [BMJ 2012, 345:e8012]. Pacientes com um ou mais dos demais sinais de alerta descritos na Tabela 23.2 também devem ser considerados para investigação por imagem.

TABELA 23.1 Características da dor abdominal de acordo com seu mecanismo fisiopatológico

MECANISMO	LOCALIZAÇÃO	CARÁTER	FATORES DE PIORA	CONSIDERAÇÕES	CAUSAS
Dor visceral Ativação de n. autonômicos viscerais	Imprecisa; geralmente próxima à linha mediana[a]	Intermitente ou contínua	Alimentação ou movimentos intestinais	Dor claramente lateralizada pode originar-se do rim, ureter, ovário, vesícula biliar, fígado ou colos[b]	Colecistite, pancreatite, apendicite, diverticulite, distensão intestinal
Dor referida Ativação de n. somáticos que compartilham aferências com a víscera doente[c]	No dermátomo cutâneo que compartilha aferências neuronais com a víscera doente	Dolorimento sentido próximo à superfície do corpo	Muitas vezes, desenvolve-se quando a dor visceral se agrava e, então, parece "irradiar-se" a partir da sua sede	Pode associar-se à hiperalgia cutânea	Colecistite, pancreatite, apendicite
Dor peritoneal Ativação de n. somáticos do peritônio parietal	Localizada sobre o peritônio envolvido	Similar à dor originada na pele ou no músculo	Tipicamente agravada por movimentos e tosse	Defesa muscular involuntária; sinal de Blumberg[d] e teste da tosse[e] positivos	Peritonite parietal
Dor parietal Ativação de n. somáticos cutâneos ou musculares	Imprecisa, mas geralmente pode-se identificar um ponto que dispara a dor	Constante ou flutuante	Intensidade possivelmente relacionada a posturas	Sinal de Carnett[f] positivo A dor parietal é, muitas vezes, ignorada	Hérnias, hematomas, estiramento, herpes-zóster

[a] Devido à inervação simétrica bilateral. Dor visceral originada no intestino anterior, que inclui pâncreas, fígado, sistema biliar, estômago e duodeno, é sentida no epigástrio; o restante do intestino delgado e 1/3 proximal do colo, incluindo o apêndice, compreendem o intestino médio, que induz dor na região periumbilical; dor originada nas estruturas do intestino posterior, composto pelos 2/3 distais do colo, bexiga e órgãos pélvicos geniturinários, é sentida no hipogástrio; estruturas retroperitoneais, como aorta e rins, induzem dor sentida nas costas.

[b] Estruturas que têm inervação predominantemente ipsilateral.

[c] As fibras nervosas aferentes viscerais penetram no cordão espinal próximo à entrada dos receptores somáticos e ambas as fibras ativam as mesmas vias espinotalâmicas.

[d] Depressão lenta da parede abdominal por 15 a 30 segundos seguida de súbita liberação; positivo se a dor for mais intensa à descompressão (*S*, 80%; *E*, 40 a 50%).

[e] Solicitar que o paciente tussa; sinal positivo é indicado por fácies de dor ou se levar a mão ao abdome (*S*, 78%; *E*, 79%).

[f] O ponto mais doloroso é identificado e palpado com a parede abdominal relaxada e tensa; sinal positivo é indicado por aumento da dor com a parede contraída; o teste é negativo se a intensidade da dor se reduzir (*E*, > 90% [Ann R Coll Surg Engl 1988, 70:233 – livre]).

n. nervo(s); *E*: especificidade; *S*: sensibilidade.

Fonte: Baseada em EMCNA 2011, 29:159; MCNA 2006, 90:481; AFP 2001, 64:431; AnS 1947, 126:709 – livre.

TABELA 23.2 Sinais de alerta na dor abdominal aguda

SINAL OU SINTOMA DE ALERTA	CAUSAS/CONSIDERAÇÕES
Início súbito ou que acorda o paciente do sono, sobretudo se grave [EMCNA 2003, 21:937]	AAA roto ou dissecante, úlcera perfurada, volvo, isquemia mesentérica, torção de ovário, obstrução biliar
Idade > 65 anos [AFP 2006, 74:1537]	AAA roto ou dissecante, diverticulite, isquemia mesentérica, neoplasias intestinais, colecistite (sem dor no QSD em 60%)
Insuficiência arterial coronariana ou periférica, FA [MCNA 2008, 92:627]	Isquemia mesentérica, AAA roto ou dissecante
Cirurgia abdominal prévia ou instrumentação abdominal recente [ECNA 2011, 29:319; MCNA 2008, 92:599]	Obstrução ou perfuração intestinal
Uso recente de antibióticos ou institucionalizado [CID 2002, 34:1585]	Colite pseudomembranosa
Imunossuprimidos, alcoólatras ou comorbidades gastrintestinais	Risco maior de infecção, pancreatite, perfuração ou obstrução
Hipersensibilidade, defesa involuntária e sinal de Blumberg [EMCNA 2011, 29:159]	Perfuração, fase tardia da obstrução, apendicite, pancreatite, diverticulite e outras causas de irritação peritoneal

AAA: aneurisma de aorta abdominal; *E*: especificidade; FA: fibrilação atrial; ICC: insuficiência cardíaca congestiva; QSD: quadrante superior direito; *S*: sensibilidade.

Exames complementares

São descritos na Tabela 23.3. Proteína C-reativa não é sensível nem específica para identificar problemas intra-abdominais sérios [Ann R Coll Surg Engl 2007, 89:233 – livre]. Teste de gravidez é fundamental para avaliar mulheres em idade fértil [ECNA 2011, 29:175].

Em pacientes com dor abdominal inespecífica (sem sinais de irritação peritoneal), a tomografia (com ou sem contraste venoso) é o melhor preditor isoladamente da necessidade ou não de intervenção cirúrgica [AJEM 2005, 23:709]. Tomografia é o exame mais acurado, exceto na dor localizada no quadrante superior direito do abdome, na qual a ultrassonografia é preferida [Rad 2009, 253:31].

TRATAMENTO DE CAUSAS ESPECÍFICAS DE DOR ABDOMINAL

O emergencista não deve ter receio de administrar analgésicos e obscurecer o diagnóstico. Vários estudos têm mostrado que analgesia, inclusive com opioides, é segura nessa situação [EMCNA 2011, 29:159].

A Tabela 23.4 descreve o tratamento de causas específicas de dor abdominal.

TABELA 23.3 Manifestações clínicas e diagnóstico de causas comuns de dor abdominal

LOCALIZAÇÃO[a]							
QSD	**EPIGÁSTRICA**	**QSE**	**PERIUMBILICAL**	**QID**	**QIE**	**DIFUSA**	**CAUSAS A SE CONSIDERAR**
+	++						Cólica biliar
++	+	+					Colecistite aguda
++	++						Colangite
+	++	+				+	Pancreatite aguda
	++	+	+				Úlcera péptica[g]
			++			+	Isquemia mesentérica aguda[h]
			+	++			Apendicite aguda
				+	++	+	Diverticulite aguda
			++			++	Obstrução intestinal (85% no ID; 15% no IG)
	++		+	+	+		Perfuração intestinal

[a] Localizações mais frequentes, mas não limitadas a essas regiões, com base sobretudo em PC 2006, 33:659; J Epidemiol 1997, 7:27 – livre; BMJ 1972, 3:393 – livre.

[b] Sinal de Murphy: parada inspiratória durante a compressão profunda do hipocôndrio direito.

[c] Síndrome de Mirizzi: cálculo impactado no cístico causando distensão da vesícula e compressão do ducto biliar extra-hepático.

[d] US tem sensibilidade de somente 70% para a identificação de coledocolitíase. US positiva confirma o diagnóstico, mas a negativa não o afasta [ECNA 2011, 29:175].

[e] Causas menos comuns de pancreatite: hipercalcemia, hipertrigliceridemia ($\geq$ 1.000 mg/dL), malignidade, disfunção do esfíncter de Oddi, infecção, medicamentos (corticosteroide, didanosina, estrogênios, furosemida, opioides, sulfas, valproato, etc.) [JCGe 2005, 39:709].

[f] Equimose no flanco ou periumbilical, respectivamente. Ocorrem em $<$ 1% dos pacientes.

[g] Características da doença não complicada por sangramento, perfuração, penetração ou obstrução.

MANIFESTAÇÕES CLÍNICAS RELEVANTES	EXAME FÍSICO ABDOMINAL	DIAGNÓSTICO LABORATORIAL
Dor **contínua** por até 6 h; pode ser precipitada por alimentos gordurosos; usualmente resolve-se sem complicações, mas pode evoluir para colecistite ou pancreatite Pode projetar-se para o ombro ou a escápula direitos	Inocente ou hipersensibilidade em epigástrio ou QSD	US
Dor **similar à cólica biliar**, mas com duração > 6 h e mais bem localizada no QSD que na cólica biliar Antecedente de cólica biliar (75%)	Sinal de Murphy[b] (*S*, 65%) [EMCNA 2011, 29:159])	US (*S*, 95%) ↑ bilirrubinas (na síndrome de Mirizzi)[c]
Dor no QSD, febre e icterícia (tríade de Charcot; *S*, 75%), que podem evoluir para confusão mental e choque (pêntade de Reynold) Antecedente de doença biliar ou colecistectomia	Icterícia, febre, hipersensibilidade em epigástrio ou QSD	US[d], TC e CPRE Leucocitose, ↑ GGT/FA, ↑ BD
Dor aguda, **contínua**, que muitas vezes projeta-se para o dorso e reduz de intensidade com inclinação para a frente; associada a náuseas e vômitos História de cálculo biliar ou alcoolismo (em 80% dos pacientes)[e]	± Distensão e ↓ RHA; usualmente não há peritonismo, mas pode haver defesa ± Sinais de Grey-Turner ou de Cullen[f]	Amilase e lipase > 3 x LSN; ↑ BD, ↑ FA e TGP > 150 mg/dL sugerem etiologia calculosa TC (contraste EV)
Dor geralmente descrita como **queimação ou roedura**, mas pode ser em cólica A dor pode melhorar ou piorar com alimentos ou jejum	Inocente ou hipersensibilidade em epigástrio	EDA Prova terapêutica
Dor abrupta e excruciante, caráter em **cólica** Após a necrose intestinal, a dor torna-se difusa e **constante** Vômitos (50%), diarreia e, raramente, hematoquezia	Inocente no início, o que contrasta com a intensidade da dor Sinais peritoneais após a necrose	↑ Lactato (*S*, 77-100%) Dímero-D normal tem VPN 100% Ângio-TC ≥ 16 canais (*S*, ± 90%) Angiografia (*S*, 90-100%)
Inicia-se como dor vaga, em **cólica** periumbilical, que posteriormente localiza-se no QID e torna-se aguda e **contínua** Pode ou não haver náuseas, vômitos ou febre	Hipersensibilidade, hipertonia e sinal de Blumberg no QID Sinais do psoas, do obturador e de Rovsing[i]	Improvável se ambos GB < 10.000 e PCR < 10 mg/L US (*S*, 76%; positiva confirma, mas negativa não afasta); TC (*S*, 96%)
Dor em **cólica ou contínua** Tipicamente, a dor acompanha-se de constipação; pode haver náuseas, vômitos e/ou febre	Hipersensibilidade na área afetada; sinais peritoneais na perfuração livre	TC de abdome e pelve com contraste EV (*S*, 98%)
ID: dor inicialmente em **cólica,** que aumenta e diminui em intervalos de 5 minutos; seguida de dor contínua. Náuseas, vômitos (melhoram a dor), distensão e constipação muitas vezes associados IG: **cólica** com aumento gradual de intensidade em dias a semanas. Diarreia é comum	Distensão com RHA hiperativos (no início); sinais peritoneais depois que ocorrem isquemia e perfuração	Radiografia com nível hidroaéreo, distensão e pouco gás no reto TC (*S*, 100% para ID; 90% para IG)
Dor de início abrupto e grave, **contínua**, que posteriormente localiza-se mais precisamente na parede justaposta à lesão e é exacerbada por movimentos	Hipersensibilidade, defesa involuntária e sinal de Blumberg localizados ou difusos; RHA ausentes (50%)	Radiografia (*S*, 50%); US e, preferencialmente, TC (em 8% dos casos há líquido livre, mas não gás [EJR 2004, 50:30])

[h] Em geral, existem fatores de risco, como idade avançada, hipercoagulabilidade (do paciente ou de familiares), arteriopatia e/ou fibrilação atrial. Referências: lactato [Rad 1995, 197:79; EJS 1994, 160:381]; dímero-D [Scand J Clin Lab Invest 2008, 68:242]; ângio-TC [ER 2009, 19:24].

[i] Nos três sinais, o paciente posiciona-se em supino e a positividade é indicada pelo aparecimento de dor; no sinal do psoas, o paciente tenta fletir o quadril direito contra a resistência criada pelo médico; no sinal do obturador, o médico posiciona a coxa e a perna direitas do paciente a 90° e gira o quadril interna e externamente; no sinal de Rovsing, o médico comprime o hemiabdome esquerdo.

CPRE: colangiopancreatografia retrógrada endoscópica; EDA: endoscopia digestiva alta; EV: endovenoso; FA: fosfatase alcalina; GGT: gama glutamiltransferase; h: horas; ID: intestino delgado; IG: intestino grosso; LSN: limite superior da normalidade; QID: quadrante inferior direito; QIE: quadrante inferior esquerdo; QSD: quadrante superior direito; QSE: quadrante superior esquerdo; RHA: ruídos hidroaéreos; *S*: sensibilidade; TC: tomografia computadorizada; US: ultrassonografia; VPN: valor preditivo negativo; ++: localização mais comum; +: localização menos comum.

Fonte: Baseada em ECNA 2011, 29:175 e 319; AFP 2008, 77:971; PC 2006, 33:659; JAMA 2003, 289:80; Ge 2007, 132:2019; BMJ 1972, 3:393 – livre.

TABELA 23.4 Tratamento de causas específicas de dor abdominal

PATOLOGIA	TRATAMENTO CLÍNICO	TRATAMENTO CIRÚRGICO OU INVASIVO
Cólica biliar	**AINH** são os agentes preferidos para o controle da dor; se ineficazes, pode-se associar opioides [APT 2012, 35:1370]	Na ausência de sinais laboratoriais e ultrassonográficos de colecistite aguda, o paciente pode ser liberado e encaminhado para colecistectomia eletiva
Colecistite aguda	**Analgesia** como descrito para cólica biliar (na linha anterior) **Antibioticoterapia** (ceftriaxona + metronidazol); formalmente indicada em presença de leucocitose, febre, idade avançada, diabetes ou imunodeficiência [CID 2010, 50:133]	O resultado é melhor quando a colecistectomia é realizada precocemente (durante a internação inicial) [JACS 2010, 210:668]
Colangite	**Tratamento da sepse** (ver Capítulo 30) **Antibioticoterapia** de amplo espectro: piperacilina/tazobactam, ceftriaxona ou cefepime + metronidazol **ou** mero/imipenem [J Hepatobiliary Pancreat Surg 2007, 14:59]	Drenagem biliar (CPRE – preferencialmente –, colangiografia percutânea ou cirúrgica) ≤ 24 h associa-se a melhor resultado, independentemente da gravidade da colangite [DDS 2013, 582082]
Pancreatite aguda [Pancreatology 2013, 13:e1]	**Jejum oral:** nos casos leves, iniciar dieta oral após ↓ dor e ↓ marcadores inflamatórios (4-6 d); nos graves, dieta via sonda locada em jejuno iniciada em 48 h **Ressuscitação volêmica:** 5-10 mL/kg/h (2,5-4 L em 24 h) **Analgesia com opioides** [Coch 2013, 7:CD009179] **Antibióticos** só são indicados na suspeita de infecção do tecido pancreático necrosado (carbapenemas ou ovinolona + metronidazol)	Na pancreatite biliar com colangite associada, a CPRE deve ser realizada assim que possível; se não há colangite, pode-se aguardar melhora espontânea da obstrução por 24-48 h Intervenção (percutânea, endoscópica ou cirúrgica) é indicada, sobretudo se há suspeita ou confirmação de necrose infectada e deterioração clínica com a antibioticoterapia
Úlcera péptica	Encaminhar para pesquisa (e tratamento, se positivo) de *H. pylori* e suspender medicamentos irritantes, como AINH **Inibidores de bomba protônica** são mais eficazes que os bloqueadores H2 [NEJM 1991, 324:965]	Raramente cirurgia é indicada na falência de tratamento clínico
Isquemia mesentérica aguda	**Estabilização hemodinâmica** **Antibioticoterapia** de amplo espectro (ver "Colangite") **Heparina não fracionada endovenosa** (ver Capítulo 12), sobretudo na trombose da veia mesentérica **SNG aberta** [APT 2005, 21:201]	Se a dor iniciou < 8 h, a arteriografia diagnóstica pode ser completada com trombólise, embolectomia ou angioplastia [J Vasc Interv Radiol 2005, 16:317; J Vasc Surg 2011, 53:698] Cirurgia aberta é o tratamento-padrão em todos os tipos de isquemia mesentérica
Apendicite aguda	1/3 dos pacientes com apendicite não complicada tratados clinicamente (amoxicilina + clavulanato por 8-15 d) necessitaram de apendicectomia no 1° ano [Lnc 2011, 377:1573]	Apendicectomia é o tratamento-padrão **Apendicite não perfurada:** antibioticoterapia somente profilática (p. ex., cefazolina) **Apendicite perfurada:** ceftriaxona + metronidazol, p. ex. [PgM 2010, 122:39]
Diverticulite aguda	Na ausência de complicações (abscesso ou peritonite), pode-se administrar 1 dose EV de amoxicilina + clavulanato **ou** cipro + metronidazol e liberar com a medicação VO por 10 d; retornar se ↑, persistência ou recorrência da dor ou febre [AnS 2014, 259:38] Dieta de líquidos claros até melhora clínica, que deve ocorrer em 2-3 d	**Cirurgia** é indicada na diverticulite complicada (abscesso intra ou retroperitoneal, peritonite, obstrução, fístula) **Antibióticos** de amplo espectro: p. ex., ceftriaxona + metronidazol, devem ser iniciados sem demora [PgM 2010, 122:39]

AINH: anti-inflamatórios não hormonais; CPRE: colangiopancreatografia retrógrada endoscópica; d: dias; EV: endovenoso; h: horas; TVP: trombose venosa profunda; VO: via oral; ↑: aumento; ↓: redução.

Seção V

Nefrologia e distúrbios eletrolíticos

24 Cólica nefrética aguda

Dor produzida pela migração de cálculo pela via urinária é uma causa frequente de visitas ao pronto-socorro (PS).

SINAIS E SINTOMAS DE NEFROLITÍASE OBSTRUTIVA AGUDA

Não há evidências de que cálculos abrigados na pelve renal produzam outros sintomas ou sinais, a não ser hematúria. Migração ureteral do cálculo, por sua vez, produz cólica (intensidade ondulante), que começa como um leve desconforto que pode tornar-se extremamente intenso em 30 a 60 minutos [JCI 2005, 115:2598]. Na obstrução do ureter superior (proximal), a dor localiza-se no flanco ou no abdome superior e anterior. Quando atinge o terço distal, a dor é referida para o testículo ou os grandes lábios. Na junção ureterovesical, pode causar disúria, polaciúria e urgência [CvCJM 2009, 76:583]. A dor tem intensidade que não se modifica com a posição ou a movimentação e associa-se a náuseas e vômitos.

Esses sintomas, quando combinados à hipersensibilidade no ângulo costovertebral e hematúria microscópica, têm sensibilidade de 84% e especificidade de 99% [Eur Urol 1998, 34:467].

EXAMES COMPLEMENTARES

Na crise aguda de dor, os exames têm por finalidade confirmar o diagnóstico da litíase e definir o plano terapêutico (conservador ou invasivo, com base no tamanho do cálculo e na presença de complicações, como infecção urinária e insuficiência renal pós-renal). Assim, devem ser realizados exames de função renal, hemograma completo, provas inflamatórias e os exames descritos a seguir.

Urinálise e urocultura

Hematúria microscópica (> 10 hemácias/campo de grande aumento) ocorre em 70 a 90% dos casos [JU 2003, 170:1093]. Presença de piúria (≥ 10 leucócitos/mm^3 de urina não centrifugada), sobretudo se tira reagente positiva para nitrito ou a microscopia mostra presença de bactérias, sugere infecção urinária [AnEM 2013, 62:526]. Nesse caso, e em presença de nefrolitíase obstrutiva, está indicada intervenção urológica urgente (ver a seguir).

Exames de imagem

Tomografia computadorizada helicoidal sem contraste endovenoso é o melhor método diagnóstico [BMC Urol 2013, 13:10]. Ela tem sensibilidade de 95 a 98% e especificidade de 96 a 100% [AJR 2011, 196:1274]. Ultrassonografia, que tem baixa sensibilidade (24 a 81%), pode ser usada se a tomografia não estiver disponível ou em grávidas [BMJ 2007, 334:468]. Contudo, em um estudo recente, a taxa de eventos adversos foi semelhante em pacientes investigados inicialmente com ultrassonografia ou com tomografia [NEJM 2014, 371:1100]. Radiografia simples tem sensibilidade comparável à da ultrassonografia, mas é muito menos informativa [AJR 2011, 196:1274].

TRATAMENTO DA CÓLICA NEFRÉTICA

Tratamento clínico

Controle da dor e dos vômitos

O paciente pode apresentar dor excruciante com necessidade de medicamentos endovenosos. Devem ser associados medicamentos de classes diferentes (Tabela 24.1). Anti-inflamatórios não hormonais (AINH) são tão eficazes quanto os opioides no controle da dor e induzem menos vômitos [BMJ 2004, 328:1401]. Associação de ambas as classes de medicamentos tem efeito aditivo [AnEM 2006, 48:173].

TABELA 24.1 Tratamento da crise dolorosa na nefrolitíase

CLASSE	MEDICAMENTO	DOSE	CONSIDERAÇÕES
Analgésicos	Dipirona	1.000 mg EV/IM, a cada 6 h	Pode ser associada ao paracetamol
	Paracetamol	750 mg VO, a cada 6 h	Contraindicado na insuficiência hepática grave
Antiespasmódicos	Butilescopolamina	20 mg EV/IM/SC, a cada 6 h	Contraindicada no glaucoma e miastenia
Anti-inflamatórios	Cetoralaco	30 mg EV/IM, a cada 6 h	Evitar na insuficiência renal ou quando houver história de sangramento gastrintestinal
	Cetoprofeno	100 mg EV/IM, a cada 12 h	
Opioides	Morfina	2-5 mg EV ou 5-10 mg IM, até a cada 4 h	Quando um desses medicamentos é utilizado, convém associar antieméticos
	Tramadol	100 mg EV/IM, até a cada 6 h	
	Nalbufina	0,15 mg/kg (até 10 mg) EV/IM/SC a cada 3-6 h	
Antieméticos	Dimenidrinato	50 mg EV, a cada 4-6 h	Muitos pacientes com cólica nefrética apresentam náuseas e vômitos
	Ondansetron	8 mg EV, a cada 12 h	

EV: endovenoso; h: horas; IM: intramuscular; SC: subcutâneo; VO: via oral.

Terapia médica expulsiva

A probabilidade de eliminação espontânea depende do tamanho e da localização do cálculo. Para cálculos de 2 a 4 mm, é de 76%; para os de 5 a 7 mm, 60%; para os de 7 a 8 mm, 48%; e para os ≥ 9 mm, 25% [AJR 2002, 178:101]. São eliminados 48% dos cálculos localizados no ureter proximal e 75%, no distal [AJR 2002, 178:101]. A maioria dos cálculos completa a migração em 4 a 6 semanas. O uso de tansulosina 0,4 mg/dia VO aumenta em 44% a chance de passagem do cálculo [JU 2007, 177:983] e é mais efetivo que bloqueadores dos canais de cálcio [EMJ 2013, 30:168].

Assim, podem-se adotar conduta expectante e uso de tansulosina nos cálculos ureterais < 10 mm na ausência de febre, infecção ou insuficiência renal, se a dor estiver controlada [NEJM 2010, 363:954]. Para evitar comprometimento da função do rim obstruído, o tratamento conservador não deve prolongar-se por mais de 4 a 6 semanas.

Em geral, cálculos ureterais > 10 mm não são eliminados e o paciente deve ser referido para intervenção urológica.

Coadores urinários

Devem ser usados em pacientes em tratamento conservador com intuito de recuperar cálculos eliminados para análise da sua composição química.

Tratamento urológico

Indicações de intervenção urológica imediata nos cálculos ureterais*

- Infecção do trato urinário com ou sem sepse.
- Dor ou vômitos intratáveis clinicamente.
- Desenvolvimento de insuficiência renal aguda pós-renal.
- Obstrução de rim solitário ou transplantado.
- Obstrução bilateral por cálculos.

Descompressão via cateteres de duplo J ou nefrostomia percutânea são igualmente efetivas.

Tipos de intervenções urológicas

Litotripsia extracorpórea por ondas de choque é efetiva na maioria dos cálculos ureterais não complicados < 2 cm [PC 2008, 35:369]. Cálculos de cistina e fosfato de cálcio podem ser resistentes à fragmentação. Contudo, o procedimento mais eficaz depende, sobretudo, do tamanho e da localização do cálculo (Tabela 24.2). Independentemente dessas variáveis, a taxa de eliminação completa de cálculos não é tão diferente entre litotripsia (independentemente do tipo) e ureteroscopia [www.auanet.org]. Não é recomendável uso rotineiro de cateter de duplo J após litotripsia. Uso de tansulosina (0,4 mg 1 vez/dia) ou nifedipina (20 mg retard 1 vez/dia) aumenta a taxa de eliminação de cálculos após litotripsia [Urol 2011, 78:1016].

DIAGNÓSTICO DA CAUSA DA NEFROLITÍASE E PREVENÇÃO DA RECORRÊNCIA

Sem tratamento preventivo, quase metade dos pacientes pode ter recorrência da litíase em 5 anos [JU 2005, 173:848]. Por isso, alguns recomendam que todos os doentes sejam submetidos a uma investigação metabólica [BMJ 2004, 328:1420]. Esta deve ser realizada depois que a via urinária esteja desobstruída por 1 a 3 meses, tempo necessário para que o paciente retome sua dieta e atividade normais. Deve incluir exames de sangue (cálcio, fósforo, ácido úrico, gasometria venosa, cloro e potássio) e 2 a 3 análises da urina de 24 horas (Tabela 24.3).

---

* BMJ 2007, 334:468.

TABELA 24.2 Tratamento urológico da nefrolitíase

DENSIDADE DO CÁLCULO	LOCALIZAÇÃO DO CÁLCULO		TAMANHO DO CÁLCULO	TRATAMENTO INICIAL RECOMENDADO (EFICÁCIA)
Radiopaco (alto valor de atenuação à TC; > 1.000 HU)	Renal		Cálculo ≤ 10 mm	Conduta expectante
			Cálculo simples[a] (11-20 mm)	LECO[b] (80-85%) ou ureteroscopia flexível[c] (semelhante à LECO)
			Cálculo complexo[d] (> 20 mm)	Nefrolitotomia percutânea
	Ureteral	Proximal[e]	≥ 20 mm	Nefrolitotomia percutânea
			11-19 mm	Ureteroscopia flexível
			≤ 10 mm	LECO[b] (até 85%) ou expectante
		Distal[e]	> 10 mm	Ureteroscopia semirrígida (90-99%)
			≤ 10 mm	Ureteroscopia flexível, LECO[b] ou expectante
Radiolucente (< 1.000 HU)	Renal ou ureteral		Qualquer tamanho	Citrato de potássio, 15-45 mEq VO 2 x/d

[a] Diâmetro agregado do cálculo < 2 cm e anatomia renal normal.
[b] LECO é menos efetiva em obesos, em cálculo denso ou localizado em partes pendentes ou obstruídas do sistema coletor.
[c] Ureteroscopia é especialmente recomendada na coagulopatia ou gravidez em que a LECO é contraindicada.
[d] Cálculos > 2 cm, como os coraliformes (geralmente de estruvita), cálculos em rins com anormalidades anatômicas ou resistentes à fragmentação.

TABELA 24.3 Anormalidades bioquímicas na nefrolitíase recorrente e seu tratamento

ANORMALIDADE	CAUSA (MECANISMO)	COMPOSIÇÃO DOS CÁLCULOS
Baixo volume urinário (15%): < 1 L/d; > 600 mOsm/kg	Ingestão reduzida ou perda não renal aumentada de água	Todos os tipos
Hipercalciúria (61%): > 250 mg/24 h; >200 mg/L/d; > 4 mg/kg/d	Hipercalciúria idiopática Hiperparatireoidismo[a] Hipervitaminose $1,25\text{-(OH)}_2D_3$ Hipofosfatemia Imobilização Excesso de sal, proteína ou ácido na dieta Terapia com lítio	Oxalato de cálcio ou fosfato de cálcio
Hipocitratúria (31%): homem: < 450 mg/24 h; mulher: < 550 mg/24 h	Hipocalemia Excesso de sal ou proteína na dieta Acidose metabólica crônica[b]	Oxalato de cálcio ou fosfato de cálcio
Hiperoxalúria (8%): > 40 mg/24 h	Excesso de oxalato na dieta[c] Dieta pobre em cálcio Doença intestinal[d] Aumento da produção endógena	Oxalato de cálcio
Hiperuricosúria (36%): homem: > 800 mg/24 h; mulher: > 750 mg/24 h	Excesso de purina na dieta[e] Excesso de adoçantes à base de frutose	Oxalato de cálcio
	Gota Doença mieloproliferativa Fármacos uricosúricos, inibidores da ECA Vazamento renal genético primário	Ácido úrico (10-15%) (associado a pH urinário, persistentemente < 5,5)
Cistinúria (teste qualitativo[f] positivo; cistina > 250 mg/24 h	Mutação genética dos transportadores de aminoácidos dibásicos	Cistina (< 1%)
Infecção urinária (piúria; pH urinário alcalino; urocultura positiva)	Bactérias que quebram a ureia (Proteus, Providencia, Klebsiella, Bordetella, bacteroides, *S. aureus*, Corynebacterium) produzindo amônio e bicarbonato	Fosfato amoniacomagnesiano (estruvita) e carbonato de apatita (10-15%)

[a] Hiperparatireoidismo primário: cálcio acima do ponto médio do valor de referência e paratormônio elevado ou não suprimido.
[b] Causas de acidose metabólica crônica: diarreia; acidose tubular renal distal, inibidores da anidrase carbônica (como topiramato), ureteroentero-anastomose.
[c] Alimentos ricos em oxalato: vitamina C; vegetais (espinafre, broto de bambu, feijão, beterraba, cenoura crua, quiabo, batatas, ruibarbo, molho de tomate, nabo, aipo, couve); pães, bolos (*muffins*, *brownies*) e panquecas; grãos (amêndoas, castanha de caju, amendoim, pistache, nozes, granola); salgadinhos (batata *chips*); frutas cruas (abacate, kiwi, uva, laranja), carne (hambúrguer, tofu).

CONSIDERAÇÕES
Investigar e tratar o distúrbio metabólico causador da litíase (Tabela 24.3), monitorar função renal e exames de imagem
Se ocorrer falha, está indicada a nefrolitotomia percutânea Ureteroscopia deve ser considerada quando a LECO é menos efetiva ou contraindicada (ver itens [b] e [c] do rodapé)
Ureteroscopia associa-se a mais fragmentos residuais de cálculo e à recorrência de 16% em 6 meses
Nefrolitotomia percutânea também está indicada em cálculos impactados no ureter proximal
São utilizados ureteroscópios de pequeno diâmetro, bainhas flexíveis de acesso ureteral, litotripsia a *laser* e *baskets*
Se após 4 semanas o cálculo não for eliminado com medidas clínicas (Tabela 24.1), deve-se recorrer à LECO
LECO pode ser uma opção menos invasiva (74% de eficácia) [www.auanet.org – livre]
Conduta expectante não deve prolongar-se > 4 semanas, para evitar estreitamento ureteral e deterioração renal
Cálculo provavelmente de ácido úrico. O objetivo é pH urinário 6-7, o que pode dissolvê-lo [Rev Urol 2007, 9:17]

[e] O ponto de divisão entre o ureter proximal e distal é a porção estreita do ureter ao longo dos vasos ilíacos.
d: dia; LECO: litotripsia extracorpórea por ondas de choque; HU: unidades Hounsfield; TC: tomografia computadorizada; VO: via oral.
Fonte: Construída com base em BMC Urol 2013, 13:10; NatRU 2013, 10:75; BJU Int 2011, 24:382; BMJ 2007, 334:468; JU 2007, 178:2418.

TRATAMENTO
Aumentar ingestão água livre para produzir diurese >2,5 L/d
Clortalidona 25-50 mg/d (± amilorida 2,5-5 mg/d) Citrato de potássio 20-30 mEq 2 x/d Restrição de sódio, proteína animal e ácido na dieta No hiperparatireoidismo, paratireoidectomia Na imobilização, podem ser necessários bifosfonatos Na hipofosfatemia, fosfato neutro de potássio 500 mg 2-3 x/d
Citrato de potássio 15-40 mEq 2 x/d para manter pH urinário 6-7
Carbonato de cálcio 0,5-1 g após refeições Citrato de potássio, 15-40 mEq 2 x/d, para corrigir a acidose metabólica, se presente Dieta restrita em gordura e oxalato (ver alimentos que devem ser evitados no rodapé da tabela, nota [c]) Em casos graves, colestiramina, 4-8 g 2 x/d
Alopurinol 100-300 mg/d (objetivando ácido úrico sérico < 6 mg/dL) Dieta restrita em purinas (nota [e])
Alopurinol 100-300 mg/d (nota [c]) (objetivando ácido úrico sérico < 6 mg/dL) Dieta restrita em purinas (ver nota [e]) Citrato de potássio, 15-40 mEq 2 x/d, para manter pH urinário 6-7
Aumentar ingestão de água e reduzir o sal e proteína Citrato de potássio, 15-40 mEq 2 x/d, para manter pH urinário 6-7 Se não ocorrer redução da cistinúria para < 250 mg/L e elevação do pH urinária para 6-7, adicionar captopril 150 mg/d ou tiopronina 10-15 mg/kg/d (Thiola® comprimido 100 mg, 3 doses ao dia; não disponível no Brasil)
Ressecção de todos os cálculos e tratamento da infecção urinária Inibidores da urease (ácido aceto-hidroxâmico, 250 mg 3-4 x/d, dose diária de 10-15 mg/kg/d)

[d] Doenças que reduzem a absorção de gordura e, consequentemente, aumentam a absorção de oxalato: doença de Crohn, ressecção do intestino delgado, cirurgia bariátrica.
[e] Alimentos ricos em purinas: miúdos e vísceras; peixes pequenos e frutos do mar; leguminosas (feijão, ervilha, lentilha, milho).
[f] Teste qualitativo para cistina: teste do cianido-nitroprussiato.
d: dia; ECA: enzima conversora da angiotensina; h: horas.
Fonte: Construída com base em AnIM 2013, 158:535; AJM 2012, 125:344; CONH 2012, 21:183; JCEM 2012, 97:1847; PC 2008, 35: 369; Lnc 2006, 367: 333; JCI 2005, 115:2598; KI 2001, 59:2290; AJM 1995, 98:50.

25 Disfunção renal na sala de emergência

A avaliação inicial visa diferenciar a disfunção renal aguda (DRA, elevação da creatinina em horas a dias) da disfunção renal crônica (DRC, elevação em meses a anos) com o intuito de intervir precocemente na primeira para revertê-la, evitar a perda adicional de função na segunda (exacerbação aguda da DRC) e tratar os distúrbios hidroeletrolíticos de ambas. O termo lesão renal aguda (LRA) deve ser usado para indicar a presença de alteração estrutural, e não somente resposta fisiológica adaptativa à hipoperfusão [AJMS 2012, 344:318].

CAUSAS DE DISFUNÇÃO RENAL

As disfunções agudas ou crônicas podem decorrer de redução do suprimento sanguíneo para os rins (pré-renal); distúrbios de vasos, de glomérulos e de túbulos (renal); ou do sistema de drenagem da urina (pós-renal) (Tabela 25.1).

HISTÓRIA E EXAME FÍSICO

A DRA ou DRC pode ser um achado de exame ou o paciente pode apresentar uma ou mais manifestações decorrentes da uremia, retenção hidrossalina, distúrbios eletrolíticos ou acidobásicos. Em geral, os sintomas urêmicos manifestam-se com baixos níveis de escórias na DRA, enquanto na DRC o paciente persiste assintomático até que a creatinina ultrapasse 6 a 8 mg/dL.

Sinais e sintomas urêmicos

Decorrem da retenção de escórias azotadas. São descritos na Tabela 25.2.

Sobrecarga de volume e débito urinário

A retenção de sal e água podem causar edema, hipertensão e congestão pulmonar.

Mesmo pacientes com taxa de filtração glomerular (TFG) muito baixa podem ter diurese normal ou até poliúria, em virtude do déficit de reabsorção tubular. Contudo, diurese menor que 0,5 mL/kg/hora por mais de 6 horas indica LRA [CC 2007, 11:R31]. Oligúria (< 400 mL/dia) é fisiopatologicamente esperada em pacientes com disfunção renal aguda pré-renal, embora existam raros relatos de formas não oligúricas [ArIM 1980, 140: 907].

TABELA 25.1 Principais causas de disfunção renal

TIPO		DRA[1] CAUSAS	DRA[1] %	DRC CAUSAS	DRC %
Pré-renal		Hipovolemia verdadeira (desidratação, hemorragia), redução do volume circulante efetivo (IC, sepse, cirrose), hipotensão e medicamentos que interferem na autorregulação[a]	40-70	Hipoperfusão renal pode exacerbar agudamente a DRC, p. ex., após uso de medicamentos que interferem na autorregulação[a] e diureticoterapia exagerada	??[b,2]
Renal	Vascular	Vasculites (como granulomatose de Wegener), SHU, PTT, tromboembolismo renal, hipertensão maligna e esclerodermia	10-50	Nefroesclerose benigna, estenose de artéria renal uni ou bilateral e ateroembolismo de colesterol	25[c,3]
Renal	Glomerular	GN pós-estreptocóccica, GN rapidamente progressiva, GN membranoproliferativa		GN proliferativa, nefropatia por IgA, GESF, amiloidose	10[c,3]
				Nefropatia diabética	15[c,3]
Renal	Túbulo--intersticial	NTA (isquêmica ou nefrotóxica), nefrite túbulo-intersticial aguda (geralmente por medicamentos), nefropatia por cilindros no mieloma, síndrome da lise tumoral		Rins policísticos, nefrite túbulo-intersticial, pielonefrite, hipercalcemia, sarcoidose, síndrome de Sjögren, nefropatia por refluxo, nefrocalcinose	30-40[4]
Pós-renal		Obstrução uretral (mais comumente devido à doença prostática) ou ureteral bilateral (litíase)	10	Obstrução uretral (válvula de uretra, doença prostática) ou ureteral bilateral (estenose, câncer)	3,5-18[5]

[a] Principalmente, inibidores da ECA e AINH.

[b] Hipoperfusão renal (hipotensão, hipovolemia, pós-cirúrgica) é a causa da deterioração da função renal na maioria das DRC agudizadas. Cerca de 30% dos pacientes sem disfunção renal prévia que se recuperam de LRA desenvolvem DRC.

[c] Dados brasileiros.

DRA: disfunção renal aguda; DRC: disfunção renal crônica; GESF: glomerulosclerose segmentar e focal; GN: glomerulonefrite; IC: insuficiência cardíaca; IgA: imunoglobulina A; NTA: necrose tubular aguda; PTT: púrpura trombocitopênica trombótica; SHU: síndrome hemolítica-urêmica.

Fonte: [1] [BMJ 2006, 333:786; Lnc 2005, 365:417; KI 2004, 66:1613]; [2] [NDT 2007, 22:2513; NatRN 2011, 7. 446]; [3] [KI Suppl 2005, 97:S82], [4] [NDT 2001, 16:1338]; [5] [Artif Organs 2002, 26:737].

TABELA 25.2 Sinais e sintomas urêmicos

Neurológicos	Sonolência diurna e insônia noturna, confusão mental, convulsões e coma; asterixe
Cardiopulmonares	Pericardite (atrito em 50% dos derrames urêmicos; às vezes, sinais de tamponamento cardíaco); pulmão urêmico
Gastrintestinais	Anorexia, náuseas, vômitos e soluços; hálito urêmico (amoniacal, de urina ou, mais comumente, de peixe podre)
Hematológicos	Disfunção plaquetária (hemorragia gastrintestinal é frequente), linfocítica e granulocítica
Endocrinológicos	Amenorreia e disfunção sexual
Cutâneos	Unhas com metade proximal branca (obliterando a lúnula) e a distal marrom, conhecidas como "unhas meio a meio" ou de Lindsay (15-50%) [CMAJ 2009, 180:687]

Fonte: Baseada em NEJM 2007, 357:1316.

Distúrbios da concentração sérica de íons inorgânicos

Acidose metabólica

Apesar de classicamente ser considerada uma acidose com elevação do hiato aniônico [Na – (Cl + HCO_3)], muitos pacientes tanto com DRA como com DRC podem ter hiato aniônico em níveis normais (7 a 13 mEq/L) [CJASN 2012, 7:671]. O valor do hiato aniônico deve ser corrigido para baixo em 2,3 a 2,5 mEq/L para cada redução de 1 g/dL na albumina sérica. Contudo, o ânion *gap* pode aumentar na vigência de hipocalcemia, hipomagnesemia ou hiperalbuminemia [CJASN 2007, 2:162]. É mais comum a acidose se manifestar clinicamente por aumento da amplitude e frequência respiratórias (respiração de Kussmaul).

Hipercalemia e hipermagnesemia

Ambas interferem na transmissão neuromuscular, o que pode comprometer a função da musculatura e a condução cardíaca. Podem causar fraqueza muscular e, raramente, paralisia flácida, inicialmente de membros, mas que pode comprometer também a mecânica respiratória [AJHSP 2005, 62:1663]. As alterações eletrocardiográficas são frequentes e mais bem descritas na hipercalemia, em que apresentam a seguinte sequência: ondas T altas, apiculadas e redução do intervalo QT, aumento do intervalo PR e da duração do QRS, achatamento da onda P e, por fim, alargamento do QRS que produz traçado com aspecto sinusoidal [Rsc 2006, 70:10]. Contudo, paradas cardíacas podem ocorrer sem alterações eletrocardiográficas prévias e metade dos pacientes com potássio $>$ 6 mEq/L não apresenta alterações eletrocardiográficas [ArIM 1998, 158:917]. Em adição, hipermagnesemia também pode causar alterações do estado mental, hipotensão e hipocalcemia (por inibição da secreção do paratormônio).

Hiperfosfatemia e hipocalcemia

A hiperfosfatemia não produz manifestações específicas, mas, em efeito sinérgico à redução da síntese de calcitriol, induz a hipocalcemia. Hipocalcemia aguda pode causar hipotensão, insuficiência cardíaca, parestesias, convulsões, papiledema, manifestações psiquiátricas e tetanias (contração mantida após estímulo isolado). Tetania latente pode ser desencadeada pelos sinais de Trousseau (espasmo carpal induzido por insuflação do esfigmomanômetro acima da pressão sistólica por 3 minutos) e Chvostek (contração da musculatura facial ipsilateral desencadeada por percussão do nervo facial na frente da orelha) [BMJ 2008, 336:1298]. A alteração eletrocardiográfica típica é o prolongamento do intervalo QT [Chs 2001, 119:668]. Hipocalcemia crônica tem sido associada com catarata, manifestações neuropsiquiátricas e hipertensão intracraniana.

Anemia urêmica

A maioria dos pacientes com DRC desenvolve anemia. Assim, na ausência de sangramento ou hemólise, um hematócrito baixo sugere DRC, enquanto a ausência de anemia favorece o diagnóstico de DRA.

LABORATÓRIO

Urinálise, bioquímica urinária e osmolalidade urinária

A urinálise é isoladamente o teste mais importante na avaliação diagnóstica. A Tabela 25.3 correlaciona os achados da urinálise, da bioquímica urinária e da osmolalidade urinária com causas de disfunção renal.

TABELA 25.3 Urinálise, bioquímica urinária e osmolalidade urinária na insuficiência renal

ASPECTOS AVALIADOS	HIPOVOLEMIA (PRÉ-RENAL)	NTA E DRC	NTIA	GN	OBSTRUÇÃO
Sedimento	Poucas células; cilindrúria discreta ou ausente	Múltiplos cilindros (granulares, epiteliais) e células epiteliais (NTA) Semelhante à hipovolemia (DRC)	Piúria com cilindros leucocitários e granulares ou cerúleos	Hematúria com cilindros hemáticos e hemácias dismórficas	Poucas células; cilindrúria discreta ou ausente ou Semelhante à NTIA
Proteína	Ausente ou pouca	Ausente ou pouca na NTA Pode ser elevada na DRC	Mínima, mas pode ser elevada na induzida por AINH	Elevada	Baixa
Sódio urinário[a], mEq/L	< 20	> 30	> 30	< 20	< 20 (aguda) > 40 (poucos dias)
Fração de excreção de sódio[b], %	< 1	> 1	Variável	< 1	< 1 (aguda) > 1 (poucos dias)
Osmolalidade urinária, mOsm/kg	> 500	< 350	< 350	> 500	< 350

[a] A sensibilidade e a especificidade do sódio urinário < 20 em diferenciar azotemia pré-renal de NTA são de 90% e 82%, respectivamente

[b] A fração de excreção do sódio é a relação do sódio (mEq/L) urinário/plasmático dividido pela relação da creatinina (mg/dL) urinária plasmática multiplicado por 100. Quando < 1%, a sensibilidade e a especificidade em diferenciar azotemia pré-renal de NTA são de 96% e 95%, respectivamente. Também pode ser < 1% na síndrome cardiorrenal ou hepatorrenal, ICC, estenose da artéria renal bilateral e na NTA não oligúrica induzida por radiocontraste e rabdomiólise [CvCJM 2012, 79:121].

AINH: anti-inflamatório não hormonal; DRC: doença renal crônica; GN: glomerulonefrite; NTA: necrose tubular aguda; NTIA: nefrite túbulo-intersticial aguda.

Fonte: Baseada em JAMA 2003, 289:747.

Creatinina sérica e biomarcadores

A maneira mais fidedigna de diferenciar DRA e DRC é comparar a creatinina atual com resultados prévios. Azotemia atual com creatinina normal nos últimos meses sugere processo agudo. Aumento progressivo da creatinina > 0,3 mg/dL/dia favorece o diagnóstico de necrose tubular, enquanto na disfunção renal aguda pré-renal a elevação é, geralmente, menos intensa. Ureia não é um bom marcador de função renal.

O biomarcador de lesão do néfron lipocalina associada à gelatinase de neutrófilo parece promissor no pronto-socorro. Valores > 104 ng/mL têm especificidade de 81% e sensibilidade de 68% para o diagnóstico de LRA intrarrenal [JACC 2012, 59:246].

Estimativa da taxa da TFG

As equações mais acuradas para estimar a TFG (MDRD [AnIM 1999, 130:461], CKD-EPI [AnIM 2009, 150:604] e associação de creatinina e cistatina C [NEJM 2012, 367:20]) são complexas. O *clearance* de creatinina tem acurácia limitada por coleta de urina incompleta [CJASN 2011, 6:184] e/ou aumento da relação creatinina secretada/filtrada na urina com a piora da função renal [NDT 2005, 20:1617].

Na prática, geralmente, estima-se a TFG pela equação de Cockcroft-Gault: 140 – idade em anos × peso em kg/72 × creatinina sérica em mg/dL × 0,85 em mulheres (em mL/min) [NEJM 2006, 354:2473]. Na ausência de rabdomiólise, a creatinina eleva-se de 1 a 1,5 mg/dL ao dia em paciente com TFG zero. Assim, após 24 horas de anúria e com TFG zero, um paciente com LRA pode ter creatinina sérica de 2 mg/dL e ***clearance* de creatinina** estimado erroneamente em 50 mL/minuto. Por isso, a estimativa só dever ser feita em pacientes com função renal estável [KI 2006, 69:399].

Imagem

A presença de rins pequenos e hiperecogênicos à ultrassonografia sugere doença crônica, embora rins de tamanho normal não excluam DRC. Um exame de imagem deve ser realizado em todo paciente com LRA ou DRC de etiologia desconhecida para afastar obstrução [ArIM 2010, 170:1900]. A tomografia é preferida em pacientes com história sugestiva de nefrolitíase.

ABORDAGEM DIAGNÓSTICA E TRATAMENTO DA OLIGÚRIA OU DISFUNÇÃO RENAL DE ETIOLOGIA DESCONHECIDA

Suporte hemodinâmico

Ressuscitação volêmica

Independentemente da natureza (aguda ou crônica) e da etiologia da disfunção renal, na ausência de contraindicações e desde que o paciente não esteja nitidamente hipervolêmico, pode-se fazer um teste de expansão plasmática. Embora seja controverso, no estudo SAFE ressuscitação de pacientes críticos com cristaloide ou albumina produziu resultados semelhantes [NEJM 2004, 350:2247]. Pode-se usar soro fisiológico a 0,9% em alíquotas de 250 a 500 mL a cada 30 minutos. Em um estudo conduzido no departamento de emergência com pacientes sépticos, ressuscitação guiada pela pressão venosa central (objetivando 8 a 12 mmHg) e saturação venosa central de oxigênio (mantida ≥ 70%) (*'early goal-directed' therapy*) foi eficaz em reduzir a mortalidade [NEJM 2001, 345:1368]. A pressão arterial média [PAS + (2 × PAD)/3] deve ser elevada o mais rapidamente possível para ≥ 65 mmHg, o que mantém a autorregulação hemodinâmica [CCM 2000, 28:2729]. Hidroxietilamido deve ser evitado, pois compromete a função renal e aumenta a mortalidade [JAMA 2013, 309:678]. Deve-se, contudo, evitar a sobrecarga volêmica que pode interferir negativamente na evolução [Lnc 2012, 380:756].

Aumento da diurese e redução de escórias indicam disfunção renal pré-renal. Nesse caso, a hidratação deve ser mantida e os fatores que induziram o estado de hipoperfusão devem ser identificados (Tabela 25.1) e tratados.

Drogas vasoativas

Dopamina em baixas doses (1 a 3 μg/kg/min), embora possa aumentar a diurese, **não** induz melhora da função renal e não deve ser utilizada [Lnc 2000, 356:2139]. Dobutamina e norepinefrina podem ser utilizadas para otimizar o débito cardíaco (sobretudo na insuficiência cardíaca sistólica ou se saturação venosa central < 70%) e elevar a pressão arterial (se < 70 mmHg após pressão venosa central 8 a 12 mmHg), respectivamente.

Se a ressuscitação volêmica e a normalização da pressão não produzirem aumento de diurese e redução de escórias, solicitar urina I e ultrassonografia de rins e vias urinárias (ver adiante).

Identificação da NTA e DRC

Se a expansão volêmica for ineficaz, possivelmente não se trata de estado pré-renal; situação em que devem ser solicitadas urinálise e ultrassonografia de rins e vias urinárias. A ultrassonografia pode identificar rins pequenos, condizentes com DRC; ou obstrução do trato urinário, compatível com azotemia pós-renal. O restabelecimento do trânsito urinário pode resultar em rápida reversão da azotemia pós-renal. O paciente pode desenvolver poliúria pós-obstrutiva grave e acidose tubular hipercalêmica e hiperclorêmica.

Na ausência de rins contraídos ou obstrução, o diagnóstico provável é de LRA; quadro em que os padrões da urinálise podem facilmente identificar vasculite, glomerulonefrite, nefrite túbulo-intersticial aguda e NTA (Tabela 25.3). Pacientes com urina normal ou quase normal possivelmente apresentam NTA. Raramente, pacientes sem resposta à ressuscitação volêmica, com urinálise e ultrassonografia normais podem ter DRA pré-renal ou secundária à hipercalcemia (falta de resposta por expansão volêmica inicial insuficiente), rim mielomatoso, esclerodermia ou ateroembolismo renal. Medicações nefrotóxicas [AFP 2008, 78:743] ou recentemente introduzidas (devido à probabilidade de nefrite túbulo-intersticial aguda) devem ser suspensas ou ter a dose corrigida.

Tratamento dos distúrbios hidroeletrolíticos e acidobásicos

Metabolismo do sódio e da água

Após normalização da volemia, pacientes oligúricos devem ser submetidos à restrição de sal (2 g/dia) e líquidos (400 mL + o volume de diurese nas 24 horas precedentes). Pacientes que desenvolvem hiponatremia necessitam de restrição maior de água livre ou iniciar diálise (ver as indicações a seguir).

A furosemida endovenosa está indicada para tratamento da sobrecarga volêmica na LRA ou DRC.

Homeostase acidobásica

Na LRA, o objetivo do tratamento é elevar o pH a níveis seguros de cerca de 7,2, o que se consegue com elevação do HCO_3^- plasmático > 10 a 12 mEq/L (se a função respiratória for normal) [JASN 2009, 20:692]. A quantidade de HCO_3^- necessária para atingir esse valor depende do espaço de distribuição aparente do HCO_3^-, que pode variar de 50% se $HCO_3^- > 10$ mEq/L até 100% do peso ou mais, se ≤ 5 [NatRN 2010, 6:274]. A necessidade de HCO_3^- a ser reposto pode se estimada pela equação:

Necessidade de bicarbonato (mEq) = HCO_3^- desejado – HCO_3^- medido × espaço de distribuição do HCO_3^-, onde espaço de distribuição do HCO_3^- = [(2,6/HCO_3^- medido) + 0,4)] × peso em kg. Bicarbonato a 8,4%, 1 mL = 1 mEq

O déficit deve ser reposto em 4 a 8 horas e a gasometria, avaliada ao término da infusão.

Na DRC, o bicarbonato geralmente se mantém ≥ 15 mEq/L [CJASN 2012, 7:671]. Contudo, tais valores podem agravar a doença osteomuscular e renal. Por isso, esses doentes devem receber bicarbonato de sódio em pó (0,5 a 1 mEq/kg/dia; 1 colher de café = 24 mEq), objetivando níveis séricos > 23 mEq/L [JASN 2009, 20:2075].

Hipercalemia

O tratamento agudo da hipercalemia com níveis > 6 mEq/L, em ordem de prioridade, está descrito na Tabela 25.4.

TABELA 25.4 Tratamento da hipercalemia em ordem de prioridade

MEDICAMENTO	DOSE	INÍCIO DA AÇÃO	DURAÇÃO DO EFEITO	MECANISMO DE AÇÃO	CUIDADOS
Gluconato de cálcio a 10%	10-20 mL em 2-3 min*	Imediato	30 min	Protege o miocárdio dos efeitos tóxicos do K^+	Pode piorar a toxicidade da digoxina
Insulina regular	10 UI em 50 mL de glicose 50%	15-30 min	2-6 h	Desvia o K^+ para o intracelular	Considere SG 5%, 100 mL/h, para evitar hipoglicemia Glicose é desnecessária se glicemia > 250 mg/dL
Bicarbonato de sódio a 8,4%	50 mL em 5 min; pode ser repetido S/N	30-60 min	Várias horas	Desvia o K^+ para o intracelular	Pode piorar a hipervolemia; não administrar junto com Ca^{+2}; mais eficaz na acidose
Fenoterol 0,5% (Berotec®)	Inalação de 10-20 gotas a cada 4 h	15-30 min	2-3 h	Desvia o K^+ para o intracelular; efeito aditivo ao da insulina	Inicialmente, pode causar uma breve elevação no K^+ sérico
Furosemida	40-80 mg EV até 4 x/d	15 min a 1 h	4 h	Aumenta a excreção renal de K^+	Só efetivo se a resposta renal ao diurético é adequada
Poliestireno sulfonato (Sorcal®)	50 g oral (em 200 mL de manitol) ou retal (em enema) até 4 x/d	1-2 h (mais rápido pela via retal)	4-6 h	Remove K^+ a partir do intestino e elimina nas fezes	A troca de K^+ por Na^+ pode piorar a hipervolemia

* Diluir em 100 mL de soro glicosado e infundir em 20 a 30 minutos nos pacientes em uso de digoxina [EMCNA 2005, 23:723].
Ca^{+2}: cálcio; d: dia; EV: endovenoso; h: hora(s); K^+: potássio; min: minutos; Na^+: sódio; SG: soro glicosado; S/N: se necessário.
Fonte: Baseada em CMAJ 2010, 182:1631; AJKD 2010, 56:578; AFP 2006, 73:283.

Na DRC, a hipercalemia é controlada com uso de diurético de alça (furosemida) e bicarbonato (ver "Homeostase Acidobásica" já citada).

Hipermagnesemia, hiperfosfatemia e hipocalcemia

Tanto a hipermagnesemia quanto a hiperfosfatemia agudas e graves podem ser tratadas inicialmente com administração de cálcio [PC 2008, 35: 215]. Hipermagnesemia sintomática (fraqueza muscular, distúrbio mental ou alteração eletrocardiográfica) pode ser tratada com infusão de 10 a 20 mL de gluconato de cálcio a 10%. Hiperfosfatemia deve ser tratada com carbonato de cálcio oral, 0,5 a 1,5 g três vezes/dia com alimentos. Ele forma um complexo com o fósforo alimentar, que é, então, eliminado nas fezes. Hipermagnesemia ou hiperfosfatemia graves devem ser tratadas com diálise.

Na hipocalcemia, gluconato de cálcio endovenoso é recomendado em pacientes com disfunção cardíaca, tetania ou convulsão, com prolongamento do intervalo QT ou para os assintomáticos com redução aguda do cálcio iônico para menos de 3 a 3,2 mg/dL (0,8 mmol/L) (Tabela 25.5). A infusão deve ser mantida até que o paciente receba um regime efetivo de cálcio e calcitriol oral (ver a seguir) ou inicie diálise.

Cálcio intravenoso não deve ser administrado em pacientes com hiperfosfatemia grave devido ao risco de precipitação.

TABELA 25.5 Tratamento da hipocalcemia grave ou sintomática

DOSE	SOLUÇÃO*	INFUSÃO
Ataque	Gluconato de Ca^{+2} 10% 10-20 mL + SG 5% 50 mL	EV em 10-20 min
Manutenção	Gluconato de Ca^{+2} 10% 100 mL + SG 5% 900 mL	EV contínuo; iniciar com 35 mL/h a ajustar para manter a calcemia no limite inferior da normalidade (geralmente 0,5-1,5 mg/kg/h de Ca^{+2} elementar, equivalente a 35-105 mL/h da solução)

* Gluconato de cálcio a 10%: 10 mL = 270 mg de cálcio elementar.
Ca^{+2}: cálcio; EV: endovenoso; h: hora; min: minutos; SG: soro glicosado.
Fonte: Baseada em BMJ 2008, 336:1298.

Na DRC, o nível recomendado de fósforo é de 2,7 a 4,6 mg/dL com *clearance* > 15 mL/min e de 3,5 a 5,5 mg/dL com disfunção renal mais grave [K/DOQI. AJKD 2003, 42:S1]. A primeira opção para controle da hiperfosfatemia são os ligantes de cálcio, como o carbonato de cálcio (500 mg a 1 g após as refeições). O nível recomendado de cálcio é de 8,4 a 9,5 mg/dL. Esses valores podem ser atingidos com uso de carbonato de cálcio entre as refeições (aumenta a calcemia e não reduz o fósforo), geralmente em doses divididas de 2.500 a 3.750 mg/dia, e calcitriol 0,25 a 0,50 μg 2 vezes/dia (induz hiperfosfatemia, por isso contraindicado se fósforo > 5,5 mg/dL e PTH molécula intacta < 150 pg/mL). O produto cálcio-fósforo deve ser mantido < 55 mg^2/dL^2 [K/DOQI. AJKD 2003, 42:S1].

Distúrbios nutricionais

A LRA cursa com intenso hipercatabolismo. O receio de piorar a uremia não deve retardar o início precoce de dieta, de preferência enteral. Esses pacientes requerem entre 1 e 1,8 g/kg/dia de proteína e 25 a 30 kcal/kg/dia [Chs 2005, 128:2847].

Momento de indicar a diálise

Pacientes com DRC devem ser encaminhados precocemente para o nefrologista para iniciar medidas que retardem a progressão da doença [CJASN 2007, 2:89]. Contudo, muitas vezes, a doença é detectada em estágio avançado. Na DRC, a diálise deve ser iniciada com TFG estimada < 15 mL/minuto e sintomas urêmicos [AJKD 2006, 48:S1] ou nos assintomáticos com TFG entre 5 e 7 mL/minuto [NEJM 2010, 363:609]. Nesse caso, o paciente deve ser reavaliado semanalmente pelo especialista.

Na LRA, estudos não randomizados mostram uma tendência de melhor sobrevida quando a diálise é iniciada precocemente [COCC 2007, 13:656]. Em um pequeno estudo randomizado (pequeno poder de discriminação), o momento de início da diálise não alterou o resultado [CCM 2002, 30:2205]. As indicações são [Lnc 2012, 380:756]:

- Hipervolemia não controlada clinicamente (com diurético de alça e restrição hídrica) ou volume urinário < 200 mL/12 horas com choque persistente e falta de recuperação das disfunções orgânicas.
- Distúrbios hidroeletrolíticos não controlados com tratamento conservador (hipercalemia > 6,5 mEq/L; acidose refratária com pH < 7,2 e $PaCO_2$ normal ou baixo; sódio < 120 ou > 155 mEq/L; hipermagnesemia ou hiperfosfatemia significativas).
- Azotemia: ureia sérica > 160 mg/dL e ausência de indícios de recuperação funcional.
- Lesão orgânica urêmica (encefalopatia, pericardite, neurite).

26 Distúrbios da homeostase acidobásica

Uma série de condições fisiopatológicas pode alterar a homeostase acidobásica. Detectar o desequilíbrio pode ter importância tanto diagnóstica quanto terapêutica. Por exemplo, a primeira manifestação de uma sepse latente pode ser alcalose respiratória. Ou, a alcalose metabólica, secundária à contração de volume, pode indicar diureticoterapia exagerada em um paciente com insuficiência cardíaca, cuja correção poderia evitar o desenvolvimento de insuficiência renal aguda.

Os distúrbios serão abordados pelo método fisiológico, que se baseia na análise do pH, da $PaCO_2$ (pressão parcial de gás carbônico arterial) e do HCO_3^- (concentração arterial de bicarbonato). A propriedade de interesse desses componentes é a relação entre a reação de equilíbrio HCO_3^-/CO_2 ($CO_2 + H_2O \leftrightarrow H_2CO_3 \leftrightarrow H^+ + HCO_3^-$), a quantidade de sítios disponíveis para ligação de prótons (simplificando, o HCO_3^-) e a quantidade de prótons (H^+) livres na solução aquosa. Suas vantagens são a simplicidade e correlação entre diagnósticos e terapia [KI 2009, 76:1239]. O método físico-químico (Stewart) propõe que o hidrogênio (H^+) do sangue origina-se da dissociação da água ($H^+ + HO^-$) induzida pela presença de íons fortes. Essa abordagem é quantitativamente idêntica ao método tradicional [AJPRP 2008, 294: F1009], contudo é muito complexa e não aumenta a acurácia diagnóstica [CJASN 2009, 4:1267].

TERMINOLOGIA ACIDOBÁSICA

Acidose e alcalose

Acidose e alcalose são processos fisiológicos que tendem a baixar ou elevar o pH do fluido extracelular, por aumento ou redução na concentração de H^+, respectivamente.

Distúrbio metabólico ou respiratório

Os distúrbios acidobásicos podem ser iniciados primariamente por alteração da concentração de HCO_3^- (processo metabólico) ou de gás carbônico (processo respiratório) [KI 2009, 76:1239].

Acidemia e alcalemia

Acidemia indica pH plasmático arterial $< 7{,}36$; e **alcalemia** $> 7{,}44$ [EMJ 2007, 24:569]. Contudo, dois ou mais distúrbios da homeostase acidobásica podem coexistir. Por exemplo, um paciente com sepse pode apresentar alcalose respiratória devido à hiperventilação e acidose metabólica láctica em virtude da hipoperfusão tecidual. O pH do sangue arterial é o resultado da interação dos processos que ocorrerem simultaneamente.

Resposta compensatória

Para minimizar a alteração do pH, mecanismos homeostáticos geram um segundo processo, acidose ou alcalose, em sentido oposto ao distúrbio primário. Esses decorrem da variação do volume minuto, do metabolismo de ácidos orgânicos e da produção/reabsorção renal de HCO_3^- [JASN 2010, 21:920].

EFEITOS ADVERSOS DOS DISTÚRBIOS ACIDOBÁSICOS

Acidemia ou alcalemia leves podem ser achados de exame. Embora muitas manifestações clínicas sejam inespecíficas, algumas podem sugerir a presença de distúrbios acidobásicos. Uma queixa comum no pronto-socorro (PS) são episódios intermitentes, e de resolução espontânea, de cefaleia, tonturas, dispneia (caracterizada por incapacidade de executar uma inspiração completa [Chs 2008, 133:961]), sudorese, parestesias e tetanias (ou espasmos) das mãos [Chs 1996, 109:516 – livre]. Essas manifestações, e não medo ou ansiedade, podem predominar no quadro da síndrome de hiperventilação causada por ataques de pânico e decorrem da alcalose respiratória crônica agudizada, que induz hipofosfatemia e vasoconstrição cerebral e cutânea. Outro exemplo é a respiração rápida e profunda associada à acidose metabólica – respiração de Kussmaul –, que representa uma tentativa homeostática de normalizar (elevar) o pH pela maior eliminação de CO_2.

Contudo, os efeitos adversos da alcalemia e acidemia são difíceis de discernir daqueles causados pelas mesmas doenças que as originam ou dos distúrbios hidroeletrolíticos associados. A Tabela 26.1 apresenta um rol de manifestações geralmente atribuídas aos distúrbios acidobásicos. Em alguns casos, foi necessário recorrer a estudos muito antigos para encontrar evidências confiáveis de algumas de suas manifestações clínicas.

IDENTIFICAÇÃO DOS DISTÚRBIOS DA HOMEOSTASE ACIDOBÁSICA

Avaliação etiológica das alterações nos valores de referência da $PaCO_2$ e do HCO_3^- requer dosagem de sódio (Na^+), potássio (K^+), cloro (Cl^-) e albumina.

A Tabela 26.2 o guiará ao diagnóstico do(s) distúrbio(s) acidobásico(s) de modo prático e rápido. As explicações estão no texto a seguir.

1° passo: identificar a presença de acidemia ou alcalemia

Se o pH plasmático arterial for $< 7,36$, o paciente encontra-se em **acidemia**. Se $> 7,44$, em **alcalemia** [EMJ J 2007, 24:569]. Esse é o distúrbio primário, uma vez que a compensação renal ou pulmonar para um distúrbio simples quase nunca é completa (não normaliza o pH [PgM 2012, 88:143]). A presença de pH normal concomitantemente à alteração da concentração de $PaCO_2$ ou HCO_3^- sugere distúrbio misto. Nesse caso, é necessário avaliar também o hiato aniônico (ver 4° passo) e detectar as condições clínicas que podem causar distúrbios mistos (Tabela 26.11).

2° passo: determinar o distúrbio primário (acidemia ou alcalemia metabólica ou respiratória)

A Tabela 26.3 indica os parâmetros para diagnóstico dos distúrbios metabólicos, respiratórios e mistos.

TABELA 26.1 Efeitos adversos dos distúrbios acidobásicos

ACIDEMIA	AGUDA/INTENSA
Metabólica[1]	Confusão mental e letargia (por ↑ fluxo sanguíneo cerebral) ↓ Contratilidade miocárdica e débito cardíaco; ↓ resistência vascular sistêmica e PA (pH < 7,20) Resistência à ação de drogas vasoativas (pH < 7,20) Maior suscetibilidade a arritmias (pH < 7,10) Hiperpneia (respiração de Kussmaul) ↑ K^+
Respiratória[2]	↑ $PaCO_2$ moderada estimula o SNC (inquietação, espasmos musculares, dilatação pupilar). Níveis > 70 mmHg têm efeito depressor (↓ nível de consciência – *narcose* – e convulsões) Depressão miocárdica e ↓ resistência vascular sistêmica, o que, em geral, induz ↑ débito cardíaco e ↓ da PA ($PaCO_2$ < 80 mmHg); arritmias ↓ Contratilidade diafragmática
ALCALEMIA	**AGUDA/INTENSA**
Metabólica[a,3]	Letargia, torpor, delírios e convulsões; tetanias, que podem ser desencadeadas pelos sinais de Trousseau[b] e Chvostek[c] (↓ fluxo sanguíneo cerebral e ↓ Ca^{+2}) Insuficiência respiratória hipercápnica aguda Arritmias cardíacas só revertidas com correção da alcalemia
Respiratória[4]	Tontura, palpitação, síncope, parestesia em mãos e face e tetania em extremidades, p. ex., em crises de pânico ou asma (devido a ↓ Ca^{+2} e ↓ fluxo sanguíneo cerebral com $PaCO_2$ < 20 mmHg) ↓ débito cardíaco e ↑ resistência vascular sistêmica; espasmo coronariano com evidência de isquemia no ECG; arritmias em crises de pânico ou doentes críticos Indução de broncoconstrição

[a] O HCO_3^- infundido reage com o H^+ no sangue e gera CO_2. Assim, infusão aguda de HCO_3^- induz ↑ FSC (vasodilatação arterial e acidose intracelular) [Acta Neurol Scand Suppl 1996, 166:96] e hiperventilação transitória com ↑ $PaCO_2$ [JCI 1956, 35:245 – livre].

[b] Espasmo carpal induzido por insuflação do esfigmomanômetro acima da pressão sistólica por 3 minutos.

[c] Contração da musculatura facial ipsilateral desencadeada por percussão do nervo facial na frente da orelha.

Ca^{+2}: calcemia; Cl^-: cloremia; DPOC: doença pulmonar obstrutiva crônica; HCO_3^-: bicarbonato de sódio arterial; IRC: insuficiência renal crônica; K^+: calemia; PA: pressão arterial; $PaCO_2$: pressão parcial de gás carbônico arterial; SNC: sistema nervoso central.

TABELA 26.2 Abordagem diagnóstica dos distúrbios acidobásicos

1° PASSO	2° PASSO	3° PASSO (RESPOSTA COMPENSATÓRIA)	
pH arterial	HCO_3^-, mEq/L $PaCO_2$, mmHg	Duração ou distúrbio associado	
		CALCULE	**RESULTADO**
< 7,36 = Acidemia	HCO_3^- < 21 = Acidemia metabólica	$PaCO_{2\ ESPERADA}$ = [40] – [(24 – HCO_3^-) × 1,2]	$PaCO_{2\ MEDIDA}$ > 2 mmHg acima do $PaCO_{2\ ESPERADA}$ = Acidose respiratória associada
			$PaCO_{2\ MEDIDA}$ < 2 mmHg abaixo do $PaCO_{2\ ESPERADA}$ = Alcalose respiratória associada
	$PaCO_2$ > 44 = Acidemia respiratória	(HCO_3^-) – 24) / ($PaCO_2$ – 40)	~ 0,1 = Acidose respiratória aguda
			~ 0,35 = Acidose respiratória crônica
> 7,44 = Alcalemia	HCO_3^- > 27 = Alcalemia metabólica	$PaCO_{2\ ESPERADA}$ = [(HCO_3^- – 24) × 0,7] + [40]	$PaCO_{2\ MEDIDA}$ > 2 mmHg acima do $PaCO_{2\ ESPERADA}$ = Acidose respiratória associada
			$PaCO_{2\ MEDIDA}$ < 2 mmHg abaixo do $PaCO_{2\ ESPERADA}$ = Alcalose respiratória associada
	$PaCO_2$ < 36 = Alcalemia respiratória	(24 – HCO_3^-) / (40 – $PaCO_2$)	~ 0,2 = Alcalose respiratória aguda
			~ 0,4 = Alcalose respiratória crônica

Cl^-: cloro sérico; HA: hiato aniônico; HCO_3^-: bicarbonato no sangue arterial; Na^+: sódio sérico; $PaCO_2$: pressão parcial de gás carbônico no sangue arterial.

CRÔNICA/NÃO INTENSA
Acelera a progressão da IRC e ↑ mortalidade na IRC com HCO_3^- < 22 mEq/L Produz ou exacerba a doença óssea preexistente ↑ Catabolismo muscular, ↓ síntese de albumina e ↓ tolerância à glicose Predisposição ao desenvolvimento de amiloidose
Hipercapnia permissiva com pH ≥ 7,15 não ↑ incidência de arritmia e não há impacto significativo na contratilidade cardíaca e resistência vascular sistêmica ↑ Mortalidade e retenção de sal e água na DPOC ↓ Fosfatemia e ↑ Ca^{+2}

CRÔNICA/NÃO INTENSA
Piora da hipoxemia e hipercapnia (hipoventilação compensatória) em pacientes com DPOC; insuficiência respiratória crônica hipercápnica em pacientes sem doença pulmonar Prolongamento do espaço QT Depleção volêmica e disfunção renal, ↓ Ca^{+2}, ↓ K^+ e/ou ↓ Cl^- Pode induzir acidose metabólica compensatória e desencadear crises de pânico em um grupo de pacientes suscetíveis Reduz a oferta de O_2 tecidual (desvio da curva de dissociação da oxi-hemoglobina para a esquerda, o que reduz a liberação de oxigênio nos tecidos) ↓ K^+; ↑ fosfatemia e ↓ Ca^{+2} (resistência ao PTH)

[1] [NatRN 2012, 8:589 e 2010, 6:274]; [2] [aguda: Chem Res Toxicol 2011, 24:2061; AJRCCM 2010, 182:1455; Ane 2008, 108: 651; crônica: ACCP Crit Care Med Board Review: 20th ed,2009, p413; J Biomed Biotech 2012, 2012:915150]; [3] [aguda: PgMJ 2003, 79:414; AJMS 2006, 332:346; AneA 1981, 60:608 – livre; AneA 1973, 52:921 – livre; crônica: Chs 2003, 124:490; Intern Med 1992, 31:385 – livre; AJEM 2012, 30:260.e5; KI 2002, 62:580; AJEM 2012, 30:260.e5]; [4] [aguda: Int J Psychophysiol 2010, 78: 68; Brain 1991;114: 527; Ane 1998, 89:831 e 1969, 31:28 – livres; JASN 1997, 8:1462 – livre; NEJM 2002, 347:43; crônica: Rev Bras Psiquiatr 2007, 29:375; NEJM 2002, 347:43; Ann Clin Biochem 2009, 46:170].

4° PASSO		5° PASSO	
Hiato aniônico		Somente se já diagnosticada acidose metabólica nos passos anteriores	
CALCULE	RESULTADO		
$[Na^+ - (Cl^- + HCO_3^-)]$ Se albumina sérica < 3,8 g/dL, calcular $HA_{CORRIGIDO} = HA_{OBSERVADO} + [(3,8 - \text{albumina em g/dL}) \times 2,5]$	3-10 mEq/L (HA normal)	Se $HCO_3^- < [24 - (Cl^- - 100)]$ = Alcalose metabólica associada Se $HCO_3^- > [24 - (Cl^- - 100)]$ = Acidose metabólica com HA normal (hiperclorêmica)	
	> 12 mEq/L (HA elevado)	*Calcule*	*Resultado*
		$[(HA - 10) / (24 - HCO_3^-)]$	< 0,8 = Acidose metabólica com HA normal (hiperclorêmica)
			> 2 = Alcalose metabólica associada

TABELA 26.3 Determinação da natureza do processo primário

pH DO SANGUE ARTERIAL	$PaCO_2$ (mmHg) [NORMAL 36-44]	HCO_3^- (mEq/L) [NORMAL 21-27]	PROCESSO PRIMÁRIO
< 7,36 (acidemia)	> 44	≥ 21	Respiratório
	≤ 44	< 21	Metabólico
	> 44	< 21	Misto
> 7,44 (alcalemia)	< 36	≤ 27	Respiratório
	≥ 36	> 27	Metabólico
	< 36	> 27	Misto

$PaCO_2$: pressão parcial de gás carbônico do sangue arterial; HCO_3^-: bicarbonato do sangue arterial.

3° passo: avaliar a resposta compensatória

Compensação pulmonar ou renal inadequada pode revelar um segundo distúrbio acidobásico [JASN 2010, 21:920]. Por exemplo, para normalizar o pH, um paciente com acidose metabólica necessita aumentar o volume minuto para reduzir a $PaCO_2$. Redução insuficiente da $PaCO_2$ indica acidose respiratória associada, como na DPOC. Contudo, a compensação respiratória normal para uma alcalose metabólica raramente leva a $PaCO_2$ para > 60 mmHg. $PaCO_2$ acima desse limite também sugere acidose respiratória associada. A Tabela 26.4 mostra a resposta compensatória esperada em distúrbios acidobásicos simples.

TABELA 26.4 Resposta compensatória nos distúrbios acidobásicos simples

DISTÚRBIO	ALTERAÇÃO PRIMÁRIA	RESPOSTA SECUNDÁRIA (LIMITE DA COMPENSAÇÃO)	COMPENSAÇÃO MÉDIA ESPERADA*
Acidose metabólica	↓ HCO_3^- de 1 mEq/L	↓ $PaCO_2$ de 1,2 mmHg (até 10)	$PaCO_{2\ ESPERADA}$ = [40] – [(24 – $HCO_3^-{}_{MEDIDO}$) × 1,2]
Alcalose metabólica	↑ HCO_3^- de 1 mEq/L	↑ $PaCO_2$ de 0,7 mmHg (até 60)	$PaCO_{2\ ESPERADA}$ = [40] + [($HCO_3^-{}_{MEDIDO}$ – 24) × 0,7]
Acidose respiratória			
Aguda	↑ $PaCO_2$ de 1 mmHg	↑ HCO_3^- de 0,1 mEq/L (até 32)	$HCO_3^-{}_{ESPERADO}$ = [24] + [($PaCO_{2\ MEDIDA}$ – 40) × 0,1]
Crônica (> 3-5 dias)		↑ HCO_3^- de 0,35 mEq/L (até 45)	$HCO_3^-{}_{ESPERADO}$ = [24] + [($PaCO_{2\ MEDIDA}$ – 40) × 0,35]
Alcalose respiratória			
Aguda	↓ $PaCO_2$ 1 mmHg	↓ HCO_3^- de 0,2 mEq/L (até 18)	$HCO_3^-{}_{ESPERADO}$ = [24] – [(40 – $PaCO_{2\ MEDIDA}$) × 0,2]
Crônica (> 3-5 dias)		↓ HCO_3^- de 0,4 mEq/L (até 12-16)	$HCO_3^-{}_{ESPERADO}$ = [24] – [(40 – $PaCO_{2\ MEDIDA}$) × 0,4]

HCO_3^-: bicarbonato arterial; $PaCO_2$: pressão parcial do gás carbônico arterial; ↑: elevação; ↓: redução.

* Esperado um desvio de ± 3 mEq/L para o [HCO_3^-] e ± 5 mmHg para o $PaCO_2$.

Fonte: Construída com base em JASN 2010, 21:920.

A acidose respiratória crônica leve ($PaCO_2$ < 60 mmHg) e a alcalose respiratória crônica são os únicos distúrbios isolados que podem cursar com compensação completa (retorno do pH a faixa normal).

4° passo: sempre calcular o hiato aniônico (ânion *gap*)

Em distúrbios mistos, o pH sérico pode ser normal ou em sentido oposto a uma das alterações coexistentes. Por isso, o hiato aniônico sérico ([Na^+] – [Cl^- + HCO_3^-]) deve ser calculado em todos os pacientes, não somente naqueles com acidose metabólica. Hiato aniônico significativamente elevado (> 20 mEq/L) indica acidose metabólica, independentemente do pH ou do HCO_3^- sérico [PgM 2012, 88:143]. Por exemplo, quando a acidose e alcalose metabólica coexistem, como na cetoacidose com vômitos, o HCO_3^- pode ser normal e a elevação do hiato aniônico pode ser a evidência inicial do distúrbio subjacente (acidose metabólica com elevação do hiato aniônico).

Não existe um hiato real. Os cátions e ânions séricos devem ter quantidades iguais para manter o equilíbrio de cargas:

$$Na^+ + K^+ + Ca^{2+} + Mg^{2+} + \text{Proteínas}^+ = Cl^- + HCO_3^- + \text{Proteínas}^- + HPO_4^{-2}/HPO_4^- + SO4^{-2} + \text{ânions orgânicos}^-$$

Contudo, para conter os custos e agilizar a análise, somente os eletrólitos relevantes são medidos ($[Na^+] - [Cl^- + HCO_3^-]$). O hiato decorre, sobretudo, da omissão da albumina sérica na fórmula. Por isso, o hiato deve ser corrigido para os desvios da concentração sérica da albumina (normal de 3,8 a 5,1 g/dL): cada redução de 1 g/dL na albumina (abaixo de 3,8) produz um aumento de 2,5 mEq/L no hiato normal [CJASN 2007, 2:162].

$$\text{Hiato aniônico corrigido} = [(3{,}8 - \text{albumina medida em g/dL}) \times 0{,}25] + [\text{hiato aniônico observado}]$$

O hiato aniônico normal é de 3 a 12 mEq/L (ou 8 a 16, se o cloro é dosado por fotômetro de chama) [CJASN 2007, 2:162]. Na ausência de alterações de cátions ou ânions séricos, a elevação do hiato indica quase sempre o acúmulo no plasma de ácidos orgânicos não mensurados. O hiato permanece normal quando a acidose decorre de perda de bicarbonato, pois esta é compensada por aumento do cloro (acidose hiperclorêmica, ver a seguir) (Tabela 26.5).

5° passo: se já foi identificada uma acidose metabólica, verificar a presença de outro distúrbio metabólico

Ácidos orgânicos acumulados no líquido extracelular associam-se ao HCO_3^-, resultando na produção de sal sódico do ânion. Isso reduz a concentração plasmática do HCO_3^- ao mesmo tempo em que o hiato aniônico se eleva (uma vez que o ânion não é considerado na fórmula do hiato) [CJASN 2007, 2:162]. A premissa desta 5ª etapa é que, para cada aumento de cargas positivas (o ácido), deve haver igual redução de cargas negativas (o bicarbonato). Contudo, essa relação estoiquiométrica de aproximadamente 1:1 entre a variação do bicarbonato e do hiato aniônico é transitória (uma vez que novo bicarbonato é produzido) e depende do tipo de ácido envolvido (distribuição extracelular maior ou menor do ácido). Por isso, uma estrita recomendação que se aplique a todos os casos não pode ser feita.

Em pacientes com **acidose metabólica com hiato aniônico**, cada 1 mEq/L de elevação do hiato acima de 12 deve produzir uma redução do bicarbonato de 1 mEq/L a partir de seu valor normal (24 mEq/L). Se o bicarbonato diminuir menos que o esperado, existe uma alcalose metabólica subjacente. Se a redução for maior que o previsto, coexiste uma acidose metabólica com hiato aniônico normal (Tabela 26.5) [NatRN 2010, 6:274].

Em pacientes com **acidose sem hiato aniônico (hiperclorêmica)**, cada aumento de 1 mEq/L na concentração do cloro (acima de 100 mEq/L) deve se associar à redução similar na concentração do bicarbonato. Se o bicarbonato diminuir menos que o esperado, uma alcalose metabólica subjacente também é diagnosticada (Tabela 26.5).

TABELA 26.5 Variação do bicarbonato nas acidoses metabólicas e distúrbios acidobásicos subjacentes

TIPO DE ACIDOSE	FÓRMULA*	RESULTADO	DISTÚRBIO COEXISTENTE
Hiato aniônico elevado	$(HA - 10) / (24 - HCO_3^-)$	$< 0{,}8$	Acidose metabólica com HA normal
		0,8-2	Nenhum
		> 2	Alcalose metabólica
Hiato aniônico normal	$HCO_3^-{}_{ESPERADO} = 24 - (Cl^- - 100)$	$HCO_3^-{}_{MEDIDO} > 2$ mEq/L acima do $HCO_3^-{}_{ESPERADO}$	Alcalose metabólica
		$HCO_3^-{}_{MEDIDO} \sim HCO_3^-{}_{ESPERADO}$	Nenhum

~: semelhante; HA: hiato aniônico.

* Eletrólitos dosados por eletrodo seletivo.

Fonte: Construída com base em JASN 2007, 18:2429; Int J Clin Pract 2009, 63:1516; CJASN 2007, 2:162; Comp Ther 1998, 24:553.

CAUSAS E TRATAMENTO DOS DISTÚRBIOS DA HOMEOSTASE ACIDOBÁSICA

Acidose metabólica

Causas de acidose metabólica

A acidose metabólica pode cursar com hiato aniônico normal (hiperclorêmica) ou elevado (Tabela 26.6). A adição de ácido clorídrico ou a perda de HCO_3^- (intestinal ou renal) não altera o hiato aniônico sérico porque um número equivalente de íons cloro é retido no sangue para manter a neutralidade de cargas quando os íons HCO_3^- são consumidos no tamponamento do ácido ou são perdidos [CJASN 2012, 7:671]. Contudo, se ocorrer acúmulo de ácidos orgânicos outros que não o clorídrico, os prótons são tamponados pelo HCO_3^-, cujo nível sérico, então, se reduz, elevando o hiato aniônico [CJASN 2007, 2:162]. Mas se a quantidade de ácido orgânico acumulada é pequena, a maioria do hidrogênio em excesso é tamponada nas células e nos ossos, um processo que não reduz a concentração sérica de HCO_3^-. Assim, cetoacidose ou insuficiência renal leve podem causar acidose sem elevação do hiato (Tabela 26.6).

Como mostra a Tabela 26.6, a acidose metabólica com hiato aniônico normal (hiperclorêmica) é geralmente causada por perda intestinal de HCO_3^- ou incapacidade renal de reabsorver HCO_3^- ou excretar hidrogênio (o que ocorre primariamente via excreção de íons amônio, que é chamada de acidose tubular renal) [JASN 2002, 13:2160]. Hiato aniônico urinário ($[Na^+ + K^+] - [Cl^-]$) é útil na distinção de causas renais e extrarrenais (Tabela 26.6). Do mesmo modo que o hiato aniônico plasmático, ele se baseia no princípio da eletroneutralidade. Ou seja, a soma de todos os ânions e todos os cátions presentes na urina deve ser igual (ver "Identificação dos Distúrbios da Homeostase Acidobásica", 4° Passo). Como só o sódio, potássio e cloro são medidos, o hiato urinário revela a diferença entre os cátions e ânions não mensurados [CJASN 2012, 7:671]:

$$Cl^- + \text{ânions não mensurados} = Na^+ + K^+ + \text{ânions não mensurados, ou}$$
$$\text{ânions não mensurados} - \text{cátions não mensurados} = [Na^+ + K^+] - Cl^-$$

Então, o hiato será > 0 (positivo) se a excreção de cátions não mensurados (amônio, NH_4^+) estiver reduzida (acidose tubular renal) ou < 0 (negativo) quando a excreção for normal (perda de bicarbonato extrarrenal). Excreção diária de amônio < 1 mmol/kg é compatível com acidose tubular renal, cujas causas são descritas no rodapé da Tabela 26.6 (notas [f], [g] e [h]).

TABELA 26.6 Causas de acidose metabólica

	CAUSAS/CONSIDERAÇÕES		DIAGNÓSTICO			
Hiato aniônico elevado	**Causas endógenas**					
	Cetoacidose[a]	Diabética, alcoólica ou de jejum	Glicemia > 250 mg/dL; pH < 7,30; HCO_3 < 18 mEq/L			
	Acidose láctica	Choque hemodinâmico, isquemia intestinal, convulsões, malignidade, insuficiência hepática, metformina	Hiperlactatemia			
	Insuficiência renal[a]	Acúmulo de ácidos orgânicos	*Clearance* de creatinina < 20 mL/minuto			
	Causas exógenas (geralmente produzem *gap* **osmolar**: osmolalidade medida > 10 mOsm/kg acima da estimada[b])					
	Metanol	Produz alteração do estado mental, visão borrada, cegueira	Dosagem de metanol sérico (disponível em poucos laboratórios)			
	Etilenoglicol	Produz alteração do estado mental, IRA por NTA ou cristalúria (dor nos flancos, hematúria), hipocalcemia	Dosagem de etilenoglicol sérico (disponível em poucos laboratórios)			
	Salicilatos	Causa acidose metabólica (por lactato e cetonas) + alcalose respiratória (estímulo do centro respiratório); taquipneia, hiperpneia, zumbido, surdez, letargia, convulsões, confusão	Concentração sérica de salicilato acima do limite terapêutico			
Hiato aniônico normal	**Perdas intestinais de HCO_3**	Diarreia, fístula pancreática ou do intestino delgado	Clínico			
	Perdas ou falência da regeneração renal de HCO_3^-					
	Acidose tubular renal (ATR)	DIAGNÓSTICO	$K^+_{SÉRICO}$	$HA_{URINÁRIO}$[c]	$pH_{URINÁRIO}$[d]	$FE_{HCO_3^-}$[e]
		Estado normal	↔	–	< 5,5	< 3%
		ATR tipo I (distal)[f]	↔/↓	+	> 5,5	< 3%
		ATR tipo II (proximal)[g]	↑	+/–	< 5,3	> 15%
		ATR tipo IV (hipoaldosteronismo)[h]	↑	+	< 5,3	< 3%
		Perda intestinal de HCO_3^-	↔/↓	–	> 5,5	< 3%
	Diuréticos	Espironolactona, amilorida, inibidor da anidrase carbônica				
	Ureterossigmoideostomia	Troca de Cl^- e HCO_3^-, e reabsorção de amônia no colo				
	Acidose dilussional	A hipervolemia reduz a absorção de sódio e HCO_3^- no túbulo proximal				
	Pós-hipocapnia	Na alcalose respiratória ocorre perda renal de HCO_3 para corrigir o pH; se ela for corrigida rapidamente (ventilação mecânica), ocorre acidose transitória				

[a] Pode também causar acidose com hiato aniônico normal.

[b] Osm estimada = (2 × Na) + (glicose/18) + (ureia/6) + (etanol/4,6); se não há suspeita de ingestão de álcool, o último parêntese pode ser omitido da fórmula.

[c] Hiato aniônico urinário = ([Na^+ + K^+] – [Cl^-]).

[d] pH urinário em vigência de acidemia. Na ATR tipo II, o pH urinário aumenta para > 5,3 após repleção de HCO_3^- sérico (>16 mEq/L).

[e] $FE_{HCO_3^-} = [(HCO_3^-{}_{URINA} \times creatinina_{URINA})/(HCO_3^-{}_{PLASMA} \times creatinina_{PLASMA})]$; dosar após repleção de HCO_3^- sérico.

[f] ATR tipo I: geralmente associada à hipercalciúria, que pode induzir nefrolitíase e nefrocalcinose. Pode ser genética ou secundária à síndrome de Sjögren, lúpus, anfotericina B, obstrução urinária e anemia falciforme.

[g] ATR tipo II: pode decorrer de mieloma, amiloidose, doença de Wilson, síndrome de Fanconi, metais pesados ou ser genética.

[h] ATR tipo IV: mais comumente causada pelo hipoaldosteronismo hiporreninêmico decorrente de disfunção renal crônica leve a moderada, principalmente na nefropatia diabética. Outras causas: doença de Addison, heparina, inibidor da ECA e anti-inflamatório não hormonal.

$FE_{HCO_3^-}$: fração de excreção de bicarbonato; HA: hiato aniônico; IRA: insuficiência renal aguda; NTA: necrose tubular aguda; ↔: normal; ↑: elevado; ↓: reduzido; +: positivo; –: negativo.

Fonte: Construída com base em PgMJ 2012, 88:143; CJASN 2012, 7:671; NatRN 2010, 6:274; Electrolyte Blood Press 2010, 8:66; Can J Anesth 2009, 56:247; CJASN 2007, 2:162; JASN 2002, 13:2160; Lnc 1998, 352:474.

Tratamento da acidose metabólica

Administração de HCO_3^- na acidose láctica humana, uma das principais causas de acidose metabólica aguda, não reduz a mortalidade nem melhora a disfunção cardiovascular [NatRN 2012,

8:589]. Além disso, na acidose leve pode até mesmo deprimir a função cardíaca. Entretanto, na acidose metabólica crônica (cuja principal causa é disfunção renal crônica), repleção de HCO_3^- evita os respectivos efeitos adversos (Tabela 26.1) [AJN 2012, 35:540]. O tratamento depende da causa da acidose metabólica (Tabela 26.7).

Administração de HCO_3^- pode causar hipernatremia, hiperosmolalidade, hipocalcemia, sobrecarga de volume e elevação da $PaCO_2$ (o que pode ter sérias consequências em pacientes com reserva ventilatória comprometida ou com falência circulatória que limite o fluxo sanguíneo pulmonar) [NatRN 2012, 8:589]. Devido a esses riscos, a quantidade deve ser judiciosa para aumentar o pH a níveis seguros de cerca de 7,20, o que se obtém com elevação do HCO_3^- plasmático para 10 mEq/L (se a função respiratória for normal) [JASN 2009, 20:692]. A quantidade para atingir esse alvo depende do espaço de distribuição aparente do HCO_3^-, que pode variar de 50% se $HCO_3^- >$ 10 mEq/L, até 100% do peso ou mais, se ≤ 5 [NatRN 2010, 6:274] (Tabela 26.7).

Administração de bicarbonato reduz o cálcio iônico, o que pode impedir a melhora do desempenho cardíaco induzido com o tratamento da acidose. Por isso, deve-se considerar administração de cálcio em linha diferente da do bicarbonato para evitar precipitação [NatRN 2012, 8:589].

TABELA 26.7 Tratamento da acidose metabólica

Dose de HCO_3^-	Déficit de bicarbonato (em mEq) = 12 – $HCO_3^-{}_{MEDIDO}$ × espaço de distribuição do HCO_3^-, onde espaço de distribuição do HCO_3^- = [(2,6/$HCO_3^-{}_{MEDIDO}$) + 0,4)] × peso em kg. Bicarbonato a 8,4%, 1 mL = 1 mEq Administrar EV em 4-8 h e avaliar a gasometria a seguir	
CONDIÇÃO	**INDICAÇÃO DE HCO_3^-**	**PRINCÍPIOS GERAIS DE TRATAMENTO PRIMÁRIO**
Acidose láctica[1]	pH < 7,10[a] ou **7,20 e disfunção cardiovascular**	Tratamento da causa subjacente da acidose, da hipóxia e do choque Manter a saturação arterial > 90%, com ventilação mecânica, se indicado Ressuscitação com SF objetivando pressão venosa central 8-12 mmHg. Se mesmo assim, pressão arterial média[b] < 70 mmHg, iniciar norepinefrina. Se saturação venosa central de O_2 < 70%, adicionar dobutamina Com a melhora da hipóxia e/ou hipoperfusão, o lactato é convertido em HCO_3^-
Cetoacidose diabética[2]	pH < 7 **e disfunção cardiovascular ou K^+ > 6,5** mEq/L	SF 0,9% 12,5 mL/kg nas primeiras 4 h, seguido de NaCl 0,45% 10 mL/kg até re-hidratação de 6 L Uma vez que K^+ sérico < 5,3 mEq/L, adicionar KCl 25 mEq[c] por litro de líquido reposto Insulina regular 0,14 UI/kg/h, enquanto glicemia > 200 mg/dL; após isso, reduzir para 0,05-0,1 UI/kg/h (ver Capítulo 40)
Cetoacidose alcoólica[3]	pH < 7,20	Infusão contínua de SG 5% aumenta a secreção de insulina e bloqueia a de glucagon, o que converte os cetoácidos em HCO_3^- O déficit de volume deve ser corrigido com SF. Repor potássio, magnésio e fósforo, conforme a necessidade Tiamina 100 mg EV
Intoxicação por metanol e etilenoglicol[4]	pH < 7,30	Alcalinização com bicarbonato (1-2 mEq/kg, EV, em bolo, seguido de 200 mL/h de uma solução com 133 mL de HCO_3^- a 8,4% e 1 L de SG 5%) limita a penetração do ácido nos tecidos Inibição da alcooldesidrogenase com fomepizole (15 mg/kg, inicialmente, seguido de 10 mg/kg a cada 12 h, EV) ou etanol a 10% em SG[d], se o primeiro indisponível (7,6 mL/kg, seguido de 0,8-1,6 mL/kg/h, o que deve atingir o objetivo de nível sérico de etanol de 100 mg/dL). Se utilizar esses inibidores, administrar cofatores para induzir metabólicos não tóxicos (metanol: Leucovorin® 50mg EV a cada 6 h por 24 h; etilenoglicol: tiamina 100 mg/d, EV, até correção da acidemia) Hemodiálise se pH sérico < 7,30 ou lesão de órgão-alvo (p. ex., alteração visual ou insuficiência renal)

TABELA 26.7 *Continuação*

CONDIÇÃO	INDICAÇÃO DE HCO_3^-	PRINCÍPIOS GERAIS DE TRATAMENTO PRIMÁRIO
Intoxicação por ácido acetilsalicílico[5]	pH < 7,45	Limitar a absorção do medicamento: lavagem gástrica seguida por uso de carvão ativado, 20 g a cada 2 h, por 24 h Se pH < 7,45, alcalinização plasmática para promover a saída da toxina do tecido cerebral (SG 5% 1L + HCO_3^- a 8,4% 100 mL + NaCl 20% 10 mL + KCl 19,1% 10 mL: 150-200 mL/h da solução, EV, para manter o pH entre 7,45 e 7,50) Hemodiálise em casos graves, especialmente se houver disfunção renal
Perda intestinal ou pancreática[6]	pH < 7,1	Tratamento da causa da diarreia; antieméticos, se necessário Reposição de K^+, se necessário (cada aumento do pH de 0,1 abaixa o potássio em 0,5 mEq/L); re-hidratação
Insuficiência renal[7]	pH < 7,20 na DRA e HCO_3^- < 22 na DRC	Na DRA, expansão volêmica (na ausência de contraindicações) Suspender ou ajustar dose de nefrotóxicos; afastar obstrução urinária com ultrassonografia Tratamento dos distúrbios eletrolíticos Na DRC, manter bicarbonato > 22 mEq/L (ver Capítulo 25)
Acidose tubular renal tipo I[8]	HCO_3^- < 22, litíase ou nefrocalcinose	Citrato de potássio 1-2 mEq/kg/d[e]; substituir por bicarbonato ou citrato de sódio se ocorrer hipercalemia Diuréticos tiazídicos ou de alça podem ser necessários na forma hipercalêmica da doença
Acidose tubular renal tipo II[8]	HCO_3^- < 22 mEq/L	Bicarbonato de sódio 10-15 mEq/kg/d[f]; reposição de K^+ sob forma de citrato de potássio (dose empírica), se hipocalemia; adicionar diurético tiazídico, se terapia álcali ineficaz ou mal tolerada Na hipofosfatemia, reposição de fosfato (fosfato de sódio ou potássio 2,5-3,5 g/d (80-110 mmol/d; 160-225 mEq/d) em 2-3 tomadas, VO) e vitamina D (D3, colecalciferol, 800-1.000 UI/d)
Acidose tubular renal tipo IV[8]	–	Restrição de K^+ na dieta e, se necessário, diuréticos (tiazídico ou de alça); quando ineficaz, associar fludrocortisona (Florinefe® 0,1-0,2 mg/d)

[a] Questionável; não existem evidências de que a administração de bicarbonato melhore o resultado.
[b] PAM = [pressão arterial sistólica + (2 × pressão arterial diastólica) / 3].
[c] Cloreto de potássio a 19,1%, 10 mL = 25 mEq de potássio.
[d] Etanol a 10% em SG = 900 mL de soro glicosado a 5% + 100 mL de álcool absoluto.
[e] Litocit®, comprimidos de 5 e 10 mEq de citrato de potássio.
[f] Bicarbonato de sódio em pó, 1 colher de café = 24 mEq.
d: dia; DRA: disfunção renal aguda; DRC: disfunção renal crônica; EV: endovenoso; h: hora(s); HCO_3^-: bicarbonato; SF: soro fisiológico; SG: soro glicosado; VO: via oral.
[1] [NatRN 2010, 6:274; JASN 2009, 20:692]; [2] [DC 2006, 29:2739; DC 2008, 31:2081]; [3] [EMJ 2006, 23:417; Intern Med 2008, 47:113]; [4] [J Toxicol Clin Toxicol 1999, 37:537; J Toxicol Clin Toxicol 2002; 40:415]; [5] [PgM 2009, 121:162]; [6] [CJASN 2008, 3:1861; NatRN 2010, 6:274]; [7] [AJN 2012, 35:540; JASN 2009, 20:1869]; [8] [JASN 2002, 13:2160].

Alcalose metabólica

Alcalose metabólica representa mais da metade dos distúrbios acidobásicos em pacientes críticos [SN 2006, 26:404]. A mortalidade associada ao distúrbio é de 45% com pH arterial > 7,55; 80% com pH > 7,65; e quase 100% com pH > 7,80 [JT 2010, 68:E61].

Causas de alcalose metabólica

As causas mais comuns são a perda de suco gástrico (p. ex., vômitos) e o uso de diuréticos tiazídicos ou de alça (Tabela 26.8).

As principais alterações fisiopatológicas **indutoras** de alcalose metabólica são a hipocloremia e a hipocalemia/excesso de mineralocorticosteroides [JASN 2000, 11:369]. Redução da concentração de Cl^- no filtrado glomerular (assim como a ação de diuréticos de alça ou tiazídicos, respectivamente) deprime o funcionamento do cotransportador $Na^+/K^+/2Cl^-$ na alça de Henle e do trocador Na^+/Cl^- no túbulo distal, o que aumenta a quantidade de Na^+ não reabsorvido. Reabsorção desse íon no canal epitelial de Na^+ do ducto coletor induz secreção de H^+ e K^+, e consequentes geração de HCO_3^- e hipocalemia [AJKD 2011, 58:626]. Para cada mEq de H^+ secretado, que é derivado da dissociação intracelular do H_2CO_3 em H^+ e HCO_3^-, há geração de 1 mEq de HCO_3^- [AJMS 2006, 332:346]. Redução do Cl^- também diminui a atividade do trocador Cl^-/HCO_3^-, o que reduz a secreção distal de HCO_3. A redução de K^+ no filtrado deprime a atividade do cotransportador $Na^+/K^+/2Cl^-$ e, assim como o excesso de mineralocorticosteroides, induz secreção ativa de H^+ com consequentes reabsorção de HCO_3^- no túbulo proximal e geração de HCO_3^-, no distal. A depleção de volume, que geralmente acompanha a hipocloremia e/ou hipocalemia, causa hiperaldosteronismo secundário e disfunção renal, que **mantém** a alcalose [AJEM 2012, 30: 260.e5].

TABELA 26.8 Causas e avaliação da alcalose metabólica

CATEGORIA	CAUSAS	INDÍCIOS DIAGNÓSTICOS				
Depleção de cloreto (mais comuns)		LEC	Cl^-_U	Na^+_U	pH_U	Outros
Perda de HCl > 3 dias	Vômitos, drenagem por SNG, bulimia	↓[a]	< 20	< 20	< 6	± Hipocalemia
Diuréticos cloruréticos	Clorotiazidas, furosemida, bumetanida	↓[a]	< 20	< 20	< 6	± Hipocalemia
Diarreia com perda de Cl^-	Adenoma viloso, clorodiarreia[b]	↓	< 20	> 20	—	—
Pós-hipercapnia crônica	VM para tratamento hipercapnia	↔	< 20	> 20	> 8	—
Depleção de potássio/excesso de mineralocorticosteroide		LEC	Cl^-_U	Na^+_U	pH_U	Outros
Aldosteronismo primário	Hiperplasia ou tumor suprarrenal	↑[c]	> 20	> 20	< 6	↓ Renina; ↑ Aldosterona
Aldosteronismo secundário	Síndrome de Cushing, hipertensão renovascular, nefroblastoma	↑[c]	> 20	> 20	< 6	↑ Renina; ↑ Aldosterona
Excesso aparente de mineralocorticosteroides	Deficiência de 11-ß e 17-ß hidroxilase, síndrome de Liddle	↑[c]	> 20	> 20	< 6	↓ Renina; ↓ Aldosterona
Síndromes de Bartter (SB) e Gitelman (SG)	Defeito do cotransporte $Na^+/K^+/Cl^-$ (alça de Henle) e do trocador Na^+/Cl^- (túbulo distal), respectivamente	↓	> 20	> 20	< 6	Hipercalciúria na SB Hipocalciúria na SG
Outras situações		LEC	Cl^-_U	Na^+_U	pH_U	Outros
Estados hipercalcêmicos (↑ reabsorção de HCO_3^-)	Câncer ou síndrome do leite alcalino[d]	Δ	Δ	Δ	Δ	Hipercalcemia
Redução das cargas negativas	Antibióticos catiônicos[e]; infusão de HCO_3^-; hipoalbuminemia	Δ	Δ	Δ	Δ	Sobretudo se há insuficiência renal

[a] Pode ser aumentado em estados edematosos, como insuficiência cardíaca.
[b] Defeito genético no trocador Cl^-/HCO_3^- da membrana apical do íleo e colo, que causa diarreia aquosa rica em Cl^-
[c] Sem edema e hipertensão.
[d] A síndrome do leite alcalino consiste em hipercalcemia, disfunção renal e alcalose metabólica decorrente da suplementação de cálcio, vitamina D e HCO_3^-, sobretudo na disfunção renal crônica [Mayo 2009, 84:261].
[e] Ampicilina, penicilina (causam bicarbonatúria).
Cl^-: cloro; Cl^-_U: cloro urinário (mEq/L); K^+: potássio; HCl: ácido clorídrico; HCO_3^-: bicarbonato; LEC: líquido extracelular; Na^+: sódio; Na^+_U: sódio urinário (mEq/L); SNG: sonda nasogástrica; pH_U: pH urinário; VM: ventilação mecânica; : ↑ elevado; ↓: reduzido; ↔: inalterado; Δ: variável; ±: pode ou não estar presente.
Fonte: Construída com base em AJEM 2012, 30:260.e5; SN 2006, 26:404; AJMS 2006, 332:346; JASN 2000, 11:369; Lnc 1998, 352:474; JAMA 1982, 247:3121.

Tratamento da alcalose metabólica

Consiste basicamente na correção da depleção de volume e Cl^- com soro fisiológico, correção da depleção de K^+ com cloreto de potássio e administração de acetazolamida, que produz perda renal de bicarbonato de sódio, nos estados edematosos (Tabela 26.9).

Na insuficiência renal, a alcalose metabólica pode ser tratada por hemodiálise com banho pobre em bicarbonato. Em uma emergência, podem-se fazer diálise peritoneal com soro fisiológico e manutenção das concentrações plasmáticas de K^+, cálcio e magnésio por infusão intravenosa [JASN 2000, 11:369].

Acidose respiratória

Causas de acidose respiratória

A Tabela 26.10 resume as causas mais comuns de acidose respiratória.

Tratamento da acidose respiratória

Devido à fórmula do gás alveolar, $PaCO_2 > 80$ a 90 mmHg reduz obrigatoriamente o O_2 alveolar (PAO_2), produzindo hipoxemia se a fração inspirada de oxigênio (FiO_2; 0,21 em ar ambiente) não for aumentada:

$$PAO_2 = FiO_2\ (\text{pressão barométrica} - \text{pressão da água}) - PaCO_2/0,8$$

A pressão barométrica ao nível do mar é de 760 mmHg e a pressão da água de 47 mmHg. Assim, em pacientes respirando ar ambiente, $PAO_2 = 150 - PaCO_2/0,8$ [MCNA 2011, 95:1189]. Em outras palavras, a soma do PCO_2 e PO_2 no ar alveolar é constante (cerca de 150 mmHg) e o desenvolvimento de hipercapnia significativa é obrigatoriamente acompanhado de hipoxemia equivalente [AJKD 2010, 56:994]. Nesse caso, o principal risco é a hipoxemia, e não a acidose ou hipercapnia. Por isso, é fundamental administrar O_2 úmido em quantidade suficiente para manter a saturação arterial de $O_2 > 90\%$. O receio de piorar a hipercapnia não deve impedir a suplementação de O_2 (ver Tabela 26.11).

Sempre que possível, tanto na acidose respiratória aguda quanto na crônica, o tratamento deve ser direcionado à causa de base. Por exemplo, uso de naloxona na intoxicação aguda por opioide ou, corticosteroide e antibiótico na descompensação da doença pulmonar obstrutiva crônica.

Ventilação mecânica não invasiva evita as complicações associadas à ventilação mecânica e tem efeito favorável na mortalidade de pacientes com insuficiência respiratória aguda [Coch 2004, 1:CD004104]. Por isso, um teste com essa modalidade deve ser sempre considerado caso o paciente não necessite de intubação de emergência e na ausência das contraindicações (ver Capítulo 17, na Seção III – "Pneumologia"). Não retardar o procedimento, pois seu início precoce associa-se a melhor desfecho clínico [Chs 2005, 128: 3790].

TABELA 26.9 Tratamento da alcalose metabólica

CONDIÇÃO CLÍNICA	MEDICAMENTO	DOSE	CUIDADOS/COMENTÁRIOS
Alcalose responsiva a cloretos (cloro urinário < 20 mEq/L)			
Com contração de volume evidente	Soro fisiológico 0,9%	Pelo menos 3-5 L	Pode piorar a depleção de K^+ se este não for reposto concomitantemente[b]
Sem contração de volume evidente	Soro fisiológico 0,9%	Déficit de Cl^- (mEq) = 0,2 × Peso (kg) × (95 – Cl^-_S medido); repor com NaCl[a]	Na hipoalbuminemia (< 2,5 g/dL), infusão de albumina humana 20% pode melhorar a alcalemia [JT 2010, 68:E61]
Com sobrecarga de volume e edema	Cloreto de potássio	Déficit de Cl^- (mEq) = 0,2 × Peso (kg) × (95 – Cl^-_S medido); repor com KCl[c] (no máximo 20 mEq/h)	Evitar na hipercalemia; cuidado na insuficiência renal; dosar K^+ sérico a cada 6 h
	Acetazolamida	250-500 mg/d [CC 2006, 10:R14]	Evitar se creatinina > 4 mg/dL; pode piorar a hipocalemia
	Ácido clorídrico	mEq de HCl[d] = 0,5 × Peso (kg) × (HCO_{3S} – 24)	Só usar por veia central, se NaCl ou KCl contraindicados e quando necessária correção imediata[e]
Com perda de suco gástrico	Omeprazol	20-40 mg, EV, a cada 12 h	Eficaz em casos de vômitos, drenagem de SNG e clorodiarreia congênita
Alcalose resistente a cloretos (cloro urinário > 20 mEq/L)			
Hipocalemia	Cloreto de potássio	Déficit de K^+ (mEq) = (3 – K^+_S medido) × 100/0,3 (administrar de preferência KCl VO, 10-20 mEq[c] 2-4 x/d; dose máxima EV de 20 mEq/h)	Se arritmias ou paresia com risco de vida, pode-se infundir até 40 mEq/h EV, sob monitoração eletrocardiográfica; dosar K^+ a cada 4-6 h
Hiperaldosteronismo	Espironolactona	25-200 mg/d, VO	Eliminação do excesso de aldosterona é essencial para correção permanente
Aldosteronismo remediável por corticosteroide	Dexametasona	0,25 mg VO pela manhã e 0,75 mg VO no fim do dia	Causa hipertensão refratária; antes de tratar, confirmar mutação dos genes *CYP11B1* e *CYP11B2* [Cardiol Rev 2004, 12:44]
Síndromes de Bartter tipo III e síndrome de Gitelman [AJKD 2007, 49:91; SN 2009, 29:399]	AINH (só na síndrome de Bartter)	Indometacinados 25-50 mg 2-3 x/d OU ibuprofeno 600 mg 1-2 x/d	Na irritação gástrica, preferir os Cox-2 seletivos
	Espironolactona	25-300 mg/d, VO	Pode ser substituída por amilorida, 5-40 mg/d, se ocorrerem efeitos adversos
	Cloreto de potássio	10-20 mEq[c] VO, 2-4 x/d	Associar na hipocalemia persistente
	Magnésio	Iniciar com 260 mg/d, VO[f]	Associar na hipomagnesemia persistente
	Inibidores da ECA ou BRA	Depende do medicamento	Sua adição pode auxiliar na correção da hipocalemia e/ou hipomagnesemia
Síndrome de Liddle	Amilorida	5-10 mg/d, VO	Espironolactona é ineficaz

[a] 1 L de SF 0,9% = 150 mEq de Cl^-; NaCl 20%, 10 mL = 34 mEq.
[b] Adicionar 25 mEq de KCl ao regime (cerca de 10 mL de KCl a 19,1%).
[c] KCl 19,1%, 10 mL = 26 mEq; Slow-K® 600 mg, 1 drágea = 7,8 mEq; xarope de cloreto de potássio a 6%, 10 mL = 7,8 mEq.
[d] HCl é usualmente administrado como solução a 150 mEq/L; não disponível no Brasil.
[e] pH arterial > 7,55 e presença de encefalopatia hepática, arritmia cardíaca, cardiotoxicidade pelo digital ou alteração do estado mental.
[f] Pidomag® ou Mag-Tab®, flaconetes com 10 mL e 130 mg de magnésio para uso VO.
BRA: bloqueadores dos receptores da angiotensina; Cl^-_S: cloro sérico; d: dia; ECA: enzima conversora da angiotensina; EV: endovenoso; h: horas; HCO_{3S}: bicarbonato sérico; K^+_S: potássio sérico; VO: via oral.
Fonte: Construída com base em JASN 2000, 11:369 e nas referências citadas na tabela.

TABELA 26.10 Causas de acidose respiratória aguda e crônica

PATOGÊNESE		CAUSAS
Disfunção do fole respiratório (gradiente alveoloarterial de O_2 normal)*	Depressão do centro respiratório	Opioides/sedativos, lesão do SNC, síndrome hipoventilatória da obesidade (síndrome de Pickwick)
	Distúrbio da transmissão neuromuscular	Miastenia gravis, hipermagnesemia, aminoglicosídeos, picada de cobra ou escorpião, síndrome de Lambert--Eaton, botulismo
	Disfunção muscular	Síndrome de Guillain-Barré, lesão medular, hipocalemia, hipofosfatemia, esclerose lateral amiotrófica, distrofias musculares, mixedema, síndrome hipoventilatória da obesidade
Aumento do trabalho respiratório (gradiente alveoloarterial de O_2 elevado)*	Desequilíbrio ventilação/perfusão	DPOC (aumento da ventilação do espaço morto)
	↑ Resistência ao fluxo aéreo	Mal asmático, DPOC
	Endurecimento pulmonar	Pneumonia; SARA
	Enrijecimento da pleura/caixa torácica	Espondilite anquilosante, cifoescoliose, fibrotórax (fibrose da pleura visceral causada por doença pleural inflamatória)
	↑ Demanda ventilatória (↑ produção de CO_2)	Dispneia grave com uso de musculatura acessória; agitação, convulsão; hipertermia; utilização de carbo--hidrato; hipertireoidismo
Falência de transporte de CO_2	Parada cardíaca	Várias causas (ver Capítulo 7, na Seção II – "Cardiologia")
	Colapso circulatório	Sepse, IC grave, tamponamento cardíaco, embolia pulmonar maciça, hipovolemia

* Gradiente alveoloarterial de O_2 em ar ambiente = $PAO_2 - PaO_2$, sendo $PAO_2 = 150 - PaCO_2/0{,}8$. Valor normal: menor que 0,27 vezes a idade em anos.

DPOC: doença pulmonar obstrutiva crônica; IC: insuficiência cardíaca; SARA: síndrome da angústia respiratória aguda; SNC: sistema nervoso central.

Fonte: Construída com base em MCNA 2011, 95:1189; AJKD 2010, 56:994; Clin Chest Med 2010, 31:249.

TABELA 26.11 Tratamento da acidose respiratória aguda na exacerbação da asma ou DPOC

SITUAÇÃO CLÍNICA	CONDUTA	CONSIDERAÇÕES
Hipoxemia	Suplementação de O_2	Fluxo suficiente para manter $PAO_2 > 60$ mmHg (saturação arterial de $O_2 > 90\%$) [Intern J COPD 2008, 3:605]
	Acetazolamida > 500 mg/d	Na DPOC, produz pequeno ↑ PAO_2 e ↓ $PaCO_2$, mas não é conhecido se acarreta benefícios clínicos [CC 2012, 16:318; CC 2011, 15:R213]
Dispneia, $PaCO_2$ > 80 mmHg ou hipercapnia descompensada	VNI	Reduz taxa de hospitalização, necessidade de ventilação mecânica e duração da hospitalização. Na DPOC, também reduz mortalidade [MCNA 2011, 95:1189] Ver os parâmetros no Capítulo 17, na Seção II ("Pneumologia")
Encefalopatia hipercápnica	Se ECG > 8, VNI	Tentar VNI, com monitoração clínica de perto, por 1-2 horas [Intern J COPD 2008, 3:797]. Se a condição respiratória piorar, IOT
	Se ECG ≤ 8, IOT	Pacientes com ECG ≤ 8 não podem proteger via aérea, e insistir na VNI pode ser um risco
Instabilidade de pressão ou ritmo; apneia; ou acidose progressiva	IOT imediata	Volume minuto ajustado para ↓ $PaCO_2$ gradualmente aos níveis basais de longa data, o que evita a alcalose metabólica pós-hipercapnia, que ↑ duração da ventilação mecânica [COPD 2009, 6:437] Ver os parâmetros no Capítulo 18, na Seção III ("Pneumologia")
Hipersecreção pulmonar	Fisioterapia respiratória	Técnicas de limpeza das vias aéreas conferem pequeno efeito benéfico na DPOC exacerbada [Coch 2012, 3:CD008328]

d: dia; DPOC: doença pulmonar obstrutiva crônica; ECG: escore de coma de Glasgow; IOT: intubação orotraqueal; $PaCO_2$: pressão parcial de gás carbônico no sangue arterial; PaO_2: pressão parcial de oxigênio no sangue arterial; VNI: ventilação não invasiva.

Na síndrome de angústia respiratória aguda, existem evidências de que a acidose hipercápnica pode atenuar a lesão pulmonar induzida pela ventilação mecânica [Ane 2010, 112:462].

O uso de bicarbonato na acidose respiratória é controverso.

Alcalose respiratória

Causas de alcalose respiratória

As causas estão resumidas na Tabela 26.12. Muitas delas, por exemplo, pneumonia, também podem causar acidose respiratória (ver Tabela 26.10) dependendo da intensidade da doença.

TABELA 26.12 Causas de alcalose respiratória

CATEGORIA	CAUSAS
Hipoxemia	Grandes altitudes, doenças pulmonares, anemia, meta-hemoglobinemia
Distúrbios pulmonares	Pneumonia, pneumonite intersticial, fibrose, edema, embolia pulmonar, doença vascular, asma, pneumotórax
Distúrbios cardiovasculares	Insuficiência cardíaca, hipotensão
Distúrbios metabólicos	Falência hepática
Distúrbios do sistema nervoso central	Hiperventilação psicogênica ou induzida por ansiedade, infecção do sistema nervoso central, tumores do sistema nervoso central
Medicamentos	Salicilatos, metilxantinas, agonistas ß-adrenérgicos, progesterona, quetiapina
Redução da produção de CO_2	Mixedema, hipotermia
Outros	Febre, sepse, dor, gravidez, ventilação mecânica

Fonte: Construída com base em NEJM 2002, 347:43; AJKD 2012, 60:834.

Tratamento da alcalose respiratória

Deve ser direcionado à causa de base, por exemplo, tratamento da ansiedade/pânico com inibidores seletivos da recaptação de serotonina. Quando associada a sintomas, o que é raro, o aumento da $PaCO_2$ no ar inspirado (p. ex., respirar em um saco de papel) produz alívio de curta duração [AJKD 2012, 60:834]. Se os sintomas são graves, pode ser necessária a sedação.

Na hipoxemia, deve-se oferecer O_2 suplementar. Em pacientes sob ventilação mecânica, pode ser necessário aprofundar a sedação [AJKD 2012, 60:834]. A tontura e a alcalose respiratória decorrentes da súbita exposição a elevadas altitudes são passíveis de tratamento ou prevenção por acetazolamida [JApP 2007, 102:1313]. O tratamento da intoxicação por salicilato é descrito no Capítulo 49, na Seção IX ("Lesões por Agentes Físicos e Químicos").

Distúrbios mistos

Alguns distúrbios podem se combinar e desviar o pH no mesmo sentido ou em sentido oposto.

Causas de distúrbios mistos

São exemplificadas na Tabela 26.13.

TABELA 26.13 Causas de distúrbios mistos

ACIDOSES MISTAS	ALCALOSES MISTAS	ACIDOSE E ALCALOSE ASSOCIADAS
DPOC complicada por sepse Choque cardiogênico Insuficiências respiratória e renal associadas Diarreia ou acidose tubular complicada por paresia respiratória hipocalêmica Várias intoxicações exógenas	DRC, logo após hemodiálise[a] DRC em diálise peritoneal[b] Hipocapnia primária associada a vômitos ou drenagem gástrica, diuréticos ou hipocalemia Insuficiência hepática em diureticoterapia	Alcalose metabólica e acidose respiratória: DPOC associada a vômitos ou diureticoterapia Acidose metabólica e alcalose respiratória: sepse, intoxicação por salicilatos, insuficiência cardíaca e disfunção renal Acidose metabólica e alcalose metabólica: cetoacidose ou acidose láctica associada a vômitos ou diureticoterapia, insuficiência renal e vômitos

[a] A acidose que se desenvolve na fase interdialítica induz alcalose respiratória; a carga alcalina difundida durante a hemodiálise causa alcalose metabólica.

[b] A restrição ventilatória causada pela distensão abdominal produzida pelo banho de diálise induz hiperventilação para aumentar o volume minuto e alcalose respiratória; a constante difusão do bicarbonato do banho favorece a alcalose metabólica.

DPOC: doença pulmonar obstrutiva crônica; DRC: disfunção renal crônica.

Fonte: Construída com base em NEJM 1998, 338:26; NEJM 1998, 338:107; CCh 1985, 31:321 – livre.

Tratamento dos distúrbios mistos

Deve-se tratar cada distúrbio individualmente, como descrito anteriormente.

27 Distúrbios da homeostase do sódio

As anormalidades na homeostase do sódio são os distúrbios eletrolíticos mais comuns na prática clínica [AJM 2006, 119:S30]. Como pode ser deduzido pela equação a seguir, o sódio é a principal substância osmoticamente ativa do líquido extracelular.

Estimativa da osmolalidade sérica (mOsm/kg de H_2O) = (2 × sódio sérico em mEq/L) + (ureia sérica em mg/dL/6) + (glicose sérica em mg/dL/18). Valor normal: 280-295 mOsm/kg H_2O

Fica óbvio, então, que a hipernatremia sempre se associa à hiperosmolalidade. A hiponatremia, por sua vez, pode cursar com osmolalidade sérica reduzida, normal ou até mesmo aumentada.

HIPONATREMIA

Definida por sódio < 135 mEq/L. Sua ocorrência associa-se à elevada mortalidade e seu tratamento intempestivo pode produzir sérias sequelas neurológicas (desmielinização osmótica) [AJM 2013, 126:S1].

Sinais e sintomas de hiponatremia e de desmielinização osmótica

Sinais e sintomas de hiponatremia

A hiponatremia não produz sintomas específicos. Sódio sérico entre 130 e 125 mEq/L produz, geralmente, sintomas gastrintestinais, como náuseas e vômitos [BMJ 2006, 332:702]. Abaixo de 121 mEq/L, iniciam-se sintomas neuropsiquiátricos secundários ao edema cerebral: fraqueza muscular (28%); vertigem (26%); sonolência (21%); desorientação (20%); cefaleia (19%); e agitação (9%) [AJM 2012, 125:1125]. Quando a hiponatremia induz edema cerebral grave, podem ocorrer convulsões, coma, herniação tentorial e depressão respiratória. Sintomas neurológicos focais, incluindo hemi ou monoparesia, ataxia, afasia e nistagmo, têm sido algumas vezes reportados [NeuC 2002, 20:227]. A hiponatremia crônica pode ser assintomática mesmo com níveis de sódio de 115 mEq/L.

Sinais e sintomas de desmielinização osmótica (mielinólise pontínua central)

Elevação muito rápida da concentração sérica de sódio pode induzir desmielinização osmótica de neurônios, sobretudo os pontínuos [JASN 1994, 4:1522 – livre]. O quadro inicia-se 2 a 6 dias após o tratamento, ou seja, a melhora sintomatológica secundária à correção da hiponatremia é seguida por lenta deterioração neurológica. Manifesta-se tipicamente por paralisia pseudobulbar: disartria; disfagia; paraparesia; e quadriplegia espástica (síndrome *locked-in*). É fatal em cerca de 30% dos pacientes e muitos permanecem gravemente sequelados [CCM 2012, 40:970]. A ressonância mostra alterações características da ponte na maioria dos pacientes [Mayo 2011, 86:1063].

Causas de hiponatremia

São apresentadas na Tabela 27.1. Como já comentado, o sódio é o principal determinante da osmolalidade sérica. Contudo, a hiponatremia pode cursar com osmolalidade sérica medida reduzida, normal ou até mesmo aumentada.

Causas de hiponatremia hiperosmolar (translocacional)

Para que um paciente hiponatrêmico curse com hiperosmolalidade sérica, é necessário que alguma outra substância osmoticamente ativa, como a glicose, desvie água do intra para o extracelular, diluindo o sódio [NEJM 2000, 342:1581]. Na hiperglicemia, a osmolalidade é avaliada mais fidedignamente de forma direta ou após correção do sódio pelos níveis de glicose (Tabela 27.2). Outras causas de hiponatremia hiperosmolar são descritas na Tabela 27.1.

Causas de hiponatremia normo-osmolar

Hipertrigliceridemia e paraproteinemia graves aumentam a fase sólida do plasma e interferem na dosagem do sódio por fotômetro de chama (pseudo-hiponatremia) [AJM 2007, 120:S1]. Essa redução errônea da dosagem do sódio não ocorre com o método atual de eletrodo seletivo. Também pode decorrer da adição ao plasma de soluções isosmolares livres de sódio [AJM 2013, 126:S1] (Tabela 27.1).

Causas de hiponatremia hipo-osmolar

Hiponatremia com baixa osmolalidade sérica, ou hiponatremia "verdadeira", indica uma quantidade relativamente maior de água do que de sal no plasma [AJM 2013, 126:S1]. Ela pode associar-se a volume do líquido extracelular contraído (ou seja, redução do sódio corporal total), normal ou expandido (excesso de sódio corporal total). Contração plasmática verdadeira ou a redução do volume circulante efetivo dos estados edematosos, como a cirrose, induz liberação de hormônio antidiurético (HAD) com aumento da reabsorção tubular de água livre, que dilui o sódio. A redução da perfusão renal que acompanha essas doenças ativa o sistema renina-angiotensina, que induz maior reabsorção de sal (fração de excreção de sódio $< 1\%$ ou sódio urinário < 10 mEq/L, na ausência de uso de diurético ou insuficiência renal) [JASN 2006,17: 1820]. Na hiponatremia com volume do líquido extracelular clinicamente normal, a retenção de água pode decorrer de liberação do HAD sem hipovolemia ou hiperosmolalidade (secreção inapropriada do HAD), que pode ser induzida por doenças do sistema nervoso central (SNC) ou dos pulmões, medicamentos, hipotireoidismo ou insuficiência suprarrenal (Tabela 27.2). A discreta hipervolemia induzida pelo HAD causa natriurese com sódio urinário tipicamente ≥ 20 a 30 mEq/L [AJM 2013, 126:S1]. O diagnóstico diferencial da hiponatremia hipo-osmolar encontra-se resumido na Tabela 27.1.

As principais causas de hiponatremia são contração do volume circulante efetivo e síndrome de secreção inapropriada do hormônio antidiurético (Tabela 27.2) [AJKD 2006, 47:727].

TABELA 27.1 Diagnóstico diferencial da hiponatremia

OSMOLALIDADE SÉRICA MEDIDA (CLASSIFICAÇÃO)	ESTADO VOLÊMICO	EXAMES ADICIONAIS	CAUSAS
280-295 mOsm/kg (hiponatremia normo-osmolar)	Variável	Triglicerídeos, proteinograma	Hipertrigliceridemia ou paraproteinemia graves e dosagem do Na^+ por fotômetro de chama Absorção excessiva de sorbitol, glicina e manitol a 5% durante ressecção transuretral de próstata e bexiga, histeroscopia ou laparoscopia
< 280 mOsm/kg (hiponatremia verdadeira)	Hipovolemia[a] (osmolalidade urinária > 500 mOsm/kg)	Na^+ urinário < 10 mEq/L	Vômitos[c], diarreia, perdas para o 3° espaço (queimadura, pancreatite, peritonite, politraumatismo)
		Na^+ urinário > 20 mEq/L	Diuréticos tiazídicos, deficiência de mineralocorticosteroide (Addison e hipopituitarismo), nefropatia perdedora de sal (p. ex., nefrite intersticial, uropatia obstrutiva, rins policísticos), bicarbonatúria (p. ex., na ATR II ou alcalose metabólica, que força excreção de sódio), diurese osmótica (hiperglicemia, uremia, administração de manitol), cetonúria, perda de sal cerebral[d]
	Euvolemia	Na^+ urinário > 20 mEq/L	**Com osmolalidade urinária < 100 mOsm/kg:** SSIHAD[e], polidipsia primária (psicogênica, potomania por cerveja), *reset* do osmostato[f], pós-operatório, dor **Com osmolalidade urinária > 100 mOsm/kg:** Medicamentos: diuréticos, carbamazepina, clorpropamida, clofibrato, opioides, fluoxetina, sertralina, haloperidol, bromocriptina, *ecstasy*, vincristina, ciclofosfamida Insuficiência suprarrenal (hipercalemia e acidose metabólica), hipotireoidismo
	Hipervolemia[b]	Na^+ urinário < 10 mEq/L	Insuficiência cardíaca e cirrose avançadas, síndrome nefrótica
		Na^+ urinário > 20 mEq/L	Necrose tubular aguda ou disfunção renal crônica
> 295 mOsm/kg (hiponatremia hiperosmolar)	Variável	Glicemia	Hiperglicemia; retenção de manitol hipertônico e maltose a 10% (veículo da imunoglobulina) em pacientes com insuficiência renal

[a] Sugerida por sede intensa, taquicardia e hipotensão ortostáticas, mucosas secas; relação ureia/creatinina > 40, urina com densidade > 1.017 ou osmolalidade > 500 mOsm/kg.

[b] Sugerida por edema, ascite ou congestão pulmonar.

[c] Se os vômitos causam alcalose metabólica e bicarbonatúria, o Na^+ urinário pode ser > 20 mEq/L, mas o cloro será < 10 mEq/L.

[d] Perda de sal induzida por liberação de um fator natriurético após lesão cerebral, geralmente HSA, induzindo hipovolemia, que é a única forma de diferenciá-la da SSIHAD (descrita a seguir), que cursa com euvolemia clínica [JASN 2008, 19:194].

[e] **Critérios essenciais:** euvolemia clínica; osmolalidade plasmática < 270 mOsm/kg; osmolalidade urinária > 100 mOsm/kg; Na^+ urinário > 20 mEq/L (se a ingestão de sal é normal); ausência de insuficiência hipofisária, tireoidiana, suprarrenal, renal e uso dos medicamentos citados anteriormente. Diagnóstico é reforçado por hipouricemia e baixos níveis de ureia e fósforo. **Causas comuns:** câncer (pequenas células do pulmão, duodeno, pâncreas e neuroblastoma olfatório); doenças pulmonares (infecções, ventilação mecânica, etc.); distúrbios cerebrais (hemorragia, tumor, infecção e trauma); Aids; idiopática [NEJM 2007, 356:2064].

[f] Na^+ sérico estável entre 125 e 135 mEq/L. Esses pacientes respondem normalmente à restrição ou ingestão de água. O diagnóstico é confirmado se pelo menos 80% de uma carga oral de água de 10 a 15 mL/kg é eliminada em 4 horas [Med 2003, 82:170].

ATR: acidose tubular renal; K^+: potássio; mOsm: miliosmois; Na^+: sódio; SSIHAD: síndrome de secreção inapropriada do hormônio antidiurético.

Fonte: Construída com base em AJM 2013, 126:S1; JASN 2006, 17:1820.

TABELA 27.2 Correção da concentração sérica de sódio pela glicemia

GLICEMIA (mg/dL)	SÓDIO CORRIGIDO (mEq/L)
100 a 400	0,016 × (glicemia em mg/dL – 100) + sódio medido, em mEq/L
> 400	0,024 × (glicemia em mg/dL – 100) + sódio medido, em mEq/L

Fonte: Baseada em AJM 1999, 106:399.

Tratamento da hiponatremia

Apresentado na Tabela 27.4. A velocidade da correção da hiponatremia é determinada pela intensidade e duração da hiponatremia, presença de sintomas e sua gravidade.

Velocidade da correção da hiponatremia

Hiponatremia que se desenvolve < 48 horas (p. ex., após uso de tiazídico [WJM 2001, 175:87]) produz edema cerebral grave, que pode causar a morte por herniação cerebral. Se, por sua vez, a hiponatremia se instala lentamente (> 48 horas), as células cerebrais se adaptam à condição eliminando solutos orgânicos (osmólitos ou osmois idiogênicos), o que reduz a diferença de osmolalidade intra e extracelular e, consequentemente, o volume celular [AJM 2013, 126:S1]. Por isso, enquanto na hiponatremia aguda grave os pacientes apresentam sintomas neurológicos alarmantes como já descrito, na crônica eles são oligo ou assintomáticos e ensejam pouco risco de morte.

A perda intracelular de solutos que impede o edema cerebral também pode complicar o tratamento se a hiponatremia crônica for rapidamente corrigida. Como a recaptação dos osmólitos é lenta, aumento abrupto na concentração plasmática de sódio cria um gradiente osmótico que causa encolhimento celular com rotura da barreira hematoencefálica e, por mecanismos não esclarecidos, mielinólise pontínua central (ver sintomas já descritos) [AJM 2006, 119:S12]. Como a desmielinização pode ser mais difusa ou até mesmo nem envolver a ponte, o termo desmielinização osmótica é preferido.

Na hiponatremia aguda, pequenas elevações do sódio, de 2 a 4 mEq/L, reduzem significativamente o edema cerebral [CCM 2005, 33:196]. Por isso, em pacientes com sintomas graves (convulsão, depressão respiratória, redução do nível de consciência), quer decorram de hiponatremia aguda ou crônica, deve-se administrar bolos de 100 mL de NaCl a 3% para elevar o sódio sérico em 2 a 4 mEq/L, em 2 a 4 horas. Na hiponatremia aguda, correção da natremia < 3 a 4 mEq/L em 24 horas pode aumentar a mortalidade [AJM 2013, 126:S1]. Em um estudo prospectivo, correção da hiponatremia < 12 mEq/L em 24 horas e < 18 mEq/L em 48 horas geralmente evitou a desmielinização osmótica [JASN 1994, 4:1522 – livre].

Em algumas situações, tratamento da causa de base da hiponatremia pode produzir elevações exageradas do sódio sérico. Isso pode ocorrer após expansão plasmática em pacientes hipovolêmicos, uso de corticosteroide na insuficiência suprarrenal e interrupção do uso de vasopressina (dDAVP®) e hidroclorotiazida [AJM 2013, 126:S1]. Nesses pacientes, pode ser necessário uso de soro glicosado a 5% para evitar correção superior a 10 mEq/L em 24 horas e/ou 18 mEq/L em 48.

A fórmula de Adrogue e Madias prediz a variação da concentração de sódio após infusão de 1 L de uma solução com teor de sódio e potássio conhecidos. A administração de potássio eleva a natremia, uma vez que ele é rapidamente captado pela célula que, em troca, elimina sódio (Tabela 27.3).

TABELA 27.3 Variação esperada do sódio sérico após infusão de diferentes soluções (fórmula de Adrogue e Madias)

1° **Determinar a concentração de sódio da solução de reposição.** Depende da causa da disnatremia (texto)	Na hiponatremia, utilizar	NaCl a 3%[a], 1 L = 513 mEq (hiponatremia sintomática)
		SF (0,9%), 1 L = 154 mEq hiponatremia hipovolêmica; na SSIHAD, pode reduzir o Na^+)
	Na hipernatremia, utilizar	SG a 5%, não contém sódio (hiponatremia por perda de água livre)
		NaCl a 0,2%[b] (1L = 34 mEq) ou a 0,45%[c] (1 L = 77 mEq) (hiponatremia com depleção de Na^+)
		SF (0,9%), 1 L = 154 mEq (utilizar se hipotensão)
2° **Determinar a concentração de potássio da solução de reposição.** Administração de potássio eleva a natremia	Utilizar se hipocalemia associada	KCl a 19,1%, 10 mL = 26 mEq
3° **Calcular a água corporal total do paciente.** A composição corporal de água depende do sexo e da idade	Homem	Jovem = peso em kg × 0,6
		Idoso = peso em kg × 0,5
	Mulher	Jovem = peso em kg × 0,5
		Idosa = peso em kg × 0,45
4° **Calcular a variação esperada do Na^+ sérico após infusão de 1 L da solução**	[(concentração de Na^+ da solução + concentração de K^+ da solução) – (Na^+ sérico)]/[água corporal total + 1]	
5° **Calcular a velocidade de infusão da solução**	Na hiponatremia crônica, elevar o sódio no máximo 10 mEq/L em 24 horas e 18 mEq/L em 48 horas Na hipernatremia crônica, reduzir o Na^+ sérico no máximo 0,5 mEq/L/hora para evitar edema cerebral	

[a] Água destilada ou SG a 5% 850 mL + NaCl 20% 150 mL ou soro fisiológico (0,9%) 890 mL + NaCl 20% 110 mL.
[b] Água destilada ou SG a 5% 990 mL + NaCl a 20% 10 mL.
[c] Água destilada ou SG 5% 978 mL + NaCl a 20% 22 mL ou SF (0,9%) 500 mL + água destilada ou SG a 5% 500 mL.
K^+: potássio; KCl: cloreto de potássio; Na^+: sódio; NaCl: cloreto de sódio; SF: soro fisiológico; SG: soro glicosado; SSIHAD: síndrome de secreção inapropriada do hormônio antidiurético.
Fonte: Construída com base em NEJM 2000, 342:1581.

Embora alguns autores recomendem em certos casos a utilização da fórmula do déficit de sódio [(125 – Na^+ medido) × água corporal total], a equação supracitada parece ser mais adequada [NDT 2006, 21:1564] e também é muito mais simples do que novas fórmulas propostas [SN 2009; 29:216; NDT 2002, 17:1176].

Tratamento específico de acordo com a causa da hiponatremia

A correção da hipo-osmolalidade pode preceder ou ser simultânea ao tratamento da doença subjacente (Tabela 27.4). Por exemplo, na hiponatremia hipovolêmica, a correção da depleção de volume com soro fisiológico (0,9%) é a base do tratamento. Ela deve ser cuidadosa, pois inibe a liberação não osmótica do HAD, o que pode produzir rápida reversão da hiponatremia com risco de mielinólise. Utilização da fórmula de Adrogue e Madias (Tabela 27.3) também pode causar elevação do sódio superior ao esperado [NDT 2006, 21:1564].

TABELA 27.4 Tratamento da hiponatremia

$[Na^+]$ SÉRICO	ESTADO CLÍNICO DO PACIENTE		TRATAMENTO RECOMENDADO	CONSIDERAÇÕES/TRATAMENTO DA DOENÇA DE BASE
< 125 mEq/L	SINTOMÁTICO (confusão, ataxia, convulsão, depressão respiratória, obnubilação)	Hiponatremia < 48 h	Correção de emergência com NaCl a 3%[a], 1-2 mL/kg/h até desaparecimento dos sintomas ou até Na^+ > 125 mEq/L	Após atingir o objetivo ao lado, proceder como indicado a seguir para Na^+ > 125 mEq/L
		Hiponatremia > 48 h ou indeterminada	Correção urgente com NaCl a 3%[a] para elevar Na^+ sérico no máximo 10 mEq/L em 24 h e 18 mEq/L em 48 h (utilizar a fórmula descrita na Tabela 27.3)	Após atingir o objetivo ao lado, proceder como indicado a seguir para Na^+ > 125 mEq/L
	ASSINTOMÁTICO/OLIGOSSINTOMÁTICO (hiponatremia possivelmente crônica)		Não necessita de intervenção urgente; proceder como indicado a seguir para Na^+ sérico > 125 mEq/L	Corrigir o Na^+ sérico no máximo 10 mEq/L em 24 h e 18 mEq/L em 48 h
> 125 mEq/L	HIPOVOLÊMICO CLINICAMENTE (sede intensa, taquicardia ou hipotensão postural)		Geralmente, a hiponatremia é crônica Descontinuar medicações ofensoras (sobretudo diuréticos); restaurar o volume intravascular com SF	Em pacientes críticos, com suspeita de insuficiência suprarrenal, hidrocortisona 100 mg EV a cada 8 h após coleta de sangue para dosagem de cortisol, renina e ACTH[b]
	EUVOLÊMICO		Descontinuar medicações ofensoras Na SSIHAD, iniciar com RH de 750-1.500 mL/d, dieta hipersódica e hiperproteica. Se o Na^+ sérico continuar a cair, teste com infusão de SF (na hipovolemia oculta, o Na^+ sérico ↑; se for SSIHDA, o Na^+ ↓) No hipotireoidismo, levotiroxina Na insuficiência suprarrenal, hidrocortisona 100 mg EV a cada 8 h após coleta de sangue para dosagem de cortisol, renina e ACTH[b]	SSIHAD: se o tratamento ao lado é ineficaz, associar ureia 30-60 g/d e/ou demeclociclina[c] 300 mg 2-4 x/d VO e/ou furosemida [NEJM 2007, 356:2064]. Se não surtir efeito ou Na^+ < 125 mEq/L, adicionar tolvaptan, 15 mg 1 x/d, com ↑ de 15 mg a cada 24 h, S/N, até 60 mg 1 x/d [NEJM 2006, 355:2099] A clozapina é eficaz na polidipsia psicogênica O *reset* do osmostato não requer tratamento
	HIPERVOLÊMICO (edema, ascite, congestão pulmonar, derrame pleural)		Restrição de sal e água; diuréticos de alça (± espironolactona) Na ICC, associar inibidores da ECA e betabloqueadores; na cirrose, repleção de K^+[d]; na IRC, a RH deve ser < diurese de 24 h + 500 mL	Se as medidas ao lado são ineficazes ou Na^+ < 125 mEq/L, pode-se usar tolvaptan, 15 mg 1 x/d, com ↑ de 15 mg a cada 24 h, conforme resposta clínica, até o máximo de 60 mg 1 x/d [JCEM 2013, 98:1321]

[a] Água destilada 850 mL + NaCl 20% 150 mL ou soro fisiológico (0,9%) 890 mL + NaCl 20% 110 mL.

[b] A manutenção é feita com prednisona 2,5 a 7,5 mg antes de dormir ou hidrocortisona (15 a 20 mg cedo e 5 a 10 mg no início da tarde) associadas à fludrocortisona (Florinefe®; 0,05 a 0,2 mg/dia) [JCEM 2009, 94:1059].

[c] Não comercializada no Brasil.

[d] O ↑ esperada na natremia (em mEq/L) = K^+ reposto (em mEq)/água corporal total (em litros).

AVP: arginina vasopressina; d: dia; ECA: enzima conversora da angiotensina; EV: endovenoso; h: hora(s); ICC: insuficiência cardíaca; RH: restrição hídrica; SF: soro fisiológico (0.9%); S/N: se necessário; SSIHAD: síndrome de secreção inapropriada do hormônio antidiurético; VO: via oral.

Fonte: Construída com base em AJM 2013, 126:S1; COCC 2008, 14: 627; CMAJ 2004, 170:365.

HIPERNATREMIA

Hipernatremia (sódio sérico > 145 mEq/L) é bem menos frequente que hiponatremia. É incomum em pacientes ambulatoriais, mas desenvolve-se em grande parte dos pacientes hospitalizados, em decorrência de iatrogenia [AJKD 2007, 50:952]. A mortalidade de pacientes hipernatrêmicos varia entre 40 e 70% e geralmente decorre da doença subjacente ou do seu tratamento inadequado [AJHSP 2005, 62:1663], mas ela também pode ser um fator de risco independente para a mortalidade [NDT 2010, 25:2510].

Sinais e sintomas de hipernatremia

Como o sódio é funcionalmente impermeável à membrana celular, hipernatremia sempre produz hiperosmolalidade e desidratação do SNC, o que origina os sintomas. A resposta adaptativa consiste em ganho celular de outros solutos, o que tende a restaurar a água perdida. Por isso, os sintomas são leves quando a hipernatremia desenvolve-se lentamente, mas são proeminentes quando a concentração de sódio excede 160 mEq/L ou eleva-se rapidamente [NEJM 2000, 342:1493]. Eles incluem sonolência (65%), desorientação/confusão mental (55%), fraqueza (15%), irritabilidade, hiper-reflexia, espasticidade, convulsões e coma [AJM 2012, 125:1125; AJHSP 2005, 62:1663]. Esses sintomas são inespecíficos e a maioria dos pacientes tem doenças subjacentes graves ou distúrbios preexistentes do SNC. Por isso, eles só devem ser atribuídos à hipernatremia após exclusão de outras causas ou se desaparecem após redução da concentração sérica de sódio.

O encolhimento cerebral induzido pela hipernatremia pode causar rompimento vascular com hemorragia intraparenquimatosa ou subaracnóidea e sequelas permanentes ou morte. Também já foi descrita desmielinização osmótica causada pela hipernatremia [Neu 2005, 64:574].

Causas de hipernatremia

A hiperosmolalidade produzida pela hipernatremia induz sede e aumento da reabsorção de água livre em túbulos renais (por ação do HAD). Ambas contribuem para diluir o sódio plasmático e normalizar sua concentração. Por isso, hipernatremia sustentada só ocorre se o mecanismo da sede ou o acesso à água estiverem comprometidos (idosos ou com lesão no centro da sede e intubados ou com comprometimento neurológico, respectivamente) [AJN 2012, 36:97]. Se não for esse o caso, a hipernatremia decorre da perda líquida maior do que de sal ou do ganho de sal hipertônico. Perda de fluido hipotônico (p. ex., uso excessivo de diuréticos ou perdas gastrintestinais) causa hipovolemia (**hipernatremia hipovolêmica**) [NEJM 2000, 342:1493]. A grande maioria dos pacientes hipernatrêmicos apresenta hipovolemia (82%), indicada por relação ureia/creatinina > 57 [NDT 2008, 23:136]. Pacientes com depleção de volume não conseguem excretar uma grande carga de sódio, pois seus rins tentam corrigir a hipovolemia reabsorvendo sal [AJN 2012, 36:97]. Já a perda de água livre (p. ex., ausência de ou falta de resposta à vasopressina – diabetes insípido central ou nefrogênico, respectivamente – e, principalmente, por déficit de concentração da disfunção renal) causa desidratação, mas não altera significativamente a volemia (**hipernatremia euvolêmica**) [NEJM 2000, 342:1493]. Normalmente, concentração sérica de sódio > 145 a 147 mEq/L induz secreção de HAD, reabsorção tubular de água e osmolalidade urinária > 700 a 800 mOsm/kg. Valores de osmolalidade menores indicam diabetes insípido (central ou nefrogênico) ou diurese osmótica (hiperglicemia, ureia, hiperalimentação enteral). **Hipernatremia hipervolêmica** decorre de sobrecarga aguda de sal hipertônico (p. ex., infusão de bicarbonato de sódio) em pacientes com déficit de concentração (dificuldade de eliminar urina com alta concentração de sódio, como na disfunção renal) [Clin Exp Nephrol 2012, 16:136]. Na ausência de disfunção renal aguda ou crônica, sobrecarga de sal causa hipernatremia somente transitória [AJN 2012, 36:97] (Tabela 27.5).

Em pacientes hospitalizados, os fatores que mais frequentemente contribuem para o desenvolvimento da hipernatremia são: defeitos de concentração (hipocalemia, hipercalcemia, insuficiência renal); diurese osmótica (manitol ou hiperglicemia); desvio de água do extra para o intracelular (hipoalbuminemia, trauma); sepse (produz deficiência de vasopressina); balanço de água negativo; e balanço de sódio positivo (reposição de perdas hipotônicas, como diurese e gastrintestinais, com fluido isotônico – soro fisiológico 0,9% – ou uso de bicarbonato de sódio hipertônico) [NDT 2008, 23:1562]. Devido ao déficit de concentração, o paciente pode manter-se poliúrico, mesmo com balanço hídrico negativo [NDT 2008, 23:1562].

Em alguns pacientes com hipernatremia leve e estável, a liberação de vasopressina é governada por alterações da volemia, mas não da osmolalidade sérica [JCI 1971, 50:97 – livre]. Nesses casos, que têm sido chamados de "hipernatremia essencial", aumento da ingestão de água induz leve hipervolemia, que inibe a vasopressina e causa diurese diluída sem alterar a concentração de sódio.

Tratamento da hipernatremia

Envolve o tratamento da hipertonicidade (correção do déficit de água) e o tratamento de sua causa de base.

Tratamento da hipertonicidade

As células cerebrais adaptam-se à hipernatremia captando solutos (osmólitos), que aumentam a tonicidade intracelular restaurando a água perdida [JASN 1992, 3:12 – livre]. Durante a correção da hipernatremia, ocorre lenta extrusão desses osmólitos, o que pode levar a edema se a queda na concentração sérica de sódio for muito rápida. Se a hipernatremia desenvolver-se em horas, a quantidade de osmólitos acumulados será pequena. Nesses pacientes, correção rápida, 1 mEq/L/hora, melhora o prognóstico sem aumentar o risco de edema cerebral [NEJM 2000, 342:1493]. Na hipernatremia com duração > 48 horas ou indeterminada, redução limitada a 0,5 mEq/L/hora (máximo de 12 mEq/L/dia) evita edema cerebral e convulsão [NEJM 2000, 342:1493].

A equação de Adrogue e Madias estima de modo acurado a variação da natremia obtida por infusão de 1 L de infusato, de acordo com sua composição de sódio e potássio [NDT 2006, 21:1564]. Quanto mais potássio infundido na solução, menor a redução do sódio sérico (o potássio é captado pela célula, que elimina sódio para o extracelular). O tratamento é detalhado na Tabela 27.6.

A equação do déficit de água, água corporal total × ([Na^+ medido/140] – 1) ou água corporal total × ([Na^+ medido – 140]/140) só é aplicável em pacientes com hipernatremia secundária exclusivamente à perda de água livre (a fórmula Na^+ medido – 140 × 2 indica em quantas horas o déficit deve ser reposto com soro glicosado a 5% para reduzir a natremia 0,5 mEq/L/h). Contudo, cerca de 60% dos pacientes hipernatrêmicos são hipovolêmicos, indicando perda concomitante de sal e necessitando de reposição desse íon [NDT 2006, 21:1564]. Em outras palavras, a correção deve ser guiada pela equação de Adrogue e Madias, descrita na Tabela 27.3.

TABELA 27.5 Diagnóstico diferencial da hipernatremia		
MECANISMO	**CATEGORIA**	**CAUSAS**
Perda de fluido hipotônico (geralmente, sinais de hipovolemia, relação ureia/creatinina > 57)	Perdas renais (OsmU ≤ 300 mOsm/kg; Na^+_U > 20 mEq/L)	Manitol, furosemida
		Hiperglicemia
		Doenças renais
	Perdas extrarrenais (OsmU > 800 mOsm/kg; Na^+_U < 10 mEq/L)	Catárticos osmóticos
		Doenças afetando o trato gastrintestinal
		Queimaduras e sudorese excessiva
Perda de água livre (se o acesso à água não for limitado, o paciente geralmente está euvolêmico clinicamente)	Perdas renais (OsmU < 800 mOsm/kg; Na^+_U variável)	Diabetes insípido central (deficiência de vasopressina)
		Diabetes insípido nefrogênico (resistência à vasopressina)
		Glicosúria renal
	Perdas insensíveis não repostas (OsmU > 800 mOsm/kg; Na^+_U variável)	Idosos
		Pacientes que não podem manifestar sede
Ganho de sódio (pode ou não haver sinais clínicos de hipervolemia)	Exógeno (OsmU ≥ 300 mOsm/kg; Na^+_U > 100 mEq/L)	Bicarbonato ou cloreto de sódio hipertônico
		Alimentação enteral ou parenteral hipertônica
		Ingestão de água do mar
	Endógeno (OsmU ≥ 300 mOsm/kg; Na^+_U > 20 mEq/L)	Síndrome de Cushing
		Excesso de mineralocorticosteroidede

[a] Diurese osmótica é confirmada se o produto da osmolalidade urinária (mOsm/kg) pelo volume urinário de 24 horas (em litros) > 1.000 mOsm/dia.

[b] Se Na^+ > 146 mEq/L, coletar vasopressina sérica, administrar vasopressina exógena (10 μg de dDAVP® intranasal ou 5 unidades de vasopressina aquosa via SC) e avaliar osmolalidade urinária após 2 horas: a) aumento < 10% indica diabetes insípido nefrogênico ou polidipsia primária (neste último, o sódio é geralmente normal); b) aumento ≥ 50% indica diabetes insípido central grave; c) aumento entre 10 e 50% – diferenciar com dosagem do nível sérico de vasopressina (aumentado no diabetes insípido nefrogênico; baixo ou ausente, no central). Uma alternativa em casos

Tratamento da causa de base da hipernatremia

Concomitantemente ao tratamento da hipertonicidade, deve-se corrigir o mecanismo que a originou (Tabela 27.5). Merecem consideração especial o diabetes insípido nefrogênico ou central:

- Diabetes insípido central: a medicação básica é a desmopressina (dDAVP®). Ela existe sob as formas de administração parenteral, intranasal ou VO. Todas devem ser iniciadas à noite para reduzir a noctúria e, se o sintoma persistir durante o dia, uma dose matutina pode ser adicionada. Com a formulação intranasal (tubo calibrado com 100 μg/mL ou, de

CONSIDERAÇÕES
Urina com concentração de sódio menor que a do plasma
Causa diurese osmótica[a]
Diurese pós-obstrutiva (transitória), fase poliúrica da necrose tubular aguda, doença renal intrínseca
Lactulona para tratamento de encefalopatia hepática
Vômitos, drenagem nasogástrica, diarreia (osmótica), fístula enterocutânea
Reposição dessas perdas hipotônicas com fluido isotônico (soro fisiológico) causa balanço positivo de sódio
Pós-traumático, doença estrutural (tumor, aneurisma) ou infecciosa (tuberculose, meningite) do sistema nervoso central, sarcoidose, síndrome de Guillain-Barré, idiopática; confirmar com níveis séricos de vasopressina e variação da osmolalidade urinária pré e pós-administração de vasopressina[b]
Congênito ou adquirido (hipercalcemia, hipocalemia, síndrome de Sjögren, doenças renais como rins policísticos, medicamentos como lítio, foscarnet e anfotericina B); confirmar com níveis séricos de vasopressina e variação da osmolalidade urinária pré e pós-administração de vasopressina[b]
Glicosúria na urinálise sem hiperglicemia; diurese induzida por soluto limita a capacidade de concentrar a urina[a]
Por motivos desconhecidos, tem redução do estímulo osmótico para sede
Doença neurológica, pacientes hospitalizados (devido à prescrição hídrica insuficiente), hipodipsia (comprometimento central de sede; lesões localizadas na porção mais anterior do hipotálamo, onde estão os osmorreceptores)
Infusão exagerada de bicarbonato de sódio para tratamento de acidose metabólica ou de cloreto de sódio hipertônico para ressuscitação volêmica
Induz hipernatremia por ganho de sal e diurese osmótica[a]
Durante quase afogamento ou falta de acesso à água doce
Obesidade, hipertensão, diabetes e dislipidemia; administrar dexametasona 3 mg à noite e dosar cortisol às 8 horas do dia seguinte: $< 3\ \mu g/mL$ (80 nMol/L) exclui a doença
Aldosteronismo primário: não causa edema; raro na ausência de hipertensão; hipocalemia em 50% dos pacientes (associa-se à alcalose metabólica); Na^+ estável entre 145-147 mEq/L; aldosterona elevada e atividade plasmática da renina baixa[c]

duvidosos é manter a administração de dDAVP® por 1 a 2 dias, o que gradualmente reduzirá a poliúria e a polidipsia e normalizará a natremia e a osmolalidade urinária no diabetes insípido central.

[c] Dosar aldosterona e atividade plasmática da renina às 8 horas, sem estímulo postural (suspender espironolactona 6 semanas antes); confirmar infundindo 2 L de soro fisiológico em 4 horas com paciente deitado e dosar aldosterona: > 10 ng/dL (277 pmol/L) indica aldosteronismo primário.

OsmU: osmolalidade urinária; Na^+_U: sódio urinário.

Fonte: Construída com base em JCEM 2008, 93:3266; AJKD 2005, 45:626; REMD 2003, 4:177; NEJM 2000, 342:1493; AJPh 1991, 261:R166.

modo mais conveniente, *spray* com doses de 10 μg), inicia-se com 5 a 10 μg à noite e, em incrementos de 5 μg, tateia-se a dose final que varia de 5 a 20 μg 2 a 3 vezes/dia [Ann Endocrinol 2011, 72:496]. Com os comprimidos, iniciar com 0,05 mg (1/4 do comprimido de 0,1 mg) à noite em jejum e ajustar até o efeito desejado, geralmente com doses diárias de 0,2 a 0,6 mg em duas tomadas [Endocrine J 2003, 50:437]. O dDAVP® injetável é geralmente reservado para situações em que a via oral não pode ser utilizada. Apresentado em ampolas de 1 mL com 4 μg, deve ser utilizado na dose de 1 a 2 μg endovenoso 1 a 2 vezes/dia. O dDAVP® pode causar hiponatremia por intoxicação hídrica. Por isso, deve-se administrar a menor dose possível para controle da poliúria.

TABELA 27.6 Tratamento da hipernatremia

MECANISMOS DA HIPERNATREMIA	TRATAMENTO DA HIPERTONICIDADE ↓ Esperada do Na^+ sérico com infusão de 1 L da seguinte solução = [(Na^+ do infusato[a] + K^+ do infusato[b]) – (Na^+ sérico)]/[água corporal total[c] + 1]	TRATAMENTO DA CAUSA DE BASE
Perda de fluido hipotônico (manitol, furosemida; hiperglicemia; vômitos, diarreia; poliúria pós-obstrutiva ou da fase de reversão da NTA; queimaduras)	Se PAS < 90 mmHg, administrar SF (0,9%) até estabilização hemodinâmica Então, utilizar a fórmula descrita. Repor o sal e a água perdidos com NaCl 0,2% ou 0,45%. Se houver hipocalemia, adicionar na fórmula o K^+ a ser reposto em cada litro do infusato. Na hipernatremia crônica, reduzir o Na^+_S no máximo 0,5 mEq/L/h para evitar edema cerebral. Ou seja, o volume de solução que deve ser reposto em 24 h é indicado dividindo-se 12 pelo valor obtido na fórmula citada Repor perdas ocultas concomitantemente[d]	Suspender manitol, furosemida ou lactulona; interromper as perdas gastrintestinais; não utilizar SF (0,9%) para repor perdas hipotônicas em pacientes internados
Perda de água livre (hipocalemia, hipercalcemia, lítio, anfotericina; diabetes insípido central; ingestão hídrica insuficiente)	Na suspeita de DIC, administrar dDAVP® (1-2 µg EV, IM ou SC a cada 8-12 h; ou 5 a 10 µg intranasal 1 a 2 x/d). Reduzir o Na^+ no máximo 1 mEq/L/h na hipernatremia aguda (< 48 h), 0,5 mEq/L/dia na crônica ou indeterminada, e no máximo 12 mEq/d em ambas Se o acesso à água não for restrito, hipernatremia produzida por esse mecanismo não causa hipovolemia e a hipertonicidade deve ser tratada com infusão de SG 5% conforme a fórmula descrita na porção superior da tabela	No DIN, corrigir hipocalemia e hipercalcemia ou, se a doença subjacente não é tratável, dieta hipossódica, hipoproteica, HCTZ[e] e AINH[f]; no central, dDAVP® (5-20 µg intranasal 1 a 2 x/d) ± clorpropamida (125-250 mg 1-2 x/d)
Ganho de sal (administração de $NaHCO_3$ e NaCl hipertônico)	No ganho de sal hipertônico ($NaHCO_3$ e NaCl), administrar furosemida, 20-40 mg EV, e repor o déficit de água com SG 5% conforme a fórmula descrita na porção superior da tabela	Interromper o bicarbonato ou sal hipertônico; ajustar a dieta

[a] Conteúdo de Na^+ (em mEq) em 1 L de solução: SG a 5% = 0; NaCl a 0,2% (990 mL de SG a 5% + 10 mL de NaCl a 20%) = 34; NaCl a 0,45% = 77; SF (0,9%) = 154.

[b] KCl 19,1%, 10 mL = 26 mEq K^+.

[c] Em pacientes hipernatrêmicos, depletados de água = 0,5 para homens ou 0,4 para mulheres × peso seco (em kg).

[d] Repor concomitantemente com SG 5% as perdas insensíveis (14 mL/kg/dia, mais 3,5 mL/kg/d por grau de temperatura > 37°) [Acta Anaesthesiol Scand 1987, 31:771]; e metade da diurese (que é representada por água livre).

[e] Hidroclorotiazida, 25-50 mg/d (± amilorida, 10 mg); deve ser evitada no diabetes insípido nefrogênico por lítio se o medicamento ainda estiver em uso, pois a depleção de volume aumenta a reabsorção do lítio no túbulo proximal e seu nível sérico; amilorida, por sua vez, oclui os canais de sódio no túbulo coletor impedindo a entrada do lítio e seu efeito na ação da vasopressina.

[f] Alguns pacientes podem responder melhor à indometacina (25-50 mg 2 a 3 vezes/d), enquanto outros podem se beneficiar mais do ibuprofeno (200 mg 4 a 6 vezes/d); uso prolongado de altas doses pode causar sérios efeitos adversos.

AINH: anti-inflamatório não hormonal; d: dia; DIC: diabetes insípido central; DIN: diabetes insípido nefrogênico; dDAVP®: desmopressina; h: horas; Na^+_S: sódio sérico; NTA: necrose tubular aguda; PAS: pressão arterial sistólica; SF: soro fisiológico; SG: soro glicosado; HCTZ: hidroclorotiazida.

Fonte: Construída com base em NEJM 2000, 342:1493; ICM 1979, 5:27 e referências do texto.

- Diabetes insípido nefrogênico: o tratamento consiste em corrigir os distúrbios subjacentes (como a hipocalemia e a hipercalcemia) e suspender ou corrigir a dose dos medicamentos implicados (Tabela 27.5) [SeN 2006, 26:244]. Os casos hereditários ou com defeito de concentração permanente podem se beneficiar de modificações dietéticas e medicamentos. Dieta hipoproteica e hipossódica reduzem a carga osmótica excretada e, consequentemente, a quantidade de urina necessária para diluir esses solutos [NDT 2004, 19:1351]. Hidroclorotiazida, 25 mg 1 a 2 vezes/dia, induz leve hipovolemia, o que aumenta a reabsorção de sal e água nos túbulos proximais, reduzindo sua liberação para túbulos coletores insensíveis à vasopressina [JASN 2004, 15:2948]. O sucesso do tratamento com tiazídicos depende da adesão à dieta hipossódica. Os tiazídicos devem ser evitados se o lítio ainda é utilizado, pois a depleção de volume que eles induzem aumenta a reabsorção deste último no túbulo proximal e o seu nível sérico. Associação com amilorida, 10 mg/dia, aumenta a natriúria e impede a perda de potássio induzida pela hidroclorotiazida. Ela é particularmente benéfica no diabetes insípido induzido por lítio, pois age ocluindo os canais de sódio no túbulo coletor, por onde o lítio filtrado penetra para interferir na ação da vasopressina [CJASN 2008, 3:1324]. Anti-inflamatórios não hormonais bloqueiam as prostaglandinas, que antagonizam o efeito hidrosmótico da vasopressina. A associação com hidroclorotiazida tem efeito sinérgico. Pode-se usar indometacina, 25 a 50 mg 2 a 3 vezes/dia. Pacientes com diabetes insípido nefrogênico parcial podem se beneficiar da adição de dDAVP® [SeN 2006, 26:244].

28 Distúrbios da homeostase do potássio

Os sintomas e alterações eletrocardiográficas das discalemias dependem não somente dos níveis séricos de potássio, mas também da velocidade de sua variação [JCPth 2007, 60:966].

HIPOCALEMIA

Hipocalemia é provavelmente o distúrbio eletrolítico mais comum no pronto-socorro, ocorrendo em cerca de 3% dos pacientes à admissão [ArIM 2001, 161:1089].

Manifestações clínicas e eletrocardiográficas da hipocalemia

Alterações da função neuromuscular

Hipocalemia leve (3,0 a 3,5 mEq/L) pode ser associada à discreta fraqueza muscular, mialgia e lassidão (cansaço fácil). Concentrações entre 2,5 e 3,0 mEq/L podem causar fraqueza muscular significativa, particularmente da musculatura proximal dos membros [NeuC 2002, 20:227]. A hipocalemia grave (< 2,5 mEq/L) associa-se a rabdomiólise (dor e edema muscular), mioglobinúria e paralisia flácida arreflexa ascendente sem alteração sensorial [EMCNA 2005, 23:723]. Os músculos cranianos são tipicamente poupados e os membros inferiores são mais afetados do que os superiores. Contudo, a paralisia pode ser ascendente, assimétrica ou predominar em membros superiores. A paralisia pode ser grave o bastante para causar insuficiência respiratória, principalmente se a demanda respiratória é aumentada por acidose metabólica (p. ex., na acidose tubular renal).

Anormalidades cardíacas

As alterações eletrocardiográficas mais comuns são a redução da amplitude da onda T, depressão do segmento ST e presença de onda U proeminente [EMJ 2002, 19:74]. Outra alteração frequente na hipocalemia é o prolongamento do intervalo QT. A hipocalemia também aumenta a incidência de arritmias ventriculares e supraventriculares, sobretudo se há doença cardíaca subjacente ou uso de digital [Rsc 2006, 70:10; AJKD 2004, 45:233].

Outras manifestações

Hipocalemia pode originar anormalidades renais (poliúria e polidipsia – por induzir diabetes insípido nefrogênico – e alcalose metabólica resistente a cloreto), gastrintestinais (constipação e íleo) e metabólicas (piora do controle glicêmico em diabéticos) [EMCNA 2005, 23:723].

Causas de hipocalemia

A hipocalemia pode decorrer de falta de ingestão (rara isoladamente), redistribuição do potássio plasmático para o intracelular ou de perdas (renais ou extrarrenais). A diureticoterapia com tiazídicos ou de alça é a causa mais comum de hipocalemia.

Quando não há indícios da causa na história (vômitos, diarreia, diuréticos ou outros medicamentos descritos na Tabela 28.1), deve-se avaliar a excreção urinária de potássio e o estado acidobásico (muitas causas associam-se à acidose ou à alcalose metabólicas). Se, em amostra isolada de urina, o potássio < 15 mEq/L (ou, preferencialmente, < 13 mEq/g de creatinina), a hipocalemia decorre de perdas não renais [NatRN 2011, 7:75; QJM 2005, 98:305] (Tabela 28.1).

Tratamento da hipocalemia

As complicações da hipocalemia grave decorrem de arritmias ventriculares e da insuficiência respiratória [Thy 2008, 18:1321].

A causa da perda de potássio deve ser identificada e corrigida. Uma dessas causas é a hipomagnesemia (que pode ser secundária a diarreia, alcoolismo, diuréticos ou inibidores de bomba protônica). Hipomagnesemia ocorre em 60% dos pacientes com hipocalemia [NDT 2007, 22:3471].

Na ausência de redistribuição, cada redução de 0,3 mEq/L do nível sérico equivale a déficit de 100 mEq [Nephron 2002, 92:S28]. Para um mesmo nível de hipocalemia, o déficit de potássio é maior em pacientes com acidemia (que induz extrusão do potássio da célula) do que naqueles com alcalemia (que causa captação do potássio para o intracelular). Isso deve ser levado em conta no cálculo da reposição. Pelo mesmo motivo, se o paciente tem acidose metabólica (p. ex., secundária à acidose tubular renal), a reposição de potássio deve anteceder a reposição de bicarbonato.

Na hipocalemia moderada a grave (K^+ < 3,0 mEq/L), é fundamental diferenciar déficit (p. ex., perdas renais e gastrintestinais) de redistribuição de K^+ (sobretudo decorrente de paralisias periódicas, situação em que os ataques de paralisia ocorrem com níveis médios de K^+ de 2,4 mEq/L [Neu 2004, 63:1647]). Nesse último caso, suplementação exagerada pode induzir, após reversão da redistribuição, hipercalemia rebote potencialmente fatal [WJEM 2010, 11:57]. A Tabela 28.2 detalha o tratamento da hipocalemia nas diferentes situações e apresenta os indícios que devem levantar a suspeita de paralisias periódicas.

TABELA 28.1 Causas de hipocalemia

RELAÇÃO K^+_U/Cr_U	ESTADO ACIDOBÁSICO	CONSIDERAÇÕES/CAUSAS				
> 15 mEq/g[a] (ou K^+_U > 15 mEq/L): perdas renais	Normal	Diurese pós-obstrutiva; fase de recuperação da necrose tubular aguda; hipomagnesemia; doses altas de penicilina; cisplatina; aminoglicosídeo; foscarnet				
	Acidose metabólica[b]	HA_U (+)[c]	Acidose tubular renal distal; anfotericina B			
		HA_U (−)[c]	Acidose tubular renal proximal; inibidor de anidrase carbônica (acetazolamida); vício de cheirar cola/tolueno; ureterossigmoideostomia; cetoacidose diabética			
	Alcalose metabólica	Cl_U < 10 mEq/L	Vômito; drenagem por sonda nasogástrica; alcalose pós-hipercapnia; diarreia clorídrica congênita (comprometimento da absorção intestinal de Cl^-)			
		Cl_U > 20 mEq/L	Normotensão	Diuréticos; síndrome de Bartter (↑ APR e ↑ Aldosterona[b]); síndrome de Gitelman		
			Hipertensão arterial sistêmica	↑ APR, ↑ Aldosterona[d]	Hiperaldosteronismo secundário (hipertensão renovascular ou maligna; tumores secretores de renina e diureticoterapia para hipertensão)	
				↓ APR, ↓ Aldosterona[d]	↑ Cortisol[d]	Síndrome de Cushing; adenoma da hipófise produtor de ACTH; síndrome do ACTH ectópico; uso de esteroides
					Cortisol ↔[d]	Síndrome de Liddle[e], síndrome do excesso aparente de mineralocorticosteroide[f]
					↓ Cortisol[d]	Deficiência de 11β-hidroxilase ou 17α-hidroxilase[g]
				↓ APR, ↑ Aldosterona[d]	Hiperaldosteronismo primário[h]; carcinoma suprarrenal; aldosteronismo remediável por glucocorticosteroide[i]	
< 15 mEq/g[a] (ou K^+_U < 15 mEq/L): perdas extrarrenais ou redistribuição	Normal	↑ T4	Paralisia periódica hipocalêmica tireotóxica			
		T4 ↔	Baixa ingestão de potássio (raro); sudorese excessiva; abuso de laxativos; adenoma viloso; geofagia; paralisia periódica hipocalêmica famialial; deslocamento do K^+ para o intracelular[j]			
	Acidose metabólica[b]	Diarreia; abuso de laxativos; adenoma viloso; uso oral de fosfato de sódio para limpeza intestinal (mais comum em idosos, obstrução intestinal e mobilidade intestinal reduzida); fístula entérica				
	Alcalose metabólica	Uso prévio de diurético; uso de poliestirenossulfonato de cálcio (Sorcal®) na insuficiência renal; abuso de laxativos; adenoma viloso				

[a] Gradiente transtubular de K^+ ($K^+_{URINA} \times Osm_{SÉRICA})/(K^+_{SÉRICO} \times Osm_{URINA}$) é > 5 na perda renal e < 2 na perda extrarrenal.

[b] Acidose metabólica com hiato aniônico sérico ($[Na^+] - [Cl^- + HCO_3^-]$) normal (3 a 12 mEq/L).

[c] O hiato aniônico urinário ($Na^+ + K^+ - Cl^-$) é utilizado para estimar indiretamente a excreção de NH_4^+. Na acidose metabólica, ocorre aumento da síntese de NH_3 para tamponar o excesso de H^+, gerando o NH_4Cl. Se a acidificação distal é normal, a maior quantidade de NH_4^+ (não computado na fórmula) aumenta, então o ânion Cl^- na urina e o efeito final é o hiato aniônico urinário negativo.

[d] Dosar aldosterona, atividade plasmática da renina e cortisol às 8 horas, sem estímulo postural, e sem uso de espironolactona por 6 semanas.

[e] A hipocalemia, hipertensão e alcalose metabólica melhoram dramaticamente com uso de amilorida.

[f] Autossômica recessiva; deficiência de 11 β-hidroxiesteroide desidrogenase tipo 2 (11β-HSD2).

[g] Ocorre em alguns pacientes com hiperplasia suprarrenal congênita.

[h] Decorre de adenoma produtor de aldosterona unilateral (síndrome de Conn) ou bilateral e, raramente, carcinoma suprarrenal.

[i] Forma rara de hiperplasia suprarrenal autossômica dominante devido à fusão dos genes 11β-hidroxilase (*CYP11B1*) e aldosterona sintase (*CYP11B2*). Dexametasona (0,25 mg pela manhã e 0,75 mg à tarde) suprime a produção de ACTH.

[j] Estimulação β-adrenérgica exógena (p. ex., dobutamina, salbutamol, terbutalina) ou endógena (p. ex., sepse, infarto); inibidores da fosfodiesterase (teofilina e cafeína); insulina; intoxicação por cloroquina ou verapamil; envenenamento por bário; risperidona e quetiapina; hipotermia.

APR: atividade plasmática da renina; Cl_U: cloro em amostra isolada de urina; Cr_U: creatinina em amostra isolada de urina; HA_U: hiato aniônico urinário; K^+_U: potássio em amostra isolada de urina.

Fonte: Construída com base em NatRN 2011, 7:75; AJKD Dis 2010, 56:1184; Acta Med Indones 2007, 39:56.

TABELA 28.2 Tratamento da hipocalemia

$K^+_{SÉRICO}$ E QUADRO CLÍNICO	SITUAÇÃO CLÍNICA	RECOMENDAÇÃO	CONSIDERAÇÕES
≥ 3,0 mEq/L, assintomático e sem alterações no ECG	Estímulos à redistribuição[a]	Se o estímulo à redistribuição do K^+ pode ser interrompido (p. ex., parar o uso de ß-adrenérgicos), pode-se somente observar	Com a cessação do estímulo, ocorre extrusão do K^+ da célula e normalização da calemia
	Infarto agudo do miocárdio	KCL[c] 100-200 mEq + SF 1-2 L, EV em 24 h, por BIC; reavaliar K^+_S a cada 40 mEq administrados	Objetivo: K^+_S 3,5-4,5 mEq/L [JAMA 2012, 307:157]
	Indícios de déficit de K^+ (p. ex., diuréticos, vômitos e/ou diarreia; ver Tabela 28.1) [EMCNA 2005, 23:723]	**Geral:** KCl[c] 40-100 mEq/dia, VO, em 2-4 doses **Perda renal** (p. ex., diuréticos, aldosteronismo): associar ou usar isoladamente amilorida ou espironolactona[d]	O objetivo do tratamento é a normalização da calemia e da volemia
		Acidose tubular renal tipo I ou II: citrato de K^+ (Litocit® 5 e 10 mEq) 1-2 mEq/kg/d, VO, em 2-3 doses ± amilorida ou espironolactona[d]	O objetivo é normalização da calemia e $HCO_3^-{}_S$ > 22 mEq/L
< 2,5-3,0 mEq/L, ou paralisia ou arritmias[b]	Assintomático e sem arritmias	KCl[c] 10 mEq/h Tratar hipomagnesemia (Mg^{+2}_S 1-1,5 mEq/L: $MgSO_4$ 10%, 10-40 mL EV em 8-24 h; se < 1 mEq/L, 10-15 mL EV, em 5 a 10 min, seguido de 10-40 mL em 8-24 h)	Reavaliar K^+_S a cada 40 mEq administrados (20 mEq, se insuficiência renal grave) [Rsc 2006, 70:10] A hipocalemia pode ser refratária sem correção da hipomagnesemia
	Arritmias (atriais ou ventriculares)	KCl[c] 20-40 mEq/h EV em BIC + $MgSO_4$ 2,5 g EV lentamente (25 mL da solução a 10%)	
	Hiperglicemia cetótica ou hiperosmolar	KCl[c] 20 mEq/h até que K^+_S > 3,3 mEq/L (ver Capítulo 40)	Não administrar insulina até que K^+_S > 3,3 mEq/L
	Paralisia flácida sem distúrbio acidobásico (indícios das doenças na última coluna) [QJM 2001, 94:133]	PPHF[e]: KCL[c] 10 mEq/h EV por 6 h com monitoração do K^+_S a cada 2 h [ArIM 2004, 164:1561]	História familiar de PPHF, paralisia recorrente com duração de horas; PA e FC normais
		PPT[e]: Propranolol 1 mg EV a cada 10 min até 3 x ou 40 120 mg/d VO; na dúvida diagnóstica, KCL[c] 10 mEq/h por 6 h, contudo, induz hipercalemia rebote em 40% [NEJM 2012, 366:553; JEM 2007, 32:263 e 2004, 26:157]	Mais comum em homem asiático, < 25 anos; ↑ FC, ↑ PA e bócio

[a] Estimulação ß-adrenérgica exógena (p. ex., dobutamina, salbutamol, terbutalina); inibidores da fosfodiesterase (teofilina e cafeína); insulina; intoxicação por cloroquina ou verapamil; envenenamento por bário; risperidona e quetiapina; hipotermia.

[b] Depois que o nível sérico de K^+ elevar-se para ≥ 3,0 mEq/L, proceder como indicado nas linhas da tabela correspondentes a esse nível de K^+.

[c] KCL 19,1%, 10 mL = 26 mEq de K^+; cloreto de potássio solução oral 60 mg/mL (6%), 10 mL = 8 mEq de K^+, Slow-K® 600 mg, 1 drágea = 8 mEq.

[d] Espironolactona (25 a 100 mg/dia) ou amilorida (5 a 10 mg/dia).

[e] A paralisia é precipitada por ingestão excessiva de carboidrato, repouso após exercício ou jejum. A PPHF é tratada cronicamente com reposição de K^+ e acetazolamida 250 mg duas vezes/dia.

BIC: bomba de infusão contínua; d: dia; ECG: eletrocardiograma; EV: endovenoso; FC: frequência cardíaca; h: horas; $HCO_3^-{}_S$: bicarbonato sérico; K^+_S: potássio sérico; Mg^{+2}_S: magnésio sérico; min: minutos; PA: pressão arterial; PPHF: paralisia periódica hipocalêmica familial; PPT: paralisia periódica tireotóxica; VO: via oral.

HIPERCALEMIA

Hipercalemia é um distúrbio comum, muitas vezes assintomático e potencialmente letal.

Sinais, sintomas e alterações eletrocardiográficas da hipercalemia

Manifestações clínicas

Podem ocorrer câimbras, parestesias e fraqueza muscular generalizada [EMCNA 2005, 23:723]. Esses podem evoluir para paralisia flácida com redução dos reflexos tendinosos profundos ou dificuldade respiratória [Rsc 2006, 70:10]. Sintomas gastrintestinais e íleo também podem estar presentes.

Anormalidades eletrocardiográficas

Embora alguns pacientes apresentem progressão gradual das alterações eletrocardiográficas (Tabela 28.3), muitos progridem rapidamente sem sinais prévios.

Causas de hipercalemia

A hipercalemia pode decorrer de deslocamento transcelular (regulado principalmente pela insulina e pelas catecolaminas), aumento da ingestão (causa rara) e/ou redução da excreção renal de potássio (hipoaldosteronismo ou insuficiência renal) [PgMJ 2001, 77:759]. Se a causa não se tornar evidente com a história, avaliar função renal, glicemia e gasometria (Tabela 28.4). Se, ainda assim, a causa não for identificada, é necessário avaliar o gradiente transtubular de potássio (fórmula na nota [a] da Tabela 28.4). Se esse for < 8, a hipercalemia resulta da excreção renal inadequada. Se > 11, de ingestão excessiva ou deslocamento extracelular do íon.

Tratamento da hipercalemia

Pacientes com potássio > 6,0 mEq/L necessitam tratamento de imediato, sobretudo se existem anormalidades eletrocardiográficas (Tabela 28.3). Se o potássio é > 7,0 mEq/L, o paciente deve ser internado [JCPth 2007, 60:966].

O tratamento agudo da hipercalemia com níveis > 6 mEq/L, em ordem de prioridade, está descrito na Tabela 28.5.

Na disfunção renal crônica, a hipercalemia é controlada com uso de diurético de alça e bicarbonato de sódio em pó (0,5 a 1 mEq/kg/dia; 1 colher de café = 24 mEq; objetivo: níveis séricos de bicarbonato > 22 mEq/L).

TABELA 28.3 Anormalidades eletrocardiográficas na hipercalemia

K^+ SÉRICO*	ACHADOS ELETROCARDIOGRÁFICOS
5,5-6,5	Ondas T apiculadas e altas (simétricas em 20%)
6,5-7,5	Os achados da linha anterior + prolongamento do espaço PR e achatamento da onda P
7,0-8,0	Os achados da linha anterior + prolongamento do complexo QRS (> 0,12 segundos)
≥ 8,0-9,0	Onda sinusoidal (fusão do complexo QRS e onda T), bradicardia, fibrilação ventricular

*mEq/L.
Fonte: Baseada em Rsc 2006, 70:10.

TABELA 28.4 Causas de hipercalemia

MECANISMO	CAUSAS	CONSIDERAÇÕES			
Redução da excreção renal (80% dos casos) (GTTK[a] < 5)	Insuficiência renal	Isoladamente, só causa hipercalemia se a taxa de filtração < 10 mL/min			
	Hipoaldosteronismo[b] (acidose tubular renal tipo IV)	**Coletar os exames ao lado após uso de furosemida ou após 3 horas em ortostase**	**Atividade plasmática da renina**	**Aldosterona sérica**	**Cortisol sérico**
		Hiporreninêmico (mais comum na IRC por nefropatia diabética ou nefrite intersticial)	↓ (maioria)	↓	Normal
		Insuficiência suprarrenal primária	↑	↓	↓
		Hiperplasia suprarrenal (deficiência de 17-HL, 21-HL ou 3-ß-HSD): causam virilização	↑	↓	↓
	Medicamentos	**Medicamentos que induzem hipoaldosteronismo:** heparinas, inibidores da ECA/BRA, AINH, ciclosporina **Medicamentos que impedem a ação da aldosterona:** espironolactona (compete com receptor); amilorida, triantereno, trimetoprim e pentamidina (bloqueiam os canais de Na^+, impedindo sua reabsorção e a consequente secreção de K^+)			
	Acidose tubular renal tipo I (distal)	Mais comum na obstrução urinária e na anemia falciforme **Diagnóstico:** HA_U ($[Na^+ + K^+] - [Cl^-]$) > 0 (positivo), pH_U > 5,5 em vigência de acidose, após FE_{HCO_3} > 3% após repleção de HCO_3^-			
	Redução seletiva da secreção de K^+	Secundária a nefrite lúpica, rejeição de transplante ou uso de ciclosporina; pseudo-hipoaldosteronismo tipo 2 (síndrome de Gordon ou hipertensão hipercalêmica familiar: hipervolemia, hipertensão e função renal normal)			
	Ureterojejunostomia	Devido à absorção do potássio urinário pelo jejuno			
Liberação de K^+ para o extracelular ou aumento da ingestão (GTTK[a] > 6-8)	Pseudo-hipercalemia	Pode ser mais comum que hipercalemia verdadeira. Decorre de liberação de K^+ de hemácias, plaquetas ou leucócitos durante ou após coleta do sangue (soro avermelhado) devido a hemólise, trombocitose ou leucocitose graves, respectivamente			
	Aumento da ingestão de K^+	Geralmente só induz hipercalemia se associado à redução da excreção renal de K^+ (nesse caso, o GTTK[a] será < 8)			
	Acidose metabólica	O tamponamento intracelular do hidrogênio causa saída de potássio para manter a eletroneutralidade do meio interno			
	Hiperglicemia cetótica ou hiperosmolar	A deficiência de insulina dificulta a entrada do potássio nas células e a hiperosmolalidade plasmática desloca água e, consequentemente, potássio, do intra para o extracelular; a acidose também contribui para a hipercalemia (mecanismo supracitado)			
	Hiperosmolalidade	Uso de manitol; hipernatremia (mecanismo supracitado)			
	Lesão tecidual	Trauma ou síndrome da lise tumoral, sobretudo em pacientes com insuficiência renal			
	Medicamentos	Betabloqueador não seletivo (reduz a captação celular de K^+), intoxicação digitálica, minoxidil, isoflurano, succinilcolina (em pacientes com politraumatismo, queimadura, doença neuromuscular ou imobilização), manitol			
	Paralisia periódica hipercalêmica	Distúrbio autossômico dominante caracterizado por episódios de paralisia desencadeados pelo frio, repouso após exercício, jejum ou ingestão de potássio			

[a] Gradiente transtubular de potássio = (K^+urinário × Osm sérica) / (K^+sérico × Osm urinária); valores muito baixos sugerem hipoaldosteronismo; valores > 7 na redução do volume circulante efetivo.

[b] HA_U > 0 (positivo), pH_U < 5,3 em vigência de acidose, FE_{HCO_3} após repleção de HCO_3^- > 3%.

3-ß-HSD: 3-ß-hidroxiesteroide desidrogenase; 17-HL: 17-hidroxilase; 21-HL: 21-hidroxilase; BRA: bloqueadores dos receptores da angiotensina; FE_{HCO_3}: fração de excreção de bicarbonato [(HCO_3^- urina × creatinina urina)/(HCO_3^- plasma × creatinina plasma)]; HA_U: hiato aniônico urinário ($[Na^+ + K^+] - [Cl^-]$); pH_U: pH urinário.

Fonte: Construída com base em Mayo 2007, 82:1553; JCPth 2007, 60:966; AFP 2006, 73:283; EMCNA 2005, 23:723; PgMJ 2001, 77:759.

TABELA 28.5 Tratamento agudo da hipercalemia em ordem de prioridade

MEDICAMENTO	DOSE	INÍCIO DA AÇÃO	DURAÇÃO DO EFEITO	MECANISMO DE AÇÃO	CUIDADOS
Gluconato de cálcio a 10%	10-20 mL EV em 2-3 min*	Imediato	30 min	Protege miocárdio dos efeitos tóxicos do K^+	Pode piorar a toxicidade da digoxina
Insulina regular	10 UI + 50 mL de glicose 50% EV	15-30 min	2-6 h	Desvia o K^+ para o intracelular	Considere SG 5%, 100 mL/h, para evitar hipoglicemia Glicose é desnecessária se glicemia > 250 mg/dL
Bicarbonato de sódio a 8,4%	50 mL EV em 5 min; pode ser repetido S/N	30-60 min	Várias horas	Desvia o K^+ para o intracelular	Pode piorar a hipervolemia; não administrar junto com cálcio; mais eficaz na acidose
Fenoterol 0,5% (Berotec®)	Inalação de 10-20 gotas a cada 4 h	15-30 min	2-3 h	Desvia o K^+ para o intracelular; efeito aditivo ao da insulina	Inicialmente, pode causar uma breve elevação no K^+ sérico
Furosemida	40-80 mg EV até 4 x/d	15 min a 1 h	4 h	Aumenta a excreção renal de K^+	Só efetivo se a resposta renal ao diurético é adequada
Poliestireno sulfonato (Sorcal®)	50 g oral (em 200 mL de manitol) ou retal (em enema) até 4 x/d	1-2 h (mais rápido na via retal)	4-6 h	Remove K^+ a partir do intestino e elimina nas fezes	A troca de K^+ por Na^+ pode piorar a hipervolemia

* Diluir em 100 mL de soro glicosado e infundir em 20 a 30 minutos nos pacientes em uso de digital [EMCNA 2005, 23:723].
d: dia; EV: endovenoso; h: horas; min: minutos; SG: soro glicosado; S/N: se necessário.
Fonte: Baseada em CMAJ 2010, 182:1631; AJKD 2010, 56:578; AFP 2006, 73:283.

29 Distúrbios da homeostase do cálcio, fósforo e magnésio

Anormalidades na homeostase do cálcio, fósforo e magnésio, coletivamente chamadas de distúrbios do metabolismo mineral, são inter-relacionadas, frequentes na sala de emergência e podem ter sérias consequências.

ANORMALIDADES DA HOMEOSTASE DO CÁLCIO

Grande parte do cálcio sérico encontra-se ligada a albumina, bicarbonato e fósforo. Por isso, a alteração da concentração desses ânions pode interferir no nível sérico do cálcio total (normalmente, 8,5 a 10,5 mg/dL). Contudo, só a fração ionizada é fisiologicamente ativa e seu valor não é afetado nessas circunstâncias [Med 2009, 37:465]. Assim, o nível de cálcio ionizado (normalmente, 1,16 a 1,32 mmol/L) deve ser utilizado para guiar as condutas terapêuticas. O nível de cálcio pode ser corrigido pela albumina com a equação = [4,0 – (albumina plasmática em mg/dL] × 0,8 + (cálcio sérico total) [JFP 2008, 57:677]. A acurácia dessa regra é baixa em pacientes críticos [BMJ 2008, 336:1298].

Hipocalcemia

A redução do cálcio ionizado aumenta a secreção de paratormônio (PTH), que, por sua vez, tem três ações primárias: reduz a excreção renal de cálcio, aumenta a atividade dos osteoclastos (levando à liberação de cálcio dos ossos) e aumenta a atividade renal da 25-OH vitamina D-hidroxilase (resultando em maior produção de calcitriol, forma ativa da vitamina D, com aumento da absorção intestinal de cálcio) [JFP 2008, 57:677].

Causas e diagnóstico da hipocalcemia

São descritos na Tabela 29.1.

Sinais e sintomas de hipocalcemia

A presença e a gravidade das manifestações dependem do grau e da velocidade de instalação da hipocalcemia [BMJ 2008, 336:1298]. Mais comumente, manifesta-se por parestesias e câimbras (predominantemente nos dedos), espasmos musculares, tetanias (contração mantida após estímulo isolado), dormência circum-oral e convulsões [CFP 2012, 58:158]. Tetania latente pode ser desencadeada pelos sinais de Trousseau (espasmo carpal induzido por insuflação do esfigmomanômetro acima da pressão sistólica por 3 minutos) e Chvostek (contração da musculatura facial ipsilateral desencadeada por percussão do nervo facial na frente da orelha) [NEJM 2009, 360:e29]. Hipocalcemia grave (p. ex., na insuficiência renal aguda) ou aguda (p. ex., após paratireoidectomia) pode causar hipotensão e insuficiência cardíaca [AJMS 2007, 333:226]. Laringoespasmo também já foi descrito. A alteração eletrocardiográfica típica é o prolongamento do intervalo QT secundário ao prolongamento do segmento ST [Chs 2001, 119:668]. Hipocalcemia crônica tem sido associada a sintomas neuropsiquiátricos, catarata e hipertensão intracraniana [BMJ 2008, 336:1298].

TABELA 29.1 Causas e diagnóstico da hipocalcemia

TESTES INICIAIS	CAUSAS PROVÁVEIS	CONFIRMAÇÃO DIAGNÓSTICA
PTH intacto ↑ Fósforo ↑	Insuficiência renal (aguda ou crônica)*	↑ Creatinina
	Outros estados hiperfosfatêmicos	
	Rabdomiólise	↑ Creatinofosfoquinase
	Laxativos e enemas a base de fósforo	História clínica
	Síndrome da lise tumoral [Br J Haematol 2004, 127:3]	↑ Ácido úrico ou ↑ K^+
PTH intacto ↑ Fósforo ↓	Deficiência de vitamina D*[a]	↓ 25-hidroxivitamina D
	Pancreatite*	↑ Amilase, ↑ lipase
	Doença crítica, sepse	Ver Capítulo 30
	Metástases escleróticas (osteoblásticas)	Radiografia, tomografia
	Síndrome da fome óssea pós-paratireoidectomia	↓ Magnésio, ↑ K^+
	Transfusão de sangue (com citrato), bifosfonatos, cinacalcet, quimioterápicos (p. ex., cisplatina), aminoglicosídeos, antiepilépticos, diuréticos e inibidores de bomba protônica	História clínica
PTH intacto ↓ Fósforo ↑	Hipomagnesemia*	↓ Magnésio sérico
	Hipoparatireoidismo*[b]	Magnésio e função tireoidiana normais
	Hipotireoidismo	↓ T4 livre (TSH variável[c])

[a] Causas: dieta inadequada, exposição solar insuficiente, má absorção (incluindo a induzida por medicamentos como colestiramina), doença hepatobiliar. Níveis < 15 ng/mL de 25-OH vitamina D estão presentes em 35 a 55% da população em geral e em 95% dos idosos institucionalizados.

[b] Ressecção cirúrgica (p. ex., inadvertida durante tireoidectomia), doença autoimune (associada à insuficiência suprarrenal ou candidíase) ou irradiação das paratireoides; raramente, metástase ou deposição de ferro (talassemia, hemocromatose) ou de cobre (doença de Wilson); mais raramente ainda, secundário ao desenvolvimento de anticorpos antirreceptores sensíveis ao cálcio [NEJM 2008, 359:391].

[c] O TSH é elevado no hipotireoidismo primário e variável no central (ver Capítulo 38).

* Causas comuns.

Fonte: JFP 2008, 10:677; BMJ 2008, 336:1298.

Tratamento da hipocalcemia

Tratamento com gluconato de cálcio endovenoso é recomendado em pacientes com disfunção cardíaca, tetania ou convulsão, com prolongamento do intervalo QT ou para os assintomáticos com redução aguda do cálcio iônico para menos de 3 a 3,2 mg/dL (0,8 a 1 mmol/L) (Tabela 29.2). Na deficiência de vitamina D e no hipoparatireoidismo, a infusão deve ser mantida até que o paciente receba um regime efetivo de cálcio e calcitriol oral: carbonato de cálcio entre as refeições, em doses divididas de 2.500 a 3.750 mg/dia, e calcitriol 0,25 a 0,50 μg duas vezes/dia. Hipocalcemia associada à hipomagnesemia é refratária ao tratamento até que o magnésio seja reposto [CE 2011, 75:743].

TABELA 29.2 Tratamento da hipocalcemia grave ou sintomática

DOSE	SOLUÇÃO*	INFUSÃO
Ataque	Gluconato de cálcio a 10% 10-20 mL + SG 5% 50 mL	EV em 5-10 min
Manutenção	Gluconato de cálcio a 10% 100 mL + SG 5% 900 mL	Iniciar com 35 mL/h EV e ajustar para manter a calcemia no limite inferior da normalidade (geralmente, 35-105 mL/h da solução)

* Gluconato de cálcio a 10%, 10 mL = 270 mg de cálcio elementar.

Ca^{+2}: cálcio; EV: endovenoso; h: hora; min: minutos; SG: soro glicosado.

Fonte: Construída com base em CFP 2012, 58:158; BMJ 2008, 336:1298.

Hipercalcemia

A hipercalcemia pode descompensar, a partir de um estado mais ou menos crônico, em uma condição potencialmente fatal, chamada de crise hipercalcêmica, caracterizada por oligúria ou anúria e sonolência ou coma [JASN 2001, 12: S3]. Sintomas sugestivos de hipercalcemia devem prontamente levar à dosagem sérica do cálcio ionizado, para prevenir tal complicação catastrófica.

Causas e diagnóstico da hipercalcemia

Malignidades (70%), hiperparatireoidismo primário (20%) e outras raras condições (respondem pelos 10% restantes) [JASN 2001, 12:S3]. Entre as malignidades, destacam-se as hematológicas (linfoma, mieloma múltiplo e leucemia), o carcinoma de células escamosas (cabeça e pescoço, esôfago, cérvice ou pulmão), os adenocarcinomas (rins, ovários, mamas, endométrio) e o linfoma associado ao HTLV [NEJM 2005, 352:373]. O pico de incidência do hiperparatireoidismo primário é na 7ª década de vida, com predomínio nas mulheres (74%) [NEJM 2011, 365:2389]. É causado por adenoma único (80 a 85%) ou hiperplasia das quatro glândulas (10 a 15%). As condições menos comuns incluem doenças endócrinas (hipertireoidismo, doença de Addison, acromegalia), imobilização, medicamentos (vitaminas A e D, estrogênios, antiestrogênios, tiazidas, lítio), síndrome do leite alcalino e doenças granulomatosas (sarcoidose, tuberculose e histoplasmose) [JFP 2008, 57:267]. Cálcio iônico elevado com paratormônio intacto normal ou elevado sugere hiperparatireoidismo primário; e, quando baixo, malignidade [JAAPA 2005, 18:30]. Na imobilidade, o paratormônio é normal. A Tabela 29.3 apresenta uma avaliação diagnóstica da hipercalcemia.

É recomendável uma avaliação generalizada de malignidade, incluindo mamografia, radiografia e/ou tomografia de tórax, tomografia de abdome e imunoeletroferese sérica e urinária [JFP 2008, 57:267].

TABELA 29.3 Abordagem diagnóstica da hipercalcemia

PTH INTACTO	CONDIÇÃO	CONFIRMAÇÃO
↑ ou limite superior da normalidade	Hiperparatireoidismo primário	Cálcio urinário > 200 mg/24 h
	Hipercalcemia hipocalciúrica familiar	Cálcio urinário < 100 mg/24 h
< 20 pg/mL	Malignidade*	↑ PTHrp (50%) ou ↑ fosfatase alcalina
* Mais comumente, carcinomas de células escamosas (cabeça e pescoço, esôfago, cérvice ou pulmão) e os adenocarcinomas (rins, ovários, mamas, endométrio).	Linfoma, tuberculose, sarcoidose, histoplasmose	↑ 1,25 di-hidroxivitamina D
	Ingestão de vitamina D ou calcidiol	25 hidroxivitamina D > 150 ng/mL
	Mieloma múltiplo	Eletroforese de proteínas
	Hipertireoidismo, acromegalia, doença de Addison	T4L e TSH, IGF-1, cortisol

* Mais comumente, carcinomas de células escamosas (cabeça e pescoço, esôfago, cérvice ou pulmão) e os adenocarcinomas (rins, ovários, mamas, endométrio).

h: horas; PTH: paratormônio; PTHrp: peptídeo relacionada ao PTH; T4L: tiroxina livre; TSH: hormônio tireoestimulante; IGF-1: *insulin-like growth factor 1*.

Fonte: JFP 2008, 57:267.

Sinais e sintomas de hipercalcemia

Hipercalcemia induz alteração na função de um grupo de órgãos [PgM 2004, 115:69]. Manifestações gastrintestinais (as mais comuns): náuseas; vômitos; constipação; e dor abdominal. Distúrbios do sistema nervoso central: dificuldade de concentração; fadiga; letargia; e fraqueza muscular (em casos extremos, coma). Disfunção renal: iniciada por déficit de concentração e poliúria (diabetes insípido nefrogênico hipercalcêmico), mas que pode evoluir para insuficiência renal grave. E manifestações cardiovasculares: hipertensão; taquicardia; e encurtamento do intervalo QT. Essas manifestações em conjunto compõem a síndrome hipercalcêmica [PgM 2004, 115:69].

Tratamento da hipercalcemia

Pacientes assintomáticos com hipercalcemia leve não se beneficiam de normalização do cálcio sérico. O tratamento agressivo é recomendado em quaisquer pacientes com cálcio > 14 mg/dL ou naqueles sintomáticos com cálcio > 12 mg/dL (Tabela 29.4).

TABELA 29.4 Tratamento da hipercalcemia

AGENTE	DOSE	INDICAÇÃO	MECANISMO DE AÇÃO	CUIDADOS
Soro fisiológico 0,9%	2-4 L/d, por 1-3 d	Ca^{+2} total > 14 mg/dL ou iônico > 3,5 mmol/L	Aumenta a filtração e excreção de Ca^{+2}	Pode causar sobrecarga de volume
Furosemida	20-40 mg EV conforme a necessidade	Após reidratação agressiva	Inibe reabsorção tubular do cálcio	Hipocalemia, contração de volume
Bifosfonatos				
Pamidronato (Aredia®)	60-90 mg EV em 4 h	Hipercalcemia da malignidade	Inibe a ação osteoclástica e a reabsorção óssea (efeito máximo em 72 h)	Nefrotoxicidade, hipofosfatemia, hipercalcemia rebote no hiperparatireoidismo
Ácido zoleidrônico (Zometa®)	4 mg EV em 15 min			
Calcitonina (Miacalcic®)	4-8 UI/kg IM ou SC a cada 6 h por 24 h	Tratamento inicial, após reidratação	Inibe a reabsorção óssea e aumenta a calciúria	Hipercalcemia rebote após 24 h, vômitos, câimbras, fogachos
Hidrocortisona	200 mg EV/d, por 3 d	Intoxicação por vitamina D, câncer hematológico, doença granulomatosa	Inibe a conversão da vitamina D em calcitriol	Imunossupressão, miopatia
Hemodiálise com dialisato sem cálcio	Sessão de 2-4 h	Crise hipercalcêmica e insuficiência renal	Remoção de cálcio	Relacionados à diálise

Ca^{+2}: cálcio; d: dia(s); EV: endovenoso; h: horas; IM: intramuscular; min: minutos; SC: subcutâneo.
Fonte: AFP 2003, 67:1959.

ANORMALIDADES DA HOMEOSTASE DO FÓSFORO

O fósforo é um íon crítico para muitos processos fisiológicos. Por isso, a homeostase normal mantém sua concentração dentro de limites estreitos (2,5 a 4,5 mg/dL ou 0,81 a 1,45 mmol/L).

Hipofosfatemia

A incidência de hipofosfatemia varia de 0,2 a 2,2% dos pacientes admitidos em hospital geral a mais de 20% daqueles com alcoolismo, doença pulmonar crônica ou em estado crítico [AJM 2005, 118:1094].

Causas e diagnóstico da hipofosfatemia

Hipofosfatemia pode ser causada por um ou mais dos três fatores descritos na Tabela 29.5. Manitol pode causar pseudo-hipofosfatemia [QJM 2010, 103:449].

TABELA 29.5 Causas e diagnóstico da hipofosfatemia

FISIOPATOGENIA	CAUSAS	CONSIDERAÇÕES
Absorção inadequada	Ingestão inadequada de fosfato	Detectada pela história e pelo exame físico
	Antiácidos à base de alumínio ou magnésio	Formam complexos com o fosfato, que são inabsorvíveis
	Deficiência ou resistência à vitamina D	↓ 25-hidroxivitamina D (em 35-55% da população)
	Má absorção	Muitas vezes, esteatorreia ou diarreia crônica
Redistribuição interna (mais comum)	Alcalose respiratória aguda	Sepse é a causa mais comum em pacientes hospitalizados
	Realimentação após jejum prolongado	Detectada pela história
	Medicamentos	Insulina, glicose, esteroides, dopamina, ß-2 agonista, xantinas
	Rápida proliferação ou captação celular	Síndrome da fome óssea, leucemia aguda, linfoma de Burkitt
Perda urinária (FE_{PO_4}[a] > 5% ou excreção de fosfato > 100 mg/dia)	Hiperparatireoidismo	PTH intacto normal ou ↑; cálcio iônico ↑ (primário) ou ↓ (secundário)
	Deficiência de vitamina D	↓ 25-hidroxivitamina D (em 35-55% da população)
	Expansão volêmica	Detectada pela história e exame físico
	Defeito tubular renal	Síndrome de Fanconi[b] (p. ex., no mieloma), perda seletiva de fosfato, alcoolismo crônico
	Acidose metabólica	Ver Capítulo 26, na Seção V ("Nefrologia")
	Medicamentos [QJM 2010, 103:449]	Tiazídicos, furosemida, inibidores da inidrase carbônica, corticosteroides, bifosfonato, estrogênios, aciclovir
	Malignidade	↑ PTHrp (em 50% dos tumores)

[a] Fração de excreção de fosfato = fosfato urinário × creatinina plasmática dividido pelo fosfato plasmático × creatinina urinária multiplicado por 100 [IJKD 2010, 4:195].

[b] Resulta em hipofosfatemia, glicosúria, aminoacidúria, hipouricemia e acidose tubular renal tipo II (devido à perda de bicarbonato na urina).

Fonte: Construído com base em AJM 2005, 118:1094.

Sinais e sintomas de hipofosfatemia

Manifestações clínicas usualmente só ocorrem quando o fósforo sérico é < 1 mg/dL(0,32 mmol/L) e quando existe depleção de fosfato subjacente. Pode produzir disfunção em vários sistemas: musculoesquelético (fraqueza, mialgia, rabdomiólise e osteopatia), cardiovascular (insuficiência cardíaca e arritmias), respiratório (insuficiência respiratória e dificuldade de desmame do ventilador), neurológico (coma, convulsões, encefalopatia e parestesias), hematológico (hemólise, disfunção leucocitária e plaquetária) e acidose metabólica [CC 2010, 14:R147; AJM 2005, 118:1094].

Tratamento da hipofosfatemia

Hipofosfatemia não indica que a reposição está automaticamente indicada. Tratamento da causa primária, por exemplo, da cetoacidose, usualmente leva à normalização da fosfatemia. Suplementação está indicada em pacientes sintomáticos ou com perda renal crônica. Devido ao risco da administração endovenosa de fósforo, deve-se dar preferência à via oral (VO) [AJM 2005, 118:1094] (Tabela 29.6).

TABELA 29.6 Tratamento agudo da hipofosfatemia grave sintomática

SINTOMAS	NÍVEL SÉRICO DE FÓSFORO (mg/dL)	DOSE	CONSIDERAÇÕES
Leves ou perda renal crônica	< 2,5	2,5-3,5 g/dia (80-110 mmol/dia)[a] em 2-3 tomadas VO	VO é preferida devido à segurança
Moderados a graves	1,25-2.5	0,08-0,16 mmol/kg (2,5-5 mg/kg)[b], EV, infundidos em 6 h	Administração EV pode produzir hipocalcemia sintomática, insuficiência renal e arritmias
	< 1,25	0,25-0,5 mmol/kg (7,8-15,6 mg/dL)[b] até o máximo de 80 mmol, EV, infundidos em 8-12 h	

[a] Fosfato VO: fosfato de sódio ou potássio (formular), pode causar diarreia; o leite de vaca tem 1 mg de fósforo elementar/mL.
[b] Fosfato EV: Glycophos®: ampolas de 20 mL com 1 mmol de fósforo por mL; dosar o fósforo sérico a cada 6 horas e converter para VO quando nível > 2,5 mg/dL.
EV: endovenosa; h: horas; VO: via oral.
Fonte: Construída com base em CC 2010, 14:R147; AJM 2005, 118:1094; JACS 2004, 198:198.

Suplementação de vitamina D, 400 a 800 UI/dia, é indicada em pacientes com deficiência dessa vitamina. Pacientes com insuficiência renal significativa ou com doenças genéticas que causam perda de fosfato beneficiam-se do uso de 1,25-di-hidroxivitamina D (calcitriol), 15 a 30 ng/kg/dia, oral [IJKD 2010, 4:195].

Hiperfosfatemia

Causas de hiperfosfatemia

Hiperfosfatemia pode decorrer de três circunstâncias gerais: aumento da absorção intestinal (ingestão de laxativos e enemas à base de fosfato e superdosagem de vitamina D); liberação celular ou rápida translocação do intra para o extracelular (síndrome da lise tumoral, rabdomiólise, acidose lática ou cetoacidose); ou redução da excreção renal (insuficiência renal, hipoparatireoidismo, raramente na acromegalia) [PC 2008, 35:215]. Contudo, hiperfosfatemia persistente por mais de 12 horas ocorre quase exclusivamente na vigência de insuficiência renal aguda ou crônica.

TABELA 29.7 Causas de hipomagnesemia

MECANISMO	CAUSAS
Perda intestinal (FE_{Mg}[a] < 2% ou excreção < 12 mg/24 horas)	Diarreia (aguda ou crônica), má absorção intestinal, cirurgias de *bypass* do intestino delgado
	Pancreatite
	Inibidores de bomba protônica (uso crônico) [AJKD 2010, 56:112]
Perda renal (FE_{Mg}[a] > 2% ou excreção de magnésio > 20-30 mg/24 horas)	Medicamentos que inibem a reabsorção do magnésio
	Expansão volêmica
	Alcoolismo (em 30% dos alcoólicos)
	Hipercalcemia
	Acidose metabólica e acidose tubular renal
	Diabetes melito
	Doenças renais primárias
	Outras
Outras (FE_{Mg}[a] < 2% ou excreção < 12 mg/24 h)	Redistribuição: correção da acidose, transfusão maciça de sangue, fome óssea pós-paratireoidectomia, insulinoterapia
	Queimadura extensa
	Pós-operatório, transfusão de sangue rico em citrato em cirróticos

[a] Fração de excreção de magnésio = magnésio urinário × creatinina urinária dividido por magnésio plasmático × 0,7 × creatinina urinária multiplicado por 100.
[b] Síndrome de Bartter: caracteriza-se por alcalose metabólica hipocalêmia com normotensão (a despeito de hiper-reninemia e hiperaldosteronemia) e hipercalciúria.

Sinais e sintomas de hiperfosfatemia

Elevação aguda do fósforo sérico não produz manifestações clínicas específicas. Contudo, pode induzir hipocalcemia sintomática devido à precipitação de complexo cálcio-fosfato nos tecidos, conforme já exposto.

Tratamento da hiperfosfatemia

Na ausência de disfunção renal grave, a hiperfosfatemia aguda resolve-se espontaneamente, após algumas horas, devido à capacidade renal de excretar fósforo continuamente [PC 2008, 35:215]. Expansão volêmica com cristaloide aumenta a carga filtrada e a excreção de fósforo. Na insuficiência renal avançada, pode ser necessária a hemodiálise para tratamento da hipocalcemia sintomática, uma vez que a administração de cálcio pode induzir sua precipitação com o fósforo [PC 2008, 35:215].

Na insuficiência renal crônica, o nível recomendado de fósforo é de 2,7 a 4,6 mg/dL com *clearance* > 15 mL/min e de 3,5 a 5,5 mg/dL com disfunção renal mais grave [K/DOQI. AJKD 2003, 42:S1]. A 1ª opção para controle da hiperfosfatemia são os ligantes de cálcio, como o carbonato de cálcio (500 mg a 1 g após as refeições) [NEJM 2010, 362:1312].

ANORMALIDADES DA HOMEOSTASE DO MAGNÉSIO

O nível sérico normal do magnésio varia de 1,5 a 2,5 mEq/L. Cerca de 30% desse íon liga-se à albumina, por isso seu nível sérico não reflete acuradamente o estoque. Possivelmente, se existe hipomagnesemia, há também deficiência de magnésio em algum grau [JICM 2005, 20:3].

Hipomagnesemia

A deficiência de magnésio ocorre em 2,5 a 15% da população em geral, mas pode ser identificada em 65% dos pacientes críticos [CE 2011, 75:743]. Ela pode contribuir para a gênese da hipocalemia, hipocalcemia, tetania e arritmias [JASN 2009, 20:2291]. E, mais importante, pode aumentar a mortalidade [JICM 2005, 20:3].

Causas de hipomagnesemia

Descritas na Tabela 29.7.

CONSIDERAÇÕES
Os intestinos secretam cerca de 40 mg de magnésio por dia; cerca de 20 mg são absorvidos no intestino grosso
O mecanismo é, possivelmente, a saponificação do magnésio e do cálcio na gordura necrosada
Induz hipocalcemia (hipoparatireoidismo subclínico) e hipomagnesemia (perda intestinal) [NEJM 2006, 355:1834]
Diuréticos (tiazídico e de alça), nefrotoxinas (aminoglicosídeos, anfotericina B, ciclosporina, cisplatina)
Reduz a reabsorção de magnésio no túbulo proximal
O álcool reduz a reabsorção do magnésio
O cálcio compete com o magnésio pela reabsorção na alça de Henle
Induzem magnesiúria
Em 25-40% desses doentes
Síndromes de Bartter[b] ou de Gitelman[c]; diurese pós-obstrutiva; recuperação da necrose tubular aguda; hipomagnesiúria primária
Hiperaldosteronismo
Redistribuição de magnésio do extra para o intracelular
Perda transdérmica
Quelação do magnésio (combinação química com formação de um complexo) por radicais livres ou citrato

[c] Síndrome de Gitelman: semelhante à de Bartter, porém com hipermagnesiúria e hipocalciúria.

Fonte: Construída com base em CE 2011, 75:743; JASN 2009, 20:2291; JASN 1999, 10:1616 – livre e referências citadas na tabela.

Sinais e sintomas de hipomagnesemia

Hipomagnesemia moderada ou grave pode produzir manifestações bioquímicas (hipocalemia – em 60% dos casos –, hipocalcemia), neuromusculares (parestesia, nistagmo vertical, tetania – sinais de Chvostek e Trousseau –, convulsões, fraqueza muscular, tremor, fasciculação, psicose) e cardiovasculares (arritmias [*torsade de pointes*, fibrilação atrial e arritmias ventriculares], hipertensão e alterações eletrocardiográficas [prolongamento do QT e PR, alargamento do QRS, ondas T apiculadas e depressão do ST]) [CE 2011, 75:743; JICM 2005, 20:3].

Tratamento da hipomagnesemia

Pacientes com sinais e sintomas de deficiência de magnésio e sob risco para depleção devem ser tratados, mesmo que o nível sérico total encontre-se nos limites normais (Tabela 29.8). A amilorida pode ser útil em condições associadas à perda crônica do íon, como na síndrome de Bartter ou de Gitelman. Associação de amilorida também pode reduzir a perda de magnésio induzida por outros diuréticos. O magnésio endovenoso deve ser infundido por muitas horas, uma vez que elevação abrupta da concentração sérica do íon reduz a reabsorção de magnésio na alça de Henle, o que pode induzir perda de grande parte do magnésio infundido [AJP 1989, 256:F197 – livre no PubMed]. Mesmo na disfunção renal leve, a reposição de magnésio deve ser cuidadosa. Sinais de intoxicação, como hipotensão, fogachos, letargia e redução dos reflexos tendinosos profundos, ocorrem com níveis $>$ 3 a 4 mEq/L [JICM 2005, 20:3].

TABELA 29.8 Tratamento da hipomagnesemia

SINTOMAS	NÍVEL SÉRICO DE MAGNÉSIO (mEq/L)	REPOSIÇÃO
Ausentes	$<$ 1,5	360-500 mg /dia (15-20 mmol ou 30-50 mEq) em 2-3 tomadas VO[a]
Leves a moderados	1,0-1,5	10-40 mL de $MgSO_4$ 10%[b], EV, infundidos em 8-24 h, por 3-7 d
Graves (convulsão, arritmia aguda)	$<$ 1,0	10-15 mL de $MgSO_4$ 10%[b], EV, em 5-10 min, seguido do mesmo esquema anterior
Eclampsia	$<$ 1,0	40 mL de $MgSO_4$ 10%[b], EV, em 30 min, seguido de 8 mL/h

[a] Pidomag® ou Mag-Tab®, flaconetes com 10 mL e 130 mg de magnésio para uso VO.

[b] $MgSO_4$ 10%, 10 mL = 1g de magnésio elementar (1 g = 4 mmol ou 8 mEq)

Na ausência de acesso venoso, pode-se administrar $MgSO_4$ 50% 2-4 mL IM a cada 6 horas [CE 2011, 75:743].

d: dias; EV: endovenoso; h: hora(s); $MgSO_4$: sulfato de magnésio; min: minutos; VO: via oral.

Fonte: Construída com base em JICM 2005, 20:3; AJHSP 2005, 62:1663.

Hipermagnesemia

O magnésio é reabsorvido principalmente na alça de Henle. Em vigência de hipermagnesemia, a reabsorção fracional de magnésio aproxima-se de zero [REMD 2003, 4:195].

Causas de hipermagnesemia

Hipermagnesemia significativa ocorre somente em duas situações [REMD 2003, 4:195]: redução da excreção renal (*clearance* $<$ 30 mL/minuto, uso de lítio, hipercalcemia hipocalciúrica familiar) ou quando uma grande carga é administrada agudamente (geralmente, endovenoso para tratamento da eclampsia; raramente VO com antiácidos e laxativos à base de magnésio).

Sinais e sintomas de hipermagnesemia

Hipermagnesemia pode comprometer as funções neuromuscular e cardiovascular e induzir hipocalcemia [REMD 2003, 4:195]. Magnésio sérico entre 5 e 7 mg/dL pode causar letargia, fogacho, náuseas, vômitos, redução do reflexo tendinoso profundo e hipocalcemia (por inibição da secreção do paratormônio). Níveis entre 7 e 12 mg/dL: sonolência, arreflexia, hipotensão, bradicardia e alterações eletrocardiográficas (prolongamento do intervalo PR, aumento da duração do QRS, aumento do intervalo QT). Níveis acima de 12 mg/dL: quadriplegia flácida e paralisia respiratória, hipotensão refratária, bloqueio atrioventricular, parada cardíaca e morte.

Tratamento da hipermagnesemia

Se a função renal for normal, a interrupção da administração de magnésio e a expansão com soro fisiológico são suficientes para reverter a hipermagnesemia [REMD 2003, 4:195]. Em pacientes com insuficiência renal, pode-se usar furosemida (20 a 40 mg, endovenoso) e pode ser necessária a hemodiálise ou a diálise peritoneal. A toxicidade cardiovascular e neuromuscular podem ser revertidas com administração de 10 a 20 mL de gluconato de cálcio a 10%, endovenoso, em 5 a 10 minutos [AJHSP 2005, 62:1663].

Seção VI

Infectologia

30 Sepse

A pronta identificação e o tratamento da sepse grave no pronto-socorro (PS) reduzem significativamente sua mortalidade intra-hospitalar [CCM 2010, 38:668].

DEFINIÇÃO DE SEPSE E SEPSE GRAVE

Muitos pacientes sépticos não apresentam quadros escancarados de febre, choque e insuficiência respiratória. Por consenso, sepse é definida como uma síndrome da resposta inflamatória sistêmica decorrente do efeito patológico de uma infecção [Chs 1992, 101:1644]. É considerada grave quando induz disfunção orgânica aguda. A aplicação desses critérios permite reconhecer os pacientes precocemente e evitar progressão a uma fase na qual o choque torna-se irreversível, a despeito da cura da infecção [NEJM 2001, 345:1368].

Critérios de sepse

Inicialmente, a sepse foi definida como infecção provável ou documentada e dois ou mais dos seguintes critérios, que caracterizam a síndrome da resposta inflamatória sistêmica [Chs 1992,101:1644]:

- Temperatura corporal > 38 ou < 36°C.
- Frequência cardíaca > 90 batimentos/minuto.
- Frequência respiratória > 20 respirações/minuto ou $PaCO_2$ < 32 mmHg.
- Leucócitos >1 2.000 ou < 4.000/mL.

Esses critérios foram validados pelo seu uso em múltiplos estudos controlados sobre o tema.

Contudo, com o intuito de aumentar a sensibilidade diagnóstica, em um novo e recente consenso, a sepse foi definida como na Tabela 30.1.

Critérios de sepse grave

A sepse (como já definida) é considerada grave quando causa hipoperfusão tecidual ou disfunção orgânica (qualquer um dos achados a seguir) [CCM 2013, 41:580]:

- Hipotensão induzida pela sepse.
- Lactato arterial > 1,5 vez o limite superior da normalidade.
- Diurese < 0,5 mL/kg por pelo menos 2 horas apesar de ressuscitação volêmica adequada.
- Lesão pulmonar aguda com PaO_2/FiO_2 < 250 na ausência de pneumonia como fonte da infecção.

- Lesão pulmonar aguda com $PaO_2/FiO_2 < 200$ em presença de pneumonia como fonte da infecção.
- Creatinina > 2,0 mg/dL.
- Bilirrubina > 2 mg/dL.
- Contagem de plaquetas < 100.000/mm^3.
- Coagulopatia (RNI > 1,5).

TABELA 30.1 Critérios diagnósticos de sepse

INFECÇÃO, DOCUMENTADA OU SUSPEITA, E ALGUNS DOS CRITÉRIOS SEGUINTES	
Variáveis gerais	Temperatura > 38,3°C ou < 36°C
	Frequência cardíaca > 90/min
	Taquipneia (> 20 rpm)
	Estado mental alterado
	Edema significativo ou balanço hídrico positivo (> 20 mL/kg em 24 h)
	Hiperglicemia (glicose plasmática > 140 mg/dL) na ausência de diabetes
Variáveis inflamatórias	Leucocitose (GB > 12.000/mm^3), leucopenia (GB < 4.000/mm^3) ou GB normais com >10% de formas imaturas
	Proteína C-reativa plasmática > 2 desvios-padrão acima do valor normal
	Procalcitonina plasmática > 2 desvios-padrão acima do valor normal
Variáveis hemodinâmicas	Hipotensão arterial (PAS < 90 mmHg, PAM < 70 mmHg ou redução da PAS > 40 mmHg em relação aos valores prévios)
Variáveis de disfunção orgânica	Hipoxemia arterial ($PaO_2/FiO_2 < 300$)
	Oligúria aguda (diurese < 0,5 mL/kg/h por pelo menos 2 h apesar de ressuscitação volêmica adequada)
	Elevação da creatinina > 0,5 mg/dL
	Anormalidades da coagulação (INR > 1,5 ou TTPa > 60 s)
	Íleo (ausência de ruídos hidroaéreos por mais de 3-5 min)
	Trombocitopenia (plaquetas < 100.000/mm^3)
	Hiperbilirubinemia (bilirrubina total > 4 mg/dL)
Variáveis de perfusão tecidual	Hiperlactatemia arterial (> 1 mmol/L ou 11 mg/dL)
	Reenchimento capilar (após compressão da extremidade dos dedos) ≥ 3 s
	Áreas cutâneas apresentando mosqueado (livedo reticular)

GB: glóbulos brancos; h: hora(s); min: minuto(s); PAM: pressão arterial média; PAS: pressão arterial sistólica; rpm: respiração por minuto; s: segundos.

Fonte: CCM 2013, 41:580.

Definição de choque séptico

Hipoperfusão (lactato maior que 2 vezes o limite superior da normalidade) ou hipotensão (sistólica < 90 mmHg ou média < 70 mmHg ou redução da sistólica > 40 mmHg em relação ao basal) refratária à reposição volêmica (20 a 30 mL/kg de cristaloides) [CCM 2013, 41:580].

IDENTIFICAÇÃO DO FOCO INFECCIOSO

O sítio da infecção é geralmente identificado por dados da história e/ou do exame físico. A Tabela 30.2 mostra os sintomas sensíveis que podem sugerir o foco da sepse, bem como os sinais físicos e exames que sugerem a doença.

TRATAMENTO DA SEPSE GRAVE

Os pilares do tratamento são: reconhecimento precoce, ressuscitação volêmica adequada precoce (guiada por avaliação clínica da adequação circulatória) e administração precoce de antibiótico(s) [NEJM 2014, 370:1750]. A Tabela 30.3 descreve o manejo da sepse grave em ordem de execução das medidas.

TABELA 30.2 Infecções que comumente causam sepse

INFECÇÃO	SINTOMAS	SINAIS	CONFIRMAÇÃO
Meningite	Cerca de 95% dos pacientes têm 2 dos 4 sintomas: cefaleia, febre, rigidez nucal e alteração do estado mental [NEJM 2004, 351:1849]	Rigidez de nuca (*S*, 30%; *E*, 68%); Brudizinsk[a] (*S*, 5%; *E*, 95%); Kernig[a] (*S*, 5%; *E*, 95%) [CID 2002, 35:46]	LCS (fazer TC antes em presença de imunossupressão, doença conhecida do SNC, convulsão, coma ou sinal focal) [NEJM 2001, 345:1727]
Pneumonia	Ausência de tosse reduz a probabilidade de pneumonia a 30% [AnIM 2003,1 38:109]	Macicez à percussão pulmonar; redução do MV; crepitações; egofonia [AnIM 2003,1 38:109]	Radiografia de tórax; eventualmente, TC de tórax [CID 2007, 44:S27]
Abdome agudo	Dor abdominal é universal [MCNA 2006, 90:481]; pode ser localizada ou generalizada, contínua ou em cólica, agravada ou não por tosse. Náuseas, vômitos ou icterícia muitas vezes estão associados	Ausência de RHA > 2 min, defesa involuntária[b], Blumberg[c] (esse: *S*, 80% na peritonite); sinais: Jobert[d] (perfuração), psoas, obturador e Rovsing[e] (*S*, 15-35%; *E*, 85-95% na apendicite); Murphy[f] (*S*, 65% na colecistite) [EMCNA 2011, 29:159]	Radiografia em ortostase identifica obstrução (*S*, 70-90% [EMJ 2009, 26:160]) e pneumoperitônio (*S*, 78% [Br J Surg 2002, 89:531]). Embora tenha a vantagem de evitar radiação, a sensibilidade global da US é menor que da TC [EMCNA 2011, 29:175]
Pielonefrite	Dor nos flancos ocorre em quase 90% dos doentes [BMC Nephrol 2011, 12:68]	Dor intensa à punho-percussão do ângulo costovertebral ocorre na maioria	Leucocitúria; urocultura positiva [EMCNA 2011, 29:539]
Infecções da pele, músculo e/ou fáscia	Dor, calor, inchaço e vermelhidão da pele (erisipela e celulite); dor grave e constante, equimose e necrose da pele (infecções necrosantes) [CID 2011, 41:1373]	**Erisipela e celulite:** área cutânea de calor e rubor, que é nitidamente demarcada/elevada na primeira **Infecções necrosantes:** necrose da pele; gás palpável nos tecidos; edema; anestesia cutânea	TC e RM mostram edema na fáscia e nos músculos na fascíte e na celulite necrosantes, respectivamente [ArS 2010, 145:452]

[a] Sinal de Brudizinsk: paciente em supino, realiza flexão espontânea dos quadris quando o médico tenta fletir o seu pescoço; sinal de Kerning: paciente em supino com quadris a 90°, o médico tenta estender suas pernas sobre os joelhos, o que induz relutância em expandir o ângulo dos joelhos >135° ou dor nas costas ou face posterior da coxa [CID 2002, 35:46].

[b] O tônus muscular não se reduz na inspiração.

[c] Deprimir lenta e profundamente a parede abdominal por 15 a 30 segundos e, então, liberar bruscamente (positivo se dor maior à descompressão).

[d] Substituição da macicez hepática por timpanismo, devido ao ar acumulado entre a cápsula de Glisson e a parede abdominal.

[e] Nos três sinais, o paciente posiciona-se em supino e a positividade é indicada pelo aparecimento de dor; no sinal do psoas, o paciente tenta fletir o quadril direito contra a resistência criada pelo médico; no sinal do obturador, o médico posiciona a coxa e a perna direitas do paciente a 90° e gira o quadril interna e externamente; no sinal de Rovsing, o médico comprime o hemiabdome esquerdo.

[f] Parada da inspiração, por dor, durante a palpação profunda do hipocôndrio direito.

E: especificidade; LCS: líquido cerebrospinal; MV: murmúrio vesicular; RHA: ruídos hidroaéreos; *S*: sensibilidade; SNC: sistema nervoso central; TC: tomografia computadorizada; RM: ressonância nuclear magnética; US: ultrassonografia.

Ressuscitação hemodinâmica

Visa manter a perfusão orgânica e o metabolismo celular.

Metas hemodinâmicas

Em 2001, o estudo de Rivers e colaboradores, conhecido como *Early Goal-Directed Therapy* (EGDT), inovou ao preconizar na sepse com choque ou hiperlactatemia significativa ressuscitação hemodinâmica rápida (ainda no PS; < 6 horas) e guiada por metas hemodinâmicas [NEJM 2001, 345:1368]. Essas foram perseguidas na seguinte sequência: 1) expansão volêmica até pressão venosa central (PVC) entre 8 e 12 mmHg (12 a 15 nos pacientes em ventilação mecânica); 2) vasopressores para atingir pressão arterial média (PAM) $\geq$ 65 mmHg; e 3) dobutamina (que aumenta a oferta de O_2) visando saturação venosa central de O_2 ($SVcO_2$) $\geq$ 70%. O resultado foi uma redução de 34% na mortalidade de pacientes com sepse grave. Por isso, o consenso Surviving Sepsis Campaign [CCM 2013, 41:580] recomenda ressuscitação quantitativa protocolizada nos moldes do EGDT.

Recentemente, contudo, os estudos ProCESS [NEJM 2014, 370:1683] e ARISE [NEJM.org] revisitaram a ressuscitação na sepse grave e concluíram que o tratamento baseado na avaliação clínica da adequação circulatória não foi inferior ao manejo guiado pela monitoração hemodinâmica e da saturação venosa centrais preconizadas pelo EGDT. Consistente com este resultado, uma revisão sistemática recente concluiu que não há benefícios no tratamento guiado por cateter de Swan-Ganz [Coch 2013, 2:CD003408].

Expansão volêmica

Deve ser a medida inicial no paciente hipotenso ou com sinais de má perfusão. Tem a finalidade de transformar o choque com baixo débito cardíaco e baixas pressões de enchimento em hiperdinâmico [CCM 2004, 32:1928]. Administração de vasoconstritores antes do aumento da pré-carga pode piorar a hipoperfusão orgânica [CCM 2004, 32:1928]. Contudo, a norepinefrina pode ser iniciada concomitantemente à repleção volêmica, para evitar parada cardíaca, em pacientes profundamente hipotensos [CC 2010, 14:R142].

No EGDT, cristaloides (soro fisiológico ou Ringer-lactato) foram administrados em alíquotas de 500 mL a cada 30 minutos até que a PVC atingisse 8 a 12 mmHg. Nos estudos ProCESS e ARISE, parâmetros clínicos foram usados para avaliar a adequação da circulação. Nos três estudos, contudo, entre 4 e 5 L de cristaloides foram administrados nas primeiras 6 horas. Infusão de albumina tem igual eficácia [NEJM 2004, 350:2247]. Evitar uso de hidroxietilamido [CCM 2013, 41:580].

Drogas vasoativas

O manejo de drogas vasoativas recomendado pelo "Sepsis Campaign" é detalhado na Tabela 30.3. Independentemente da ressuscitação ser guiada por metas invasivas (EGDT) ou parâmetros clínicos (ProCESS e ARISE), PAM $\geq$ 65 mmHg é fundamental para garantir a perfusão tecidual [CCM 2000, 28:2729]. A norepinefrina é mais eficaz e induz menos arritmia que a dopamina [NEJM 2010, 362:779]. Não existe vantagem no uso primário de vasopressina em vez de norepinefrina [NEJM 2008, 358:877]. Contudo, objetivando elevar a pressão arterial média (PAM) ou reduzir a dose da norepinefrina, esta pode ser associada à vasopressina 0,03 UI/minuto [CCM 2013, 41:580]. Em pacientes profundamente vasoplégicos, que necessitam de altas doses de vasopressor, é recomendável inserir uma linha arterial, pois aferição com manguito é imprecisa [CCM 2008, 36:296].

No EGDT, após estabilização da PAM em $\geq$ 65 mmHg, dobutamina era iniciada se a $SVcO_2$ era < 70%. No ProCESS e ARISE, esse medicamento era administrado com base no julgamento clínico. Uma alternativa à associação de norepinefrina e dobutamina, mas que deve ser encarada como 2ª linha terapêutica, é o uso isolado de epinefrina [Lnc 2007, 370:676].

Terapia antimicrobiana

Antibioticoterapia

Enquanto, no passado, a administração de antibióticos sem identificação do foco infeccioso era considerada uma violação à prática aceitável, em 2006, um estudo chave mostrou que nos pacientes com choque séptico a mortalidade aumentava 7,6% a cada hora de retardo no início da antibioticoterapia adequada [CCM 2006, 34:1589].

A escolha empírica do antibiótico deve basear-se no foco provável da sepse (Tabela 30.4). Antibioticoterapia inicial ineficaz contra o patógeno causador da sepse associa-se à maior mortalidade [Chs 2009, 136:1237]. Combinação de medicamentos com mecanismos de ação diferentes pode ser mais eficaz em certas situações [CCM 2010, 38:1773]. A terapia inicial deve sempre ser revista em 48 a 72 horas, quando os resultados das culturas já estão disponíveis, com o intuito de ajustar o espectro do(s) antibiótico(s).

Controle do foco infeccioso

Antes de iniciar o tratamento antibiótico, deve-se coletar dois ou mais pares de hemoculturas e outras culturas guiadas pelo foco provável (líquido cerebrospinal, secreção traqueal, urina, secreção de ferida operatória, etc.). No entanto, a coleta das culturas não deve atrasar o início do tratamento antimicrobiano.

Drenagens e desbridamentos devem ser feitos o mais brevemente possível [CCM 2008, 36:296]. O mesmo vale para retirada de dispositivos infectados, como sondas e cateteres.

Outros componentes do tratamento

São descritos na Tabela 30.3.

TABELA 30.3 Manejo da sepse com hipotensão ou hiperlactatemia (≥ 4 mmol/L ou ≥ 36 mg/dL)

OBJETIVO	MEDIDAS EM ORDEM DE EXECUÇÃO
Imediato	Iniciar administração de 30 mL/kg EV de SF 0,9% o mais rapidamente possível
< 1 hora	Coletar culturas (2 hemoculturas periféricas de sítios diferentes; 1 urocultura)
	Iniciar antibiótico(s) o mais precocemente possível (ver Tabela 30.4)
< 6 horas[a]: PVC 8-12 mmHg (12-15 se VM) PAM ≥ 65 mmHg Diurese ≥ 0,5 mL/kg/h $SVcO_2 \geq 70\%$	Implantar cateter venoso central se a PAM (1/3 da PAS + 2/3 da PAD) não se mantiver ≥ 65 mmHg após a administração de SF supracitada
	Infundir SF em alíquotas de 250-500 mL a cada 15 min até que a PVC atinja 8-12 mmHg (12-15 mmHg, se em VM)
	Se após PVC > 8 mmHg, a PAM não se mantiver ≥ 65 mmHg, iniciar norepinefrina (0,01-3,3 μg/kg/min)[b]
	Instalar PAM invasiva caso precise de norepinefrina
	Infundir dobutamina (> 2,5-20 μg/kg/min)[c] se $SVcO_2 < 70\%$
< 24 horas	Hidrocortisona 50 mg EV a cada 6 h, se a PAM se mantiver < 65 mmHg após expansão volêmica e dose altas de norepinefrina
	Se for iniciada VM, manter VC de 6 mL/kg de peso predito e pressão de platô inspiratório ≤ 30 cmH_2O em presença de SARA
	Iniciar insulina EV contínua[d] se glicemia > 180 mg/dL em 2 medidas consecutivas

[a] Ressuscitação hemodinâmica quantitativa conforme o estudo *Early Goal-Directed Therapy*. Uso de parâmetros clínicos também parece adequado (ver texto).

[b] Norepinefrina 4 ampolas (16 mg) em 234 mL de SF.

[c] Dobutamina 2 ampolas (500 mg) em 210 mL de SF.

[d] Um esquema para infusão de insulina contínua pode ser consultado na Tabela 40.5, Capítulo 40, Seção VII ("Endocrinologia").

EV: endovenoso; min: minutos; PAM: pressão arterial média; PAD: pressão arterial diastólica; PAS: pressão arterial sistólica; PVC: pressão venosa central; SF: soro fisiológico; SARA: síndrome da angústia respiratória aguda; $SVcO_2$: saturação venosa central de O_2; VM: ventilação mecânica.

Fonte: Baseada em CCM 2013, 41:580; CCM 2008, 36:296; ICM 2009, 35:1738.

ANTIBIOTICOTERAPIA NA SEPSE

Um guia rápido para prescrição de antimicrobianos na sepse é oferecido na Tabela 30.4. Contudo, a escolha final deve ser baseada no padrão local de sensibilidade aos antibióticos.

TABELA 30.4 Antibioticoterapia empírica na sepse com base no foco infeccioso provável

FOCO	SÍNDROME INFECCIOSA	PATÓGENOS MAIS PROVÁVEIS
SNC	Meningoencefalite; abscesso intracraniano	*S. pneumoniae*, *Neisseria meningiditis*, *Listeria monocytogenes*, BGN, *Haemophilus influenzae*
Pulmão	Pneumonia adquirida na comunidade	*Streptococcus pneumoniae*, *Haemophilus influenzae*, *Legionella pneumophilia*
	Pneumonia associada aos cuidados da saúde ou doença pulmonar obstrutiva crônica	BGN entérico, *S. aureus*, *P. aeruginosa*
	Imunocomprometido ou imunossuprimido	*Pneumocystis jiroveci*
		Aspergilo, Mucorales (mucormicose), histoplasma, criptococo, Coccidioides
		Mycobacterium tuberculosis
	Derrame parapneumônico complicado	Polimicrobiana, *S. pneumoniae*, *Streptococcus* sp, *S. aureus*, BGN entérico
	Abscesso pulmonar	Anaeróbios; cocos gram-positivos
Corrente sanguínea	Bacteremia sem foco ou secundária (p. ex., acesso central, drogadito)	Cocos gram-positivos e BGN
	Suspeita de endocardite	*Streptococcus* sp, *Enterococcus* sp, estafilococos, BGN, cândida
Intra-abdominal	Via biliar, pâncreas, apendicite, diverticulite, abscesso hepático, perfuração de víscera oca	*E. coli*, *K. pneumoniae*, *Bacteroides fragilis*, *C. albicans*
	Peritonite bacteriana espontânea	BGN entérico, cocos gram-positivos
	Peritonite associada à diálise peritoneal	Cocos gram-positivos e bacilos gram-negativos
Geniturinário	Cistite, pielonefrite	*E. coli*, *K. pneumoniae*, *Enterobacter* sp, *Proteus* sp, *Staphylococcus saprophyticus*
	Sepse puerperal	Estreptococos ß-hemolítico do grupo B, BGN entérico, anaeróbios
Pele e tecidos moles	Celulite, fasciíte, miosite, osteomielite em hospedeiro normal	*Streptococcus* sp, *S. aureus*, anaeróbios
	Celulite, fasciíte, miosite, Osteomielite em diabético e doença vascular periférica em imunocomprometidos	Além dos supracitados: BGN entérico, infecção polimicrobiana, *Pseudomonas aeruginosa*
	Síndrome do choque tóxico	*Streptococcus pyogenes*, *Staphylococcus aureus*
Outros	Neutropênico febril	BGN aeróbios, cocos gram-positivos
	Asplênicos (p. ex., pós-esplenectomia, anemia falciforme)	*S. pneumoniae*, *N. meningiditis*, *H. influenzae*, *Salmonella typhi*

[a] Cefalosporinas: cefepime 1 a 2 g EV a cada 8 horas; ceftriaxona 1 a 2 g IM/EV a cada 12 horas (usar dose plena em infecções do SNC).

[b] Penicilinas: ampicilina 1 a 2 g EV a cada 4 horas; piperacilina/tazobactam 4,5 g a cada 6 ou 8 horas.

[c] Antibióticos contra gram-positivos resistentes à oxacilina: linezolida 600 mg VO/EV a cada 12 horas; vancomicina 1 a 2 g EV a cada 12 horas (usar dose plena em infecções do SNC).

[d] Carbapenemas: ertapenem 1 g IM/EV 1 x/dia; imipenem 0,25 a 1 g a cada 6 ou 8 horas; meropenem 0,5 a 2 g a cada 8 horas.

[e] Antifúngicos: amfotericina B 0,5 a 1,5 mg/kg EV 1 x/dia (infundir em 6 horas); fluconazol 200 a 800 mg VO/EV no d 1, então 200 a 800 mg 1 x/dia; caspofungina 70 mg/d EV no d 1, então 50 mg/dia; voriconazol 6 mg/kg EV a cada 12 horas no d 1, então, 4 mg/kg cada 12 horas.

ANTIBIOTICOTERAPIA EMPÍRICA ENDOVENOSA (DOSES EM NOTAS)
Ceftriaxona[a] ± Ampicilina[b] (se > 50 anos ou alteração da imunidade celular) ± Vancomicina[c] (se procedimento neurocirúrgico ou altas taxas de *S. pneumoniae* resistente à penicilina na comunidade)
Cefalosporina de 3ª geração (p. ex., ceftriaxona[a]) + Macrolídeo (p. ex.: claritromicina 500 mg EV a cada 12 h)
Piperacilina/tazobactam[b] ou cefalosporina de 4ª geração (p. ex, cefepime[a]) ou carbapenema[d] + Vancomicina[c]
Sulfametoxazol/trimetoprim (15-20 mg/kg/d de trimetoprim VO/EV em doses a cada 6 ou 8 h)
Amfotericina B[e], voriconazol[e] ou caspofungina[e]
Rifampicina[f] + isoniazida[f] + pirazinamida[f] + etambutol[f]
Penicilinas de espectro estendido + inibidor de ß-lactamase (p. ex., piperacilina/tazobactam[b])
Clindamicina[g]
Carbepenema[d] ou cefalosporina de 3ª ou de 4ª geração[a] ou piperacilina/tazobactam[b] ± Vancomicina[c] ou linezolida[c]
Vancomicina[c] ± Penicilina de espectro estendido (p. ex., piperacilina/tazobactam[b])
Penicilina de espectro estendido + inibidor de ß-lactamase (p. ex., piperacilina/tazobactam[b]) ou carbapenema[d]
Ceftriaxona[a] + Albumina (1,5 g/kg no d 1 e 1 g/kg no d 3)
Ceftriaxona[a] + Vancomicina[c]
Cefalosporina de 4ª geração (p. ex., cefepime[a]) ± Aminoglicosídeo[h]
Piperacilina/tazobactam[b] ± Aminoglicosídeo[h]
Vancomicina[c] ± Clindamicina[g]
Vancomicina[c] + Piperacilina/tazobactam[b] ± Clindamicina[g]
Clindamicina[g] ou aminoglicosídeo[h] + Vancomicina[c]
Carbapenemas[d] ou cefalosporina de 4ª geração[a] + vancomicina[c] ± Aminoglicosídeo[h] ± Fluconazol[e] ou caspofungina[e]
Vancomicina[c] + Ceftriaxona[a] + Aminoglicosídeo[h]

[f] Antituberculosos: rifampicina 600 mg + isoniazida 300 mg + pirazinamida 1,5 g + etambutol 1,2 g, VO, 1 x/dia, administrados por 2 meses; depois, manter somente rifampicina e isoniazida por mais 4 meses (os quatro medicamentos podem ser usados em grávidas).

[g] Clindamicina 600 mg EV a cada 6 horas.

[h] Aminoglicosídeos: amicacina 15 a 20 mg/kg IM/EV 1 x/dia; gentamicina 4 a 7 mg/kg IM/EV 1 x/dia.

d: dia; h: hora; SNC: sistema nervoso central.

Fonte: Baseada em AJM 2007, 120:1012.

31 Meningites

Febre, cefaleia e náuseas/vômitos são sintomas compatíveis com meningite. Contudo, são inespecíficos e podem também ocorrer em uma variedade de outras condições clínicas que se apresentam no pronto-socorro (PS). Reconhecimento e início precoce de tratamento apropriado são cruciais para uma boa evolução [Lnc 2012, 380:1684].

MANIFESTAÇÕES CLÍNICAS

Sinais e sintomas

Muitos pacientes com cefaleia procuram o PS com receio de meningite. Uma metanálise que incluiu 845 doentes mostrou que ausência de febre, de rigidez nucal **e** de alteração do estado mental virtualmente exclui a probabilidade de meningite com sensibilidade de 99 a 100% [JAMA 1999, 282:175].

Em um dos poucos estudos prospectivos que incluiu 696 episódios de meningite bacteriana, a tríade clássica – febre, rigidez nucal e alteração do estado mental – ocorreu somente em 44% [NEJM 2004, 351:1849]. Contudo, pelo menos 2 de 4 sintomas clássicos (a tríade anteriormente descrita e cefaleia) ocorreram em 95% dos doentes. As principais manifestações da meningite bacteriana identificadas naquele estudo são descritas na Tabela 31.1. À apresentação, as meningites bacteriana e viral não podem ser diferenciadas com certeza com base em dados clínicos [BMJ 2008, 336:36]. Sem tratamento apropriado, a primeira mostra deterioração progressiva do estado mental, enquanto nos casos virais, recuperação espontânea é a regra.

As manifestações que sugerem meningite viral são: exantema, dor de garganta e faringite, sintomas geniturinários, linfonodomegalia, edema de parótidas (na caxumba), doença em contactantes, ausência de sinais neurológicos focais e presença de herpes genital (13 a 36% das primoinfecções) [BMJ 2008, 336:36]. Dos pacientes com meningite meningocócica, 50 a 75% apresentam máculas eritematosas e petequiais nas pernas que rapidamente se disseminam, tornam-se purpúricas ou mesmo necróticas [Neu 2013, 80:1808].

Sinais de irritação meníngea

Para evitar liberação inadequada de pacientes com suspeita de meningite, é necessário ter em mente a baixa sensibilidade das manobras físicas para detecção de irritação meníngea (Tabela 31.2). Ou seja, a ausência do sinal não exclui a doença. A manobra mais sensível (piora da cefaleia ao sacudir a cabeça) foi investigada em um estudo com somente 54 doentes e tem baixa especificidade.

TABELA 31.1 Manifestações clínicas da meningite bacteriana

SINAIS E SINTOMAS	%
Sintomas < 24 horas	48
Condição predisponente[a]	48
Sintoma de apresentação	
Cefaleia	87
Náuseas	74
Rigidez nucal	83
Exantema[b]	26
Escala de coma de Glasgow	
< 14 (indicando alteração do estado mental)	69
< 8 (indicando coma)	14
Febre, rigidez nucal e alteração do estado mental	44
Sinais neurológicos focais[c]	33

[a] Otite, sinusite, pneumonia, imunocomprometimento.
[b] A maioria na meningite por *Neisseria meningitidis*; petéquias em 89% das vezes.
[c] Paralisia de nervo craniano (3°, 6°, 7° e/ou 8°), afasia (23%), hemiparesia (7%).
Fonte: NEJM 2004, 351:1849.

TABELA 31.2 Acurácia dos sinais de irritação meníngea na meningite

SINAL	DESCRIÇÃO DA MANOBRA	*S* (%)	*E* (%)
Sinal de Kernig[1]	Paciente em posição supina e com quadris e joelhos flexionados a 90°. O sinal é positivo se à extensão do joelho a > 135° ocorre resistência ou dor na porção inferior das costas ou posterior da coxa	11	95
Sinal de Brudzinski[1]	Paciente em posição supina; o médico suavemente flexiona sua cabeça em direção ao peito. O teste é positivo se induz flexão dos quadris e joelhos	9	95
Rigidez nucal[1]	Ao paciente em posição supina, é solicitado encostar o queixo no esterno ou o médico executa passivamente esse movimento. O teste é positivo se ocorrer resistência à flexão ou dor nucal	31	71
Piora ao sacudir a cabeça[2]	Paciente realiza rotação da cabeça horizontalmente 2-3 vezes por segundo. O teste é positivo se induz piora da cefaleia	97	60

E: especificidade; *S*: sensibilidade.
Fonte: [1] [*Lnc* 2012, 380:1684]; [2] [Hdc 1991, 31:167].

EXAMES COMPLEMENTARES

Indicações de tomografia antes da punção do líquido cerebrospinal (LCS)

Punção do LCS não deve ser retardada para execução de tomografia, a menos que a probabilidade de lesão com efeito de massa e hipertensão intracraniana seja grande. Caso contrário, a punção raramente precipita herniação cerebral (Tabela 31.3)

TABELA 31.3 Indicações de tomografia antes da punção do LCS

História	Idade ≥ 60 anos
	Estado de imunocomprometimento[a]
	História de doença do sistema nervoso central[b]
	Convulsão há < 7 dias
Exame físico	Redução do nível de consciência[c]
	Inabilidade de responder corretamente a 2 questões consecutivas
	Inabilidade de executar corretamente 2 comandos consecutivos
	Sinais neurológicos focais[d]

[a] HIV ou Aids, terapia imunossupressiva, transplante.
[b] Lesão com efeito de massa, acidente vascular encefálico, infecção focal.
[c] Escore de coma de Glasgow < 14.
[d] Paralisia do olhar, anormalidade do campo visual, paralisia facial, paresia de membros, anormalidades na linguagem (afasia, disartria ou extinção).
Fonte: Lnc 2012, 380:1684; NEJM 2001, 345:1727.

Líquido cerebrospinal

Análise do LCS é indispensável se o paciente persiste com suspeita de meningite após a avaliação inicial. Antes, contudo, deve-se avaliar a presença de contraindicações à punção (Tabela 31.4).

TABELA 31.4 Contraindicações à punção do LCS

	ACHADOS	CONSIDERAÇÕES
Absolutas	Sinais de hipertensão intracraniana[a]	P. ex., papiledema, postura em descerebração
	Infecção no local da punção	Pode arrastar germes para o espaço subaracnoide
	Evidência de hidrocefalia obstrutiva, edema cerebral ou herniação na tomografia	Pode precipitar ou piorar a herniação cerebral
Relativas	Sepse ou hipotensão (PAS < 100 mmHg, PAD < 60 mmHg)	O paciente deve ser estabilizado primeiro
	Distúrbios de coagulação[b]	Punção após correção apropriada dos distúrbios
	Déficit neurológico (especialmente se houver suspeita de lesão de fossa posterior)	Fazer antes tomografia de crânio[c]
	Escore de coma de Glasgow ≤ 8	Fazer antes tomografia de crânio[c]
	Convulsão epiléptica	Fazer antes tomografia de crânio[c]

[a] Tomografia normal em pacientes com manifestações clínicas de herniação cerebral não garante ausência de riscos da punção do LCS.
[b] Coagulopatia intravascular disseminada, contagem de plaquetas < 50.000/mm^3, uso terapêutico de varfarina.
[c] A punção só deve ser feita se a tomografia afastar lesões com efeito de massa e hipertensão intracraniana.
PAD: pressão arterial diastólica; PAS: pressão arterial sistólica.
Fonte: EJNeu 2008, 15:649.

Técnica para execução da punção lombar

A posição usual é o decúbito lateral, com flexão máxima da cabeça (apoiada em travesseiro), quadris e joelhos (que devem tocar o tórax). O cordão espinal termina ao nível de L1. Uma boa referência anatômica é a linha imaginária conectando a borda superior das cristas ilíacas posteriores, que cruza o processo espinhoso de L4 ou o interespaço L4-L5. A agulha deve ser inserida na linha média entre os espaços intervertebrais de L3-L4, L4-L5 (mais comumente) ou L5-S1. Ela deve ser angulada em direção ao umbigo do paciente e avançada lentamente, atravessando o ligamento amarelo, a dura e a aracnoide, até entrar no espaço subaracnoide, onde está o LCS [JAMA 2006, 296:2012].

O risco de cefaleia é reduzido por uso de agulhas atraumáticas e reinserção do estilete antes da remoção da agulha [JAMA 2006, 296:2012].

Análises que devem ser efetuadas no líquido cerebrospinal

Assim como a respectiva interpretação, são descritas na Tabela 31.5. Dois exames bioquímicos do LCS podem indiretamente identificar a meningite bacteriana aguda: elevação do lactato (sensibilidade de 86 a 90%, especificidade de 55 a 98% e valor preditivo negativo de 94 a 98%) e ferritina (sensibilidade de 92 a 96% e especificidade de 81 a 100%) [EJNeu 2008, 15:649]. PCR (reação em cadeia da polimerase) pode detectar *S. pneumoniae*, *H. influenzae* e *N. meningitidis*; vírus da herpes, da varicela-zóster, citomegalovírus e Epstein-Barr; toxoplasmose; e *M. tuberculosis* com sensibilidade de 87 a 100% e especificidade de 98 a 100%.

Interpretação do resultado do líquido cerebrospinal

Como mostra a Tabela 31.5, o resultado do LCS nas meningites bacteriana e viral apresenta grande sobreposição de valores. Identificação de bactérias no LCS pela coloração Gram tem especificidade de quase 100% para o diagnóstico de meningite bacteriana. Na ausência disto, é importante ter em mente que, em 5 a 19% dos casos, a contagem de leucócitos é < 100 células/mm^3 e, em 12%, não há nenhum achado individual no LCS que prediz meningite bacteriana [LncID 2007, 7:191].

TABELA 31.5 Achados clássicos do LCS nas meningites

ANÁLISES	BACTERIANA	VIRAL	CRÔNICA (Tbc, FUNGO) OU LISTERIA	LCS NORMAL
Características	Turvo, purulento	Claro	Claro, turvo	Claro
Pressão de abertura (cm H_2O)	> 18	> 18	> 18	≤ 18[a]
Coloração Gram [LncID 2007, 7:191]	Bactérias (+) (50-90%)	—	Listeria (+) (1/3) [b]	—
Cultura (aeróbios e anaeróbios)	(+) (50-90%)	—	—	—
Leucócitos (células/mm^3)	1.000-10.000[c]	< 300	25-500[d]	0-5
Neutrófilos (%)	> 60[e]	< 20	< 50[f]	0-15
Proteína (g/L)	> 0,5	< 1,0	> 0,5	0,15-0,5
Glicose (mg/dL)	< 45	45-86	< 45	45-86
Relação glicose LCS/sanguínea	< 0,3	> 0,5	< 0,5	0,6
Pesquisa e cultura de BAAR [JCM 2004, 42:378]	—	—	Pesquisa (+) (58%); cultura (+) (71%)	—
Tinta da Índia e pesquisa do antígeno para criptococos; cultura para fungos	—	—	Tinta da Índia (+) (75%); antígeno (+) (93-100%)	—

[a] Pode atingir 25 cm H_2O em obesos.
[b] Listeria pode ser confundida com pneumococo (diplococo), difteroides (corinebactéria) ou *Haemophilus* sp.
[c] Pode ser < 100 células/mm^3 em 5 a 19% dos casos.
[d] Maior celularidade em pacientes com meningite tuberculosa tem sido ocasionalmente observada em imunocompetentes ou vacinados com BCG imediatamente após início de terapia antituberculose.
[e] Pleiocitose linfocítica pode ocorrer em casos parcialmente tratados com antibióticos.
[f] Resposta neutrofílica pode ocorrer na meningite tuberculosa no início da doença e em HIV; na listeriose, a pleiocitose pode variar de 100% de polimorfonucleares a 100% de mononucleares.
LCS: líquido cerebrospinal; Tbc: tuberculose.
Fonte: Baseada em EJNeu 2008, 15:649.

Em imunocompetentes, o modelo de Spanos apresenta valores preditivos negativo e positivo de 99 e 68%, respectivamente, para o diagnóstico de meningite bacteriana [Lnc 2012, 380:1684]. **Meningite bacteriana é provável se o LCS apresenta qualquer destes achados**: glicose < 34 mg/dL; relação glicose no LCS/glicemia < 0,23; concentração de proteína > 2,2 g/L; contagem de leucócitos > 2.000/μL ou contagem de neutrófilos > 1.180/μL.

TRATAMENTO DAS MENINGITES

Meningite bacteriana

À apresentação clínica, é impossível diferenciar a meningite viral da bacteriana. Na suspeita clínica, seguir as recomendações infracitadas.

Administração rápida de antibioticoterapia de amplo espectro

A mortalidade aumenta se a coleta de LCS ou tomografia atrasarem o início da antibioticoterapia > 3 horas da chegada do paciente ao hospital [CCM 2006, 34:2758]. Se a coleta de LCS puder ser feita imediatamente, a antibioticoterapia deve ser iniciada se o seu aspecto for turvo [LncID 2007, 7:191]. Se são previstos retardos para punção do LCS, antibiótico de amplo espectro deve ser administrado imediatamente [Lnc 2012, 380:1684] (Tabela 31.6).

Administração sistêmica de corticosteroides

Reduzem significativamente a perda auditiva, as sequelas neurológicas [Coch 2010, 8:CD004405] e, em alguns casos, a mortalidade [LncID 2004, 4:139]. Dexametasona, na dose de 10 mg endovenosa, deve ser administrada com a primeira dose do antibiótico e, a seguir, a cada 6 horas por 4 dias.

TABELA 31.6 Antibioticoterapia na meningite bacteriana

	POPULAÇÃO (PATÓGENOS COMUNS OU PATÓGENOS IDENTIFICADOS)	TERAPIA INICIAL ENDOVENOSA[a]	TERAPIA ALTERNATIVA[a]
Antibioticoterapia empírica	Adultos < 50 anos (*S. pneumoniae*; *N. meningitidis*)	Ceftriaxona (2 g a cada 12 h), 10-14 d	Meropenem (2 g a cada 8 h)
	Adultos > 50 anos **ou** imunocomprometidos (*S. pneumoniae*; *N. meningitidis*; *L. monocytogenes*)	Ceftriaxona (2 g a cada 12 h) + ampicilina (2 g a cada 4 h), 10-14 d	Meropenem (2 g a cada 8 h) + ampicilina (2 g a cada 4 h)
	Nosocomial (*S. aureus*, *S. epidermidis*, BGN aeróbico)	Vancomicina (15-22,5 mg/kg EV a cada 12 h) + ceftazidima (2 g a cada 8 h) ou cefepime (2 g a cada 8 h), 21-28 d ou até 7-10 d após esterilização do LCS	Vancomicina (15-22,5 mg/kg EV a cada 12 h) ou linezolida (600 mg a cada 12 h) + meropenem (2 g a cada 4 h)
	Fratura da base do crânio (*S. pneumoniae*)	Ceftriaxona (2 g a cada 12 h), 21-28 d	Meropenem (2 g a cada 8 h)
Antibioticoterapia específica para o patógeno	*Haemophilus influenzae*	Ceftriaxona (2 g a cada 12 h), 7-10 d	Cefepime (2 g a cada 8 h)
	Neisseria meningitidis Penicilina, MIC < 0,1 µg/mL	Penicilina G (4 milhões unidades a cada 4 h) **ou** ampicilina (2 g a cada 4 h), 5-7 d	Ceftriaxona (2 g a cada 12 h)
	Penicilina, MIC 0,1-1,0 µg/mL	Ceftriaxona (2 g a cada 12 h), 5-7 d	Meropenem (2 g a cada 8 h)
	Strepto pneumoniae Penicilina, MIC ≤ 0,1 µg/mL	Penicilina G (4 milhões unidades a cada 4 h) **ou** ampicilina (2 g a cada 4 h), 10-14 d	Ceftriaxona (2 g a cada 12 h)
	Penicilina, MIC 0,1-1,0 µg/mL	Ceftriaxona (2 g a cada 12 h), 10-14 d	Meropenem **ou** cefepime
	Penicilina, MIC ≥ 2,0 µg/mL; ou cefotaxima ou ceftriaxona, MIC ≥ 1,0 mg/mL	Vancomicina (15-30 mg/kg EV a cada 12 h) + ceftriaxona (2 g a cada 12 h)[b], 10-14 d	Ceftriaxona (2 g a cada 12 h) + linezolida (600 mg a cada 12 h)
	Listeria monocytogenes	Ampicilina (2 g a cada 4 h) **ou** Penicilina G (4 milhões unidades a cada 4 h)[c], 21 d	SMZ/TMP (10-20 mg/kg/d de TMP, divididos a cada 6-12 h)
	Strepto agalactiae (grupo B)	Ampicilina (2 g a cada 4 h) **ou** Penicilina G (4 milhões unidades a cada 4 h)[c], 14-21 d	Ceftriaxona (2 g a cada 12 h)
	Staph aureus Meticilina sensível	Oxacilina (2 g a cada 4 h), até 7-10 d após esterilização do LCS	Vancomicina **ou** meropenem **ou** linezolida
	Meticilina resistente	Vancomicina[b] (15-30 mg/kg EV a cada 12 h), até 7-10 d após esterilização do LCS	Linezolida (600 mg a cada 12 h)
	Staph epidermidis	Vancomicina[b] (15-30 mg/kg EV a cada 12 h), 14-21 d	Linezolida (600 mg a cada 12 h)
	Strepto pyogenes	Penicilina G (4 milhões unidades a cada 4 h), 14-21 d	Ceftriaxona (2 g a cada 12 h)

[a] Dosagens recomendadas para pacientes com função renal normal.
[b] Considerar associação de rifampicina.
[c] Considerar associação de aminoglicosídeo.
d: dias; h: horas; SMZ/TMP: sulfametoxazol/trimetoprim.
Fonte: Baseada em Lnc 2012, 380:1684; AFP 2010, 82:1491; Clin Microbiol Rev 2010, 23:467; EJNeu 2008, 15:649.

Meningite viral

Devem ser internados os pacientes com diagnóstico presuntivo de meningite viral (com base na análise do LCS) e com história de imunossupressão, vômitos incoercíveis, em mau estado clínico ou com sinais de encefalite (alteração do estado mental, sinais localizatórios ou convulsão). A grande maioria dos casos (80%) decorre de infecção por enterovírus, para a qual não há tratamento específico [BMJ 2008, 336:36]. O vírus da herpes simples tipo II pode causar, em 20 a 50% dos casos, uma meningite linfocítica benigna recorrente (≥ 3 episódios em 5 anos) e de resolução espontânea (meningite de Mollaret) [CID 2006, 43:1194].

O tratamento é sumarizado na Tabela 31.7.

TABELA 31.7 Tratamento da meningite viral

SITUAÇÃO CLÍNICA	RECOMENDAÇÕES
Cefaleia	Paracetamol, 750 mg VO a cada 4-6 h (evitar ácido acetilsalicílico pelo risco de induzir síndrome de Reye)
Vômitos ou desidratação	SF 0,9% em volume suficiente para normalizar PA, FC e promover diurese > 0,5 mL/kg/h
Imunossuprimidos ou meningoencefalite[a] não especificada[b] [AnEM 2006, 47:100]	Aciclovir (10 mg/kg EV a cada 8 h), por 14-21 d
Meningoencefalite[a] por enterovírus[c] [Jpn JID 2008, 61:18]	Na agamaglobulinemia, imunoglobulina, 1 g/kg, EV, em 24 h
Meningoencefalite por herpes simples e varicela-zóster[d] [ArNeu 2008, 65:596]	Aciclovir (10 mg/kg EV de a cada 8 h), por 14-21 d

[a] A meningoencefalite é indicada pela presença de alteração do estado mental, sinais neurológicos focais e convulsão.
[b] Sobretudo se não houver condições de analisar o LCS por PCR para os vírus da herpes simples ou varicela-zóster.
[c] Os enterovírus englobam: coxsakie A e B, ecovírus, poliovírus e aqueles identificados por números, como o enterovírus 71.
[d] Sugerida em presença de herpes genital, vesículas agrupadas em distribuição de dermátomos (herpes-zóster) e elevação de transaminases.
d: dias; EV: endovenosa; h: hora(s); FC: frequência cardíaca; PA: pressão arterial; SF: soro fisiológico; VO: via oral.

32 Conjuntivites e infecções periorbitais

Conjuntivite é um dos principais motivos de consulta no pronto-socorro (PS). Os achados clínicos permitem diferenciar as causadas por vírus, que não requerem tratamento específico, das bacterianas, cuja terapia induz alívio sintomatológico e reduz a duração da doença [Coch 2006, 2:CD001211]. Uso desnecessário de antibióticos tópicos pode levar a complicações oculares e sistêmicas [BJGP 2010, 60:134] e induzir resistência em bactérias colonizando regiões do corpo longe dos olhos [BJOph 2005, 89:1097].

TABELA 32.1 Diagnóstico diferencial do "olho vermelho"

CAUSA	DOR	VISÃO	SECREÇÃO	HIPEREMIA CONJUNTIVAL
Conjuntivite aguda	Mínima	Normal	Aquosa ou purulenta	Difusa, mais intensa no fórnice[a]
Ceratoconjuntivite seca[b]	Sensação de ardência ou corpo estranho	Normal	Lacrimejamento	Difusa, leve
Ceratite (herpética ou bacteriana)	Moderada a grave; sensação de corpo estranho	Normal ou borrada	Aquosa ou purulenta	Principalmente circuncorneal
Glaucoma agudo de ângulo fechado	Grave; cefaleia, náuseas, vômitos	Normal ou borrada	Nenhuma	Principalmente circuncorneal
Epiesclerite[c]	Ausente	Normal	Nenhuma	Geralmente focal
Esclerite[e]	Moderada a grave	Geralmente normal	Nenhuma	Difusa ou nodular
Uveíte anterior (irite)[f]	Moderada	Normal ou borrada	Nenhuma	Principalmente circuncorneal
Abrasão corneal[g]	Moderada a grave; sensação de corpo estranho	Normal ou borrada	Lacrimejamento	Pode ser circuncorneal

[a] Dobra de membrana conjuntival formada pela ligação da conjuntiva que reveste internamente a pálpebra e aquela que cobre o globo ocular

[b] Ressecamento ocular que pode decorrer de distúrbios do filme lacrimal, menopausa, secura ambiental, posição anormal das pálpebras, medicamentos (tricíclicos, betabloqueadores) e síndrome de Sjögren; sintomas geralmente mais proeminentes no fim do dia.

[c] Inflamação de causa autoimune dos vasos superficiais da epiesclera, a camada de tecido conectivo entre a conjuntiva e a esclera; tende a ser recorrente e unilateral. Pode ser idiopática (a maioria) ou secundária a artrite reumatoide, lúpus, poliarterite nodosa, etc.

[d] Encaminhar se a doença persistir ou recorrer. Corticosteroide tópico deve ser prescrito somente por oftalmologista.

DIAGNÓSTICO DIFERENCIAL DO "OLHO VERMELHO"

A maioria dos casos de olho vermelho decorre de conjuntivites (viral, bacteriana, ou alérgica). Contudo, é importante diferenciar a conjuntivite de outras entidades que carregam um risco potencial de complicações se não prontamente tratadas (Tabela 32.1). Pacientes com lesão por corpo estranho devem ser encaminhados imediatamente ao especialista [EMCNA 2013, 31:399]. Aqueles com infecção do canalículo lacrimonasal ou dacriocistite (inflamação do saco lacrimal) necessitam ver um oftalmologista em 48 horas [CvCJM 2008, 75:137]. Corticosteroide deve ser prescrito somente por oftalmologista.

Lesões da córnea produzem fotofobia e sensação de corpo estranho.

CONJUNTIVITES

Manifestações clínicas

Sinais de alerta

- Deve-se pensar em um diagnóstico alternativo (Tabela 32.1) se houver história de dor ocular grave, fotofobia, sensação de corpo estranho, cefaleia grave com náuseas ou o exame revelar redução da acuidade visual (leitura com o olho são ocluído), hiperemia conjuntival circuncorneal, opacidade corneal (exame do reflexo luminoso com lanterna) e pupilas fixas. Sempre avaliar sinais e sintomas de ceratite (Tabela 32.1) em usuários de lentes de contato [Cornea 2008, 27:22].

ASPECTO DA CÓRNEA	PUPILA	FOTORREAÇÃO	CONDUTA
Clara	Normal	Normal	Ver Tabela 32.3
Normal	Normal	Normal	Lubrificantes oculares
± Opacificada (exame com lanterna)	Normal ou miose	Normal	Encaminhar imediatamente
Cheia de vapor	Midríase fixa	Nenhuma	Encaminhar imediatamente
Normal	Normal	Normal	Tratar com AINH oral[d]
Normal	Normal	Normal	Encaminhar em $<$ 48 horas
Usualmente clara	Miose	Normal	Encaminhar em $<$ 48 horas
Clara	± Miose reativa	Normal	Antibióticos tópicos[h]

[e] Inflamação dos vasos profundos da esclera, que tornam-se ingurgitados; o olho é dolorido à palpação. Metade tem doença sistêmica (espondilite anquilosante, artrite psoriática ou reativa, doença inflamatória intestinal ou, raramente, infecções como tuberculose e sífilis).

[f] Inflamação da úvea (camada pigmentada entre a esclera e a retina que inclui a íris, o corpo ciliar e a coroide).

[g] Remoção traumática do epitélio corneal (unhas, papel, galhos, etc.); dificulta a abertura ocular pela sensação de corpo estranho.

[h] Antibióticos previnem infecção secundária; manter até que ocorra reepitelização; encaminhar se os sintomas persistem $>$ 48 horas ou se a dor piora subitamente. Encaminhar se trauma penetrante não pode ser excluído.

AINH: anti-inflamatório não hormonal.

Fonte: Construída com base em AFP 2010, 81:137; EMCNA 2008 26:35; CvCJM 2008, 75:137.

Achados comuns a todos os tipos de conjuntivite

Em todos os tipos (vírus, bactérias, alergênios ou irritantes), ocorrem hiperemia difusa da conjuntiva bulbar (que recobre o olho) e alterações foliculares e papilares da conjuntiva palpebral associadas à secreção ocular, em um ou ambos os olhos, sem alteração da acuidade visual [AJM 2006, 119:302]. Blefarite, hordéolo e canaliculite (ver Tabela 32.4) podem causar hiperemia conjuntival reativa. As causas mais frequentes de conjuntivites agudas são virais e bacterianas. A relação entre elas é de cerca de 50%/50% [BMJ 2003, 327:789]. A Tabela 32.2 exibe os achados que diferenciam as conjuntivites.

Conjuntivite bacteriana

A probabilidade de conjuntivite bacteriana é de 96% em presença de secreção mucoide ou purulenta, que gruda pálpebras e cílios pela manhã [AcEM 2007, 12:1; BMJ 2004, 329:206]. A secreção reaparece em pálpebras e cílios pouco tempo após limpeza ocular. O diagnóstico é clínico. Em casos duvidosos, o método-padrão para o diagnóstico são culturas da secreção coletada no fórnice inferior.

Conjuntivite bacteriana hiperaguda

Sugerida por quadro de início abrupto, que evolui em 12 a 24 horas com dor, edema palpebral, secreção purulenta copiosa, quemose, edema palpebral e dor à compressão ocular [EMCNA 2008 26:35]. Ela é causada geralmente por *Neisserria gonorrhoeae*, que é transportada dos genitais ao olho pelos dedos. Se há suspeita, deve-se coletar secreção do fórnice para coloração Gram (diplococos gram-negativos) e cultura especial para *Neisseria* sp. Existe risco de evolução em horas para ulceração e perfuração. Por isso, deve ser tratada agressivamente (Tabela 32.3).

TABELA 32.2 Diagnóstico diferencial das conjuntivites

CAUSA	MONO OU BIOCULAR	SECREÇÃO	PRURIDO	DOR
Bacteriana	Uni ou bilateral	Mucoide ou purulenta[a]; olhos grudados pela manhã	Ausente	Leve a moderada
Viral	Geralmente acomete o outro olho < 2 dias	Aquosa ou serosa (às vezes, mucoide)	Ausente ou leve	Leve a ausente; sensação de areia
Alérgica[b]	Bilateral	Aquosa ou serosa	Moderado ou intenso	Não
Olho seco[c]	Bilateral	Lacrimejamento intermitente	Leve	Ardência; sensação de corpo estranho

[a] A secreção rapidamente reaparece após limpeza dos olhos.
[b] Muitas vezes, associada a doenças atópicas como rinite alérgica (mais comumente), eczemas e asma.
[c] Ceratoconjuntivite seca.
[d] Medicamentos que induzem ressecamento ocular: antidepressivos, amiodarona, betabloqueadores, contraceptivos orais, anti-histamínicos, anticolinérgicos.

Chlamydia trachomatis *(tracoma)*

Causa conjuntivite recorrente ou persistente, com pouca secreção. Se não for adequadamente tratada, pode causar cegueira. O achado mais característico é a presença de folículos linfoides largos (0,5 a 2 mm), de cor branca ou amarela clara, na conjuntiva tarsal superior [Lnc 2007, 371:1945]. Papilas, identificadas como pontos vermelhos, podem ser vistas entre os folículos. A conjuntiva pode tornar-se espessada e edematosa. Deve ser suspeitada em pacientes sexualmente ativos que não respondem ao tratamento com antibióticos tópicos [AFP 2010, 81:137]. O teste mais sensível é o PCR do raspado do tarso superior [CID 2012, 54:253].

Conjuntivite viral

Os pacientes geralmente chamam toda secreção ocular de "pus". Na doença viral, a secreção é aquosa e, em alguns momentos, mucosserosa [BMJ 2004, 329:206]. Ocorre ardor ou sensação de areia nos olhos. Em metade dos casos, o segundo olho torna-se acometido em alguns dias [CvCJM 2008, 75:137]. Os sintomas pioram nos primeiros dias e melhoram gradualmente em 1 a 2 semanas. A conjuntiva palpebral pode ter aspecto folicular. A conjuntivite alérgica produz hiperemia bilateral, que se diferencia da conjuntivite viral pela proeminência do prurido ocular e presença esporádica de quemose (edema conjuntival).

Tratamento das conjuntivites

É preciso ter em mente que embora antibióticos tópicos abreviem o curso da conjuntivite bacteriana, a maioria desses casos resolve-se espontaneamente [BJGP 2005, 55:962]. Corticosteroides devem ser evitados, pois em alguns casos podem induzir sérias complicações. O tratamento é descrito na Tabela 32.3.

Suas manifestações clínicas e seu tratamento são descritos na Tabela 32.4.

OUTROS	ETIOLOGIA	CONTÁGIO	EVOLUÇÃO
± Edema palpebral	Estafilococos, *Moraxella* sp, *N. gonorrhoeae*, gram-negativos	Dedos contaminados	70% resolve-se < 8 d; demais < 3-4 semanas
± Folículos linfoides na conjuntiva palpebral ± Adenopatia pré-auricular	Adenovírus (mais comum), enterovírus, VZV, EBV, HSV, influenza	Contato com dedos, água de piscina, objetos, tosse	1-2 semanas
± Papilas dilatadas na conjuntiva palpebral ± Edema palpebral	Alergênios (p. ex., pelo de gato)	Alergênios em suspensão ou dedos contaminados	Aguda, sazonal ou perene
± Fotossensibilidade	Ar seco, fármacos[d], menopausa, ec- ou entrópio, síndrome de Sjögren	Não se aplica	Sinais crônicos e sintomas ocasionais

EBV: vírus de Epstein-Barr; HSV: vírus da herpes simples; VZV: vírus da varicela-zóster.

Fonte: Construída com base em AFP 2010, 81:137; Acta Ophthalmol 2008, 86:5; Ocul Surf 2007, 5:75; J Allergy Clin Immunol 2005, 115:118.

TABELA 32.3 Tratamento das conjuntivites infecciosas e não infecciosas

CAUSA	RECOMENDAÇÕES	CONSIDERAÇÕES
Bacteriana comum [AFP 2010, 81:137; Cornea 2000, 19:659]	**Aminoglicosídeos** Sulfato de gentamicina 0,3% (da Allergan) pomada (fita de 1,3 cm no saco lacrimal 4 x/d, 7 d) ou colírio (1-2 gt 4 x/d, 7 d) Tobramicina colírio 0,3% (Tobrex® e outros), 1 gt 4 x/d, 7 d **ou** **Fluoroquinolonas** Ciprofloxacino 0,3% pomada (Ciloxican®, fita de 1,3 cm no saco lacrimal 3x/d, 7 d) ou colírio (Biamotil®, Ciloxican®, 1-2 gt 4 x/d, 7 d) Gatifloxacino 0,3% (Zymar®) e moxifloxacino 0,5% (Vigamox®) colírio, 1 gt 3 x/d, 7 d Ofloxacino 0,3% (Nostil®, Oflox®), 1-2 gt 4 x/d	Remover lentes de contato até resolução Manter colírios para glaucoma, lubrificantes oculares, etc.
Bacteriana hiperaguda [EMCNA 2008 26:35]	Colírios de fluoroquinolona (já citados) + Ceftriaxona (1 g IM, dose única) + Azitromicina (1 g VO, dose única) ou doxiciclina (100 mg VO a cada 12 h, 7 d)	Tratar o parceiro sexual
Clamídia[a] [EMCNA 2008 26:35]	Azitromicina, 1 g VO, dose única **ou** doxiciclina (Vibramicina®), 100 mg VO a cada 12 h, 7 d	Tratar o parceiro sexual
Viral	Tratamento suportivo, que pode incluir: compressas frias, descongestionantes oculares, lágrimas artificiais	Afastamento do trabalho[b]
Alérgica [AFP 2010, 81:137]	**Anti-histamínicos/estabilizantes da membrana dos mastócitos** (mais eficazes) Azelastina colírio 0,05% (Allergodil®), 1 gt, 2 x/d Epinastina colírio 0,05% (Relestat®), 1 gt 2 x/d Olopatadina colírio 0,1% (Patanol®), 1 gt 2 x/d **e/ou** **Estabilizadores da membrana dos mastócitos** Cromoglicato dissódico 4% (Cromolerg®), 1-2 gt a cada 4-6 h Lodoxamida colírio 0,1% (Alomid®), 1-2 gt 4 x/d **e/ou** **Anti-inflamatórios não hormonais** Cetoralaco de trometamina colírio 0,5% (Acular®), 1 gt 4 x/d **e/ou** **Vasoconstritores/anti-histamínicos** (usar na crise aguda) Nafazolina 0,025%/feniramina 0,3% (Claril®), 1 gt até 4 x/d	Evitar exposição a alergênios Colírio com vasoconstritor pode ser usado por curto período para alívio sintomático
Ceratoconjuntivite seca	Lágrimas artificiais (Fresh Tears® Liquigel), 1 gt várias vezes ao dia, e colírios lubrificantes, 1 gt, à noite (Trisorb®, Lacribell®, Danuson®) Ciclosporina 0,05% (Restasis®), 1 gt 2 x/d (se há muita inflamação) Aumentar o consumo de ômega-3 (Proepa®, 3 cápsulas 1 x/d) [Cornea 2011, 30:308]	Se ineficaz, encaminhar ao oftalmologista

[a] A recomendação de tratamento VO justifica-se pela grande probabilidade de infecção genital assintomática.

[b] Recomendado para profissionais da saúde ou que manipulem alimentos, até que a secreção desapareça.

d: dia(s); gt: gota(s); h: horas; IM: intramuscular; VO: via oral.

TABELA 32.4 Manifestações clínicas e tratamento das infecções (peri)orbitais

	CLÍNICA	ETIOLOGIA	TRATAMENTO
Blefarite [Invest Ophthalmol Vis Sci 2011, 52:2050]	Hiperemia e edema da margem das pálpebras Secreção e crostas aderidas na base dos cílios ± Hiperemia conjuntival	*Staph epidermidis, Staph aureus, Propionibacterium acnes*, outros[a]	Limpeza dos cílios com xampu de bebê diluído; compressas mornas nas pálpebras por > 4 min, 1-2 x/d, seguida de massagem firme (indefinidamente) Se ineficaz, pomadas ou colírios antibióticos (ver Tabela 32.3) em cursos de 4 semanas Em casos graves, doxiciclina 50 mg (Vibramicina®) VO a cada 12 h por 2-4 sem, seguido de 50 mg/d em cursos intermitentes
Hordéolo[b] [EMCNA 2008, 26:57]	Início agudo de dor, hiperemia e edema nodular na margem ou na própria pálpebra; o abscesso pode insinuar-se para a conjuntiva ou pele; pode induzir celulite	Em geral, *Staph aureus*	Compressas quentes por 10 min, 4 x/d Se o hordéolo não reduzir de tamanho após 1-2 semanas e transformar-se em calázio, encaminhar para oftalmologista (drenagem) Mesmo após drenagem, antibióticos tópicos não são mais eficazes que placebo [J Med Assoc Thai 2005, 88:647]
Dacriocistite aguda [Arch Ophthalmol 2002, 120:1096]	Hiperemia, calor, edema e tumefação dolorosa sobre o saco lacrimal, localizado no canto interno dos olhos. Pode induzir celulite orbitária	Em geral, *Staph aureus*	Compressas quentes por 10 min, 4 x/d, seguidas de massagem no saco lacrimal para induzir drenagem da secreção pelo *puncto* O tratamento pode ser iniciado com colírio de tobramicina 0,3% (1 gt 4 x/d) + clindamicina ou cefalosporina de 1ª geração VO Hospitalizar pacientes com quadro exuberante Encaminhar ao oftalmologista (drenagem?) [Orbit 2009, 28:196]
Canaliculite primária [Surv Ophthalmol 2011, 56:336]	Epífora, edema cantal medial, conjuntivite não resolvida ou recorrente e *puncto* edemaciado, beiçudo, com ou sem descarga mucopurulenta ou concreções à expressão	*Actinomyces, Strepto* sp, estafilococos, fungos (5%) e outros	Tratamento conservador tem altas taxas de sucesso: compressas quentes e massagem digital Pomada de antibiótico (ver Tabela 32.3) + Cefalosporina de 1ª geração ou azitromicina ou levofloxacin VO (até o resultado da cultura) O paciente deve ser acompanhado por oftalmologista
Celulite (peri) orbital	**Periorbital:** edema, dor e calor nas pálpebras [BJOph 2008, 92:1337] **Orbital:** proptose, midríase, dor ou limitação à movimentação extrínseca do olho e aumento da PIO [Ophthalmol 2007, 114:345]	*Staph aureus; Pseudomonas* (internação recente, imunodepressão)	Na celulite periorbitária (pré-septal, superficial): amoxicilina-clavulanato ou cefalosporina de 1ª geração VO Se houver indícios de celulite orbitária (ver ao lado), tomografia para avaliar a extensão e necessidade de abordagem cirúrgica, iniciar vancomicina ± cefepime ou meropenem, consulta imediata com oftalmologista [EMCNA 2008, 26:57]

[a] Há dúvidas se essas bactérias têm efeito fisiopatogênico ou são somente epifenômenos.

[b] Infecção purulenta de uma glândula sebácea de Zeis ao longo da margem externa da pálpebra ou de uma glândula de Meibômio na margem conjuntival (interna) da pálpebra.

gt: gota(s); min: minutos; PIO: pressão intraocular; *Staph*: *Staphylococcus*; VO: via oral.

33 Resfriado, influenza, faringoamigdalite, sinusite, mononucleose, toxoplasmose, dengue, rubéola e sarampo

CONSIDERAÇÕES

Várias infecções apresentam manifestações clínicas em comum e devem ser diferenciadas no pronto-socorro (PS). A grande maioria dos quadros respiratórios altos é de etiologia viral e não requer uso de antibióticos.

MANIFESTAÇÕES CLÍNICAS

As mais proeminentes no curso dessas doenças são descritas na Tabela 33.1. A finalidade dessa abordagem conjunta é identificar a síndrome infecciosa com o conjunto de sinais e sintomas que mais se encaixe no quadro clínico do paciente.

TABELA 33.1 Manifestações clínicas de infecções comuns no PS

SINAIS E SINTOMAS[a] / SÍNDROME INFECCIOSA	FEBRE	CEFALEIA, DOR FACIAL OU RETRO-ORBITÁRIA	RINORREIA E/OU CONGESTÃO NASAL	DOR DE GARGANTA[b]
Resfriado comum[1]	+ (Baixa)		+ (± Pus)	+ (Leve)
Influenza sazonal[2]	+ (< 40°C)	+	± (± Pus)	±
Faringite por Strepto A[3]	+			+ (Grave)
Sinusite bacteriana aguda[4]	+	+[d]	+ (Pus)	
Mononucleose por EBV[5]	+	±	±	+
Toxoplasmose[6]	+	+		
Dengue[7]	+ (Alta)	+[f]		
Rubéola[8]	+ (Baixa)			
Sarampo[9]	+ (< 40,5°C)	±	+	±

[a] Símbolos: +: sintomas frequentemente proeminentes na doença; ±: sintomas que podem ou não estar presentes.

[b] As principais causas de dor de garganta são: resfriado (50%); faringite estreptocócica (30%); influenza (5%); e mononucleose (5%) [CFP 2011, 57:791].

[c] O aparecimento de exantema configura a escarlatina: pápulas eritematosas numerosa (1 a 2 mm), que se iniciam pela cabeça e espalham-se para troncos e membros e, por fim, descamam; associa-se a palidez circum-oral e língua em framboesa.

[d] Dor facial (frontal, maxilar), geralmente em peso ou pressão, que piora com inclinação da cabeça para a frente.

Menos comumente, um quadro de vias aéreas superiores seguido de tosse constante e persistente por semanas (com ou sem sibilos) pode ser causado por *Mycoplasma pneumoniae* e *Bordetella pertussis* (coqueluche).

MODO DE TRANSMISSÃO, PERÍODO DE TRANSMISSIBILIDADE E PERÍODO DE INCUBAÇÃO

O modo de transmissão e o período de transmissibilidade (Tabela 33.2) são indagações frequentes dos pacientes e são importantes para adoção de medidas preventivas e, assim, quebrar o ciclo da doença. Por exemplo, o uso de máscaras e a lavagem frequente das mãos podem reduzir o risco de contrair influenza [AnIM 2009, 151:437]. O período de incubação também tem importância diagnóstica: se após exposição ao risco (pessoa ou animal contaminados), não aparecerem sintomas por período superior ao tempo máximo de incubação da doença, ela pode ser excluída.

DIAGNÓSTICO

A Tabela 33.3 mostra a definição de casos suspeitos de influenza, dengue, rubéola e sarampo da Organização Mundial da Saúde (OMS). Esses devem ser investigados até confirmação ou exclusão da doença. Para as demais doenças relacionadas na tabela, não há riscos de epidemia e, por conseguinte, a OMS não tem uma definição de casos suspeitos. Assim, achados clínicos sensíveis ou definições citadas na literatura são descritos nesta coluna.

TRATAMENTO

A Tabela 33.4 detalha o tratamento. Em muitos casos, ele é puramente de suporte. Na segunda coluna da tabela, são descritas as indicações de tratamento específico e, no caso da dengue, as indicações de internação. A maioria dos casos de faringite (80%) e de rinossinusite (98%) é de etiologia viral e não deve ser tratada com antibióticos.

ADENOPATIA CERVICAL	TOSSE COM OU SEM SECREÇÃO	MIALGIA E/OU ARTRALGIA	EXANTEMA	OUTROS SINTOMAS OU CARACTERÍSTICAS	DURAÇÃO MÉDIA
	±	±		± Conjuntivite ± Gastrintestinais	7-10 d (< 21 d)
± (Pequena)	+	+ (Grave)		Início abrupto	< 7 d
+ (Dolorosa)			±[c]	± Exsudato tonsilar ± Adenite cervical	7 d
	±			≥ 10 dias após início de infecção viral	Variável
+ (Volumosa)	±		±	± Esplenomegalia ± Fadiga grave	< 1 mês
+[e] (< 3 cm)		±	±	± Hepatomegalia ± Esplenomegalia	Semanas
	±	+	±	± Sintomas gastrintestinais	5-7 d
+		+	+[g]	± Conjuntivite	< 7 d (o *rash*)
	+		+[g]	± Conjuntivite	< 7 d (o *rash*)

[e] 20 a 30% dos pacientes podem ter linfadenopatia generalizada.
[f] Caracteristicamente, retro-orbitária.
[g] O exantema aparece após um período prodrômico de 1 a 5 dias na rubéola e de 2 a 3 no sarampo.
d: dias.
Fonte: [1] [Ann Allerg Asth Immun 1997, 78:531]; [2] [ArIM 2000, 160:3243]; [3] [AnIM 2001, 134:509]; [4] [Mayo 2011, 86:427]; [5] [AFP 2004, 70:1279]; [6] [Mem Inst Oswaldo Cruz 2009, 104:393]; [7] [AnEM 2012, 59:42]; [8] [Semin Fetal Neonatal Med 2007, 12:182]; [9] [JID 2004, 189:S4].

TABELA 33.2 Modo de transmissão e período de incubação de infecções comuns no PS

SÍNDROME INFECCIOSA	MODO DE TRANSMISSÃO	PERÍODO DE INCUBAÇÃO	PERÍODO DE TRANSMISSIBILIDADE
Resfriado comum[1]	Inalação de gotículas (transmitidas por espirro ou tosse) ou contato de mãos contaminadas com mucosa nasal ou conjuntival	24-72 h	Primeiros 5 d
Influenza sazonal[2]	Inalação de gotículas (transmitidas por espirro ou tosse) ou contato de mãos contaminadas por secreção com mucosa nasal ou conjuntival	24-72 h	Primeiros 5-7 d
Faringite por estreptococos do grupo A[3]	Contato direto com pessoa contaminada	1-3[a]	Até 2 d após início de tratamento efetivo
Sinusite bacteriana aguda[4]	Sem transmissão interpessoal. Complicação de infecção viral	NSA[b]	NSA
Mononucleose por EBV[5]	Contato íntimo interpessoal (p. ex., beijo), relação sexual e leite materno	4-8 semanas	Até 32 semanas após a infecção aguda[c]
Toxoplasmose[6]	Ingestão de carne mal cozida, leite não pasteurizado ou alimentos contaminados com fezes de felinos; vertical, transfusão de sangue	5-23 d	NSA
Dengue[7]	Picada do mosquito *Aedes aegypti* infectado	3-10 d	NSA
Rubéola[8]	Inalação de gotículas aerolisadas (requer contato próximo)	12-23 d	7 d antes do *rash* a 12 d depois
Sarampo[9]	Inalação de gotículas aerolisadas ou contato de mãos contaminadas com mucosas (infecta 75-90% dos contatos domiciliares suscetíveis)	8-12 d	3 d antes do *rash* a 4 d depois

[a] Existem portadores assintomáticos do estreptoco. Casos secundários podem ocorrer vários dias (30) após contato com o caso índice [AFP 2009, 79:383; JAMA 1998, 279:1206].

[b] Deve-se suspeitar de sinusite bacteriana quando os sintomas de infecção de vias aéreas superiores persistirem > 10 d.

[c] Como o risco de transmissão é pequeno, o paciente pode retornar à escola ou ao trabalho quando se sentir melhor.

d: dia(s); EBV: Epstein-Barr vírus.

Fonte: [1] [Pediatr Rev 2011, 32:47; J Clin Virol 2004, 30:326]; [2] [AnIM 2009, 151:437; NEJM 2010, 362:2175]; [3] [Pediatrics 2007, 120:950; BMJ 1993, 306:1170; AJM 1951, 10:300]; [4] [AFP 2004, 70:1685]; [5] [NEJM 2010, 362:1993; JID 2005, 192:1505; AFP 2004, 70:1279]; [6] [CID 2009, 49:878; Lnc 2004, 363:1965]; [7] [BMJ 2009, 339:b4338; NEJM 2005, 2005, 353:924]; [8] [Semin Fetal Neonatal Med 2007, 12:182]; [9] [JID 2004, 189:S4; Lnc 2003, 361:763].

TABELA 33.3 Definição de caso suspeito e diagnóstico laboratorial

SÍNDROME INFECCIOSA	DEFINIÇÃO DE CASO SUSPEITO[a]	DIAGNÓSTICO LABORATORIAL
Resfriado comum[1]	Sensação de mal-estar ("gripe"), calafrios (sensação de frio com temperatura corporal normal ou mesmo elevada) e coriza	Não há indicação para a confirmação laboratorial As principais causas são rinovírus (30-50%), coronavírus (10-15%) e influenzavírus (5-15%)
Influenza sazonal[2]	Doença respiratória aguda com temperatura ≥ 38°C e tosse, com início nos últimos 7 d (submeter a teste diagnóstico se houver indicação de tratamento – Tabela 33.4)	Teste rápido para influenza[b] (15 min; *S*, 62; *E*, 98%) PCR (2 h; pode identificar influenza pandêmica, H1N1 e aviária H5N1)

TABELA 33.3 *Continuação*

SÍNDROME INFECCIOSA	DEFINIÇÃO DE CASO SUSPEITO[a]	DIAGNÓSTICO LABORATORIAL
Faringite por estreptococos do grupo A[3]	Presença de dois ou mais dos seguintes: temperatura > 38°C; ausência de tosse; linfonodos cervicais aumentados ou dolorosos; exsudato tonsilar; idade < 15 anos	Teste rápido pra estreptococos (*S*, 85% e *E*, 97%) ou cultura de orofaringe Se apresenta 4 ou 5 das características ao lado, tratar com antibiótico
Sinusite bacteriana aguda[c, 4]	Rinorreia purulenta + obstrução nasal **ou** dor/pressão/plenitude facial; sintomas iniciados há ≥ 10 d ou pioram dentro de 10 d da melhora inicial	Radiografia ou tomografia de seios da face não são recomendadas de rotina Endoscopia nasal em casos refratários Punção de seio paranasal raramente indicada[d]
Mononucleose por vírus de Epstein-Barr (EBV)[5]	Fadiga significativa + adenopatia (cervical ou generalizada) associadas a cefaleia, dor de garganta, aumento de tonsilas, exsudato tonsilar, febre **ou** esplenomegalia	Sugerida se linfocitose > 4.500/mL com > 10% linfócitos atípicos Confirmado se anticorpos heterófilos ou contra antígeno capsídico de EBV (+)
Toxoplasmose em imuno-competente[6]	Linfadenopatia cervical ou occipital isolada, não dolorosa (generalizada em 1/4) ± febrícula, cefaleia e mialgia Raramente, doença extranodal grave (encefalite, coriorretinite, miocardite ou pneumonite)	Só testar em quem o tratamento é recomendável: sintomas graves, prolongados ou grávidas Teste de perfil sorológico para toxoplasma[e]
Dengue[7]	Febre e dois ou mais dos seguintes: náuseas/vômitos, *rash*, dores (retro-orbitária, mialgia/artralgia), prova do laço positiva[f], leucopenia ou qualquer sinal de alerta (ver nota g)	Doença 1-6 d: detecção do antígeno NS1 por teste rápido (< 1 h) ou enzimaimunoensaio Doença > 5 d: IgM positivo por enzimaimunoensaio Quadruplicação dos títulos de IgG enzimaimunoensaio dosados entre 1-5 d e após 15 d
Rubéola[8]	Febre; *rash* maculopapular; adenopatia cervical, suboccipital e retroauricular; ou artralgia/artrite	Infecção aguda é confirmada por IgM específico positivo (até 28 d após início do *rash*)
Sarampo[8]	Febre + *rash* maculopapular (não vesicular) + tosse, coriza ou conjuntivite	Infecção aguda é confirmada por IgM específico positivo

[a] Define quem deve realizar o teste descrito na coluna ao lado em casos suspeitos de influenza, dengue, rubéola ou sarampo.

[b] Sensibilidade e especificidade do teste comercial BD Directgen Flu A+B.

[c] A maioria das rinossinusites é viral. Rinorreia purulenta não diferencia doença viral de bacteriana. Os sintomas da doença viral tipicamente são máximos em 2 a 3 dias e depois declinam gradualmente até desaparecer em 10 a 14 dias. Casos que se desviam desse padrão possivelmente não são virais [Mayo 2011, 86:427].

[d] É o padrão-ouro para diagnóstico de rinossinusite bacteriana.

[e] Indica doença aguda (< 6 meses) se títulos do teste do corante de Sabin-Feldman ≥ 1:2048; IgM ELISA ≥ 5; teste de aglutinação diferencial com padrão agudo; e IgA e IgE positivos por ELISA. O IgG específico aparece 2 semanas após a primoinfecção e persiste a vida toda.

[f] Medir pressão arterial no bíceps. Somar a sistólica e a diastólica e dividir por 2. Inflar o *cuff* do tensiômetro até esse ponto e manter por 5 minutos. Traçar uma área de 2,5 × 2,5 cm nesse antebraço. O teste é considerado positivo quando se formam ≥ 20 petéquias nessa área.

[g] Dor abdominal, vômitos persistentes, sinais clínicos de acúmulo de líquido, sangramento de mucosas, letargia/inquietação, hepatomegalia > 2 cm ou aumento do hematócrito concomitantemente à redução rápida das plaquetas.

d: dias; h: horas.

Fonte: [1] [*CFP* 2011, 57:1289; *LncID* 2005, 5:718]; [2] [WHO Influenza, 2011; AnEM 2013, 61:89]; [3] [CFP 2011, 57:791; AFP 2009, 79:383]; [4] [Mayo 2011, 86:427]; [5] [AFP 2004, 70:1279]; [6] [Lnc 2004, 363:1965; JID 2002, 185:S73]; [7] [WHO Dengue: guidelines for diagnosis, treatment, prevention and control, 2009]; [8] [WHO Recommended standards for surveillance of selected vaccine-preventable diseases, 2008].

TABELA 33.4 Tratamento de infecções comuns no PS

SÍNDROME INFECCIOSA	INDICAÇÕES DE TRATAMENTO	TRATAMENTO RECOMENDADO
Resfriado comum[1]	Só é recomendado tratamento sintomático Antibióticos não são efetivos, mesmo na rinite purulenta Supressores da tosse não são recomendados	Ipatrópio *spray* nasal a 0,06%, 42 μg 3-4 x/d, se rinorreia Anti-histamínicos produzem pequena melhora sintomatológica à custa de seus efeitos sedativos Descongestionantes orais são modestamente efetivos
Influenza sazonal[2]	Necessidade de internação pela influenza Doença progressiva, grave ou complicada Idade ≥ 65 anos; grávidas e até 2 semanas pós-parto; IMC ≥ 40; residentes em casa de repouso Certas doenças crônicas[a]	Oseltamivir 75 mg VO a cada 12 h por 5 d Oseltamivir 150 mg VO a cada 12 h na influenza aviária H5N1 e pacientes graves com H1N1
Faringite por estreptococos do grupo A[3]	Presença de ≥ 4 dos seguintes: temperatura > 38°C; ausência de tosse; linfonodos cervicais aumentados ou dolorosos; exsudato tonsilar; idade < 15 anos **ou** Paciente sintomático com teste rápido para estreptococos A positivo	A escolha do antibiótico depende do perfil de resistência local: ▪ **Penicilina V oral** (Pen-ve-oral®): 500.000 unidades VO 3 x/d, por 10 d ▪ **Amoxicilina:** 500 mg VO 3 x/d ou 875 mg 2 x/d, por 10 d ▪ **Cefuroxima:** 500 mg VO 2 x/d, por 10 d ▪ **Azitromicina:** 500 mg VO no d 1, 250 mg 1 x nos d 2-5 ▪ **Penicilina G benzatina:** 1.200.000 unidades IM dose única
Sinusite bacteriana aguda[4]	Sugerem sinusite bacteriana: rinorreia purulenta + obstrução nasal **ou** dor/pressão/plenitude facial; sintomas iniciados há ≥ 10 d ou que após melhora inicial pioram dentro de 10 d Nesse caso, parece haver justificativa para antibioticoterapia	Taxa de cura semelhante com qualquer dos seguintes antibióticos: ▪ Amoxicilina: 500 mg VO 3 x/d ou 875 mg 2 x/d, 10-14 d ▪ Azitromicina: 500 mg VO no d 1, 250 mg 1 x nos d 2-5 ▪ Cefuroxima: 500 mg VO 2 x/d, 10-14 d ▪ Doxiciclina: 100 mg VO 2 x/d, por 10-14 d ▪ Levofloxacin: 750 mg VO 1 x/d, por 10-14 d
Mononucleose por EBV[5]	Exercícios podem ser retomados em 4 semanas ou após reversão da esplenomegalia (devido ao risco de rotura)	Corticosteroides devem ser reservados para obstrução de vias aéreas Aciclovir não demonstrou eficácia clínica
Toxoplasmose[6]	Só tratar os imunocompetentes com linfadenite grave ou persistente; tratar todos os imunodeprimidos (por medicamentos ou doença)	**Sulfadiazina** (1 a 1,5 g VO a cada 6 h) **ou clindamicina** (300 mg VO a cada 6 h) + **pirimetamina** (200 mg VO de ataque, seguido de 50-75 mg/d) + leucovotin (10-25 mg VO 1 x/d); em imunocompetentes, por 2-4 semanas; em imunodeprimidos, até 4-6 semanas após resolução dos sintomas
	Gestantes com infecção aguda[b]	**Espiramicina** 1.000 mg VO a cada 8 h até o termo

TABELA 33.4 *Continuação*

SÍNDROME INFECCIOSA	INDICAÇÕES DE TRATAMENTO	TRATAMENTO RECOMENDADO
Dengue[7]	**Grupo A:** pacientes com boa aceitação de líquidos oral, com pelo menos 1 micção a cada 6 h e sem sinais de alerta[c]	Retorno diário para avaliar progressão da doença: aparecimento de leucopenia e sinais de alerta[c] Hidratação oral, tratar febre e dores com paracetamol (evitar ácido acetilsalicílico e AINH pelo risco de sangramento e síndrome de Reye)
	Grupo B: pacientes com sinais de alerta[c], grávidas, idosos, obesos, diabéticos, insuficiência renal ou hepática, doença crônica hemolítica	Tratamento hospitalar Coletar hematócrito basal e administrar RL ou SF 500 mL em 2 h e ajustar infusão objetivando diurese > 0,5 mL/kg/h e redução do hematócrito em 6 h
	Grupo C: pacientes com choque, hemorragia grave ou disfunção orgânica (hepática, renal, cardíaca ou cerebral). Requerem cuidados intensivos	RL ou SF, 20 mL/kg EV em 15 min, seguido de infusão contínua de 10-20 mL/kg/h até estabilização Transfusão de plaquetas em vigência de sangramento ativo com plaquetopenia < 10.000/mm^3
Rubéola	Não existe tratamento específico	Tratamento sintomático e de suporte
Sarampo[8]	Uso de vitamina A só foi testado em crianças A principal complicação é a pneumonia	Vitamina A, 200.000 UI VO, 1 x/d, por 2 d Em caso de pneumonia, antibióticos para cobertura de *S. pneumoniae* e *H. influenzae*[d]

[a] Doença pulmonar crônica (incluindo asma); insuficiência cardíaca, renal ou hepática; doença hematológica (como anemia falciforme); diabetes; doenças neurológicas (como AVE e lesão medular) e imunossupressão por medicamentos ou doenças.

[b] Anticorpo IgM negativo nos primeiros 6 meses de gravidez essencialmente descarta infecção recém-adquirida. A infecção fetal deve ser confirmada por PCR do líquido amniótico (sensibilidade de 64 a 98,8%) [Lnc 2004, 363:1965].

[c] Dor abdominal, vômitos persistentes, sinais clínicos de acúmulo de líquido, sangramento de mucosas, letargia/inquietação, hepatomegalia > 2 cm ou aumento do hematócrito concomitantemente à redução rápida das plaquetas.

[d] Ampicilina/clavulanato (875/125 mg duas vezes/d, 10 d); cefuroxima (500 mg duas vezes/d, 10 d); levofloxacin (500 mg uma vez/d, por 10 d).

AINH: anti-inflamatórios não hormonais; d: dia(s); EBV: Epstein-Barr vírus; EV: endovenoso; h: hora(s); RL: Ringer-lactato; SF: soro fisiológico; VO: via oral.

Fonte: [1] [PgM 2013, 125:73]; [2] [MCNA 2013, 97:621; MMWR Recomm Rep 2011, 60:1]; [3] [CFP 2011, 57:791; Circ 2009, 119:1541]; [4] [Mayo 2011, 86:427; Lnc 2008, 371:908; LncID 2008, 8:543; Coch 2008, 2:CD000243; CMAJ 2008, 178:845]; [5] [Clin Sports Med 2004, 23:485; Coch 2006, 3:CD0042; SJID 1999, 31:543]; [6] [Lnc 2004, 363:1965]; [7] [WHO Dengue: guidelines for diagnosis, treatment, prevention and control, 2009]; [8] [Lnc 2003, 361:763; Coch 2005, 4:CD001479].

34 Pneumonia adquirida na comunidade

DIAGNÓSTICO

Sinais e sintomas

A frequência dos sinais e sintomas de pneumonia está descrita na Tabela 34.1. Na ausência de todos esses, a doença é improvável e a radiografia só é necessária quando se requer certeza diagnóstica, devido à condição crítica do paciente.

TABELA 34.1 Sinais e sintomas de pneumonia (%)

Tosse	90
Crepitações à ausculta	80
Temperatura > 38°C	75
Frequência respiratória > 20/min	67
Produção de escarro	65
Dor pleurítica	49

Fonte: ArIM 1999, 159:970.

Algumas apresentações podem sugerir a etiologia, como mostra a Tabela 34.2.

TABELA 34.2 Achados clínicos sugestivos da etiologia da pneumonia

S. pneumoniae	Início agudo com febre alta e dor pleurítica
Legionella	Comumente associada à doença multissistêmica
	Sintomas gastrintestinais, envolvimento neurológico (p. ex., encefalopatia) e/ou alterações bioquímicas (p. ex., ↑ creatinofosfoquinase, anormalidades da função hepática)
C. pneumoniae	Associada a sintomas prodrômicos por vários dias e cefaleia
C. burnetii	Causa tosse seca e febre alta
S. aureus	A pneumonia muitas vezes segue-se a uma infecção viral
Vírus	Mais comum em crianças
	Apresentação típica caracterizada por início gradual de rinite ou chiado no peito

Fonte: Clin Med 2012, 12:383.

Exames de imagem

Para confirmação diagnóstica, um consenso americano exige a presença de infiltrado radiológico associada a quadro clínico compatível com pneumonia [CID 2007, 44:S27], contudo em 7% dos pacientes a imagem aparece somente após 48 horas [AJM 2004; 117:305]. A tomografia é mais sensível, mas deve ser reservada para casos selecionados.

Não existe aspecto radiológico (consolidação lobar, infiltrado intersticial, etc.) que confiavelmente diferencie pneumonia bacteriana da atípica.

Exames laboratoriais

Pacientes com > 50 anos, comorbidades ou alterações no exame físico necessitam de alguns exames laboratoriais para avaliar a gravidade da pneumonia, auxiliar na decisão de internação e na escolha do antimicrobiano: gasometria arterial em ar ambiente, hemograma completo, bioquímica renal, eletrólitos e glicemia. Níveis de procalcitonina < 0,25 μg/L são incompatíveis com infecção bacteriana e podem reduzir o uso desnecessário de antibiótico sem efeitos deletérios para o doente [ArIM 2011, 171:1322].

O derrame pleural deve sempre ser puncionado para afastar empiema (ver Capítulo 14) e para coleta de líquido para cultura.

Exames microbiológicos devem ser realizados somente em alguns pacientes para os quais se optou por internação (Tabela 34.3).

TABELA 34.3 Indicação de estudo microbiológico na pneumonia adquirida na comunidade

INDICAÇÃO	HEMOCULTURA	CULTURA DE ESCARRO	ANTÍGENO URINÁRIO P/ LEGIONELLA	ANTÍGENO URINÁRIO P/ PNEUMOCOCOS	TESTE DE INFLUENZA (INVERNO)	CULTURA DO LÍQUIDO PLEURAL
Admissão em UTI	✓	✓[a]	✓	✓	✓	
Falha do tratamento ambulatorial		✓	✓	✓		
Cavitação à radiografia	✓	✓[b]				
Leucopenia	✓			✓		
Alcoólico ativo	✓	✓	✓	✓		
Hepatopatia crônica grave	✓			✓	✓	
DPOC		✓			✓	
Asplenia (mesmo funcional)	✓			✓		
Viagem < 2 semanas			✓			
Derrame pleural	✓	✓	✓	✓		✓

[a] Aspirado endotraqueal se intubado; possivelmente também broncoscopia.
[b] Culturas para fungos e *Mycobacterium*.
DPOC: doença pulmonar obstrutiva crônica.
Fonte: NEJM 2014, 370:543; CID 2007, 44:S27.

AVALIAÇÃO DA GRAVIDADE E DA INDICAÇÃO DE INTERNAÇÃO

Aplicar regras de predição reduz o número de internações desnecessárias [ERpJ 2011, 37:858], mas o julgamento clínico deve prevalecer na decisão final.

O índice de gravidade da pneumonia (Pneumonia PORT) é o mais utilizado (Tabela 34.4). Quanto maior a pontuação, maior a gravidade da pneumonia. É recomendável internação de pacientes com escore ≥ 91 pontos. A desvantagem desse índice é a necessidade de avaliar 19 variáveis para calculá-lo.

O escore CURB-65 baseia-se em somente cinco critérios, cujas iniciais em inglês dão nome ao índice [Tho 2003, 58:377]:

- *Confusion* (confusão: início atual de desorientação quanto a pessoas, lugar ou tempo).
- *Urea* (ureia) > 45 mg/dL.
- *Respiratory rate* (frequência respiratória) > 30 incursões/minuto.
- *Blood pressure* (pressão arterial) sistólica < 90 ou diastólica < 60 mmHg.
- > 65 anos de idade.

Os autores do estudo sugerem que pacientes com ≥ 2 fatores sejam hospitalizados e com ≥ 3 admitidos na unidade de terapia intensiva. O desempenho desses dois índices é comparável [AJM 2005, 118:384], embora o segundo seja muito mais prático para uso no pronto-socorro.

TABELA 34.4 Índice de gravidade da pneumonia

CARACTERÍSTICAS	PONTOS	CARACTERÍSTICAS	PONTOS
Fatores demográficos		Exame físico	
Idade		Alteração do estado mental transitória	+20
Homem	N° de anos	Frequência respiratória > 30 rpm	+20
Mulher	N° de anos –10	Pressão arterial sistólica < 90 mmHg	+20
Residente em casa de repouso	+10	Temperatura < 35°C ou ≥ 40°C	+15
		Pulso ≥ 125/min	+10
Comorbidades		Achados laboratoriais/radiológicos*	
Câncer (exceto baso e espinocelular)	+30	pH arterial < 7,35	+30
Cirrose ou hepatite crônica	+20	Ureia ≥ 60 mg/dL	+20
AVE ou isquemia transitória	+10	Sódio sérico < 130 mEq/L	+20
Insuficiência cardíaca	+10	Glicemia ≥ 250 mg/dL	+10
IRC ou elevação de escórias	+10	Hematócrito < 30%	+10
		SaO_2 < 90% ou PaO_2 < 60 mmHg	+10
		Derrame pleural	+10

* Só realizar exames laboratoriais se > 50 anos, com comorbidades ou alteração do exame físico.
AVE: acidente vascular encefálico; IRC: insuficiência renal crônica; SaO_2: saturação arterial de O_2; PaO_2: pressão parcial arterial de O_2.
Fonte: NEJM 1997, 336:243.

TRATAMENTO

A escolha do antimicrobiano depende da gravidade da pneumonia (Tabela 34.5) e das comorbidades do paciente [NEJM 2014, 370:543] (Tabela 34.4). O pneumococo responde por cerca de 70% dos casos, mas, nos casos graves, aumenta a incidência de *Legionella*, bacilos gram-negativos e *Staphylococcus aureus*.

No paciente para o qual se decide pelo tratamento ambulatorial, o tempo médio para desaparecimento dos sintomas é de 3 dias para a febre e 14 para a tosse. Não é necessária a repetição da radiografia se a evolução clínica é favorável, o paciente é jovem e não tabagista.

TABELA 34.5 Tratamento da pneumonia adquirida na comunidade

ÍNDICE DE GRAVIDADE[a]	SITUAÇÃO CLÍNICA		ANTIBIÓTICO(S)
< 91 pontos	Sem comorbidades[b] e sem uso de antibiótico nos últimos 3 meses[c]		Azitromicina 500 mg VO/EV 1 x/d, por 5 d **ou** claritromicina 500 mg VO/EV 2 x/d, por 5 d ou até tornar-se afebril por 48-72 h **ou** Doxiciclina 100 mg VO 2 x/d, por 7-10 d
	Presença de comorbidades[b] ou uso de antibiótico nos últimos 3 meses		Levofloxacin 750 mg VO/EV 1 x/d, por > 5 d **ou** Moxifloxacin 400 mg VO/EV 1 x/d, por > 5 d **ou** [amoxicilina BD 875 mg VO 2 x/d ou cefuroxime 500 mg VO 2 x/d + azitromicina 500 mg VO/EV 1 x/d por 5 d ou claritromicina 500 mg VO/EV 2 x/d ou doxiciclina 100 mg VO 2 x/d] por > 5 d
≥ 91 pontos	Internação em enfermaria		Ceftriaxona 1-2 g IM/EV 2 x/d ou cefotaxima 1-2 g EV 3 x/d + azitromicina 500 mg VO/EV 1 x/d **ou** Levofloxacin 750 mg VO/EV 1 x/d ou moxifloxacin 400 mg VO/EV 1 x/d, por > 5 d
	Internação em unidade de terapia intensiva	Sem risco de agentes resistentes[d]	Ceftriaxona 1-2 g EV 2 x/d ou cefotaxima 1-2 g EV 3 x/d + azitromicina 500 mg EV 1 x/d
		Com risco de agentes resistentes[d]	[Piperacilina/tazobactam 4,5 g EV 4 x/d ou imipenem 0,5-1 g mg EV 4 x/d ou meropenem 0,5-2 g EV 3 x/d ou cefepime 2 g EV 3 x/d ou ceftazidime 2 g EV 3 x/d] MAIS [Ciprofloxacin 400 mg EV 2 x/d ou levofloxacin 750 mg EV 1 x/d] [Para alérgicos a betalactâmicos, aztreonam 2 g EV 4 x/d + levofloxacin 750 mg EV 1 x/d] COM ou SEM [Vancomicina 15 mg/kg EV 2 x/d ou linezolida 600 mg EV 2 x/d; considerar em usuários de droga, homossexuais masculinos ou doença *influenza-like* recente]

[a] Calculado com base na Tabela 34.4.

[b] Doença pulmonar obstrutiva crônica (DPOC), cirrose, doença renal crônica, câncer, diabetes, insuficiência cardíaca, alcoolismo, asplenia ou imunossupressão.

[c] Uso de fluoroquinolonas deve ser evitado pelo risco de desenvolvimento de resistência e porque pode elevar a incidência de *C. difficile*.

[d] DPOC, bronquiectasia, uso frequente de antibióticos ou de corticosteroides aumenta o risco de agentes resistente.

d: dia(s); EV: endovenoso; h: hora(s); IM: intramuscular; VO: via oral.

Fonte: Baseada em NEJM 2014, 370:543; Tho 2009, 64 (Suppl 3):iii1; AJM 2007, 120:783; CID 2007, 44:S27; CCM 2007, 35:1493.

35 Infecções urinárias

As infecções urinárias (ITU) incluem a pielonefrite, a cistite, a prostatite e a uretrite.

BACTERIÚRIA ASSINTOMÁTICA

Um dos erros mais comuns no pronto-socorro (PS) é o tratamento indiscriminado da leucocitúria e/ou bacteriúria assintomáticas.

Definição de bacteriúria assintomática

Urocultura do jato médio com ≥ 100.000 unidades formadoras de colônia (UFC) de patógenos/mL de urina na ausência de sintomas consistentes com ITU (por consenso, são necessárias duas uroculturas consecutivas com mesma bactéria para mulheres e uma para homens) [CID 2005, 40:643]. Se a urina é coletada por cateter, bastam 100 UFC/mL, em ambos os sexos. Somente 10% desses pacientes desenvolverão sintomas.

Presença de piúria (≥ 10 leucócitos/mm^3 de urina não centrifugada) nem sempre se correlaciona à presença de bacteriúria [NEJM 2000, 343:992] (ver Tabela 35.1).

Prevalência de bacteriúria assintomática

A prevalência de piúria em presença de bacteriúria varia com a população estudada (Tabela 35.1).

TABELA 35.1 Prevalência de piúria em pacientes com bacteriúria assintomática

POPULAÇÃO	BACTERIÚRIA (%)	PIÚRIA ASSOCIADA À BACTERIÚRIA (%)
Mulheres saudáveis adultas	2-5	32
Gestantes	2-11	50
Mulheres diabéticas	7-9	70
Idosos institucionalizados	5-50	90
Pacientes com lesão medular	50%	33-86
SVD de longa permanência	100%	70

SVD: sonda vesical de demora.

Fonte: Int J Antimicrob Agents 2006, 28:S42.

Indicação de tratamento da bacteriúria assintomática

Mesmo se ocorrer piúria ou se o paciente está com sonda vesical de demora [CID 2009, 48:1182], só há indicação de tratamento da bacteriúria assintomática nas situações descritas a seguir:

- Gestantes [AnIM 2008, 149:W20] (tratar por 3 a 7 dias).
- Antes de procedimentos invasivos do trato urinário [JU 2002, 167:571] (tratar por 3 dias).
- Embora um consenso americano recomende tratamento antes de artroplastia com implante de prótese [CID 2005, 40:643], as evidências nessa situação são menos claras [CvCJM 2007, 74:S17].

MANIFESTAÇÕES CLÍNICAS E DIAGNÓSTICO DAS ITU

Dependem da localização da infecção no trato urinário (Tabela 35.2).

TABELA 35.2 Manifestações clínicas e diagnóstico das ITU

<table>
<tr><th></th><th>SINTOMAS</th><th>LABORATÓRIO</th></tr>
<tr><td>Pielonefrite[1]</td><td>Febre, calafrios, náuseas e vômitos
Em 20% dos idosos, os sintomas predominantes são gastrintestinais ou pulmonares; 1/3 não tem febre
Dor lombar em 90%; dor bilateral em 25%
Sintomas de cistite (ver a seguir) em ½ dos casos</td><td rowspan="2">Piúria (≥ 10 leucócitos/mm³) geralmente correlaciona-se à bacteriúria significativa[a]
Cilindros leucocitários (às vezes, na pielonefrite)
Bactérias na urina
Tira reagente positiva para esterase leucocitária (indica piúria) e nitrito (indica bacteriúria) (se 1 desses for positivo, S, 75% e E, 82%; se ambos positivos, S, 35-80% e E, 98-100%)
Urocultura do jato médio ≥ 100.000 UFC/mL (≥ 100 UFC/mL na urina coletada por cateter ou se sintomas típicos)
US ou TC na sepse ou falta de resposta à antibioticoterapia inicial</td></tr>
<tr><td>Cistite[2]</td><td>Os sintomas típicos são disúria, polaciúria, urgência miccional e/ou hematúria (E, > 90% em mulheres sem vaginite)
Estrangúria e dor lombar ou suprapúbica podem também ocorrer</td></tr>
<tr><td rowspan="2">Prostatite[b,3]</td><td>Aguda: envolvimento sistêmico (febre, calafrios, mialgia), dor perineal intensa e sintomas obstrutivos (retardo no início da micção, redução da força do jato, interrupções intermitentes do jato, gotejamento pós-miccional) e sintomas irritativos (descritos em cistite). Palpação suave mostra próstata dolorida, aumentada e empastada</td><td>Piúria (≥ 10 leucócitos/mm³) em 95%
Solicitar urocultura (positiva se ≥ 1.000 UFC/mL)
Elevação do PSA (em 60%)
Massagem prostática é contraindicada
US transretal ou TC na falha de tratamento (abscesso?)
Iniciar o tratamento se o quadro for compatível</td></tr>
<tr><td>Crônica: sintomas mais brandos, com ou sem sintomas prostáticos. Usualmente, associa-se a ITU recorrentes</td><td>Urocultura após massagem prostática com contagem bacteriana 10 vezes maior que na urocultura do jato médio</td></tr>
<tr><td>Uretrite[4]</td><td>Disúria; secreção, prurido e/ou formigamento uretral
Artrite (síndrome de Reiter) com ou sem conjuntivite, úlceras orais, ceratodermia palmoplantar e balanite circinada (em 1% das infecções por clamídia)
Úlceras genitais (herpes simples, sífilis e cancroide)
Linfadenopatia inguinal (cancroide)
Dor perineal (prostatite) ou testicular (orquite)</td><td>Uretrite é diagnosticada se houver secreção uretral ou piúria (≥ 10 leucócitos/mm³) na urina do jato inicial
Gram da secreção com diplococos intracelulares gram-negativos indica gonorreia (S, >95%; E, >99%)
PCR da secreção uretral ou urina do jato inicial para Neisseria, clamídia, micoplasma, ureaplasma e vírus da herpes simples
Pesquisar coinfecção por HIV, sífilis e hepatites B e C</td></tr>
</table>

[a] Na urina do jato médio, ≥ 100.000 UFC/mL; na urina coletada por sondagem, ≥ 100 UFC/mL.

[b] Refere-se a prostatites bacterianas agudas ou crônicas (< 10% das prostatites). Deve ser diferenciada da síndrome da dor pélvica crônica que se caracteriza por dor e dificuldade de micção na ausência de ITU [Deuts Arztebl Int 2009, 106:175].

E: especificidade; ITU: infecção do trato urinário; PCR: reação em cadeia da polimerase; PSA: antígeno prostático específico; TC: tomografia computadorizada; *S*: sensibilidade; UFC: unidades formadoras de colônias bacterianas; US: ultrassonografia.

Fonte: [1] [EMCNA 2011, 29:539; BMC Nephrol 2011, 12:68; Obst Ginec 2005, 106:1085; PC 2003, 30:41]; [2] [EMCNA 2011, 29:539]; [3] [AFP 2010, 82:397; CID 2010, 50:1641; PC 2010, 37:547; PC 2010, 37:547]; [4] [AFP 2010, 81:873].

TRATAMENTO DAS ITU

Os agentes etiológicos mais frequentes e o tratamento empírico das ITU são descritos na Tabela 35.3. Em investigações nacionais, a sensibilidade a sulfametoxazol/trimetoprim das cepas de *E. coli* isoladas de ITU comunitárias variou de 32 (Maceió) a 86% (Curitiba) [RBAC 2009, 41:15; Rev Bras Med Fam Com 2006, 2:84]. Assim, é fundamental conhecer o perfil de sensibilidade a antimicrobianos das bactérias causadoras de ITU da comunidade.

TABELA 35.3 Etiologia e tratamento empírico das ITU

	PATÓGENOS PROVÁVEIS	TRATAMENTO EMPÍRICO RECOMENDADO[a]
Pielonefrite[1]	*Escherichia coli* (60%), *Klebsiella* spp., *Proteus* spp., *Pseudomonas aeruginosa*, *Enterococcus faecalis*, *Staph aureus*, *Staph saprophyticus* Enterobacteriaceae produtora de ESBL	**Tratamento hospitalar (toxemia, comorbidades, idosos):** Ceftriaxona 1 g EV a cada 12 h **ou** ciprofloxacin 400 mg EV a cada 12 h; **ou** levofloxacin 750 mg EV 1 x/d **ou** piperacilina/tazobactam 4,5 g EV a cada 6 a 8 h, por 10-14 d **Sepse grave:** Meropenem 1-2 g EV a cada 8 h, 10-14 d **SVD longa permanência:** Meropenem 1 g EV a cada 8 h, 10-14 d **ou** ceftazidima 2 g EV a cada 12 h, 10-14 d **Tratamento ambulatorial:** Ciprofloxacin 500 mg VO a cada 12 h, levofloxacin 750 mg VO 1 x/d, 7 d **ou** cefuroxima 500 mg VO a cada 12 h, 10 d
Cistite[2]	*Escherichia coli* (60%), *Klebsiella* spp., *Proteus* spp., *Pseudomonas aeruginosa*, *Enterococcus faecalis*, *Staphylococcus aureus*, *Staphylococcus saprophyticus*	Nitrofurantoína 100 mg VO a cada 6 h, 5 d **ou** Fosfomicina 3 g VO, dose única **ou** Norfloxacin 400 mg VO a cada 12 h, 5 d **ou** Ciprofloxacin 500 mg VO a cada 12 h **ou** levofloxacin 500 mg VO 1 x/d, 3 d
Prostatite[b, 3]	*Escherichia coli* em 65-80%; *Pseudomonas aeruginosa*, *Serratia* spp., *Klebsiella* spp. e *Enterobacter aerogens* em 10-15%; estreptococos, enterococos e *Staph aureus*	**Prostatite aguda com estado geral comprometido:** Ceftriaxona 1 g EV a cada 12 h **mais** levofloxacin 750 mg EV 1 x/d (alternativa: ceftazidima 2 g EV a cada 8 h **ou** piperacilina/tazobactam 4,5 g EV a cada 6 ou 8 h ± gentamicina 5 mg/kg IM/EV 1 x/d) **Prostatite aguda com estado geral mantido ou prostatite crônica:** Ciprofloxacin 500 mg VO a cada 12 h **ou** levofloxacin 500 mg VO 1 x/d, 4-6 semanas Azitromicina, 500 mg VO 1 x/d, 4-6 semanas SMZ/TMP 800/160 mg VO a cada 12 h, 4-6 semanas Doxiciclina 100 mg VO a cada 12 h, 4-6 semanas
Uretrite[c, 4]	*Neisseria gonorrhoeae*, *Chlamydia trachomatis*, *Mycoplasma genitalium*, *Ureaplasma parvum* e *U. urealyticum*, vírus da herpes simples (1 e 2), *Trichomonas vaginalis*, *Gardenerella vaginalis*, adenovírus	**Gonocóccica ou homossexual masculino:** ceftriaxona 125 mg IM **ou** cefixime 400 mg VO dose única **ou** levofloxacin 500 mg VO dose única **mais** tratamento descrito abaixo se clamídia não excluída **Não gonocóccica:** azitromicina 1 g VO, dose única (pode ser usado em grávidas) **ou** doxiciclina 100 mg VO a cada 12 h, 7 d, **ou** levofloxacin 500 mg VO 1 x/d, 7 d **Sintomas recorrentes ou persistentes:** tratamento empírico para tricômonas: metronidazol 2 g VO em dose única **mais** azitromicina 1 g VO dose única

[a] Antibioticoterapia deve sempre ser ajustada à urocultura.

[b] Enterococos podem ser tratados com ampicilina EV ou levo VO; *Neisseria gonorrhoeae* ou *Chlamydia trachomatis* com ceftriaxona 250 mg IM + doxiciclina 100 mg VO a cada 12 h **ou** azitro 500 mg VO uma vez/d; Enterobacteriaceae produtoras de ESBL com meropenem.

[c] Necessário o tratamento do parceiro sexual; leucorreia (≥ 10 leucócitos/campo de grande aumento na microscopia do fluido vaginal) associa-se à cervicite por clamídia e gonococo [Obst Gynec 2002, 100:579].

d: dia(s); EV: endovenoso; h: hora(s); IM: intramuscular; SMZ/TMP: sulfametoxazol/trimetoprim; VO: via oral.

Fonte: [1] [JI 2010, 60:114; Drugs 2010, 70:313; CID 2011, 52:561; J Bras Patol Med Lab 2005, 41:383]; [2] [CID 2011, 52:561; RBAC 2010, 42:157; 2010, 42:175 e 2009, 41:15]; [3] [PC 2010, 37:547; Urol Clin N Am 2009, 36:527; CID 2010, 50:1641; PC 2010, 37:547; AFP 2010, 81:873]; [4] [JID 2006, 193:336; http://www.cdc.gov/STD/treatment/2006/urethritis-and-cervicitis.htm].

36 Infecções de pele e tecidos moles: espontâneas ou secundárias (mordedura, cirurgia, etc.)

Os "tecidos moles" incluem as três camadas da pele (epiderme, derme e hipoderme), a fáscia e, mais profundamente, o músculo. Infecções necrosantes dos tecidos moles podem facilmente ser confundidas com celulites comuns, que têm curso geralmente benigno [JACS 2009, 208:279]. Contudo, se as primeiras não forem prontamente identificadas e tratadas, podem evoluir para falência de múltiplos órgãos em menos de 24 horas e matar > 50% dos pacientes.

MANIFESTAÇÕES CLÍNICAS E DIAGNÓSTICO

Impetigo (piodermite) e ectima

Impetigo é a infecção da camada superficial da epiderme, que pode ser primária (a bactéria invade a pele normal) ou secundária (a lesões preexistentes) [Cutis 2010, 85:65]. É transmitida facilmente entre contactantes próximos, aparecendo após 4 a 10 dias e, sem tratamento, resolve-se em 2 a 3 semanas. A incidência é maior nos meses quentes [AFP 2007, 75:859]. Pode induzir glomerulonefrite pós-estreptocócica.

Ectima é uma forma ulcerativa e profunda da lesão.

O diagnóstico de ambos é clínico, mas pode ser confirmado por coloração Gram e cultura. Clinicamente, o impetigo pode manifestar-se sob duas formas: não bolhoso e bolhoso.

Impetigo não bolhoso

É a forma mais comum (70%). A lesão passa pelos estágios de mácula ou pápula eritematosa, que rapidamente se torna uma vesícula. Esta, por sua vez, rompe-se facilmente deixando uma erosão, e seu conteúdo seca produzindo uma crosta característica (grossa, aderente e cor de mel), que pode ser pruriginosa [AFP 2007, 75:859]. Muitas vezes, aparecem outras lesões ao redor da inicial, por autoinoculação. É mais comum nos membros e na face.

Impetigo bolhoso

Menos comum em adulto, o impetigo bolhoso é causado pela toxina esfoliativa produzida por algumas cepas de *S. aureus*. Começa com vesículas superficiais, que rapidamente crescem tornando-se bolhas flácidas, com conteúdo amarelado e não circundadas por eritema. Quando a bolha se rompe, torna-se uma crosta amarelada e exsudativa [AFP 2007, 75:859]. A periferia da bolha rota pode ser circundada por um colarete de pequenas escamas, que é patognomônico. Ocorre mais comumente em áreas intertriginosas.

Furúnculo e carbúnculo

Furúnculo é a infecção profunda do folículo piloso. Após alguns dias, ocorre a formação de um nódulo, que se torna flutuante e insinua-se na superfície da pele como uma pústula. A lesão consiste de um nódulo inflamatório encimado por uma pústula, de onde emerge o pelo, e que pode fistulizar espontaneamente. Quando formado por vários folículos interconectados, a lesão é chamada de carbúnculo, que muitas vezes fistuliza por múltiplos orifícios [AFP 2002, 66:119]. O diagnóstico é clínico.

Erisipela e celulite

Erisipela é a infecção da derme superficial, que se caracteriza por placa cutânea vermelha, quente e dolorosa, com bordos elevados e bem demarcados. A celulite atinge o tecido subcutâneo e, por isso, não exibe clara demarcação da pele afetada, como na erisipela [AJM 2011, 124:1113]. Quando graves, podem associar-se a edema, vesículas, bolhas, necrose e linfangite. Presença de exsudação purulenta pode indicar infecção por *Staphylococcus aureus* multirresistente [COID 2007, 20:118]. Febre ocorre em 26 a 67% dos pacientes [AJM 2011, 124:1113]. Nesses casos, deve-se considerar a possibilidade de infecção necrosante (ver a seguir). Erisipela e celulite são mais comuns nos membros inferiores [AJM 2011, 124:1113].

Obesidade, quebra da integridade cutânea (p. ex., micose intertrigo) e edema são fatores predisponentes [AJM 2011, 124:1113].

A cultura do aspirado da pele inflamada é positiva em somente 5 a 40% dos casos [CID 2005, 41:1373] e a hemocultura, em 4,6 a 7,9%. Mas devem ser tentadas se não houver resposta ao tratamento empírico para *S. aureus* e *S. pyogenes* (Tabela 36.2).

Doença da arranhadura de gato

Arranhadura ou mordida de gato, ou picada de suas pulgas, transmitem o bacilo gram-negativo Bartonella, que induz formação de pápula, seguida por vesícula, no sítio da inoculação (após 3 a 10 dias) e adenopatia regional dolorosa (1 a 2 semanas após inoculação). Pode causar febre de origem indeterminada, hepato e/ou esplenomegalia, manifestações oculares, do sistema nervoso central (SNC) (encefalopatia e meningoencefalite) e musculoesqueléticas (mialgia e artralgia) [AFP 2011, 83:152]. Em imunocomprometidos, o bacilo causa um quadro conhecido como angiomatose bacilar: pápulas de tamanho e número variáveis (mm-cmm; em número de 1 a > 1.000) ou nódulos subcutâneos dolorosos [CID 2005, 41:1373]. O diagnóstico pode ser estabelecido por sorologia ou PCR para Bartonella ou exame histológico de nódulo corado por prata de Wharthin-Starry.

Infecções necrosantes da pele e de tecidos moles (gangrena infecciosa)

Infecções rapidamente progressivas, muitas vezes profundas (fáscia e músculos), com extensa destruição tecidual e alta taxa de mortalidade.

Sinais de alerta

Infecções necrosantes são sugeridas por um ou mais sinais ou sintomas a seguir [CID 2005, 41:1373]:

- Sinais e sintomas de toxicidade sistêmica (febre, leucocitose, delírio, insuficiência renal).
- Dor desproporcional aos achados físicos.
- Bolhas violáceas.
- Necrose ou equimose cutânea.
- Edema tenso que se estende além da margem do eritema.
- Pele se destacando facilmente.
- Anestesia cutânea.
- Rápida progressão, especialmente se já sob uso de antibiótico.
- Gás nos tecidos detectados por palpação ou radiografia.

Fatores de risco

Diabetes, imunossupressão, alcoolismo, varicela, arterite e traumatismo [COID 2007, 20:118]. Mais de 20% dos pacientes não apresentam fatores predisponentes [CID 2007, 44:705]. Os fatores precipitantes são cirurgias, procedimentos minimamente invasivos (artrocentese, acupuntura, etc.), uso de drogas endovenosas, lesões penetrantes (p. ex., picada de insetos e mordida de animais), infecções de tecidos moles, queimaduras e parto.

Variantes clínicas

Existe um grande espectro de entidades clínicas, com diferentes termos para descrevê-las. A diferenciação básica depende de a infecção primária ocorrer no tecido celular subcutâneo, fáscia ou músculo. Contudo, existem poucos achados para distinguir essas entidades e, provavelmente, elas compartilham os mesmos mecanismos fisiopatológicos [CID 2007, 44:705; BMJ 2005, 330:830]. Em geral, quanto mais profundamente localiza-se a infecção, mais tarde a pele acima manifesta alterações. Na fase inicial, pode ocasionalmente haver pouca repercussão na hipoderme e derme, e a pele pode não demonstrar sinais de infecção [COID 2007, 20:118]. Contudo, em 90% das vezes, existe uma celulite suprajacente [CID 2005, 41:1373]. Os sinais de alerta descritos têm sensibilidade de somente 10 a 40%, mas são altamente específicos [CID 2007, 44:705]. Consistência endurecida à palpação do tecido celular subcutâneo é um achado que pode diferenciar uma infecção necrosante da erisipela ou celulite [CID 2005, 41:1373]. As variantes (com base na profundidade da infecção e no agente etiológico) são descritas na Tabela 36.1. A profundidade do sítio primário da infecção relaciona-se com a sua gravidade.

Diagnóstico das infecções necrosantes de tecidos moles

- Clinicocirúrgico: exploração cirúrgica com pequenas incisões sob anestesia local pode estabelecer a presença ou ausência de necrose da fáscia e/ou músculo. Durante a dissecção, que às vezes pode ser feita com os dedos, emerge um exsudato marrom, cujo Gram pode direcionar a antibioticoterapia até o resultado da cultura.

- Laboratorial: leucócitos < 15.400/mm³ e sódio sérico > 134 mEq/L têm valor preditivo negativo de 99% [JACS 2000, 191:227]. Elevação de creatinofosfoquinase sugere miosite [SJTREM 2009, 17:20]. O Gram da secreção coletada durante a dissecção diagnóstica ou terapêutica ou das bolhas cutâneas pode direcionar a antibioticoterapia inicial.
- Imagem: gás nos tecidos demonstrado por radiografia confirma o diagnóstico de infecção necrosante, mas tem baixa sensibilidade [JACS 2009, 208:279]. Ultrassonografia pode mostrar a extensão da lesão. Em um estudo, a tomografia helicoidal de 16 ou 64 secções com contraste endovenoso teve sensibilidade de 100% e especificidade de 81% para o diagnóstico de infecções necrosantes dos tecidos moles [ArS 2010, 145:452]. Ressonância tem sensibilidade de 90 a 100%, mas especificidade de somente 50 a 85% [JACS 2009, 208:279].

TABELA 36.1 Infecções necrosantes da pele e tecidos moles

	VARIANTE CLÍNICA	FATORES PREDISPONENTES	TOXICIDADE SISTÊMICA
Celulite	**Celulite anaeróbica** Clostrídio e outros	Trauma, cirurgia, DM, isquemia tecidual	Ausente ou pequena
	Gangrena sinergística de Meleney Sinergismo de aeróbios e anaeróbios	Pós-operatório, DM e obesidade	Moderada
	Celulite necrosante sinergística Sinergismo de aeróbios e anaeróbios	DM, obesidade ou desnutrição, IAPC, DRC	Significativa
Fasciíte[b]	Tipo I (80%): polimicrobiana (aeróbios e anaeróbios) [CCM 2011, 39:2156]	Imunodepressão, IAPC, DM, DRC, obesidade, alcoolismo, nenhum (20-50%)	Significativa (mortalidade de 25-35%)
	Tipo II (10-15%) Estreptococos do grupo A ± *S. aureus;* pode associar-se a choque tóxico	Trauma fechado ou penetrante, varicela, drogas injetáveis, cirurgia e puerpério	
	Tipo III (<5%) *Vibrio vulnificus* (não universalmente aceito como tipo III)	Lesão cutânea e exposição à água do mar	Muito significativa (mortalidade próxima a 100%)
Miosite	**Miosite gangrenosa ou necrosante** Estreptococos; rara (40 casos publicados)	Trauma fechado, exercício vigoroso, infecção cutânea ou espontânea; DM	Muito significativa (mortalidade de 40-100%)
	Mionecrose clostridial (gangrena gasosa) Clostrídio	Lesão penetrante profunda, esmagamento ou espontânea (p. ex., câncer GI)	Muito significativa (mortalidade de 30-100%)

DM: diabetes melito; DRC: doença renal crônica; GI: gastrintestinal; IAPC: insuficiência arterial periférica crônica.

- Exame anatomopatológico: se os achados macroscópicos à exploração cirúrgica são duvidosos, um exame sob congelação do tecido pode estabelecer o diagnóstico [PgMJ 1999, 75:645 – excelente revisão de infecções necrosantes].

Tratamento das infecções necrosantes

Em todos os casos, o manejo consiste em desbridamento precoce do tecido necrótico (não somente incisão e drenagem) e antibioticoterapia de amplo espectro (ver Tabela 36.2). Imunoglobulina endovenosa e oxigênio hiperbárico não têm eficácia comprovada [Minerva Chir 2010, 65:347].

TRATAMENTO

Os agentes microbiológicos mais frequentes e o tratamento das infecções de tecidos moles são descritos na Tabela 36.2.

SINAIS E SINTOMAS LOCAIS
Início gradual (poucos dias) com dor leve a moderada, eritema e edema; gás nos tecidos (crepitação à palpação, gás na radiografia) e exsudato escuro e malcheiroso. Poucas alterações cutâneas (pode haver áreas de necrose em tecidos superficiais) [IJS 2008, 6:328]
Clínica de celulite que evolui com ulceração central recoberta por escara e necrose. Ela cresce inexoravelmente, se não tratada de imediato [JRSM Short Reports 2011, 2:74]
Dor intensa e desproporcional aos achados cutâneos. Úlceras necróticas com drenagem de pus aquoso e de cheiro nauseante. Pode expandir-se para fáscia e músculo. Enfisema subcutâneo em ¼ dos casos [AS 1972, 175:702 – livre]
Gangrena de Fournier: envolve períneo ou a área genital, geralmente em homens. Secundária a abscessos perirretais, estenose uretral crônica e abscesso em glândula de Bartholin **Angina de Ludwig:** infecção da região submandibular, geralmente de origem odontogênica, que pode estender-se para as fáscias do pescoço e mediastino
Em 70-100%, inicia-se por eritema cutâneo com edema e dor intensa além de suas margens. A dor é desproporcional aos achados locais. Pode-se sentir separação da pele e tecidos profundos. A exploração pode revelar um pus patognomônico com aspecto de "água de lavagem" (estágio I). Em poucas horas, desenvolve-se uma clara demarcação entre a pele afetada e a sã. Aparecem vesículas ou bolhas (estágio II). Então, a dor é substituída por anestesia (lesão de nervos) e a pele torna-se arroxeada e necrótica. Em cerca de 10%, forma-se enfisema cutâneo palpável (estágio III) [JACS 2009, 208:279]
Dor muscular intensa, edema em placa endurecida do músculo afetado, espasmo muscular e impotência funcional. O choque tóxico estreptocócico pode preceder o eritema, o calor e o aparecimento de bolhas e vesículas hemorrágicas sobre o músculo afetado. Diferencia-se de outras miosites pela conspícua ausência de pus [SJTREM 2009, 17:20]
Dor grave, inicialmente sem alterações da pele sobrejacente, mas que em poucas horas torna-se eritematosa ou arroxeada, tensa e recoberta por bolhas de coloração variando de clara a azulada. Enfisema subcutâneo está invariavelmente presente à palpação ou à radiografia [AJEM 2012, 30:253]

TABELA 36.2 Tratamento das infecções de tecidos moles

INFECÇÃO	PATÔGENOS COMUNS
Impetigo e ectima	*Strepto* ß-hemolítico (*pyogenes*) e/ou *Staph aureus*
Furúnculo e carbúnculo	*Staph aureus*
Erisipela e celulite [Coch 2010, (6):CD004299]	*Strepto* ß-hemolítico (usualmente do grupo A); raramente *Staph aureus* (abscesso adjacente ou trauma penetrante)
Infecções necrosantes	Estreptococo, *S. aureus*, *Klebsiella* sp, *Proteus* sp, enterecocos, *A. baumanii*, *E. coli*, *P. aeruginosa*, *Enterobacter* sp, bacteroides, fungos, clostrídio, *Peptostreptococcus*
Mordedura de cães ou gatos	Em média, 5 aeróbios e anaeróbios por ferida: *Pasteurella* sp (mais comum), *S. aureus*, *Bacteroides tectum*, *Fusobacterium*, *Capnocytophaga* e *Porphyromonas* sp
Mordedura humana[h]	Aeróbios (estreptococos em 80%, *S. aureus*, *Eikenella corrodens*) e anaeróbios (Fusobacterium, Peptostreptococcus, Prevotella, Porphyromonas)
Arranhadura de gato	*Bartonella henselae*
Angiomatose bacilar	*B. henselae* ou *Bartonella quintana*
Infecção de sítio cirúrgico	Febre <48 h: *S. pyogenes*, *Staph* ou clostrídio; cirurgia gastrintestinal ou no genital feminino: gram-positivos e negativos facultativos ou anaeróbios; cirurgia limpa: *S. aureus*, incluindo MRSA, e estreptococos; axilar: gram-negativos; perineal: gram-negativos e anaeróbios

[a] CA-MRSA geralmente responde a doxiciclina, clindamicina, SMZ/TMP, fluoroquinolonas com atividade aumentada contra gram-positivos (levofloxacino, gatifloxacino ou moxifloxacino) e rifampicina. MRSA hospitalar requer linezolida (600 mg VO/EV a cada 12 horas) ou vancomicina (1 a 1,5 g EV a cada 12 horas).

[b] Carbapenemas: ertapenem 1 g IM/EV 1 x/dia; imipenem 0,25 a 1 g a cada 6 ou 8 horas; meropenem 0,5 a 2 g a cada 8 h.

[c] Cefalosporinas: cefalexina 0,25 a 1 g VO a cada 6 horas; cefazolina 1 a 1,5 g IM/EV a cada 8 horas; cefuroxime 250 a 500 mg VO a cada 12 horas; ceftriaxona 1 a 2 g IM/EV a cada 12 horas.

[d] Macrolídeos: azitromicina 500 mg VO/EV 1 x/dia; claritromicina 500 mg VO/EV a cada 12 horas; eritromicina 500 mg VO a cada 6 horas.

[e] Penicilinas: amoxacilina/clavulanato 875 mg VO a cada 12 h; ampicilina/sulbactam 1,5 a 3 g IM/EV a cada 6 horas; 1 a 2 g EV a cada 4 horas; oxacilina 1 g IM/EV a cada 4 ou 6 horas; penicilina cristalina 2 a 4 milhões de unidades a cada 4 ou 6 horas; piperacilina/tazobactam 4,5 g a cada 6 ou 8 horas.

TRATAMENTO

Poucas lesões: mupirocin ou ácido fusídico tópicos são tão ou mais efetivos do que antibióticos sistêmicos; aplicar nas lesões 3 x/d

Lesões numerosas ou sem resposta ao tratamento tópico: cefalexina[c], macrolídeos[d], clindamicina[g], amoxicilina/clavulanato[e]

Falta de resposta ao tratamento descrito: considerar CA-MRSA[a]

Presença de flutuação à palpação: incisão e drenagem

Febre ou celulite adjacente: antibióticos VO (cefalexina[c] ou clindamicina[g])

Falta de resposta ao tratamento acima: considerar MRSA[a]

Furunculose de repetição: mupirocin pomada no óstio anterior das narinas, 2 x/d, nos 5 primeiros dias de cada mês; ou clindamicina 150 mg 1 x/d por 3 meses

Opções: cefalexina[c], oxacilina[e], doxiciclina[g], clindamicina[g]

Alergia à penicilina: clindamicina[g], vancomicina[g] ou macrolídeo[d]

Falta de resposta ao tratamento empírico ou celulite purulenta: considerar CA-MRSA[a] ou infecção necrosante

Duração: 5-10 d [ArIM 2004, 164:1669]

Recorrência frequente: penicilina benzatina 1.200.000 UI IM, 1 x/mês

Desbridamento cirúrgico: é fundamental; geralmente repetido a cada 24 h

Agente desconhecido ou infecções polimicrobianas:
ampiciclina/sulbactam[e] ou piperacilina/tazobactam[e] + clindamicina[g] + ciprofloxacin[f] **ou** Carbapenemas[b]

Estreptococo do grupo A: penicilina cristalina[e] + clindamicina[g]

Staph aureus: oxacilina[e] ou cefazolina[c] ou clindamicina[g] ou vancomicina[g]

Clostridum: penicilina cristalina[e] + clindamicina[g]

Tratamento VO:
Amoxicilina/clavulanato[e] ou doxiciclina[g] ou [fluoroquinolona[f] ou SMZ/TMP[g] ou cefuroxime[c] + clindamicina[g] ou metronidazol[g]]

Tratamento EV: ampicilina/sulbactan[e] ou piperacilina/tazobactam[e] ou carbapenema[b]

Alergia leve à penicilina: carbapenema[b]

Alergia grave à penicilina: doxiciclina[g] ou [SMZ/TMP[g] ou levofloxacin[f] + clindamicina[g]]

Grávidas alérgicas à penicilina: azitromicina[d]

Antibioticoprofilaxia deve ser administrada o mais precocemente possível, independentemente do aspecto da ferida

Tratamento VO: amoxicilina/clavulanato[e] ou doxiciclina[g]

Tratamento EV: ampicilina/sulbactan[e] ou carbapenema[b]

Alergia à penicilina: [fluoroquinolona[f] + clindamicina[g]] ou [SMZ/TMP[g] + metronidazol[g]]

Administração de toxoide tetânico, quando indicado

Azitromicina, 500 mg no 1° d, seguida de 250 mg/d por mais 4 d

Eritromicina[d] ou doxiciclina[g] por pelo menos 4 semanas

Abertura e desbridamento da incisão cirúrgica: é o tratamento primário e mais importante

Em pacientes com sinais de toxicidade (temperatura > 38,5°C ou pulso > 100 bpm), associar antibióticos de acordo com o sítio cirúrgico.

Trato intestinal ou genital: ampicilina/sulbactam[e], piperacilina/tazobactam[e] ou carbapenema[b] isoladamente; ou [combinação de fluoroquinolona[f] ou ceftriaxona[c] + metronidazol[g] ou clindamicina[g]]

Tronco ou extremidades (longe da axila ou períneo): oxacilina[e] ou cefalexina[c]

Axila ou períneo: ampicilina/sulbactam[e], piperacilina/tazobactam[e] ou carbapenema[b] isoladamente

[f] Quinolonas: ciprofoxacin 400 mg EV a cada 12 horas; levofloxacin 500 a 750 mg VO/EV 1 x/dia; moxifloxacin 400 mg VO/EV 1 x/dia.

[g] Outros: clindamicina 600 mg EV a cada 6 horas; doxiciclina 100 mg VO a cada 12 horas; metronidazol 500 mg VO/EV a cada 8 horas; SMZ/TMP 800/160 mg VO a cada 12 horas; vancomicina 1 a 1,5 g EV a cada 12 horas.

[h] Mordida humana pode transmitir hepatites B e C ou HIV.

CA-MRSA: *Staph aureus* multirresistente da comunidade; EV: endovenoso; h: hora; d: dia(s); SMZ/TMP: sulfametoxazol/trimetoprim; VO: via oral.

Fonte: Baseada em CID 2011, 52:e18; CCM 2011, 39:2156; IJS 2008, 6:328; CID 2007, 44:705; CID 2005, 41:1373.

Seção VII
Endocrinologia

37 Hipertireoidismo e crise tireotóxica

A avaliação bioquímica da função tireoidiana é recomendada em todo doente que chega ao pronto-socorro (PS) com achados clínicos sugestivos de hipertireoidismo (como fibrilação atrial). A crise tireotóxica é definida por manifestações exuberantes do hipertireoidismo e tem mortalidade de cerca de 30%.

MANIFESTAÇÕES CLÍNICAS (TIREOTOXICOSE) E LABORATORIAIS

Hipertireoidismo não complicado

Manifestações decorrentes da hiperatividade adrenérgica são comuns a todas as causas de hipertireoidismo. Algumas manifestações são peculiares a determinadas causas, sobretudo na doença de Graves (Tabela 37.1). Pacientes idosos apresentam menos sintomas, como taquicardia e tremor [JCEM 2010, 95:2715].

Crise tireotóxica

Fatores precipitantes

Presentes na maioria dos doentes: infecção, cirurgia, uso de contraste iodado ou amiodarona, cetoacidose diabética ou hipoglicemia, acidente vascular encefálico (AVE), embolia pulmonar, insuficiência cardíaca, trauma agudo, estado pós-parto, palpação vigorosa da tireoide [REMD 2003, 4:129].

Manifestações da crise tireotóxica

Sintomas extremos da tireotoxicose (já descrita), sobretudo quatro deles: febre; taquicardia; manifestações neuropsiquiátricas; e manifestações gastrintestinais. Ocorrem vasodilatação e redução da resistência vascular sistêmica. Um escore proposto por Burch e Wartofsky define a crise tireotóxica franca, a crise tireotóxica iminente e a tireotoxicose não complicada (Tabela 37.2).

Achados laboratoriais inespecíficos

Hiperglicemia, hipercalcemia, leucocitose com desvio à esquerda (mesmo na ausência de infecção), redução do colesterol total e HDL, alteração dos testes de função hepática e, raramente, colestase, anemia normocrômica e normocítica [EMCNA 2006, 35:663].

TABELA 37.1 Manifestações do hipertireoidismo

SISTEMA	SINTOMAS	SINAIS
Constitucional	Fatigabilidade fácil; intolerância ao calor; ansiedade; déficit de concentração	Perda de peso (em geral 15%); transpiração excessiva; hiperatividade
Dermatológico	Queda de pelos	Pele quente; pelos finos e quebradiços; hiperpigmentação; onicólise (sinal de Plummer); telangiectasias; mixedema pré-tibial (< 1%)*
Ocular	Diplopia por disfunção da musculatura extrínseca dos olhos*	Exoftalmia (proptose) e injeção conjuntival*
Cardíaco	Palpitações; angina cardíaca por consumo, mesmo em pacientes não coronariopatas; redução da tolerância a exercícios	Taquicardia (90%); hipertensão sistólica; insuficiência cardíaca com débito cardíaco normal ou aumentado; fibrilação ou *flutter* atrial (8-10%); íctus hiperdinâmico
Respiratório	Dispneia em repouso e aos esforços físicos; taquipneia	Crepitações por congestão pulmonar cardiogênica
Gastrintestinal	Hiperdefecação, diarreia; disfagia (compressão pelo bócio)	Ruídos hidroaéreos aumentados; icterícia
Musculoesquelético	Fraqueza muscular proximal (musculatura de ombros e pelve)	Acropatia tireoidiana (dedos hipocráticos; < 1%); atrofia muscular
Neuropsiquiátrico	Ansiedade, nervosismo, inquietação e labilidade emocional; insônia e sonhos vívidos; perda de memória e déficit de atenção; alteração do estado mental	Tremor de repouso; fraqueza muscular proximal; hiper-reflexia; paralisia periódica hipocalêmica
Reprodutivo		
Masculino	Disfunção erétil; redução da libido	Ginecomastia (83%); telangiectasias
Feminino	Irregularidades menstruais; infertilidade	Osteoporose acelerada no climatério

* Manifestações da doença de Graves.
Fonte: Construída com base em Lnc 2012, 379:1155; NEJM 2008, 358:2594; EMCNA 2006, 35:663; ECNA 2005, 23:669; Thy 2001, 21:593.

TABELA 37.2 Critérios diagnósticos de crise tireotóxica

PARÂMETRO		PONTOS
Temperatura oral (°Celsius)	37,3-37,7	5
	37,8-38,3	10
	38,4-38,8	15
	38,9-39,4	20
	39,5-39,9	25
	≥ 40	30
Manifestações neuropsiquiátricas	Ausentes	0
	Mínimas (agitação)	10
	Moderadas (delírio, psicose, letargia extrema)	20
	Graves (convulsão, coma)	30
Disfunção gastrintestinal e hepática	Ausente	0
	Moderada (diarreia, náuseas, vômitos, dor abdominal)	10
	Grave (icterícia inexplicada)	20
Taquicardia (batimentos/minuto)	99-109	5
	110-119	10
	120-129	15
	130-139	20
	≥ 140	25
Insuficiência cardíaca congestiva	Ausente	0
	Mínima (edema de pés)	5
	Moderada (crepitações bibasais)	10
	Grave (edema agudo de pulmão)	15
Fibrilação atrial	Ausente	0
	Presente	10
Evento precipitante	Ausente	0
	Presente	10

Interpretação do escore: ≥ 45, altamente sugestivo de crise tireotóxica; 25-44, sugestivo de crise tireotóxica iminente; < 25, crise tireotóxica improvável.
Fonte: MCNA 1995, 79:169.

DIAGNÓSTICO LABORATORIAL DO HIPERTIREOIDISMO

A avaliação bioquímica da função tireoidiana é recomendada em todo doente que apresente os sintomas descritos ou fibrilação atrial. Dosagem simultânea do hormônio tireoestimulante (tirotropina, TSH), da tiroxina (T4) livre e da tri-iodotironina (T3) é mais acurada, pois permite identificação dos distúrbios tireoidianos de origem central e da tireotoxicose por T3 ou T4 isoladas (ver Tabela 37.3). TSH baixo associado à elevação de T4 livre ou T3 faz o diagnóstico de hipertireoidismo primário. Se o TSH não estiver reduzido, a tireotoxicose pode ser efetivamente excluída (as raras exceções são tumor hipofisário secretor de TSH e síndromes de resistência ao hormônio tireoidiano) [Lnc 2012, 379:1155]. O inverso não é verdadeiro, uma vez que o TSH reduzido pode ter várias outras causas (Tabela 37.3).

TABELA 37.3 Diagnóstico dos distúrbios tireoidianos

TSH	T4 LIVRE	T3	DIAGNÓSTICO	SIGNIFICADO
N	N	N	Eutireoidismo	Função tireoidiana normal
N	Normal (+ T3 ↑) ou ↑	N (+ T4L ↑) ou ↑	Eutireoidismo em hipertireoxinemia	Gravidez, contraceptivo oral, hereditário, tamoxifen, hepatite, clofibrato, porfiria
N	N (+ T3 ↓) ou ↓	N (+ T4L ↓) ou ↓	Eutireoidismo em hipotireoxinemia	Hereditário, androgênios, corticosteroide, sd de Cushing, acromegalia, sd nefrótica, ácido acetilsalicílico, furosemida, fenitoína, carbamazepina
N	↓	N ou ↑	Eutireoidismo em uso de tri--iodotironina	Padrão que pode ocorrer em hipotireóideos tratados com T3
↓	↓ a N	↓ ou N	Eutireoidismo ou hipertireoidismo	Pacientes eutireóideos ou hipertireóideos criticamente enfermos[a]
↑	↓	N ou ↓	Hipotireoidismo primário	Ver Capítulo 38
↑	N	N	Hipotireoidismo subclínico	Ausência de sintomas de hipotireoidismo
↓, N ou pouco↑[b]	↓ ou ↓ a N	↓ ou N	Hipotireoidismo central	Secundário à doença hipotalâmica (terciário) ou hipofisária (secundário)[c]
↓	↑ ou N (+ T3 ↑)	↑ ou N (+ T4L ↑)	Hipertireoidismo primário	↑ Isolado de T3 é comum no Graves, bócio nodular, adenoma autônomo e tratamento com T3; ↑ isolado de T4L sugere doenças concomitantes[d]
↓	N	N	Hipertireoidismo subclínico	Ausência de sintomas de hipertireoidismo
N ou ↑	↑	↑	Hipertireoidismo mediado por TSH	Raro; secundário a adenoma hipofisário secretor de TSH ou resistência ao TSH[e]

[a] Valores muito baixos de TSH (< 0,01 mU/L) sugerem hipertireoidismo.

[b] No hipotireoidismo central, a concentração de TSH pode ser normal ou levemente elevada (até 10 mU/L) devido à reduzida atividade biológica do hormônio [Lnc 2004, 363:793].

[c] O diagnóstico é sugerido por T4 livre baixo e TSH até 10 mU/L, lesões hipotalâmica ou hipofisária à ressonância magnética (RM), amenorreia em mulher pré-menopausada, hormônio foliculestimulante em nível normal ou baixo após a menopausa, níveis de testosterona e hormônio luteinizante baixos em homens, níveis normais de anticorpos antimicrossomais ou antiperoxidase tireoidiana (afasta tireoidite de Hashimoto).

[d] Doenças concomitantes extratireoidianas ou uso de amiodarona que reduzem a conversão do T4 em T3.

[e] Solicitar RM para afastar adenoma hipofisário.

N: normal; sd: síndrome; T4L: tiroxina livre; TSH: hormônio tireoestimulante ou tirotropina; ↑: nível sérico elevado; ↓: nível sérico reduzido.

Fonte: Construída com base em Thy 2011, 21:593; Ross DS: Laboratory assessment of thyroid function, UTD 2013.

CAUSAS DE HIPERTIREOIDISMO

Após a confirmação laboratorial de hipertireoidismo primário (TSH baixo e T4 livre elevado), deve-se realizar teste de captação do iodo radioativo (teste de 24 horas) e cintilografia [AFP 2005, 72:623]. O resultado do teste e as características clínicas do caso permitem identificar a causa do hipertireoidismo (Tabela 37.4). Doença de Graves responde por 50 a 80% dos casos [NEJM 2008, 358:2594]. Na suspeita de hipertireoidismo central (ver Tabela 37.3), solicitar RM da região hipotálamo-hipofisária.

TABELA 37.4 Causas de hipertireoidismo

CONDIÇÃO	SINTOMAS E ACHADOS ASSOCIADOS	PADRÃO DE CAPTAÇÃO EM 24 HORAS DO IODO RADIOATIVO	ESTUDOS ADICIONAIS E CONSIDERAÇÕES
Doença de Graves	Usualmente, sintomas por > 2-3 meses; bócio; oftalmopatia do Graves	Elevada captação; distribuição homogênea simétrica	Elevação da imunoglobulina tireoestimulante e de anticorpo antirreceptor de tireotropina
Tireoidite indolor	Usualmente, sintomas modestos por < 3 meses; pode ocorrer no pós-parto	Baixa captação	Anticorpo contra peroxidase tireoidiana usualmente positivo
Tireoidite subaguda dolorosa	Hipersensibilidade tireoidiana; sintomas modestos de curta duração; muitas vezes ocorre após doença viral	Baixa captação	Anticorpos relacionados à tireoide usualmente negativos
Bócio multinodular tóxico	Início e gravidade variáveis; em regiões suficientes em iodo, comum > 50 anos; em regiões deficientes, em jovens	Captação aumentada com distribuição descontínua	Anticorpos relacionados à tireoide usualmente negativos
Nódulo solitário hiperfuncionante	Variáveis; incidência aumenta com idade; mais comum em mulheres	Aumento focal da captação com supressão no tecido ao redor	Anticorpos relacionados à tireoide usualmente negativos
Hipertireoidismo induzido por iodo	Início rápido dos sintomas (horas a dias) após exposição à carga de iodo (p. ex., contraste radiológico ou amiodarona)	Variável; depende da dose e forma do iodo e de tireoidopatia subjacente	Usualmente existe um bócio multinodular subjacente ou a região é iododeficiente
Ingestão de hormônio tireoidiano	Variável; relacionado à duração da ingestão	Baixa captação	Tiroglobulina sérica usualmente baixa

Fonte: NEJM 2008, 358:2594.

TRATAMENTO

O tratamento agudo inclui medicamentos para bloquear a síntese, a liberação e os efeitos periféricos dos hormônios tireoidianos (Tabela 37.5). Na crise tireotóxica, tionamidas, que inibem a síntese de novo hormônio, devem ser administradas 1 hora antes do iodeto para evitar que estimulem a produção hormonal. Deve-se identificar e tratar os fatores desencadeantes da crise tireotóxica (ver em "Manifestações Clínicas e Laboratoriais").

TABELA 37.5 Tratamento inicial do hipertireoidismo e da crise tireotóxica

MEDICAMENTO	DOSE	RECOMENDAÇÃO
Inibidores da síntese hormonal (tionamidas)[a] (usar 1 dos 2)		
Metimazol (Tapazol®, cp de 5 e 10 mg)	Tireotoxicose não grave: 10-30 mg 1 x/d, VO ou retal[b] Crise tireotóxica: 20 mg a cada 6 h, VO ou retal[b]	Tratamento de 1ª linha Preferido por ter menos efeitos adversos que o propiltiouracil e por ser dose única diária Evitar na gravidez em razão do potencial teratogênico
Propiltiouracil (Propil®, cp de 100 mg)	Tireotoxicose não grave: 100 mg a cada 8 h, VO ou retal[b] Crise tireotóxica: 200-400 mg a cada 6-8 h, VO ou retal[b]	Tratamento de 1ª linha Também reduz conversão de T4 em T3 Pode ser usado na gravidez
Inibidores da liberação do hormônio estocado na tireoide		
Iodo[c] (contraste radiológico: ácido iopanoico)	1 g VO a cada 8 h por 24 h; então, 500 mg VO a cada 12 h	Indicados somente na crise tireotóxica em associação a tionamidas; usar por no máximo 2 semanas Administrar pelo menos 1 h após a tionamida
Carbonato de lítio	300 mg VO a cada 6-8 h, que deve ser ajustada para manter nível sérico de 1 mEq/L	Indicado se as tionamidas ou iodo não podem ser usados na crise tireotóxica devido a efeitos adversos
Bloqueadores beta-adrenérgicos[d] (usar 1 dos 2)		
Atenolol	50-200 mg/d, VO	Usados para reduzir os sintomas de hiperatividade adrenérgica (até aquisição de eutireoidismo) Cautela na insuficiência cardíaca congestiva, pois pode induzir choque cardiogênico [Rsc 2007, 73:485]
Metoprolol	100-200 mg/d, VO 5 mg EV a cada 15 min até 15 mg	
Tratamento suportivo		
Hidrocortisona	100 mg EV a cada 8 h	Indicada para tratar possível insuficiência suprarrenal relativa concomitante, sobretudo se houver hipotensão Também reduz conversão do T4 em T3
Paracetamol	500 mg VO a cada 4-6 h, conforme a necessidade	Evitar salicilato que reduz a ligação do hormônio à proteína elevando seu nível livre
Soro fisiológico e glicose	Soro fisiológico 900 mL + glicose 50% 100 mL EV conforme a necessidade	Repõem as perdas de líquido e repletam os estoques de glicogênio

[a] Efeitos adversos comuns: alteração do paladar, prurido, urticária, febre e artralgia; raros: agranulocitose, hepatotoxicidade e vasculite.
Se as tionamidas forem escolhidas para tratamento crônico (ver Tabela 37.6), reduzir para dose de manutenção que induza eutireoidismo (5 a 15 mg VO uma vez/dia para metimazol e 100 a 200 mg/dia VO para propiltiouracil). Avaliar função tireoidiana a cada 4 semanas: o objetivo é normalizar o T3 e T4 livre, pois o TSH pode permanecer baixo por meses. Podem ser mantidas indefinidamente.

[b] Dissolver os comprimidos e administrar como enemas.

[c] A utilização de iodeto de potássio (50 a 100 mg 3 vezes/dia) em associação a tionamidas reduz rapidamente os níveis de T4, que se aproximam do normal em 4 a 5 dias, mas impede a realização de iodo radioativo por vários meses. Pode ser usado antes da tireoidectomia.

[d] Os agentes cardiosseletivos, como os citados, são preferidos.

cp: comprimido(s); d: dia; EV: endovenoso; h: hora(s); VO: via oral.

Fonte: Construída com base em Thy 2011, 21:593; EMCNA 2006, 35:663; EMCNA 2005, 23:669.

Existem três opções de tratamento: medicamentos antitireoidianos, ablação por iodo radioativo e cirurgia. As taxas de recidiva da doença com essas modalidades são de 53, 15 e 10%, respectivamente [JCEM 2013, 98:3671]. A Tabela 37.6 oferece uma comparação das três opções. Em geral, após aquisição de eutireoidismo com uso de tionamidas, o iodo radioativo é preferido para o tratamento definitivo do hipertireoidismo pelo baixo custo e pela baixa taxa de complicações, mas, na doença de Graves, pode desencadear ou piorar a oftalmopatia. Em pacientes com bócio grande ou obstrutivo, a tireoidectomia parece a escolha óbvia.

TABELA 37.6 Comparação entre os tratamentos que reduzem a síntese de hormônios tireoidianos

	VANTAGENS	DESVANTAGENS	COMENTÁRIOS
Drogas antitireoidianas	Baixo risco de hipotireoidismo permanente Possível remissão do hipertireoidismo autoimune por seu efeito imunodepressor	Tratamento por 1-2 anos tem baixa taxa de cura (40-50%) Efeito adverso dos medicamentos Má aderência ao tratamento	Tratamento de escolha em adolescentes e grávidas (propiltiouracil) Tratamento inicial em casos graves ou preparação para tireoidectomia
Iodo radioativo	Taxa de cura do hipertireoidismo de 80% Melhor custo-efetividade	Induz hipotireoidismo Pode piorar a oftalmopatia do Graves Retardar gravidez por 6-12 meses e não amamentar	O melhor tratamento para nódulos tóxicos e bócio multinodular tóxico Não há evidência de infertilidade, teratogenia ou câncer
Cirurgia	Tratamento rápido e eficaz, sobretudo em grandes bócios e no nódulo tóxico	Complicações potenciais: lesão do nervo laríngeo recorrente e hipoparatireoidismo Induz hipotireoidismo permanente	Pode ser indicada na gravidez se houver efeitos adversos graves de drogas antitireoidianas

Fonte: Lnc 2012, 379:1155; Lnc 2003, 362:459.

38 Hipotireoidismo e coma mixedematoso

O hipotireóideo pode chegar ao pronto-socorro (PS) com sintomas constitucionais inespecíficos ou manifestações neuropsiquiátricas. A doença não reconhecida progride até o coma mixedematoso, uma emergência médica com mortalidade de até 40% [CC 2008, 12:111]. Alguns pacientes assintomáticos têm somente elevação da tirotropina (TSH), o chamado hipotireoidismo subclínico.

MANIFESTAÇÕES CLÍNICAS E LABORATORIAIS

Hipotireoidismo

Manifestações decorrentes do hipometabolismo e do acúmulo intersticial de glicosaminoglicanos

São descritas na Tabela 38.1. O exame físico não pode acuradamente confirmar ou excluir o hipotireoidismo [JPgM 2004, 50:7].

TABELA 38.1 Manifestações clínicas do hipotireoidismo

Gerais	**Intolerância ao frio*** e hipotermia, fadiga, astenia, ganho de peso, palidez, anemia
Dermatológicas	**Pele seca***, áspera e gelada; **alopecia***, pelos grossos, madarose (sinal da rainha Anne); unhas quebradiças; edema não compressível (sem cacifo ou Godet)
Ouvido, nariz e garganta	Rouquidão; macroglossia; edema facial, que torna os sulcos profundos e as pálpebras pronunciadas; bócio
Pulmonares	Dispneia aos esforços; hipoventilação (hipercapnia), apneia de sono; derrame pleural
Cardíacas	Bradicardia; hipertensão diastólica; insuficiência cardíaca congestiva; derrame pericárdico; complexos QRS de baixa voltagem ao eletrocardiograma
Gastrintestinais	Anorexia; **constipação***, íleo paralítico
Geniturinárias	Metrorragia; perda da libido; impotência; infertilidade
Neuromusculares	**Fraqueza muscular proximal***; bradicinesia; fase de relaxamento do reflexo aquileu tardia; síndrome do túnel do carpo; elevação da CPK
Psiquiátricas	Depressão; apatia; perda de memória; alteração da personalidade; retardo psicomotor; pseudodemência; coma

* Sintomas ou sinais com alta especificidade.
CPK: creatinofosfoquinase.
Fonte: Construída com base em AFP 2012, 86:244; SMJ 2004, 97:490.

Manifestações atípicas

Derrames pericárdico e pleural; íleo e pseudo-obstrução intestinal; psicose, ataxia e convulsão [Lnc 2004, 363:793].

Manifestações de hipotireoidismo central

Esses pacientes comumente apresentam manifestações clínicas e alterações laboratoriais de deficiência ou excesso de outros hormônios hipofisários (Tabela 38.2).

TABELA 38.2 Manifestações comuns no hipotireoidismo central

HORMÔNIO	DEFICIÊNCIA	EXCESSO
Corticotropina	Lassidão, fraqueza, anorexia, mialgia e hipoglicemia (insuficiência suprarrenal)	Rosto redondo e obesidade central; estrias, hirsutismo e acne; virilização e aumento da libido (síndrome de Cushing)
Gonadotropina (FSH e LH)	Amenorreia, atrofia/ressecamento vaginal e redução do estradiol em mulheres; fogachos, redução da libido e fadiga em ambos os sexos; redução da testosterona em homens (hipogonadismo)	Amenorreia, crescimento exagerado das mamas, hiperplasia endometrial, ovários policísticos, dor pélvica, elevação marcada dos níveis de estradiol em mulheres; elevação dos níveis de testosterona em homens
Hormônio do crescimento	Redução da massa muscular e aumento da gordura corporal; aumento do LDL, osteoporose e redução da sensação de bem-estar	Proeminência dos ossos frontais, macrognatia, aumento do espaço entre os dentes; aumento do volume das mãos e pés; diabetes melito
Hormônio antidiurético	Poliúria com ou sem hipernatremia (diabetes insípido)	Hiponatremia (síndrome de secreção inapropriada do hormônio antidiurético)

Fonte: Construída com base em AFP 2013, 88:319; Minerva Endocrinol 2004, 29:241.

Coma mixedematoso

Manifestação grave do hipotireoidismo que pode ser desencadeada por infecção, exposição ao frio, uso inadvertido de hipnóticos e opioides. O diagnóstico deve ser considerado em qualquer paciente com sensório rebaixado e pelo menos uma manifestação da tríade: hipotermia, hiponatremia e hipercapnia. Outras manifestações que podem estar presentes são hipotensão, bradicardia e hipoglicemia [JICM 2007, 22:224]. Muitos pacientes não se apresentam comatosos, mas têm sinais de depressão do sistema nervoso central (SNC), como redução da cognição, letargia e sonolência [JICM 2007, 22:224].

Achados laboratoriais

Hiponatremia, hipercapnia, hipóxia, anemia normocrômica e normocítica, elevação da creatinofosfoquinase (CPK), hiperuricemia, hiperprolactinemia, hiperlipidemia e complexos de baixa voltagem à eletrocardiografia [AFP 2012, 86:244].

DIAGNÓSTICO LABORATORIAL

A avaliação bioquímica da função tireoidiana é recomendada em todo doente que apresente os sintomas ou as alterações laboratoriais citados. A dosagem simultânea do hormônio tireoestimulante (TSH) e da tiroxina (T4) livre é mais acurada, pois permite a identificação dos distúrbios tireoidianos de origem central (Tabela 38.3).

Se o quadro for compatível com coma mixedematoso, antes de administrar corticosteroide, dosar também cortisol, preferentemente antes e após administração de ACTH para afastar insuficiência suprarrenal (ver Capítulo 39).

Em pacientes hipotireóideos, doenças críticas ou uso de corticosteroide ou de vasopressores (como dopamina) podem suprimir o TSH produzindo sua normalização enquanto os níveis de T4 mantêm-se baixos [JICM 2007, 22:224].

TABELA 38.3 Diagnóstico dos distúrbios tireoidianos

TSH	T4 LIVRE	DIAGNÓSTICO
↑	↓	Hipotireoidismo primário
↑	Normal	Hipotireoidismo subclínico
↓, normal ou levemente ↑ [a]	↓	Hipotireoidismo central[b]
↓	↑ ou normal	Hipertireoidismo primário
↓	Normal	Hipertireoidismo subclínico
Normal ou ↑	↑	Hipertireoidismo mediado por TSH

[a] No hipotireoidismo central, a concentração de TSH pode ser normal ou levemente elevada (até 10 mU/L) devido à reduzida atividade biológica do hormônio [Lnc 2004, 363:793].

[b] O diagnóstico do hipotireoidismo hipotalâmico/terciário ou hipofisário/secundário é sugerido por T4 livre baixo e TSH até 10 mU/L, lesões hipotalâmica ou hipofisária à ressonância, amenorreia em mulher pré-menopausada, hormônio foliculestimulante em nível normal ou baixo após a menopausa, níveis de testosterona e hormônio luteinizante baixos em homens, e níveis normais de anticorpos antimicrossomais ou antiperoxidase tireoidiana (afasta tireoidite de Hashimoto).

TSH: hormônio tireoestimulante ou tireotropina; T4: tiroxina; ↑: nível sérico elevado; ↓: nível sérico reduzido.

Fonte: Construída com base em AFP 2012, 86:244 e Capítulo 37.

CAUSAS DE HIPOTIREOIDISMO

O hipotireoidismo quase sempre decorre de doença da própria tireoide (hipotireoidismo primário) (Tabela 38.4). Ele raramente tem origem central: doenças do hipotálamo (secreta o hormônio liberador de tireotropina) ou da hipófise (secreta a tireotropina – TSH –, que induz liberação da tiroxina – T4 – e da tri-iodotironina –T3 – pela tireoide) (Tabela 38.3).

A principal causa de hipotireoidismo primário é a tireoidite autoimune crônica (Hashimoto). A maioria desses doentes (> 90%) tem autoanticorpos antiperoxidase (microssomal) ou antitireoglobulina [Lnc 2004, 363:793]. Esses anticorpos devem ser dosados no hipotireoidismo subclínico, pois, quando em altos níveis, predizem a progressão para a doença franca [SMJ J 2004, 97:490]. A doença deve ser atribuída a tireoidite autoimune crônica de Hashimoto em pacientes com hipotireoidismo franco e sem história de irradiação do pescoço, terapia com iodo radioativo, cirurgia da tireoide, estado pós-parto ou medicamentos que induzem disfunção tireoidiana (Tabela 38.4) [Lnc 2004, 363:793].

TABELA 38.4 Causas de hipotireoidismo

HIPOTIREOIDISMO PRIMÁRIO	HIPOTIREOIDISMO CENTRAL
Tireoidite de Hashimoto, pós-doença de Graves ou pós-parto	Tumores e cistos hipotalâmicos ou hipofisários
Tireoidite viral aguda ou subaguda	Cirurgia hipotalâmica ou hipofisária
Destruição da glândula por irradiação do pescoço, cirurgia, iodo radioativo ou doença infiltrativa	Irradiação para malignidade hipofisária, do SNC ou nasofaríngea
Propiltiouracil, metimazol, lítio, amiodarona, iodetos ou deficiência de iodo	Hipofisite linfocítica, hemocromatose, sarcoidose, histiocitose de células de Langerhans
Deficiência enzimática, resistência ao TSH, cretinismo endêmico	Infarto (síndrome de Sheehan) ou apoplexia hipofisária; trauma ou fratura da base do crânio com lesão hipotalâmica
Idiopática	Mutação pit-1; tuberculose meníngea

SNC: sistema nervoso central; TSH: hormônio tireoestimulante.

Fonte: Baseada em SMJ 2004, 97:490; EMCNA 1992, 21:903.

TRATAMENTO

A dose e o tipo de hormônio diferem no tratamento do hipotireoidismo franco e no coma mixedematoso (Tabela 38.5). Na suspeita clínica deste, coletar amostra de sangue para dosagem de T4 livre, TSH e cortisol e iniciar tratamento mesmo antes da confirmação laboratorial. Pacientes com hipotireoidismo subclínico devem ser monitorados para flagrar progressão à doença franca. Estudos controlados não mostram melhor evolução se estes doentes são tratados com levotiroxina [AFP 2008, 77:953].

TABELA 38.5 Tratamento do hipotireoidismo e do coma mixedematoso

DISTÚRBIO	TRATAMENTO	CONSIDERAÇÕES
Hipotireoidismo [AFP 2012, 86:244]	**Jovens sem cardiopatia:** T4 (tiroxina) iniciado na dose de 1,6 μg/kg/d, VO, em jejum, idealmente 1 h antes do café da manhã	Ajustar dose a cada 6 semanas visando normalização do TSH (nível entre 0,5-5 mU/L)[a]
	Idosos ou cardiopatas: T4 (tiroxina) inicialmente na dose de 25-50 μg, VO, em jejum, idealmente 1 h antes do café da manhã	
Coma mixedematoso [MCNA 2012, 96:385; JICM 2007, 22:224]	Levotiroxina 200-300 μg EV de ataque seguido de 50-100 μg/d EV (com ou sem tri-iodotironina 10 μg EV a cada 8-12 h)[b]	Após estabilidade clínica, substituir para tiroxina oral na dose de 1,6 μg/kg/d
	Hidrocortisona 100 mg EV a cada 8 h	Manter até a exclusão de insuficiência suprarrenal
	Hipotermia: reaquecimento ativo (cobertas)	Evitar reaquecimento passivo
	Hiponatremia: geralmente reverte com o uso de T4 e T3; ressuscitação parcimoniosa com soro fisiológico	NaCl a 3%, se Na^+ sérico $<$ 110 mEq/L
	Fatores precipitantes: identificar e tratar infecção, AVE, hipotermia, hemorragia, hipoglicemia; suspender diuréticos e sedativos	Considerar antibioticoterapia empírica até o resultado das culturas

[a] Se os sintomas de hipotireoidismo persistirem e o nível do TSH estiver próximo do limite superior da normalidade, aumentar dose do T4; uma vez que a dose esteja ajustada, o controle laboratorial do TSH pode ser feito anualmente.

[b] A via EV é preferida, mas, na sua ausência, administrar o hormônio pela via enteral (VO ou sonda nasogástrica) em dose equivalente a EV (EV $\times$ 1,33).

O limite inferior da dose deve ser administrado em idosos ou pacientes com baixo peso corporal.

AVE: acidente vascular encefálico; d: dia; EV: endovenoso; h: hora; T3: tri-iodotironina; T4: tiroxina; TSH: hormônio tireoestimulante.

39 Insuficiência suprarrenal aguda e crônica

Insuficiência suprarrenal crônica não reconhecida pode evoluir para um quadro agudo potencialmente fatal, a crise suprarrenal. O diagnóstico da insuficiência suprarrenal crônica compensada é muitas vezes retardado em até 5 anos devido à inespecificidade dos sintomas [AJMS 2010, 339:525].

MANIFESTAÇÕES CLÍNICAS

Insuficiência suprarrenal crônica compensada

Dependendo da origem da insuficiência suprarrenal (na própria suprarrenal ou hipotálamo-hipofisária), suas manifestações podem decorrer da deficiência de cortisol e aldosterona, do excesso de hormônio adrenocorticotrópico (ACTH) e/ou do hipo-hipofisarismo.

Insuficiência suprarrenal crônica primária (doença de Addison)

Decorre da destruição do córtex suprarrenal, o que compromete a secreção de cortisol e, geralmente, também da aldosterona. Em resposta à redução do cortisol, os níveis de ACTH elevam-se. As manifestações são descritas na Tabela 39.1.

Insuficiência suprarrenal crônica secundária e terciária

Caracterizam-se por ACTH baixo e decorrem de doença hipofisária (secundária), hipotalâmica ou da supressão do eixo hipotálamo-hipofisário-suprarrenal por esteroides (terciária) (Tabela 39.2). A secreção suprarrenal de aldosterona é controlada pelo sistema renina-angiotensina. Por isso, as manifestações são semelhantes às descritas para a doença primária (Tabela 39.1), mas sem aquelas decorrentes da deficiência de aldosterona. Assim, na doença secundária ou terciária **não ocorre** hiperpigmentação (o ACTH não é elevado) nem hipercalemia (a secreção mineralocorticosteroide é normal), mas pode haver hiponatremia por secreção inapropriada do hormônio antidiurético induzida pela deficiência de cortisol [Lnc 2003, 361:1881]. Na doença causada por tumor, podem ocorrer outros sintomas de hipo-hipofisarismo, como redução da libido em homens (deficiência de gonadotropina), sintomas de hipotireoidismo (deficiência de hormônio tireoestimulante), redução da massa muscular (deficiência de hormônio do crescimento) e/ou cefaleia e alteração do campo visual pela compressão tumoral.

TABELA 39.1 Manifestações clínicas e laboratoriais da insuficiência suprarrenal crônica primária (doença de Addison)

PRINCIPAL FISIOPATOGENIA	SINTOMAS	SINAIS
Deficiência de cortisol	Fraqueza e fadiga (99%)	Perda de peso (97%)
	Dor em abdome ou flancos (34%)	Febre inexplicável
	Anorexia (100%)	Déficit de memória e psicose
	Náuseas (86%) e vômitos (75%)	Hipoglicemia de jejum (mesmo no diabetes)
	Constipação (33%) ou diarreia (16%)	Hipercalcemia (6%); calcificação da cartilagem da orelha em homens (5%)
	Apatia e depressão	Anemia (40%), eosinofilia (17%)
	Mialgia ou artralgia (6-13%)	Elevação do TSH[a]
Deficiência de aldosterona	Tontura postural (12%)	Hipotensão (sistólica <100 mmHg) (88-94%)
	Desejo compulsivo de ingerir sal (15%)	Hiponatremia (90%), hipercalemia (65%), acidose hiperclorêmica e azotemia (55%)
Excesso de ACTH	"Bronzeamento" na ausência de exposição solar	Hiperpigmentação (94%)[b]
		Vitiligo (10-20%)
Deficiência de DHEA (mulher)	Amenorreia e redução da libido	Alopecia axilar e pubiana
	Prurido cutâneo	Pele seca

[a] O TSH retorna ao normal após reposição de corticosteroide.

[b] Coloração marrom generalizada, mais intensa em áreas expostas à luz (face, pescoço e dorso das mãos), zonas de atrito (cotovelos, joelhos, ombros) e pregas da palma da mão; máculas hiperpigmentadas na mucosa da boca e da gengiva [Clin Dermatol 2006, 24:276].

ACTH: hormônio adrenocoticotrópico; DHEA: di-hidroepiandrosterona; TSH: hormônio tireoestimulante.

Fonte: Baseada em AuFP 2010, 39:834; Lnc 2003, 361:1881.

Insuficiência suprarrenal aguda (crise suprarrenal)

Fatores precipitantes

A insuficiência suprarrenal crônica primária e, menos comumente, a secundária e terciária, não reconhecida ou previamente controlada por corticoterapia, pode descompensar em virtude de infecção (sobretudo gastrintestinal), cirurgia, atividade física extenuante, estresse emocional, interrupção ou uso inadequado de corticosteroide [REMD 2003, 4:143]. A crise desenvolve-se menos comumente na ausência de evento agudo estressante ou decorre de infarto ou hemorragia hipofisária [JICM 2008, 23:75] ou suprarrenal bilateral por trauma ou uso de anticoagulante [AS 2008, 74:262].

Manifestações da crise suprarrenal

A principal manifestação é o choque, mas o diagnóstico deve ser considerado em qualquer doente que apresente um ou mais dos seguintes: alteração da consciência (confusão, desorientação, coma); crise convulsiva; colapso circulatório; hipoglicemia inexplicada; hiponatremia; hipercalemia ou febre inexplicada [AuFP 2010, 39:834]. Pode ocorrer dor abdominal aguda piorada pela palpação, que, com a febre, sugere erroneamente abdome agudo [Lnc 2003, 361:1881]. As manifestações descritas na Tabela 39.1 comumente são simultâneas a esses sintomas.

DIAGNÓSTICO LABORATORIAL DA INSUFICIÊNCIA SUPRARRENAL

Descrito na Tabela 39.2. Na suspeita, coletar amostra de sangue para determinação de cortisol, ACTH, renina e aldosterona e iniciar o tratamento com soro fisiológico e dexametasona, que não é medida no radioimunoensaio do cortisol. Cortisol sérico pela manhã > 13 μg/dL confiavelmente afasta insuficiência suprarrenal [JFP 2009, 58:281a]. O teste da cortrosina (Tabela 39.2) deve ser realizado o mais brevemente possível, antes que a dexametasona comece a suprimir o eixo hipotálamo-hipofisário-suprarrenal, em virtualmente todo doente com suspeita de insuficiência suprarrenal primária ou secundária/terciária.

Enquanto a secreção de cortisol pela manhã cedo é reduzida tanto na insuficiência suprarrenal primária quanto na secundária/terciária, o ACTH é elevado na primeira e normal ou baixo na segunda. Na doença primária, a suprarrenal doente é incapaz de secretar cortisol, mesmo quando estimulada com administração exógena de ACTH. Na secundária ou terciária, a deficiência crônica de ACTH torna a suprarrenal atrófica e, geralmente, também não há resposta ao teste após algumas semanas [JCEM 2006, 91:43]. Nesse último caso, o teste de tolerância à insulina é mais confiável (ver Tabela 39.2).

TABELA 39.2 Diagnóstico da insuficiência suprarrenal

TESTE (RESULTADO NORMAL)	DIAGNÓSTICO DEFINITIVO	
	INSUFICIÊNCIA SUPRARRENAL PRIMÁRIA	INSUFICIÊNCIA SUPRARRENAL SECUNDÁRIA OU TERCIÁRIA
Cortisol sérico entre 7-9 h (165-680 nmol/L)	< 165 nmol/L (6 μg/dL)[a] e	< 100 nmol/L[b] e
ACTH plasmático entre 7-9 h (1,1-11 pmol/L)	> 22 pmol/L	< 11 pmol/L
Teste da cortrosina: dosar cortisol sérico com 0, 30 e 60 min após 250 μg de 1,24-ACTH, IM ou EV (pico > 500 nmol/L)[c]	Pico < 500 nmol/L (18 μg/dL)	Pico < 500 nmol/L[d] na maioria dos doentes
Teste de tolerância à insulina: dosar glicose e cortisol séricos com 0,15, 30, 45, 60 e 90 min após 0,1-0,15 UI/kg de insulina EV (pico >500 nmol/L)[e]	Não necessário	Pico < 500-550 nmol/L (18-20 μg/dL)
Aldosterona plasmática	Reduzida	Usualmente normal
Concentração ou atividade plasmática da renina	Elevada	Usualmente normal

[a] Insuficiência suprarrenal primária não é excluída se cortisol entre 165 e 300 nmol/L, mas é usualmente excluída se >500 nmol/L.
[b] Insuficiência suprarrenal secundária/terciária não é excluída se cortisol entre 100 e 500 nmol/L, mas é excluída se >500 nmol/L.
[c] Deve ser realizado em virtualmente todo doente em que o diagnóstico de insuficiência suprarrenal é considerado.
[d] Insuficiência suprarrenal secundária não é excluída se o teste for normal [AnIM 2003, 139:194].
[e] Teste-padrão para diagnóstico de insuficiência suprarrenal secundária. Só é válido se ocorrer hipoglicemia sintomática (glicemia < 40 mg/dL). Contraindicado se houver história de convulsão, doença cardiovascular ou cerebrovascular.
EV: endovenoso; h: hora; IM: intramuscular; min: minutos.
Fonte: Baseada em EndP 2010, 16:64; Lnc 2003, 361:1881.

CAUSAS E DIAGNÓSTICO ETIOLÓGICO DA INSUFICIÊNCIA SUPRARRENAL

Causas de insuficiência suprarrenal

Interrupção do uso crônico de corticosteroide, que suprime o eixo hipotálamo-hipofisário--suprarrenal, é a principal causa de insuficiência suprarrenal crônica. Contudo, raramente esses pacientes evoluem com crise suprarrenal. Se **não** houver história de uso prévio de corticosteroide, a causa provável é suprarrenalite autoimune (Tabela 39.3).

Identificação da causa da insuficiência suprarrenal

Na suspeita laboratorial de insuficiência suprarrenal primária, deve-se realizar tomografia de abdome, que pode sugerir a causa da insuficiência suprarrenal (p. ex., infecção, hemorragia ou tumor) [JCEM 2009, 94:1059]. Se a glândula estiver alterada, aspiração por agulha fina pode fornecer o diagnóstico. A tomografia raramente é normal na suprarrenalite tuberculosa [EJR 2007, 62:126]. Em geral, existe doença ativa concomitante em outros órgãos. Suprarrenalite autoimune é a causa provável na ausência de: uso prévio de corticosteroide, alterações tomográficas ou indícios de tuberculose, sobretudo se houver indícios de outras doenças autoimunes, como diabetes, hipotireoidismo, hipoparatireoidismo (hipocalcemia) ou hipogonadismo (redução do FSH e LH em mulheres e testosterona em homens). Presença de anticorpos contra a 21-hidroxilase sugere fortemente essa hipótese [JCEM 2004, 89:1598].

Na suspeita de doença secundária ou terciária, tomografia ou ressonância hipofisária são fundamentais para excluir tumores e outras lesões.

TABELA 39.3 Causas de insuficiência suprarrenal

	CAUSA	OUTROS ACHADOS CLÍNICOS OU CONSIDERAÇÕES RELEVANTES
Insuficiência suprarrenal primária	Suprarrenalite autoimune (80-90% dos casos primários em países desenvolvidos)	40% tem doença suprarrenal isolada e em 60% é parte da síndrome poliendócrina autoimune (tipo 1: hipoparatireoidismo, candidíase mucocutânea crônica[a] e, muitas vezes, hipogonadismo primário; tipo 2: tireoidite e outras doenças autoimunes[b])
	Suprarrenalite infecciosa (a tuberculosa representa 7-20% dos casos primários)	Suprarrenalite ocorre em 5% dos pacientes com tuberculose ativa; suprarrenalite por fungos ou citomegalovírus geralmente ocorre em imunodeficientes (como na Aids)
	Infiltração suprarrenal bilateral (comum)	Metástases, linfoma primário, sarcoidose, amiloidose, hemocromatose
	Adrenomieloneuropatia ligada ao X (mutação no gene *ABCD1*)	Comprometimento neurológico por desmielinização da espinha e nervos periféricos
	Hemorragia suprarrenal bilateral	Uso de anticoagulante oral ou heparina, sepse, meningococcemia (síndrome de Waterhouse-Friderichsen), síndrome antifosfolipídica primária, doença tromboembólica, trauma
	Medicamentos que inibem a biossíntese ou aceleram o metabolismo do cortisol	Etomidato, cetoconazol, fenitoína, barbituratos e rifampicina podem causar insuficiência em pacientes com reserva suprarrenal ou hipofisária limitada
Insuficiência suprarrenal secundária e terciária	Excesso prévio de glicocorticosteroide (causa mais comum)	Interrupção de corticosteroide após uso prolongado (incluindo inalatório e transdérmico); tratamento da hipersecreção endógena (doença de Cushing)
	Tumor da região hipotalâmico--hipofisária	Usualmente sintomas de pan-hipo-hipofisarismo, cefaleia, alteração do campo visual
	Hipofisite linfocítica autoimune	Afeta principalmente mulheres durante ou logo após a gravidez (80%); pode cursar com hipo-hipofisarismo; pode ser parte da síndrome poliendócrina autoimune (tireoidite e outras doenças autoimunes)
	Deficiência isolada de ACTH (raro)	Provável etiologia autoimune; alguns pacientes podem ter hipotiroxinemia e hiperprolactinemia, que se resolvem com reposição de corticosteroide
	Síndrome de Sheehan (apoplexia hipofisária)	Geralmente por sangramento excessivo no parto; início geralmente abrupto com cefaleia, perda visual, náuseas e vômitos
	Infiltração ou granuloma hipofisário	Tuberculose, actinomicose, sarcoidose, histiocitose X, granulomatose de Wegener
	Traumatismo craniano	Deficiência de ACTH em 8% desses doentes [Ns 2008, 62:1080]
	Irradiação hipofisária	Para tratamento de leucemia ou tumores hipofisários
	Mutações genéticas	Raras

[a] Quase sempre na orofaringe, mas pode ser somente periungueal.

[b] Um ou mais dos seguintes: hipogonadismo primário, diabetes tipo 1, vitiligo, gastrite crônica atrófica, doença celíaca, miastenia grave, púrpura trombocitopênica, síndrome de Sjögren, artrite reumatoide e síndrome antifosfolipídica primária.

Fonte: Lnc 2003, 361:1881.

TRATAMENTO DA INSUFICIÊNCIA SUPRARRENAL CRÔNICA E DA CRISE SUPRARRENAL

O tratamento dos pacientes com provável insuficiência suprarrenal aguda (crise suprarrenal) não deve ser adiado para a realização de testes diagnósticos (Tabela 39.4).

TABELA 39.4 Tratamento da insuficiência suprarrenal

	CONDUTA	INDICAÇÃO E DOSE	MONITORAÇÃO
Insuficiência suprarrenal aguda	Ressuscitação volêmica	SF 0,9% ou, se hipoglicemia, SG 5% em SF (1.000 mL de SG + 40 mL de NaCl 20%), cerca de 3 L/24 h. Manter por 48-72 h	Diurese, pressão arterial, frequência cardíaca, etc.
	Reposição de glicocorticosteroide	Hidrocortisona 100 mg EV a cada 6-8 h nas 1as 24 h. A dose pode ser reduzida em 50% por dia até 20-30 mg/d Se não houver história prévia de insuficiência suprarrenal crônica, administrar dexametasona 4 mg EV, 1 x/d (não interfere no ensaio do cortisol)[a] e manter a infusão de SF[b]	Sintomas clínicos, pressão arterial, sódio, potássio e glicemia. Se K^+ sérico > 6 mEq/L, preferir hidrocortisona à dexametasona
	Reposição de mineralocorticosteroide	Indicada somente na insuficiência suprarrenal primária: fludrocortisona 0,1 mg 1 x/d, cedo, quando dose de hidrocortisona < 50 mg/d e o uso de SF for interrompido	Não é necessário monitoração na fase aguda
	Identificação do fator precipitante	Infecção, hemorragia hipofisária ou suprarrenal, interrupção do uso crônico de corticosteroide, estresse emocional ou físico, cirurgia	Radiografia de tórax, urinálise, TC da hipófise e suprarrenal
Insuficiência suprarrenal crônica	Reposição de glicocorticosteroide	Hidrocortisona 10 mg (até 20 mg) cedo e 5 mg (até 10 mg) no início da tarde **ou** Prednisona 5 mg (2,5-7,5 mg) antes de dormir **ou** Dexametasona 0,5 mg (0,25-0,75 mg) antes de dormir	Ajuste da dose é guiado pela clínica; mas na doença primária, ACTH entre 7-9 h abaixo do normal indica dose excessiva[c]
	Reposição de mineralocorticosteroide	Raramente necessária na insuficiência suprarrenal secundária ou terciária, mas requerida na grande maioria dos doentes com insuficiência suprarrenal primária Fludrocortisona 0,1 mg (0,05-0,2 mg) 1 x/d, cedo. Edema, hipertensão e hipocalemia sugerem dose excessiva	Dose suficiente para normalizar o Na^+ e K^+ séricos e reduzir a atividade plasmática da renina matinal até o limite superior da normalidade[d]
	Reposição de androgênio	Recomendada em mulheres com insuficiência suprarrenal (primária ou não) com depressão do humor ou do senso de bem-estar Di-hidroepiandrosterona (DHEA) 25-50 mg 1 x/d, pela manhã	Suspender se após 6 meses de tratamento não houver melhora do humor e bem-estar
	Reposição adicional de glicocorticosteroide	Doença leve: triplicar a dose de manutenção do corticosteroide por 3 dias (regra 3 × 3) Em cirurgias pequenas, 25 mg EV no dia da cirurgia; nas de porte médio, 25 mg EV a cada 8-12 h no dia da cirurgia e 1° pós-operatório; nas grandes, 50 mg a cada 8-12 h	Sinais clínicos de insuficiência suprarrenal (Tabela 39.1), sódio e potássio séricos Procurar auxílio médico se doença persiste após 3 d

[a] Após estabilização do quadro, o diagnóstico da insuficiência suprarrenal deve ser confirmado com dosagem do cortisol sérico depois de administração de ACTH (Tabela 39.2) e, então, sua causa determinada.
[b] Dexametasona não retém sal efetivamente.
[c] Na insuficiência suprarrenal secundária, o ACTH pela manhã será sempre baixo.
[d] Valor normal da atividade plasmática da renina: 1 a 4 ng/mL por hora ou 0,8 a 3,0 nmol/L por hora.
d: dia; EV: endovenoso; h: hora; SF: soro fisiológico; SG: soro glicosado; TC: tomografia computadorizada.
Fonte: Construída com base em JCEM 2009, 94:1059; CE 2005, 63:483; Lnc 2003, 361:1881; JAMA 2002, 287:236.

40 Cetoacidose diabética e estado hiperglicêmico hiperosmolar

A cetoacidose diabética e o estado hiperglicêmico hiperosmolar são as mais graves complicações agudas do diabetes. Elas se manifestam como graves hiperglicemia e desidratação, com mortalidade < 5% na primeira e cerca de 15% na segunda [DC 2006, 29:2739].

FISIOPATOGENIA

A deficiência de insulina aumenta os níveis de hormônios contrarreguladores (como o glucagon), o que piora ainda mais a hiperglicemia e, na deficiência absoluta de insulina, induz lipólise. Esta última leva à produção de ácidos graxos livres, que serão convertidos (no fígado) em corpos cetônicos, potentes ácidos orgânicos [DC 2001, 24:131]. A hiperglicemia e a cetonemia causam diurese osmótica com desidratação (déficit de água de 100 a 200 mL/kg) e perda de eletrólitos, sobretudo potássio, sódio e magnésio [DC 2009, 32:1335].

DIAGNÓSTICO

Quadro clínico

Os sintomas da cetoacidose diabética usualmente desenvolvem-se em menos de 24 horas, ao passo que no estado hiperglicêmico hiperosmolar podem persistir por dias antes da internação [PgMJ 2004, 80: 253]. O primeiro geralmente ocorre em pacientes com diabetes tipo 1 e o segundo, em obesos com diabetes tipo 2. Tipicamente, manifestam-se por poliúria, polidipsia, desidratação, fraqueza, perda de peso, náuseas e vômitos. Em uma revisão de casos consecutivos, dor abdominal simulando abdome agudo ocorreu em 46% dos pacientes com cetoacidose, mas em nenhum com estado hiperosmolar [JCC 2002, 17:63]. Alteração do nível de consciência (variando da letargia ao coma) e, às vezes, sinais focais (como hemianopsia ou hemiparesia) e convulsões ocorrem primariamente quando a osmolalidade plasmática efetiva excede 320 miliosmóis/kg. Por isso, são muito mais comuns na hiperglicemia hiperosmolar que na cetoacidose. Já nesta última, são comuns o hálito semelhante à acetona e a respiração de Kussmaul (rápida e profunda) para compensar a acidose [PgMJ 2004, 80: 253].

Fatores precipitantes

Na maioria das vezes, um fator precipitante pode ser identificado. Os mais comuns são infecção e tratamento inadequado (Tabela 40.1).

TABELA 40.1 Fatores precipitantes da cetoacidose diabética e estado hiperglicêmico hiperosmolar	
FATOR PRECIPITANTE	**% DOS CASOS**
Infecção (pulmonar, urinária, sepse, etc.)	30-60
Interrupção ou inadequação do tratamento	21-41
Doenças intercorrentes (IAM, AVE, pancreatite, tireotoxicose, etc.)	10-20 (da cetoacidose)
Diabetes de início recente	< 20
Medicamentos (corticosteroides, tiazidas, etc.) e abuso de substâncias (álcool, cocaína)	?
Desconhecido	4-33

AVE: acidente vascular encefálico; IAM: infarto agudo do miocárdio.
Fonte: Construída com base em PgMJ 2004, 80:253; DC 2001, 24:131.

Laboratório

Os exames laboratoriais são descritos na Tabela 40.2.

TABELA 40.2 Laboratório na cetoacidose diabética e estado hiperglicêmico hiperosmolar	
EXAMES	**CONSIDERAÇÕES**
Glicose	Em torno de 900 mg/dL no estado hiperosmolar, mas geralmente não ultrapassa 700 mg/dL na cetoacidose
Cetonemia e cetonúria	São a marca da cetoacidose. A reação do nitroprussiato, que é a mais utilizada, estima a quantidade de acetoacetato e acetona, mas não reconhece o ácido ß-hidroxibutírico, o principal cetoácido. Por isso, este ensaio subestima a gravidade da cetoacidose O método preferido é dosagem sanguínea direta do ácido ß-hidroxibutírico A cetonemia demora mais para ser clareada que a hiperglicemia
Acidose com ânion *gap*	O ânion *gap* sérico ($Na^+ - [Cl^- + HCO_3^-]$) fornece uma estimativa da quantidade de cetoácidos Na cetoacidose, é tipicamente >10-12 mEq/L
Sódio	Nível sérico variável. Em média 134 ± 1,0 mEq/L na cetoacidose e 149 ± 3,2 mEq/L no estado hiperosmolar Pseudo-hiponatremia, devido à diluição do sódio pelo movimento osmótico da água para fora da célula, pode ser corrigida pela fórmula $1{,}6 \times [(\text{glicemia}/100) - 1] + Na^+$
Potássio	Devido em parte à acidose, que desloca o íon para o extracelular, e à insulinopenia, que dificulta sua entrada na célula, seu nível sérico pode estar normal ou mesmo aumentado, embora o K^+ corporal total esteja reduzido. Este processo é rapidamente revertido com a instituição do tratamento, o que pode causar acentuada queda da calemia com grande potencial arritmogênico
Função renal	A diurese osmótica pode causar insuficiência renal pré-renal com elevação de creatinina e ureia, sobretudo no estado hiperosmolar (média 1,4 ± 0,1 e 130 ± 23 mg/dL à admissão, respectivamente)
Outros	Ocorre leucocitose proporcional à cetonemia, mas quando > 25.000 geralmente há infecção subjacente. Também estão elevados CPK, triglicerídeos, amilase e lipase (se houver suspeita clínica de pancreatite, deve-se recorrer à tomografia)

CPK: creatinofosfoquinase.
Fonte: Baseada em DC 2001, 24:131.

Critérios diagnósticos

Os critérios propostos pela American Diabetes Association para estabelecer o diagnóstico de cetoacidose diabética e estado hiperglicêmico hiperosmolar são descritos na Tabela 40.3. Existe sobreposição dos critérios em um terço dos casos [DC 2009, 32:1335].

TABELA 40.3 Critérios diagnósticos para cetoacidose diabética e estado hiperosmolar hiperglicêmico

CONDIÇÃO	CETOACIDOSE DIABÉTICA			ESTADO HIPEROSMOLAR HIPERGLICÊMICO
	LEVE	MODERADA	GRAVE	
Glicose plasmática (mg/dL)	> 250	> 250	> 250	> 600
pH arterial	7,25-7,30	7,00-7,24	< 7,00	> 7,30
Bicarbonato sérico (mEq/L)	15-18	10 a < 15	< 10	> 15
Cetona na urina[a]	≥ ++	≥ ++	≥ ++	≤ +
Cetona sérica[a]	≥ ++	≥ ++	≥ ++	≤ +
Osmolalidade sérica efetiva[b]	Variável	Variável	Variável	> 320
Ânion *gap*[c]	> 10	> 12	> 12	Variável
Alteração do nível de consciência	Alerta	Alerta/sonolento	Estupor/coma	Estupor/coma

[a] Método da reação do nitroprussiato.
[b] Fórmula: $2 \times Na^+ +$ (glicose/18) (mOsm/kg).
[c] Fórmula: $Na^+ - (Cl^- + HCO_3^-)$ (mEq/L).
Fonte: DC 2009, 32:1335.

TRATAMENTO

O tratamento inclui a monitoração rigorosa dos parâmetros metabólicos e a correção da desidratação, da hiperglicemia e dos distúrbios eletrolíticos (Tabela 40.4). É também fundamental identificar e tratar os fatores precipitantes (Tabela 40.1). Correção da hiperglicemia e resolução da cetoacidose e da hiperosmolalidade demoram entre 6 e 12 horas [DC 2009, 32:1335].

Ressuscitação volêmica

Restaura a perfusão renal, o que contribui para o aumento da glicosúria e da produção de bicarbonato. Inicialmente, administra-se 1 a 1,5 L de soro fisiológico em 1 hora e no máximo 50 mL/kg em 4 horas. A composição e o volume da solução de reposição dependem do estado de hidratação e do nível sérico de sódio (ver Tabela 40.4). O déficit de água é estimado em 100 mL/kg na cetoacidose diabética e entre 100 e 200 mL/kg no estado hiperosmolar hiperglicêmico. Ele deve ser corrigido em 24 horas [DC 2009, 32:1335].

Insulinoterapia

Somente deve ser iniciada após potássio sérico > 3,3 mEq/L. Administração por via subcutânea é mais adequada para tratamento na sala de emergência (ver Tabela 40.4). Preferencialmente, insulina regular deve ser administrada por **infusão endovenosa contínua** [JCEM 2008, 93:1541]. Pode-se administrar um bolo inicial de 0,1 UI/kg, endovenoso, seguido de 0,1 UI/kg/hora ou infusão contínua de 0,14 UI/kg/hora sem bolo inicial [DC 2008, 31:2081]. Se a glicemia não cair 50 a 75 mg/dL na primeira hora, aumentar a infusão (ver Tabela 40.5). Quando a glicemia atingir 200 mg/dL na cetoacidose ou 300 mg/dL no estado hiperosmolar, reduzir infusão para 0,02 a 0,05 UI/kg/hora e iniciar NaCl 0,45% com glicose 5% 150 a 250 mL/hora endovenoso, objetivando manter glicemia entre 150 e 200 mg/dL na primeira e 200 a 250 mg/dL no segundo até resolução da acidose e hiperosmolalidade (ver Tabela 40.4). A administração de glicose permite manter a infusão contínua de insulina, o que bloqueia a cetogênese, e evita correção rápida da glicemia, que pode levar a edema cerebral [DC 2001, 24:131]. Então, administrar insulina por via subcutânea na mesma dose usada previamente ou, se virgem de tratamento, 0,5 a 0,8 UI/kg/dia em doses múltiplas. Só suspender infusão contínua 1 a 2 horas após administração da insulina subcutânea [DC 2009, 32:1335].

TABELA 40.4 Tratamento da cetoacidose e do estado hiperosmolar hiperglicêmico

CETOACIDOSE DIABÉTICA	ESTADO HIPEROSMOLAR HIPERGLICÊMICO	Laboratório	À admissão	Glicemia, creatinina, ureia, Na^+, K^+, osmolalidade[a], gasometria venosa, ß-hidroxibutirato sérico, eletrocardiografia, urina I e radiografia de tórax	
			Durante o tratamento	Os mesmos exames anteriores em 2 e 4 h e, então, a cada 4 h até resolução da CAD ou EHH[b] Glicemia capilar (dextro) a cada 2 h	
		Ressuscitação volêmica	Choque hipovolêmico	SF 1 L/h EV até PAM[c] ≥ 65 mmHg. Então, conduza como na hipotensão leve descrita a seguir	
			Hipotensão leve: SF 0,5-1 L/h por 2 h Então, avalie Na^+ sérico	Na^+ corrigido[d] < 135 mEq/L	SF 250-500 mL/h até glicemia < 250 mg/dL
				Na^+ corrigido[d] > 145 mEq/L	NaCl 0,45% (água destilada 1.000 mL + NaCl 20% 22 mL) 250-500 mL/h até glicemia < 250 mg/dL
			Choque cardiogênico	SF em alíquotas de 250 mL até PVC 15-17 mmHg ou PCP 18-25 mmHg [JACC 2000, 36:S1071] Dobutamina 2,5-15 mg/kg/min (250 mg + 230 mL de SF)	
		Insulinoterapia (só iniciar quando K^+ > 3,3 mEq/L)	Insulina aspart ou lispro (e, possivelmente regular): dose inicial de 0,3 UI/kg SC Doses adicionais de 0,2 UI/kg após 1 h e, então, a cada 2 h, via SC Quando glicemia < 250 mg/dL, reduzir insulina SC para 0,1 UI/kg a cada 2 h e substituir SF por NaCl 0,45% com glicose a 5% (água destilada 900 mL + NaCl 20% 22 mL + glicose 50% 100 mL) 150-250 mL/h EV, objetivando manter glicemia entre 150-200 mg/dL na CAD e entre 200-250 mg/dL no EHH até que os distúrbios estejam resolvidos[b]		
		Reposição de potássio	K^+ > 5,2 mEq/L	Não administrar K^+, mas checar seu nível sérico a cada 2 h	
			K^+ 3,3-5,2 mEq/L	Adicionar 20 mEq de K^+ (7,5 mL de KCl 19,1%) em cada litro de soro EV	
			K^+ < 3,3 mEq/L	Administrar 20-30 mEq/h de KCl até K^+ sérico > 3,3 mEq/L. Então, como acima	
	CETOACIDOSE	Correção da acidose	pH ≤ 6,8	Diluir 100 mEq de HCO_3 (100 mL de $NaHCO_3$ a 8,4%) em 400 mL de água destilada e infundir 200 mL/h até pH ≥ 7,1	
			pH ≥ 7,1	Reposição de HCO_3 não recomendada	

[a] Medida ou calculada pela fórmula: 2 × Na^+ + (glicose/18) (mOsm/kg).

[b] Resolução da CAD: glicemia < 200 mg/dL e dois dos três: HCO_3 ≥ 15 mEq/L, pH venoso > 7,3 e ânion *gap* calculado ≤ 12 mEq/L; resolução do EHH: correção da alteração do nível de consciência e osmolalidade plasmática ≤ 315 mOsm/kg.

[c] PAM = (pressão arterial sistólica × [2 × pressão arterial diastólica])/3.

[d] Na^+ sérico corrigido = 1,6 × [(glicemia/100) – 1] + Na^+.

CAD: cetoacidose diabética; EHH: estado hiperosmolar hiperglicêmico; EV: endovenoso; h: hora(s); PAM: pressão arterial média; PCP: pressão capilar pulmonar; PVC: pressão venosa central; SC: subcutânea; SF: soro fisiológico a 0,9%.

Fonte: Construída com base em DC 2009, 32:1335; DC 2004, 27:1873; AJM 2004, 117:291.

TABELA 40.5 Administração de insulina e glicose na cetoacidose e estado hiperosmolar hiperglicêmico

Dose inicial: 0,1 UI/kg EV; diluir 100 UI de insulina regular em 100 mL de SF e iniciar a infusão de 0,1 UI/kg/h (0,1 mL/kg/h)

Ajuste da infusão: abaixo

GLICEMIA, mg/dL	INFUSÃO ATUAL DE INSULINA REGULAR (DILUIR 100 UI + 100 mL DE SF)			INFUSÃO DE SG 5%, mL/h
	1-5 mL/h (UI/h)	6-10 mL/h (UI/h)	11-16 mL/h (UI/h)	
≤65	Descontinuar insulina, administrar glicose a 50% 25 mL EV; medir glicose em 30 min			250
66-90	↓ Velocidade de infusão em 50%; medir glicose em 1 h			225
91-140	Manter infusão	↓ 2 UI/h se glicose em queda		200
141-200	2 UI EV em bolo + ↑ infusão em 1 UI/h		Manter infusão	175
201-250	Bolo de 2 UI EV + ↑ infusão 1 UI/h	Bolo de 3 UI EV + ↑ infusão 2 UI/h	Bolo de 4 UI EV + ↑ infusão 3 UI/h	150
251-300	Bolo de 6 UI EV + ↑ infusão 1 UI/h	Bolo de 8 UI EV + ↑ infusão 2 UI/h	Bolo de 8 UI EV + ↑ infusão 3 UI/h	100
301-350	Bolo de 8 UI EV + ↑ infusão 1 UI/h	Bolo de 10 UI EV + ↑ infusão 3 UI/h	Bolo de 10 UI EV + ↑ infusão 4 UI/h	50
351-400	Bolo de 10 UI EV + ↑ infusão 2 UI/h	Bolo de 12 UI EV + ↑ infusão 4 UI/h	Bolo de 12 UI EV + ↑ infusão 6 UI/h	—
≥401	Bolo de 12 UI EV + ↑ infusão 2 UI/h	Bolo de 12 UI EV + ↑ infusão 6 UI/h	Bolo de 12 UI EV + ↑ infusão 6 UI/h	—

EV: endovenoso; h: hora; min: minutos; SF: soro fisiológico a 0,9%; SG: soro glicosado.

Fonte: CCM 2007, 35:41.

Reposição de potássio

Devido à insulinopenia, acidose e hiperosmolalidade, que deslocam o potássio para o extracelular, o nível sérico pode ser aumentado, embora o potássio corporal total esteja reduzido pela caliúria que acompanha a diurese osmótica [DC 2001, 24:131]. Com a ressuscitação volêmica e insulinoterapia, ocorre rápida redução dos níveis séricos com risco de arritmias graves. A reposição de potássio só deve ser iniciada quando os níveis séricos se reduzirem para < 5,5 mEq/L [DC 2009, 32:1335].

Correção da acidose

Administração de bicarbonato é questionável. A insulinoterapia bloqueia a produção de corpos cetônicos e a ressuscitação volêmica acelera sua eliminação renal. Com isso, o nível sérico de bicarbonato se eleva, uma vez que sua ligação ao ácido é desfeita. Administração de álcalis não melhora a evolução da cetoacidose [CCM 1999, 27:2690]. Além disso, tem sido associada a acidose paradoxal do sistema nervoso central e edema cerebral [NEJM 2001, 344:2]. Em razão dos efeitos cardiovasculares adversos da acidose grave e da falta de estudos controlados, a American Diabetes Association recomenda administração de bicarbonato se pH < 6,9 [DC 2009, 32:1335].

41 Diabetes melito: diagnóstico, tratamento inicial e da crise hiperglicêmica não cetótica não hiperosmolar

No pronto-socorro, é muito frequente que o diagnóstico de diabetes (DM) seja estabelecido ou que pacientes sabidamente diabéticos apresentem-se com crise hiperglicêmica. Tanto para iniciar o tratamento quanto para ajuste medicamentoso, é fundamental diferenciar os tipos 1 e 2 de diabetes (a seguir).

TABELA 41.1 Tipos comuns de diabetes melito

TIPO	ETIOLOGIA	IDADE AO DIAGNÓSTICO	OUTRAS CARACTERÍSTICAS	TESTES
Tipo 1 (5-10%)	Destruição autoimune das células-beta do pâncreas (70-90%)	Crianças e adolescente, mas pode ocorrer em qualquer idade	Raramente, obesidade à apresentação Predisposição à cetoacidose Comum a coexistência de outros distúrbios autoimunes (doença de Graves, tireoidite de Hashimoto, doença de Addison, vitiligo, doença celíaca, hepatite autoimune, miastenia grave e anemia perniciosa)	↓ Peptídeo C; presença de GADA, ICA, IA-2 e anticorpo anti-insulina
Tipo 2 (90-95%)	Resistência e deficiência relativa de insulina; ↓ incretinas	Geralmente após os 30 anos	A maioria dos doentes é obesa Raramente ocorre cetoacidose espontânea O diagnóstico frequentemente é retardado por anos Incidência aumenta com idade, obesidade e sedentarismo	A insulinemia pode ser normal ou mesmo elevada
LADA	Relacionada a autoanticorpos (uma forma de DM 1)	Obrigatoriamente ≥ 30 anos	Grupo heterogêneo de condições fenotipicamente parecidas com o diabetes tipo 2 Critérios diagnósticos incluem idade ≥ 30 anos, ausência de necessidade de insulina por 6 meses após o diagnóstico e presença dos autoanticorpos (ao lado)	↓ Peptídeo C; presença de GADA, ICA, IA-2 e anti-insulina
MODY	Defeito genético das células-beta (uma forma de DM 1)	Tipicamente < 25 anos	Déficit de secreção de insulina por disfunção monogênica das células-beta Herança autossômica dominante	Teste genético
Doenças do pâncreas	Lesão do parênquima com dano as células-beta	Geralmente em idosos	Pancreatectomia total (100%) e parcial (20 a > 60%) Pancreatite aguda (2-18%) e crônica (15-70%) Hemocromatose primária (75%) e secundária (16%) Carcinoma (40-50%) Fibrose cística (10%)	TC ou RM Saturação da transferrina e teste genético

DM: diabetes melito; GADA: anticorpo antiácido glutâmico descarboxilase; IA-2: anticorpo antitirosina fosfatase; ICA: anticorpo anticélulas de ilhotas; LADA: diabetes latente autoimune do adulto; MODY: diabetes juvenil iniciado na maturidade; RM: ressonância magnética; TC: tomografia computadorizada.
Fonte: Construída com base em Lnc 2014, 383:69; AFP 2010, 81:863; DC 2011, 34:S11.

CLASSIFICAÇÃO E DIAGNÓSTICO ETIOLÓGICO DO DIABETES MELITO

Os tipos 1 e 2 de diabetes compreendem quase a totalidade dos casos. Alguns pacientes não podem ser claramente classificados como tipo 1 ou tipo 2. Nesse caso, pode-se pesquisar os anticorpos anticélulas de ilhotas (ICA) e antiácido glutâmico descarboxilase (GADA), que, se positivos, sugerem DM tipo 1 e a necessidade de iniciar insulina. Os níveis reduzidos de peptídeo C também ajudam a estabelecer o diagnóstico de DM tipo 1 (Tabela 41.1).

CRITÉRIOS DIAGNÓSTICOS DE DIABETES MELITO

São descritos na Tabela 41.2. Se os valores de glicemia de jejum ou randômica são limítrofes, deve-se realizar o teste de tolerância à glicose oral após ingestão de 75 g de glicose.

TABELA 41.2 Critérios diagnósticos de diabetes melito

TIPO DE DIABETES	NÍVEIS SANGUÍNEOS DE GLICOSE		
Diabetes tipos 1 e 2, LADA e MODY	Glicemia de jejum[a]: ≥ 126 mg/dL		
	Glicemia randômica[b]: ≥ 200 mg/dL com sintomas[c]		
	Glicemia 2 h após 75 g de glicose oral: ≥ 200 mg/dL		
	Hemoglobina glicosilada: ≥ 6,5%		
Diabetes gestacional[d]	Carga oral de 100 g	Carga oral de 75 g	Jejum: > 92 mg/dL
			Após 1 h: > 180 mg/dL
			Após 2 h: > 153 mg/dL
			Após 3 h: > 140 mg/dL

[a] No mínimo 8 horas de jejum.
[b] Qualquer hora do dia e independentemente do tempo desde a última ingestão de alimentos.
[c] Geralmente, poliúria, polidipsia e/ou perda de peso inexplicável.
[d] O diagnóstico é estabelecido se em jejum e após 100 ou 75 g de glicose, ≥ 2 glicemias excedem os limites. Testar após 3 dias de dieta irrestrita.
GADA: anticorpo antiácido glutâmico descarboxilase; h: hora(s); ICA: anticorpo anticélulas de ilhotas; LADA: diabetes latente autoimune do adulto; MODY: diabetes juvenil iniciado na maturidade.
Fonte: Construída com base em AFP 2010, 81:863; DC 2010, 33:S11.

OBJETIVOS DO TRATAMENTO

São descritos na Tabela 41.3.

MEDIDAS RECOMENDADAS EM TODOS OS TIPOS DE DIABETES

Destinam-se a reduzir o risco de doença macrovascular:

- Dieta – hipocalórica, hipogordurosa (< 200 mg de colesterol/dia e gordura saturada < 7% das calorias diárias) [DC 2008, 31:S61].
- Atividade física – os pacientes devem ser encorajados a realizar exercícios aeróbicos de média intensidade (50 a 70% da frequência cardíaca máxima) por pelo menos 150 minutos/semana ou de intensidade vigorosa por pelo menos 90 minutos/semana [Circ 2007, 115:114; DC 2008, 31:S61].
- Interrupção do tabagismo – é a mais eficaz intervenção para reduzir o risco cardiovascular de diabéticos [BMJ 1993, 306:1313 – livre].
- Ácido acetilsalicílico 100 mg/dia – indicado em homens > 50 anos e mulheres diabéticas > 60 com pelo menos mais um fator de risco (história familiar de doença cardiovascular, hipertensão, tabagismo, dislipidemia ou albuminúria) [DC 2011, 34:S11].
- Estatina – deve ser iniciada, independentemente do nível sérico de colesterol, em pacientes com doença cardiovascular ou > 40 anos e com um ou mais fator de risco

[DC 2011, 34:S11]. Em pacientes sem doença cardiovascular e < 40 anos, deve ser considerada se o colesterol LDL permanece > 100 mg/dL após as mudanças de estilo de vida ou se houver múltiplos fatores de risco. Podem ser usadas a sinvastatina (20 a 40 mg/dia), atorvastatina (10 a 40 mg/dia) e a pravastatina (40 mg/dia) objetivando LDL < 100 mg/dL (70 mg/dL em pacientes com doença cardiovascular).

TABELA 41.3 Objetivos do tratamento do diabetes

CASOS	CONTROLE GLICÊMICO	PRESSÃO ARTERIAL[a]	LDL[b]	ALBUMINÚRIA[c]
Adultos (exceto grávidas)	HbA1C: < 6,5% (< 7,5% em idosos e cardiopatas) Glicemia capilar pré-prandial: 70-130 mg/dL Glicemia capilar 1-2 h após refeição: < 180 mg/dL	< 130/80 mmHg	Sem doença cardiovascular: < 100 mg/dL Com doença cardiovascular: < 70 mg/dL	< 30 μg/mg de creatinina
Diabetes melito gestacional	Glicemia capilar pré-prandial: ≤ 95 mg/dL Glicemia capilar 1 h após refeição: ≤ 140 mg/dL Glicemia capilar 2 h após refeição: ≤ 120 mg/dL	110-129/65-79 mmHg (I-ECA e BRA são contraindicados na gravidez)	Estatina é contraindicada em grávidas	Não se aplica
Diabetes gestacional em mulheres previamente diabéticas	Glicemia capilar pré-prandial, antes de dormir e durante a noite: 60-99 mg/dL Pico de glicemia capilar pós-prandial: 100-129 mg/dL Hemoglobina glicosilada: < 6%	110-129/65-79 mmHg (I-ECA e BRA são contraindicados na gravidez)	Estatina é contraindicada em grávidas	Não se aplica

[a] O tratamento da hipertensão deve incluir I-ECA ou BRA. Se necessário, associar diurético tiazídico se a taxa de filtração glomerular ≥ 30 mL/min/1,73 m^2 ou de alça se < 30 [(140 – idade em anos × peso em kg)/72 × creatinina sérica] (multiplicar por 0,85 em mulheres).

[b] Iniciar estatina em pacientes com: doença cardiovascular; > 40 anos e ≥ 1 fator de risco; múltiplos fatores de risco; ou com colesterol LDL >100 mg/dL.

[c] Em amostra isolada de urina, dosar albumina e creatinina. Se a albuminúria for ≥ 30 mg/mg de creatinina, associar I-ECA ou BRA.

BRA: bloqueadores dos receptores da angiotensina; h: hora(s); I-ECA: inibidores da enzima conversora da angiotensina.

Fonte: Construída com base em DC 2011, 34:S11.

TRATAMENTO DA HIPERGLICEMIA NO DIABETES MELITO TIPO 1

O diagnóstico de diabetes tipo 1 é sugerido por início da doença antes dos 20 anos de idade, início agudo dos sintomas (os mais comuns são poliúria, polidipsia e perda de peso) e presença de cetonúria.

Dose de insulina: iniciar com 0,2 a 0,4 UI/kg/dia. Administrar metade da dose diária como insulina basal (duas doses diárias de NPH ou uma de glargina ou detemir) e a outra metade como bolo pré-prandial de insulina regular (30 a 45 minutos antes da refeição) ou ultrarrápida (imediatamente antes da refeição).

Na Tabela 41.4, são descritos esquemas para a administração de insulina no diabetes melito tipo 1.

TABELA 41.4 Esquemas para insulinoterapia no diabetes melito tipo 1

ESQUEMA	CAFÉ DA MANHÃ	ALMOÇO	JANTAR	ANTES DE DORMIR
1	NPH (2/3) + R ou UR	—	R ou UR	NPH (1/3)
2	R ou UR	R ou UR	R ou UR	NPH ou G ou D
3	UR + G ou D	UR	UR (± G ou D)	—

D: insulina detemir (Levemir®); G: insulina glargina (Lantus®); NPH: insulina NPH humana (Biohulin-NPH®, Humolin-NPH®, Novolin-NPH®); R: insulina regular humana (Biohulin-R®, Humolin-R®, Novolin-R®); UR: insulina ultrarrápida: aspart (Novorapid®), glulisina (Apidra®), lispro (Humalog®).

Fonte: Adaptada de McCulloch DK: Insulin therapy in adults with type 1 diabetes melito. UTD 2014.

TABELA 41.5 Tratamento medicamentoso da hiperglicemia no diabetes melito tipo 2

Assim que o diabetes tipo 2 for diagnosticado, iniciar mudanças no estilo de vida (dieta e exercício) e metformina em monoterapia.

MEDICAMENTO	DOSE	CONSIDERAÇÕES
Metformina	500-2.500 mg/d (em 2-3 doses)	Não causa hipoglicemia; não usar se Cr > 1,5 mg/dL, hepatopatia ou ICC
Inibidores da α-glicosidase	Acarbose 50-100 mg VO 3 x/d (antes das refeições)	Não causa hipoglicemia Causa distensão, flatulência e diarreia
Sulfonilureia	Glipizida 2,5-5 mg VO 1-2 x/d **ou** Gliclazida 40-160 VO 2 x/d (liberação imediata)	Efetividade reduz com o tempo; pode induzir hipoglicemia e ganho de peso
Pioglitazona	Iniciar com 15-30 mg VO 1 x/d Dose máxima de 45 mg VO 1 x/d	Causa retenção hídrica e ganho de peso; custo elevado; contraindicada na ICC
Inibidores DPP-4 (↑ GLP-1 endógeno)	Sitagliptina 100 mg VO 1 x/d Vildagliptina 50 mg VO 2 x/d Saxa ou linagliptina 5 mg VO 1 x/d	Reduzir dose se ClCr < 50 mL/min Pode induzir pancreatite aguda Raramente causa hipoglicemia (1%)
Análogos GLP-1 (semelhante à incretina)	Liraglutide 0,6-1,8 mg SC 1 x/d **ou** Exenatide 5-10 mg SC 2 x/d (1 h antes das refeições)	Não causam hipoglicemia Induzem perda de peso
Insulina basal[a]	10 UI SC de insulina NPH ao deitar ou de glargina (Lantus®) cedo	Causa ganho de peso e hipoglicemia (menos frequente com glargina)
Insulina intensificada[b]	Insulina NPH SC 2 doses ao dia **ou**	Causa ganho de peso; risco de hipoglicemia
	Adicionar doses pré-prandiais SC de insulina regular ou ultrarrápida, 4-6 UI	

[a] Glicemia de jejum deve ser medida todos os dias; se em média for > 130 mg/dL, aumentar a dose da insulina basal em 2 a 4 UI a cada três dias.

[b] Administrar a insulina regular 30 a 45 minutos antes do café, almoço e jantar; se a glicemia 1 a 2 horas após o início da refeição for >180 mg/dL, aumentar a dose em 2 a 3 UI a cada 3 dias.

TRATAMENTO DA HIPERGLICEMIA NO DIABETES MELITO TIPO 2

O diabetes tipo 2 é sugerido quando se apresenta sem sintomas clássicos (poliúria, polidipsia, polifagia e perda de peso), após os 30 anos e em pacientes obesos. O tratamento inicial e os ajustes, quando o objetivo glicêmico não é atingido, são descritos na Tabela 41.5. Se a hemoglobina glicosilada for > 7,5% ou a glicemia > 170 mg/dL, deve-se passar direto para a terapia com dois medicamentos [EndP 2013, 19:s1]. A presença de perda de peso, desidratação ou cetonúria indica a necessidade de início imediato de insulina. Pacientes em uso de dois ou mais hipoglicemiantes orais com hemoglobina glicosilada > 9% também devem ser considerados para início de insulina [EndP 2013, 19:s1].

Se o objetivo glicêmico não for atingido em 2 a 3 meses (ver Tabela 41.3), prosseguir para terapia dupla, tripla ou adicional em intervalos de 2 a 3 meses. Se hemoglobina glicosilada > 7,5% ou glicemia > 170 mg/dL, passar direto para a terapia dupla.

ASSOCIAÇÃO DE MEDICAMENTOS CONFORME A HBA1C INICIAL			
< 7%	≥ 7%	≥ 7%	> 9% OU SINTOMAS
FÁRMACO ÚNICO	TERAPIA DUPLA	TERAPIA TRIPLA	TERAPIA ADICIONAL
□ 1ª opção	Metformina (ou outra droga de 1ª linha) + 1 dos abaixo	Terapia dupla + 1 dos abaixo	Terapia dupla ou tripla + insulina intensificada
□ 2ª opção	□ 1ª opção	—	—
□ 3ª opção	□ 2ª opção	□ 3ª opção	—
□ 4ª opção	□ 5ª opção	□ 4ª opção	—
□ 5ª opção	□ 3ª opção	□ 1ª opção	—
□ 6ª opção	□ 6ª opção	□ 5ª opção	—
—	□ 4ª opção	□ 2ª opção	—
—	—	—	□ Única opção de associação

ClCr: *clearance* de creatinina; Cr: creatinina; d: dia; DPP-IV: dipeptidil peptidase IV; GLP-1: *glucagon like peptide-1*; HbA1C: hemoglobina glicosilada; ICC: insuficiência cardíaca congestiva.

Fonte: Construída com base em EndP 2013, 19:s1; DC 2009, 32:193 e 2006, 29:1963.

Seção VIII

Temas gerais

42 Síncope

Indica uma perda súbita e breve da consciência e do tono postural, o que não ocorre na tontura, vertigem ou pré-síncope [NEJM 2000, 343:1857]. A avaliação sistemática é fundamental, uma vez que algumas causas de síncope são potencialmente fatais [Circ 2013, 127:1330].

DIAGNÓSTICO DIFERENCIAL

Pode ser impossível diferenciar síncope e convulsão sem um *tilt testing* ou eletroencefalografia. Incontinência, palidez, movimentos de contorção e espasmo não distinguem síncope de convulsão [BMJ 2007, 334:153]. A Tabela 42.1 fornece alguns indícios para essa diferenciação.

TABELA 42.1 Diferenças clínicas entre síncope e convulsão

SUGERE SÍNCOPE	SUGERE CONVULSÃO
Perda da consciência precipitada por dor, exercício, micção, defecação ou eventos estressantes	Perda da consciência precedida por aura[a]
Movimentos mioclônicos[b]	Movimentos tônicos e, então, clônicos durando > 1 min Rotação da cabeça consistentemente para um dos lados
Sudorese ou náuseas durante ou após o episódio de perda de consciência	Mordedura da língua
Recuperação plena da consciência e orientação < 30 seg	Episódio seguido por desorientação com duração > 2 min, lento retorno da consciência ou inconsciência > 5 min

[a] Distorção da percepção visual ou sonora, de tempo ou do espaço, de peso ou da altura; perda ou borramento visual; atos como mastigação, deglutição, tiques, tremulação, rotação dos olhos ou produção de sons; confusão, *déjà-vu*, *jamais vu*, perda de memória ou experiência fora do corpo; vertigem, sensação de choque ou formigamento; impossibilidade de mover-se, olhar fixo e dificuldade de fala; incontinência.

[b] Redução do fluxo sanguíneo cerebral por qualquer causa (p. ex., bradicardia) pode causar movimentos convulsivos.

min: minutos; seg: segundos.

Fonte: Construída com base em Brain 2009, 132:2630; BMJ 2007, 334:153; NEJM 2000, 343:1857.

CAUSAS DE SÍNCOPE

Em um terço dos casos, a causa é neurocardiogênica, em outro terço, é cardíaca e, no restante, não é conhecida (Tabela 42.2).

TABELA 42.2 Causas de síncope

CAUSA	CONSIDERAÇÕES	%
Neuralmente mediada (alteração reflexa do tono vascular ou da frequência cardíaca)	**Síncope vasovagal ou neurocardiogênica**: mais comum em jovens após dor, medo, emoção, som ou cheiro desconfortável, estado de atenção prolongada, ou atividade física em atletas; usualmente precedida por náuseas, calor, tontura, palidez e/ou sudorese; sobretudo em idosos, os episódios podem ocorrer sem um fator desencadeante identificável	18
	Síncope situacional: durante ou imediatamente após deglutição, tosse, micção ou defecação; esforço ou ao agachar-se	5
	Síncope do seio carotídeo: comum em idosos; ocorre após rotação da cabeça ou pressão no seio carotídeo (gravata ou colar apertado, tumor ou ao barbear-se)	1
Hipotensão ortostática	Após 5 min em decúbito dorsal, a PA deve ser medida em ortostase a cada minuto por pelo menos 5 min. Hipotensão ortostática é definida como queda da PAS $\geq$ 20 mmHg ou para $<$ 90 mmHg, ou queda da PAD $\geq$ 10 mmHg associada a sintomas de hipoperfusão cerebral Pode ser causada por depleção de volume (p. ex., diuréticos, hemorragia), doença de Addison, medicamentos (p. ex., antidepressivos tricíclicos, anti-hipertensivos, opioides, bromocriptina), disfunção autonômica (síndrome dos corpos de Lewy com ou sem Parkinson ou demência; atrofia de múltiplos sistemas ou síndrome de Shy-Drager; DM; amiloidose; paraneoplásica), consumo de álcool e idade avançada Após 65 anos, 18% apresentam hipotensão postural, mas só 2% são sintomáticos	8
Medicações	Podem induzir arritmias (efeito pró-arrítmico) ou hipotensão postural (anti-hipertensivos)	3
Doença neurológica	Insuficiência vertebrobasilar (causa mais vertigem que síncope) ou comprometimento da circulação cerebral anterior (déficit neurológico focal) Roubo da subclávia: obstrução arterial no membro superior compensada por *shunt* para o próprio por meio do sistema cerebrovascular, que tem sua perfusão comprometida quando o braço é exercitado; a PA pode ser diferente entre os braços; além de síncope, roubo vertebrobasilar é associado a vertigem, diplopia, visão borrada, disfunção de nervo craniano e *drop attacks* (queda súbita sem perda de consciência)	10
Doença cardíaca[a] (incidência subsequente de parada cardíaca de 24%)	**Doença estrutural**: coronariana, IC, valvopatia (sobretudo estenose aórtica; síncope muitas vezes é induzida por exercício), cardiomiopatia hipertrófica, mixoma atrial, hipertensão pulmonar, tamponamento pericárdico, isquemia ou IAM, dissecção aórtica aguda	4
	Arritmia: caracteristicamente não é precedida por sintomas de alarme, pode ocorrer na posição supina, produzir movimentos mioclônicos e resultar em traumatismos; as taquiarritmias podem causar palpitações; pode ser causada por bradicardia sinusal, BAV 2° ou 3° graus, bloqueio de ramo[b], taquiarritmias, bigeminismo ventricular[c]	14
Distúrbio psiquiátrico	Pânico, ansiedade generalizada, distúrbio de somatização, depressão maior, abuso de álcool e drogas	2
Desconhecida	Etiologia não identificada após avaliação inicial; inclui causas benignas ou doenças potencialmente graves (como embolia pulmonar e arritmias malignas)	34

[a] Na bradicardia e BAV, a síncope é chamada de ataque de Stokes-Adams.
[b] Pode cursar com BAV paroxístico (mesmo que o estudo eletrofisiológico não mostre anormalidades na condução atrioventricular e no sistema His-Purkinje) ou TV [Circ 2001, 104:2045].
[c] Pode causar síncope em pacientes com bradicardia sinusal ou disfunção ventricular esquerda significativa.
BAV: bloqueio atrioventricular; DM: diabetes melito; IAM: infarto agudo do miocárdio; IC: insuficiência cardíaca; min: minutos; PA: pressão arterial; PAD: pressão arterial diastólica; PAS: pressão arterial sistólica.
Fonte: Construída com base em Circ 2013, 127:1330; AFP 2011, 84:640; BMJ 2010, 340:c880; DM 2009, 55:532; JACC 2006, 47:473; NEJM 2000, 343:1857.

AVALIAÇÃO DA SÍNCOPE NO PRONTO-SOCORRO

Considerações sobre a investigação

História, exame físico, massagem do seio carotídeo e eletrocardiografia estabelecem uma suspeita etiológica em cerca de 70% dos casos [AJM 2001, 111:177]. Se após essa abordagem inicial a causa da síncope permanece inexplicada, a investigação complementar dependerá da presença ou não de doença cardíaca estrutural e de alterações eletrocardiográficas (Tabela 42.3). Ausência de doença cardíaca excluiu síncope cardiogênica com 97% de acurácia [JACC 2001, 37:1921]. A maioria dos pacientes sem doença cardíaca tem síncope neurocardiogênica. Diagnóstico presuntivo de síncope neurocardiogênica pode ser feito se o paciente tiver uma história compatível e outras causas potenciais forem afastadas (Tabela 42.2) [JACC 2012, 59:1583]. Contudo, se esses pacientes são monitorados com um gravador de eventos implantável (*looper*), 13% apresentam outros diagnósticos, incluindo taquicardia ventricular [Hrt 2013, 99:1825].

Se os episódios são infrequentes e o risco de complicações é pequeno (ver a seguir), a investigação é desnecessária [Circ 2013, 127:1330].

Indicação de hospitalização

Pacientes com síndrome cardiogênica ou com critérios de risco para evolução desfavorável devem ser internados.

Identificação de síncope cardiogênica

Uma regra de predição auxilia a identificação de síncope cardiogênica. Os critérios são: síncope precedida por palpitações (+ 4 pontos); doença cardíaca e/ou anormalidade eletrocardiográfica (+ 3 pontos) [ver Tabela 42.3, ECG); durante esforço (+ 3 pontos); enquanto em decúbito dorsal (+ 2 pontos); desencadeada por lugares quentes ou lotados, ortostase prolongada, dor, emoção ou medo (– 1 ponto); e precedida por náuseas ou vômitos (– 1 ponto). Escore ≥ 3 identifica síncope cardíaca com sensibilidade de 92% e especificidade de 69% [EGSYS score. Hrt 2008, 94:1620].

Identificação de pacientes de risco

Pacientes nos quais a causa não é evidente após a avaliação inicial e sem nenhum dos cinco critérios (CHESS) seguintes têm probabilidade de eventos sérios $\leq 2\%$ [regra de síncope de São Francisco. CMAJ 2011, 183:E1116]:

- C – *Congestive heart failure* (história de insuficiência cardíaca congestiva).
- H – Hematócrito < 30%.
- E – Eletrocardiograma anormal (alterações novas e ritmo não sinusal).
- S – *Shortness of breath* (dispneia).
- S – *Systolic blood pressure* (pressão arterial sistólica) < 90 mmHg na triagem.

Pacientes com qualquer critério CHESS devem ser internados. Internação também é **recomendada** em vigência de: doença cardíaca significativa suspeita ou confirmada, anormalidades eletrocardiográficas sugestivas de síncope arrítmica (Tabela 42.3), síncope durante exercício, traumatismo grave causado pela síncope (síncope "desliga-liga", que sugere cardiopatia) e história familiar de morte súbita. Deve **ser considerada** se a síncope ocorreu em decúbito dorsal, foi precedida por palpitações em paciente sem cardiopatia, ou se os episódios ocorrem com frequência [Europace 2004, 6:467].

RESTRIÇÕES A DIRIGIR VEÍCULOS*

Nas síncopes graves (sem sintomas de alarme ou causa precipitante, em qualquer posição, frequentes e/ou em ocupações de alto risco), o paciente só deve ser liberado para dirigir veículos depois que o diagnóstico e o tratamento efetivo estejam estabelecidos (ausência de sintomas e de arritmias ao gravador de eventos por 3 a 6 meses).

TRATAMENTO DA SÍNCOPE

O intuito do tratamento é prevenir não só recorrências da síncope, mas também mortes nas síncopes cardíacas. O tratamento é descrito na Tabela 42.4. Reações vasovagais são comuns em situações estressantes (p. ex., punção venosa), não costumam recorrer e não necessitam de tratamento.

* Europace 2004, 6:467.

TABELA 42.3 Exames complementares na investigação da síncope

	SITUAÇÃO CLÍNICA/EXAME	INDICAÇÕES	CONSIDERAÇÕES (EM NEGRITO, OS ACHADOS CONSIDERADOS DIAGNÓSTICOS DA CAUSA DA SÍNCOPE)
Todos os doentes	ECG	Realizar em todos os pacientes	**Bradi sinusal < 40/min, bloqueio sinoatrial, pausa sinusal > 3 seg; BAV 2° grau Mobitz II ou 3° grau, BRE alternado com BRD, QRS pré-excitado, TSV, TV, marca-passo com pausas, padrão de Brugada**[a] Critérios de risco: IM agudo ou antigo, HVE ou HVD, intervalo QT longo
	Exames séricos	Somente se indicados por indícios da história e exame físico	Podem ser úteis dosagem de eletrólitos, função renal, hemograma e glicemia
	TC de tórax	Suspeita clínica de TEP	Ver Capítulo 16
Cardiopatia estrutural[b] ou alterações ECG	ECO, teste ergométrico e Holter de 24-48 h	Na suspeita de doença estrutural (p. ex., idosos); síncope após exercícios, em decúbito dorsal ou precedida de palpitações; história familiar de morte súbita	IC, cardiomiopatia hipertrófica, disfunção contrátil segmentar, **estenose aórtica grave, mixoma atrial** Arritmia é sugerida como causa se ocorrer em associação a sintomas; e excluída se sintomas ocorrerem sem arritmia
	Estudo eletrofisiológico	O diagnóstico permanece obscuro em presença de doença estrutural confirmada após ECO e/ou de anormalidades eletrocardiográficas; síncope após exercícios, em decúbito dorsal ou precedida de palpitações; história familiar de morte súbita	Se o **estudo eletrofisiológico estiver alterado**[c], o tratamento específico deve ser iniciado Se o estudo for negativo e os sintomas sugerirem síncope secundária à arritmia, é recomendável implante de gravador contínuo de eventos (*looper*)[d] e *tilt testing*
Sem cardiopatia e ECG normal	*Tilt testing*	Síncope recorrente, com episódio grave ou em ocupações de risco (p. ex., piloto); investigação cardíaca negativa	**Positivo se induzir síncope vasovagal associada a súbita hipotensão (resposta vasodepressora), bradicardia (resposta cardioinibitória) ou ambos**
	Massagem carotídea	> 40 anos com sintomas sugestivos de hipersensibilidade do seio carotídeo ou síncope de etiologia desconhecida após observação clínica e ECG. Evitar na presença de sopros carotídeos, doença cerebrovascular ou IM < 3 meses	Massagear 1 carótida de cada vez por 5-10 seg sob monitoração ECG e de PA, em supino e ereto **Positivo se desencadear síncope em presença de assistolia > 3 seg e/ou queda PAS ≥ 50 mmHg** e se causas alternativas de síncope forem excluídas
Sintomas neurológicos	EEG	Sintomas sugestivos de convulsão ou história de epilepsia	Fornece informações diagnósticas em 2% dos casos
	TC de crânio	Sintomas neurológicos focais ou história compatível com convulsão	Fornece informações diagnósticas em 4% dos casos

[a] Padrão de bloqueio de ramo direito com elevação de ST de V1-V3.

[b] Devem ser submetidos a estes exames os pacientes com as doenças e/ou os sintomas descritos em Doença Cardíaca na Tabela 42.2 (ou com BNP plasmático elevado [AJCI 2004, 93:228]).

[c] Achados diagnósticos: bradicardia sinusal, tempo de recuperação do nó sinusal corrigido > 1 seg, intervalo HV basal ≥ 100 mseg, BAV 2° ou 3° grau ou bloqueio His-Purkinje de alto grau provocados, TSV + hipotensão, TV.

[d] Monitora o ECG por semanas ou meses; o paciente ou um observador ativa o monitor quando o sintoma ocorre, registrando na memória o traçado eletrocardiográfico dos 2 a 5 min precedentes e dos 60 segundos seguintes [Hrt 2013, 99:1825].

BAV: bloqueio atrioventricular; BRD/E: bloqueio de ramo esquerdo/direito; ECG: eletrocardiograma/cardiográfica; ECO: ecocardiograma; EEG: eletroencefalograma; HVD/E: hipertrofia do ventrículo direito/esquerdo; IM: infarto miocárdico; PA(S): pressão arterial (sistólica); seg: segundos; TC: tomografia computadorizada; TEP: tromboembolismo pulmonar; TSV: taquicardia supraventricular; TV: taquicardia ventricular.

Fonte: Construída com base em JACC 2012, 59:1583; AFP 2011, 84:640; EHJ 2009, 30:2631; DM 2009, 55:532; Circ 2006, 113:316.

TABELA 42.4 Tratamento da síncope

	CAUSA	CONSIDERAÇÕES
Neuralmente mediada	Vasovagal ou neurocardiogênica	Tratar somente se os episódios são recorrentes: evitar medicamentos causadores de hipotensão ou de bradicardia e situações que induzam a síncope; usar meias elásticas; aumentar o consumo de sal; e realizar manobras de contrapressão[a], que podem abortar a síncope ou retardar seu início permitindo ao paciente assumir posição supina com pernas elevadas Na persistência, fludrocortisona (Florinefe®; 0,1-0,2 mg/dia; VO) seguida por fluoxetina, paroxetina ou sertralina Na resposta cardioinibitória (bradicardia ou assistolia)[b] confirmada por monitoração eletrocardiográfica (mas não no *tilt testing*)[c], com > 5 episódios por ano ou traumatismo grave induzido pela síncope ou idade > 40 anos, está indicado marca-passo de dupla câmara com estimulação em alça fechada [Hrt 2013, 99:1609]
	Situacional	Evitar a atividade desencadeante ou assumir posturas de proteção durante sua execução; evitar mudanças bruscas de posição; aumentar o consumo de sal
	Seio carotídeo	Evitar pressão acidental na carótida; suspender medicamentos causadores de hipotensão ou bradicardia; marca-passo de dupla câmara está indicado na síncope recorrente em pacientes em que massagem carotídea reproduz os **sintomas** em **associação** à assistolia ventricular ≥ 3 seg; na resposta vasodepressora, pode-se tentar fluoxetina, paroxetina ou sertralina
Multifatorial	Hipotensão ortostática	Suspender medicamentos implicados: diuréticos, anti-hipertensivos, antianginosos, antidepressivos, etc. Levantar-se lentamente; evitar esforço em temperaturas altas; elevar a cabeceira da cama 10-20°; usar meias elásticas; praticar exercício físico regular; executar manobras de contrapressão[a] ao levantar-se Aumentar o consumo de sal e água; fracionar alimentação; reduzir o consumo de álcool e carboidratos Fludrocortisona 0,1-0,5 mg/dia (associar KCl se induzir hipocalemia); se necessário, associar 1 simpatomimético [midodrine 2,5-10 mg 3 x/d; efedrina 25-50 mg 3 x/d; pseudoefedrina 60 mg 4 x/d (liberação imediata) ou 120 mg 2 x/d (liberação estendida); ou fenilpropanolamina 12,5-50 mg 3 x/d]
Doença cardíaca	Estenose aórtica	Angina, dispneia e síncope em pacientes com área valvar < 1 cm^2 são indicações de troca valvar [Circ 2008, 118:e523]. Condutas clínicas são puramente paliativas; a principal é o tratamento da hipertensão (evitar vasodilatadores como hidralazina e nitratos) [Lnc 2009, 373:956]
	CMP hipertrófica obstrutiva	Inicialmente, tentar betabloqueadores e bloqueadores dos canais de cálcio; afastar arritmias ventriculares (ver Indicações de CDI a seguir)
	Indicações de CDI	Síncope por TV ou FV documentada e sem causas corrigíveis TV monomórfica induzível com comprometimento hemodinâmico e ausência de diagnóstico alternativo FEVE ≤ 30% e antecedente de infarto miocárdico com ou sem síncope FEVE ≤ 30% sem CMP isquêmica, mas com síncope inexplicada Síndrome do QT longo, síndrome de Brugada[d], displasia ventricular direita arritmogênica ou CMP hipertrófica obstrutiva **com** história familiar de morte súbita e **sem** diagnóstico alternativo

TABELA 42.4 *Continuação*

	CAUSA	CONSIDERAÇÕES
Doença cardíaca	Indicações de marca-passo permanente	Disfunção significativa do nó sinusal ou da condução AV (intervalo HV $\geq$ 100 mseg ou bloqueio intra ou infra-His) observada ou provocada no estudo eletrofisiológico Bloqueio bi ou trifascicular no ECG basal (se TV foi excluída) BAV 2° grau Mobitz tipo II (intra ou infra-His) ou BAV 3° grau com ou sem bradicardia sintomática; ou BAV 2° grau Mobitz I com bradicardia sintomática BAV 2° ou 3° grau induzido por exercício na ausência de isquemia miocárdica Paciente assintomático em ritmo sinusal com períodos de assistolia $>$ 3 seg ou FC de escape $<$ 40 bpm, ou ritmo de escape abaixo do nó AV Fibrilação atrial bradicárdica com 1 ou mais pausas $\geq$ 5 seg
	Arritmia supraventricular	Ablação por radiofrequência é o tratamento de escolha Medicamentos antiarrítmicos (ver Capítulo 9)

[a] No início dos sintomas, usar uma das três manobras – cruzar as pernas com tensão nas pernas, nádegas e abdome; agarrar firmemente com as mãos uma bola de borracha ou objeto similar; ou segurar uma mão na outra enquanto tenta abrir os braços – e manter pelo maior tempo possível, ou até resolução dos sintomas, e mudar para as outras duas manobras, se necessário [JACC 2006, 48:1652].

[b] Manifesta-se por pausa assistólica (primariamente por parada sinusal), bradicardia sinusal e BAV avançado (duas ou mais ondas P consecutivas bloqueadas) [Circ 2001, 104:1261].

[c] A resposta observada durante o *tilt testing* (cardioinibitória, vasodepressora ou ambas) não é obrigatoriamente a mesma que ocorre durante os episódios [EH J 2006, 27:2232].

[d] Padrão de bloqueio de ramo direito com elevação de ST de V1-V3.

AV: atrioventricular; BAV: bloqueio atrioventricular; bpm: batimentos por minuto; CDI: cardiodesfibrilador implantável; CMP: cardiomiopatia; d: dia; ECG: eletrocardiograma; FC: frequência cardíaca; FEVE: fração de ejeção do ventrículo esquerdo; FV: fibrilação ventricular; TV: taquicardia ventricular.

Fonte: Construída com base em Circ 2013, 127:1330; JACC 2009, 53:1741; DM 2009, 55:532; Mayo 2008, 83:1280; Circ 2008, 117:e350; Europace 2004, 6:467.

43 Tontura e vertigem

Tontura, motivo de 3 a 5% das visitas ao pronto-socorro (PS) [Mayo 2008, 83:765], é um termo geral usado por muitos pacientes para descrever uma série de distúrbios distintos, como vertigem, desequilíbrio e pré-síncope.

CLASSIFICAÇÃO E CAUSAS DE TONTURA

O tipo de tontura (Tabela 43.1) já foi o principal foco para o direcionamento diagnóstico. Contudo, estudos recentes mostram que a qualidade da tontura não diferencia confiavelmente seu mecanismo fisiopatológico (vestibular, cardiogênica, neurológica, psiquiátrica ou metabólica)

TABELA 43.1 Tipos fisiopatológicos de tontura

TIPO (FISIOPATOGENIA)	CARACTERÍSTICAS CLÍNICAS	CAUSAS COMUNS	%[a]
Vertigem (geralmente, vestibular)	Ilusão de movimentação própria ou do ambiente ao seu redor; usualmente acompanhada de nistagmo[b]	**Periférica:** VPB, neurite vestibular, Ménière e outras menos comuns[c]	40,5
		Central: AIT ou AVE de circulação posterior, medicamentos, outras menos comuns[d]	4,5
Desequilíbrio (geralmente, neurológico)	Não há sensação de movimento, mas sim de instabilidade que ocorre primariamente durante a marcha	Neuropatia periférica, disfunção vestibular, somatossensorial, do sistema visual ou cerebral (lobo frontal, cerebelo ou núcleos da base)	6
Pré-síncope (geralmente, cardíaca – ↓ perfusão cerebral)	Sensação de fraqueza, debilidade, leveza, quase desmaio ou escurecimento visual; geralmente associa-se à palidez cutânea e ocorre na ortostase	As mesmas da síncope (ver Capítulo 42 para investigação e tratamento)	8,5
Tontura inespecífica (psiquiátrica ou metabólica)	Tontura que não se enquadra nas descrições anteriores ou tem uma versão menos intensa delas; pode ter duração contínua por meses	Depressão maior, ansiedade generalizada, pânico, somatização	20
		Diagnóstico incerto	18

[a] Outros estudos retrospectivos e prospectivos mostram espectros diferentes das causas de tontura [Mayo 2008, 83:765; BJGP 2002, 52:809].

[b] Pode ser espontâneo ou desencadeado por movimentos da cabeça (nistagmo fisiológico: alguns poucos batimentos horizontais induzidos pelo desvio lateral do olhar).

[c] Otite média, neuroma do acústico, herpes-zóster auricular (síndrome de Ramsay Hunt), concussão labiríntica, fístula perilinfática, síndrome da deiscência do canal semicircular, síndrome de Cogan, vestibulopatia recorrente; uso de aminoglicosídeo, agentes alquilantes, ácido acetilsalicílico, anti-inflamatório não hormonal, furosemida e quinina.

[d] Esclerose múltipla, vertigem enxaquecosa, má-formação de Chiari, ataxia episódica tipo II; anti-hipertensivos, quinolonas, neurolépticos, antidepressivos, sedativos e anticonvulsivantes.

AIT: ataque isquêmico transitório; AVE: acidente vascular encefálico.

Fonte: Construído com base em AFP 2010, 82:361; AnIM 1992, 117:898.

[Mayo 2007, 82:1329], não prediz sua causa subjacente e tem mínimo valor diagnóstico [CMAJ 2011, 183:1025]. Em um estudo, a probabilidade de acidente vascular encefálico (AVE) foi de cerca de 3% em pacientes com "tontura" ou "vertigem" e de 14% naqueles com "desequilíbrio" [Str 2006, 37:2484]. Apenas para fins didáticos, a Tabela 43.1 apresenta a classificação da tontura e sua prevalência aproximada.

TABELA 43.2 Diagnóstico diferencial de causas comuns de vertigem

ETIOLOGIA DA TONTURA, VERTIGEM OU DESEQUILÍBRIO		DURAÇÃO					IDADE DE INÍCIO (PICO, EM ANOS)	
		SEGUNDOS	MIN. A HORAS	HORAS	DIAS	SEMANAS		ESPONTÂNEA
Vertigem periférica	VPB[1]	✓					> 50	
	Neurite vestibular[2]				✓		40-50	
	Doença de Ménière[3]			✓			20-40	
	Concussão labiríntica[3]						Todas	
	Fístula perilinfática[3]	✓	✓	✓			Todas	✓
Vertigem central	Vertigem enxaquecosa[4]			✓			30-40	
	Esclerose múltipla[5]				✓		15-50	
	Insuficiência vertebro-basilar[3]	✓					>50	
	AIT vertebro-basilar[6]		✓				>50	
	AVE de tronco ou cerebelo[6]				✓		>50	
	Psicogênica					✓	Todas	✓

[a] Nistagmo periférico: horizontal ou horizonto-torsional; suprimido por fixação visual; não altera de direção com o olhar.
[b] Nistagmo central: pode ser horizontal, torsional ou vertical; não suprimido por fixação visual; pode alterar de direção com o olhar.
[c] Confirma o diagnóstico quando positiva (positiva em 50 a 88% dos casos). Mas manobra negativa não afasta VPB. A manobra é descrita na Figura 43.1.
[d] O teste do impulso da cabeça é descrito na Figura 43.2. Teste negativo, desalinhamento vertical do olhar e nistagmo que altera de direção para o lado do olhar excêntrico têm sensibilidade de 100% e especificidade de 96% para AVE [Str 2009, 40:3504] (Tabela 43.3).
[e] Critérios diagnósticos: dois ou mais episódios de vertigem com duração de 20 min a 24 horas, perda auditiva neurossensorial à audiometria e zumbido ou sensação de plenitude auricular.
[f] Episódios recorrentes de sintomas vestibulares de gravidade pelo menos moderada, história prévia ou atual de enxaqueca e pelo menos um sintoma de enxaqueca em dois ou mais ataques de vertigem (cefaleia, fotofobia, fonofobia e/ou auras).

MANIFESTAÇÕES CLÍNICAS DOS TIPOS MAIS COMUNS DE VERTIGEM

As manifestações clínicas das causas mais comuns de vertigem são descritas na Tabela 43.2. Talvez o dado da história mais importante para o diagnóstico seja a duração da tontura [AcEM 2003, 10:1388].

	FATORES DESENCADEANTES				NISTAGMO			
	MOVIMENTOS DA CABEÇA	RISCO CARDIOVASCULAR	TRAUMA NA CABEÇA	SINTOMAS AUDITIVOS ASSOCIADOS	PERIFÉRICO[a]	CENTRAL[b]	SINTOMAS NEUROLÓGICOS ASSOCIADOS	DIAGNÓSTICO (CONFIRMAÇÃO)
	✓			—	✓		—	Manobras específicas[c]
				—	✓		—	Teste do impulso da cabeça anormal[d]
				↓ Audição, plenitude auricular, zumbido	✓		—	Critérios diagnósticos definidos[e]
			✓	±↓ Audição unilateral	✓		± Confusão e ↓ consciência efêmeras	Audiometria: pode mostrar perda auditiva neurossensorial
			✓	±↓ Audição unilatreral	✓		—	TC pode mostrar líquido no recesso circular
				±↓ Audição unilateral e/o zumbido	✓	✓	± Fenômenos visuais	Critérios diagnósticos definidos[f]
				—			—	Critérios de McDonald[g]
	✓						± Sintomas de circulação posterior[h]	Ângio-TC/RM do pescoço; Doppler
		✓		± Alterações auditivas		✓	± Sintomas de circulação posterior[h]	RM com difusão pode demonstrar lesão
		✓		± Alterações auditivas		✓	± Sintomas de circulação posterior[h]	RM demonstra a lesão
				—			—	De exclusão

[g] Episódios de disfunção neurológica com duração $\geq$ 24 horas (sintomas sensoriais, 45%; neurite óptica, 17%; ataxia e/ou desequilíbrio e diplopia e/ou vertigem, 13%), sintomas motores insidiosos, que muitas vezes revertem, associados a lesões na RM disseminadas no tempo ou espaço (episódios afetando sítios diferentes do sistema nervoso e separados por intervalos > 30 dias) [AnN 2011, 69:292].

[h] Paresia de membro unilateral (41%), ataxia de marcha (31%), disartria (31%), ataxia de membro unilateral (30%), cefaleia (28%), náuseas ou vômitos (27%), nistagmo (24%), visão borrada (20%), hipoestesia de membro (20%) e diplopia (15%), entre outros [ArN 2012, 69:346].

AIT: ataque isquêmico transitório; AVE: acidente vascular encefálico; min: minutos; RM: ressonância magnética; TC: tomografia computadorizada; VPB: vertigem posicional benigna.

Fonte: [1] [CMAJ 2003, 169:681]; [2] [JNNP 2007, 78:114]; [3] [MCNA 2010, 94:989 e 2006, 90:291]; [4] [Neu 2007, 68:343; AcEM 2003, 10:1388]; [5] [NeuC 2011, 29:381]; [6] [CON 2013, 26:90].

ABORDAGEM DIAGNÓSTICA DA VERTIGEM

Tontura com duração de segundos a um minuto

Tontura efêmera, geralmente é causada por vertigem posicional benigna, a causa mais comum entre todos os tipos (Tabela 43.1). No PS, deve ser diferenciada da vertigem posicional secundária a tumor de fossa posterior, do ataque isquêmico transitório vertebrobasilar e da insuficiência vertebrobasilar (Tabela 43.2).

Vertigem posicional benigna (VPB) e vertigem posicional não benigna (tumor de fossa posterior)

A VPB é causada por litíase nos canais semicirculares. Representa quase metade das vertigens periféricas (Tabela 43.1). É mais comum em mulheres > 50 anos. O diagnóstico da VPB é definido por tontura desencadeada por movimentos da cabeça e com duração < 30 segundos e pela resposta típica nos testes de Dix-Hallpike (VPB de canal posterior) ou de rotação lateral da cabeça (VPB de canal lateral), demonstrados na Figura 43.1. A rara probabilidade de etiologia central é sugerida na manobra de Dix-Hallpike por nistagmo com duração > 1 minuto, não fatigável e que bate para baixo [AnN 2002, 52:712] ou nistagmo sem tontura [QJM 2013, 106:317].

FIGURA 43.1 Manobras para o diagnóstico da vertigem posicional benigna

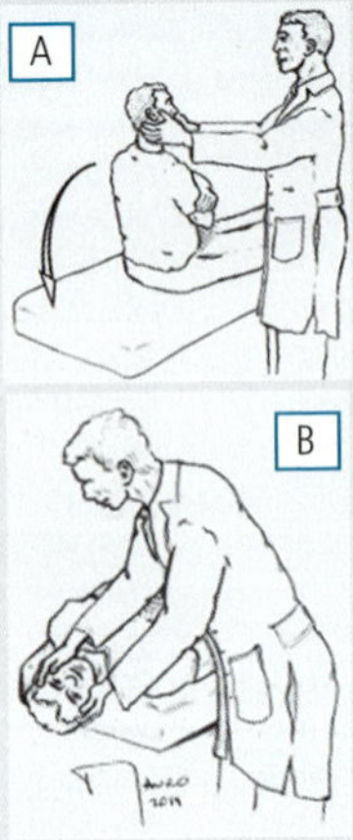

MANOBRAS DE DIX-HALLPIKE (CANAL POSTERIOR)

Execução

A. Inicia-se a manobra com o paciente sentado na maca com pescoço virado 45° para um dos lados

B. O paciente é deitado rapidamente de modo que sua cabeça fique pendente para fora da maca

Manobra positiva – tontura + nistagmo ou tontura isolada (VPB subjetiva) com as seguintes características:

- Breve latência (manifestações após 1-5 segundos)
- Nistagmo horizonto-rotatório ou rotatório puro (50%) em direção à orelha mais baixa
- Nistagmo com duração < 30 segundos (o nistagmo posicional central dura > 1 minuto – é não é fatigável)

Se não ocorrer nistagmo, a manobra é repetida com a cabeça virada para o outro lado

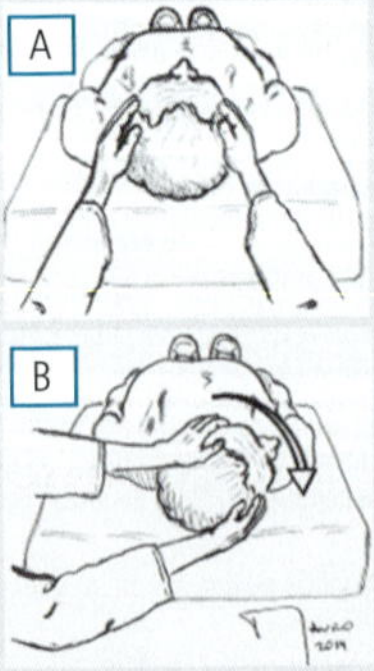

TESTE DE ROTAÇÃO LATERAL DA CABEÇA (CANAL LATERAL)

Execução

A. Inicia-se com paciente em decúbito dorsal com cabeça em posição neutra

B. Bruscamente, gira-se a cabeça do paciente para um dos lados

Manobra positiva – tontura + nistagmo ou tontura isolada (VPB subjetiva) com as seguintes características:

- Nistagmo puramente horizontal que bate para a orelha mais baixa (geotrópico) ou mais alta (apogeotrópico, 27%). Para o geotrópico, o lado afetado é possivelmente o associado ao nistagmo mais forte. Para o apogeotrópico, o lado afetado é possivelmente o associado ao nistagmo mais fraco
- Comparado com o nistagmo do canal posterior, menor latência e maior duração

Se não ocorrer nistagmo, a manobra é repetida para o outro lado

Fonte: Otolarylgol Head Neck Surg 2008, 139:S47; CMAJ 2003, 169:681.

Ataque isquêmico transitório (AIT) vertebrobasilar

Se as manobras para o diagnóstico da VPB forem negativas (Figura 43.1), deve-se investigar a possibilidade de AIT, sobretudo em > 55 anos, com fatores de risco cardiovasculares ou com fibrilação atrial [DM 2010, 56:40]. Uma vez que até 13% desses pacientes desenvolverão AVE em 7 dias, a prevenção secundária com ácido acetilsalicílico deve ser iniciada urgentemente [NEJM 2012, 366:1914]. O diagnóstico do AIT é, em geral, baseado exclusivamente na história clínica. Com frequência, o quadro dura bem mais do que os 30 segundos da VPB. Entretanto, é difícil conseguir precisão em um paciente que estava neurologicamente comprometido durante o evento. Tontura ocorre em 47% dos AIT, geralmente associada a outras manifestações neurológicas, como paresia de membro unilateral (41%), disartria (31%), cefaleia (28%), náuseas ou vômitos (27%), visão borrada (20%), hipoestesia de membro (20%) e diplopia (15%), entre outros [ArN 2012, 69:346]. "Tontura" (no sentido amplo) isolada é a causada por isquemia cerebral em somente 3,2% dos casos [Str 2006, 37:2484]. Quando a queixa é "desequilíbrio", 14% dos pacientes têm AVE. Somente 1% dos pacientes com tontura e escore $ABCD_2$** ≤ 3 apresentam causa vascular contra 8% daqueles com escore ≥ 4 [Str 2012, 43:1484]. Entre 16 e 67% dos pacientes com AIT (sintomas por < 24 horas) têm sinais de isquemia na ressonância com difusão [Str 2007, 38:1482].

Insuficiência vertebrobasilar

Estenose extracraniana da circulação posterior pode, raramente, causar tontura e os mesmos sinais neurológicos descritos em AIT. A tontura pode ser desencadeada por ortostase ou movimentos da cabeça que induzem redução do fluxo sanguíneo [NEJM 2005, 352:2618]. Os pacientes geralmente apresentam episódio breves de tontura, desequilíbrio, parestesia perioral e diplopia [LncN 2013, 12:989]. A síndrome do roubo subclávio se deve à estenose proximal dessa artéria e á irrigação do braço, dependendo, parcial ou total, por fluxo retrógrado da artéria vertebral. Em paciente com tontura, essa síndrome é sugerida por grande diferença de pressão arterial entre os braços e confirmada por Doppler [LncN 2013, 12:989].

Tontura com duração de horas (síndrome vestibular aguda)

A síndrome vestibular caracteriza-se por início agudo de tontura acompanhada por náuseas ou vômitos, instabilidade da marcha, nistagmo e intolerância a movimentos da cabeça, que persistem por horas. Síndrome vestibular isolada (sem sinais neurológicos focais; com ou sem perda auditiva) na maioria das vezes decorre de neurite (neuronite) vestibular, que tem etiologia provavelmente viral, é benigna e autolimitada. Contudo, a síndrome pode ser causada por AVE de fossa posterior (tronco encefálico ou cerebelo) em 25% dos pacientes [CMAJ 2011, 183:E571].

Nos pacientes com síndrome vestibular aguda sem alterações auditivas, um estudo mostrou que teste do impulso da cabeça negativo (Figura 43.2), ausência de desalinhamento vertical do olho (Tabela 43.3) e ausência de mudança de direção do nistagmo com o olhar excêntrico (Tabela 43.3) têm sensibilidade de 100% e especificidade de 96% para AVE [Str 2009, 40:3504]. Em pacientes com AVE de circulação posterior com < 48 horas, ressonância com difusão pode apresentar 12 a 20% de resultados falso-negativos [CMAJ 2011, 183:E571].

** Escore $ABCD_2$: somar 1 ponto se: idade ≥ 60 anos, pressão arterial ≥ 140/90 mmHg, distúrbio da fala isolado, duração de 10 a 59 minutos, história de diabetes; somar 2 pontos se: fraqueza unilateral, duração ≥ 60 minutos.

TABELA 43.3 Diagnóstico diferencial da síndrome vestibular aguda isolada

CARACTERÍSTICAS	PERIFÉRICA	CENTRAL
Início da tontura	Gradual (horas)	Súbito (raramente gradual)
Duração dos episódios	1 a 2 dias	Segundos (AIT) a dias (AVE, tumor)
Proporcionalidade dos sintomas (tontura *versus* náuseas/vômitos ou instabilidade de postura/marcha)	Proporcional	Pode ser desproporcional
Perda auditiva[a], zumbido, plenitude auricular	Pode ocorrer	Ocorre em 40% dos pacientes (o suprimento vascular da orelha interna deriva da circulação posterior)
Fatores de risco cardiovasculares	Podem ou não estar presentes	Geralmente presentes (25% dos pacientes têm < 50 anos)
Teste do impulso da cabeça (Figura 43.2)	Anormal	Normal (*S*, 85%; *E*, 95%)
Nistagmo, sentido	Unidirecional com fase rápida em direção à orelha normal	Bate para a dir. quando se olha para a dir.; bate para a esq. quando se olha para esq. (*S*, 38%; *E*, 92%)
Alinhamento vertical do olho[b]	Normal	Anormal (desvio para cima ou para baixo; *S*, 30%; *E*, 98%)

[a] Perda auditiva deve ser avaliada com diapasão de 512 Hz. No teste de Weber, o diapasão é colocado na linha média da testa: na perda auditiva sensorioneural, o som se localiza na orelha normal; na condutiva, na afetada. No teste de Rinne, um diapasão vibrando é colocado na mastoide e, depois, a 2,5 cm da orelha do mesmo lado: na perda condutiva, o som é ouvido melhor na mastoide; na sensorioneural, ouve-se melhor próximo ao ouvido. Perda sensorioneural unilateral sugere lesão periférica (como Ménière), mas se uma causa não for óbvia, deve-se fazer tomografia ou ressonância de fossa posterior e canal auditivo interno.

[b] O médico orienta o paciente a olhar fixamente para o seu nariz enquanto cobre alternadamente um olho do paciente de cada vez; o teste é anormal se, logo após ser descoberto, um dos olhos está voltado mais para cima ou mais para baixo que o outro.

AIT: ataque isquêmico transitório; AVE: acidente vascular encefálico; dir: direita; *E*: especificidade; esq: esquerda; *S*: sensibilidade.

Fonte: Construída com base em CMAJ 2011, 183:E571.

FIGURA 43.2 Teste do impulso da cabeça

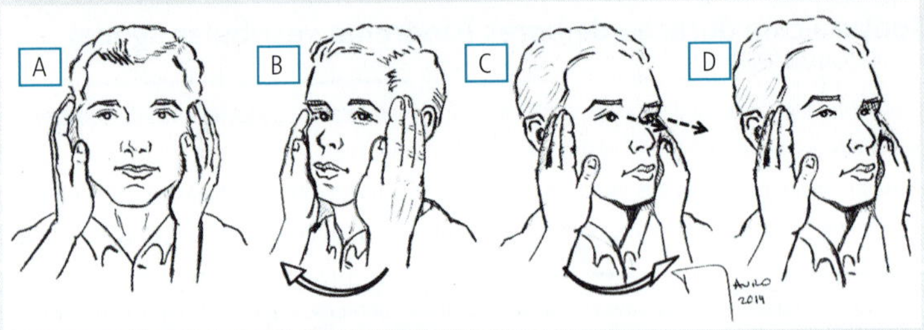

EXECUÇÃO E INTERPRETAÇÃO

A. O paciente com cabeça em posição neutra é orientado a olhar fixamente para o nariz do médico.

B. O médico, de modo rápido e inesperado, gira a cabeça do paciente para um dos lados cerca de 15°. Os olhos permanecem focados no nariz do observador **(teste negativo/normal)**.

C. O médico retorna a cabeça do paciente à posição neutra e gira para o outro lado. Agora, os olhos do paciente desviam-se junto com a cabeça.

D. Então, rapidamente, com movimento sacádico, o paciente reposiciona os olhos para o nariz do médico (**teste positivo/anormal** indicando o lado do labirinto hipoativo e sugerindo vertigem periférica).

Indicações de exames de imagem

Ressonância magnética com difusão é o exame de escolha quando há suspeita de vertigem de origem central. Se ela não estiver disponível ou se o paciente tiver implantes metálicos, a tomografia com contraste endovenoso com cortes finos em cerebelo é uma alternativa.

As indicações de exame de imagem são:

- Desequilíbrio como queixa principal [Str 2006, 37:2484].
- Exame clínico não inteiramente consistente com lesão periférica (Tabela 43.3).
- Exame clínico consistente com lesão periférica, mas a vertigem não melhora após 48 horas.
- Escore $ABCD_2$ (somar 1 ponto se: idade $\geq$ 60 anos, pressão arterial $\geq$ 140/90 mmHg, distúrbio da fala isolado, duração de 10 a 59 minutos ou história de diabetes; somar 2 pontos se: fraqueza unilateral ou duração $\geq$ 60 minutos) $\geq$ 4 [Str 2012, 43:1484].
- Vertigem associada à cefaleia nova.

TRATAMENTO DA VERTIGEM

Tratamento sintomático

Medicamentos supressores da função vestibular são indicados para aliviar a vertigem aguda com duração de horas a dias e as náuseas e vômitos associados (Tabela 43.4). Medicamentos têm efeito limitado na vertigem posicional benigna [Neu 2008, 70:2067]. Nos demais casos, o uso de medicamentos deve ser limitado a 48 horas para evitar comprometimento da adaptação vestibular [NEJM 2003, 348:1027].

TABELA 43.4 Tratamento sintomático da vertigem aguda

MEDICAÇÃO	DOSAGEM	SEDAÇÃO	EFEITO ANTIEMÉTICO	RISCO NA GRAVIDEZ*
Meclizine (Meclin®; cp de 25 e 50 mg)	25-100 mg/d VO a cada 6-12 h	++	+	*B*
Dimenidrinato (Dramin® B6 cp de 100 mg, 50mg/1 mL IM; Dramin® B6 DL 30 mg/10 mL EV)	1 amp DL a cada 8 h 50-100 mg VO/IM a cada 4-8 h	+	++	*B*
Diazepam (Valium®; cp de 5 e 10 mg, amp de 10 mg/2 mL) **ou**	2-10 mg VO/IM/EV a cada 6-12 h	++	+	*D*
Lorazepam (Lorax®; cp de 1 e 2 mg)	0,5-2 mg VO a cada 6-8 h	++	+	*D*
Metoclopramida (Plasil®; cp de 10 mg, 1 mg/mL VO, amp de 10 mg/2 mL)	5-10 mg VO/IM/EV a cada 6 h	+	+++	*B*
Domperidona (Motilium®; cp de 10 mg, 1 mg/mL VO)	10-20 mg VO a cada 6-8 h	+	+++	*C*
Prometazina (Fenergan®; cp de 25 mg, amp de 50 mg/2 mL IM)	12,5-25 mg VO/IM a cada 4-12 h	+++	++	*C*

* Classe *B*: estudos em animais não mostraram efeitos adversos para o feto, mas não existem estudos controlados em humanos; classe *C*: estudos em animais mostram efeito adverso para o feto, mas não existem estudos controlados em humanos.

+: leve; ++: moderado; +++: proeminente; amp: ampola; cp: comprimidos; EV: endovenoso; h: horas; IM: intramuscular; VO: via oral.

Fonte: AFP 2005, 71:1115.

Tratamento específico para o tipo de vertigem

Vertigem posicional benigna

A VPB do canal posterior resolve-se espontaneamente em média em 40 dias, mas no extremo pode durar 6 meses [Neu 2005, 64:920]. A tontura pode ser tratada com manobras que reposicionam as canalolitíases para o utrículo. Para a VPB de canal posterior, usam-se as manobras de Epley [Neu 2010, 25:295] e/ou de Semont [JN 2012, 259:882] (Figura 43.3), que parecem ser igualmente efetivas [Neu 2008, 70:2067]. Se uma for ineficaz, ela pode ser repetida ou pode-se tentar a outra. Para a VPB do canal lateral (horizontal), usar as manobras de Lempert e Gufoni [Neu 2008, 70:2067] (Figura 43.4).

FIGURA 43.3 Manobras de reposicionamento para VPB do canal posterior

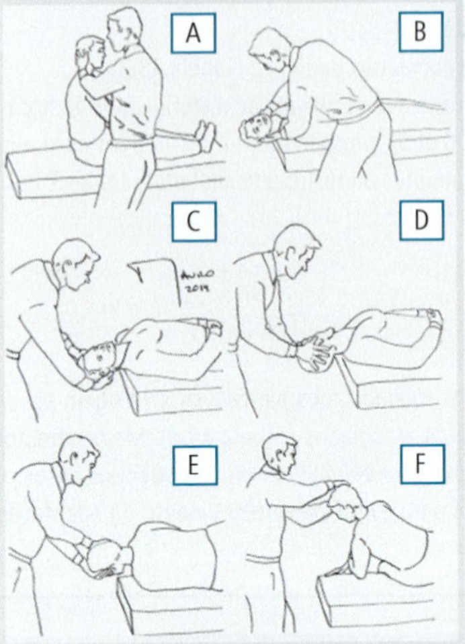

MANOBRA DE EPLEY
(a primeira etapa é a manobra de Dix-Hallpike positiva; na figura, para a direita)

A. A manobra se inicia com o paciente sentado na cama com a cabeça girada 45° para a direita.
B. O médico segura a cabeça do paciente com as duas mãos e o move rapidamente para a posição supina com a cabeça estendida e pendente na maca, desencadeando nistagmo e/ou tontura. A posição é mantida por 30 segundos.
C. O examinador move-se para a cabeceira da maca e reposiciona suas mãos como mostrado.
D. A cabeça, então, é rapidamente rodada para a esquerda de modo que a orelha esquerda dirija-se para baixo. A posição é mantida por 30 segundos.
E. O paciente rola o corpo para a esquerda, enquanto o médico gira adicionalmente sua cabeça, de modo que seu nariz aponte para baixo. A posição é mantida por 30 segundos.
F. O paciente é erguido para a posição sentada mantendo a cabeça girada para a esquerda. A sequência inteira é repetida até que não desencadeie mais nistagmo.

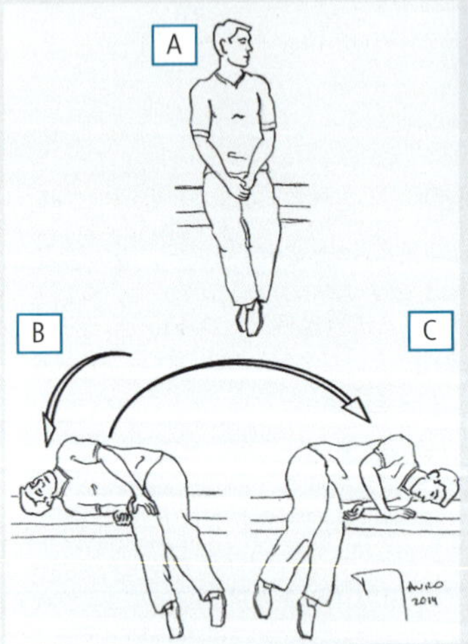

MANOBRA DE SEMONT PARA CANALOLITÍASE POSTERIOR DIREITA
(Dix-Hallpike positivo com cabeça girada para a direita)

A. Inicia-se com o paciente sentado com a cabeça girada 45° para a esquerda.
B. O médico segura sua cabeça com ambas as mãos e, rapidamente, o inclina para a sua direita. A posição é mantida por 30 segundos ou até que qualquer vertigem provocada tenha desaparecido.
C. O médico mantém a cabeça do paciente girada para a esquerda, enquanto o inclina rapidamente para o lado oposto, sem parar na posição sentada. Novamente, esta posição é mantida por 30 segundos ou até que a vertigem desapareça.
D. Mantendo o rosto girado para a esquerda, o paciente retorna à posição sentada (semelhante à da Figura A). A manobra é repetida até que o paciente torne-se assintomático.

Se não houver resposta imediata às manobras executadas pelo médico (já descritas), outras para autotratamento em casa aumentam a taxa de sucesso [Neu 2005, 65:1299]. A manobra de Epley modificada (Figura 43.4) parece mais eficaz que as de Brandt-Daroff e Semont modificada (semelhante à demonstrada na Figura 43.3, mas a cabeça não fica pendente na cama e posiciona-se um travesseiro de modo que, quando o paciente se deite, o travesseiro fique sob seus ombros) [Neu 2004, 63:150].

FIGURA 43.4 Manobras de reposicionamento para VPB do canal lateral (horizontal)

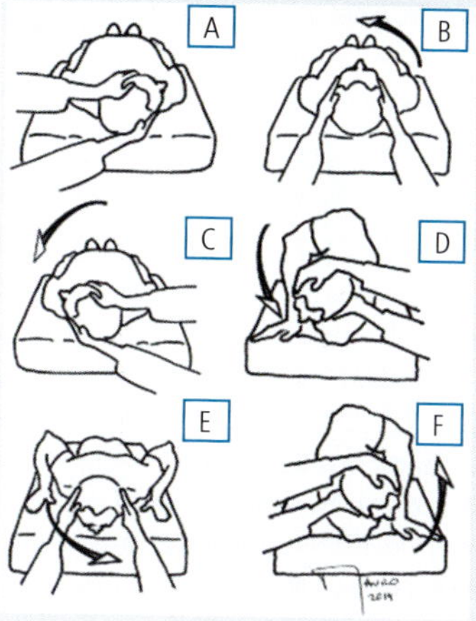

MANOBRA DE LEMPERT

A. Inicia-se com o paciente em supino com o rosto virado 45° para o lado afetado. Para o nistagmo geotrópico (bate para a orelha mais baixa no teste de rotação lateral da cabeça), o lado afetado é possivelmente o associado ao batimento mais forte. Para o apogeotrópico (bate para a orelha mais alta no teste de rotação lateral da cabeça), o lado afetado é possivelmente o associado ao nistagmo mais fraco (ver Figura 43.1, Teste de rotação lateral da cabeça, canal lateral).

B-F. O médico vai girando a cabeça do paciente rapidamente de 45 em 45°, mantendo cada posição por 30 segundos, até dar a volta completa e assumir novamente a posição supina com rosto em posição neutra.
O paciente, então, é movido ao decúbito sentado.

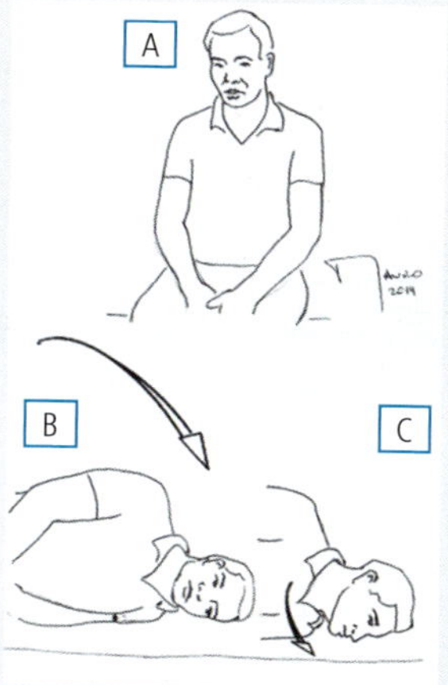

MANOBRA DE GUFONI
(para nistagmo geotrópico – bate para a orelha mais baixa)

A. A manobra inicia-se com o paciente em posição sentada

B. Ele é então movido rapidamente da posição sentada ao decúbito lateral no lado não afetado (esquerdo, no caso). A posição é mantida por 1 minuto.

C. A cabeça do paciente é virada rapidamente 45 a 60° em direção ao chão e a posição é mantida por 2 minutos.
Agora, o paciente é sentado novamente com a cabeça mantida voltada para o lado esquerdo.
Se o nistagmo é apogeotrópico (bate para a orelha mais alta), a manobra é feita no sentido oposto: o paciente é movido da posição sentada ao decúbito lateral no lado afetado. A posição é mantida por 1 minuto. Então, a cabeça do paciente é virada rapidamente 45 a 60° em direção ao chão e a posição é mantida por 2 minutos.
Agora, o paciente é sentado novamente com a cabeça mantida voltada para o lado direito.

Neurite (neuronite) vestibular ou labirintite

Curso autolimitado. Prednisona (1 mg/kg/dia por 5 dias e retirada gradual em 15 dias) pode melhorar a sintomatologia aguda [NEJM 2004, 351:354]. Contudo, uma metanálise só encontrou estudos com falha metodológica e não suporta o uso de corticosteroide [Coch 2011, (5):CD008607]. Valaciclovir é ineficaz. Tratamento sintomatológico (Tabela 43.4) deve ser empregado nos primeiros 2 dias e depois retirado para não comprometer a adaptação central [NEJM 2003, 348:1027]. Exercícios de reabilitação vestibular devem ser iniciados o mais precocemente possível (ver adiante).

Doença de Ménière

A doença é crônica e evolui com períodos de exacerbação e remissão. Na vertigem aguda, estão indicados supressores labirínticos por 24 horas (Tabela 43.4). A frequência e a gravidade dos episódios podem ser reduzidas com limitação do consumo de sal (2 a 3 g/dia), cafeína, nicotina e álcool. Se os episódios não forem controlados, associar diurético (hidroclorotiazida 12,5 a 25 mg/dia), seguido de betaistina (24 a 48 mg/dia em 2 a 3 tomadas) [Laryngoscope 2008, 118:1099]. Para pacientes com perda vestibular estável (não flutuante), a reabilitação vestibular pode melhorar o desequilíbrio [Lnc 2008, 372:406]. Tratamento cirúrgico é reservado para a vertigem intratável.

Tontura secundária à doença cerebrovascular

Na doença cerebrovascular de pequenos ou grandes vasos da circulação posterior, estão indicados profilaxia antitrombótica, estatina e tratamento dos fatores de risco [LncN 2013, 12:989]. Na estenose vertebral extracraniana, pode-se considerar tratamento endovascular se os sintomas persistirem apesar do tratamento medicamentoso máximo [Str 2006, 37:577]. A presença de fibrilação atrial, miocardiopatia dilatada, história de infarto miocárdico, fração de ejeção $< 30\%$ e doença valvular reumática ou protética sugere isquemia cerebral cardioembólica [AnN 2005, 58:688]. Se cursarem com quadro de ataque isquêmico transitório ou acidente vascular isquêmico, esses pacientes devem ser anticoagulados, se não houver contraindicações [Str 2006, 37:577].

Exercícios de reabilitação vestibular

Treinam o cérebro para compensar a hipofunção vestibular unilateral e reduzem a vertigem nas lesões vestibulares periféricas agudas e na vertigem crônica [Coch 2011, (2):CD005397; AnIM 2004, 141:598]. Possivelmente, também são efetivos nos distúrbios vestibulares centrais.

Os exercícios podem ser feitos em casa [BMJ 2012, 344:e2237]. Após a estabilização aguda, os medicamentos supressores da função vestibular (Tabela 43.4) devem ser minimizados e a reabilitação iniciada o mais rapidamente possível, pois existem evidências de um período crítico de adaptação. O paciente deve reexperimentar a vertigem para induzir a adaptação cerebral. Os exercícios consistem em manter os olhos focados em um ponto fixo, enquanto gira-se lentamente a cabeça para a direita e para a esquerda, para cima e para baixo. Devem ser repetidos por vários minutos, 2 a 3 vezes ao dia. Os movimentos são inicialmente lentos e sua velocidade deve ser gradualmente aumentada.

Seção IX

Lesões por agentes físicos e químicos

44 Trauma craniano

AVALIAÇÃO DA GRAVIDADE

O escore mais utilizado é a escala de coma de Glasgow (Tabela 44.1), que apresenta forte correlação com a evolução clínica [LncN 2010, 9:543]. Escores de 13 a 15 são indicativos de trauma leve, de 9 a 12 moderado e ≤ 8 grave.

TABELA 44.1 Escala de coma de Glasgow

PONTOS	ABERTURA OCULAR	RESPOSTA VERBAL	RESPOSTA MOTORA
1	Espontânea	Orientada	Obedece a comandos
2	Ao comando verbal	Confusa	Localiza a dor
3	À estimulação dolorosa	Palavras inapropriadas	Retirada inespecífica
4	Ausente	Sons incompreensíveis	Flexão anormal
5	—	Ausente	Extensão anormal
6	—	—	Ausente

Fonte: Lnc 1974, 2:81.

TIPOS FISOPATOLÓGICOS E QUADRO CLÍNICO DAS LESÕES CEREBRAIS

As lesões cerebrais podem ser primárias, que ocorrem no momento do trauma, ou secundárias, desencadeadas pelo extravasamento do conteúdo neuronal e que culminam em edema, hipertensão intracraniana e agravamento da lesão inicial após horas a dias. As lesões primárias decorrem do contato direto (lesão por golpe, localizadas no sítio do impacto) ou de desaceleração (lesão por contragolpe, localizadas no sítio oposto ao do impacto). As lesões primárias são descritas na Tabela 44.2.

TRATAMENTO DO TRAUMA CEREBRAL LEVE: ESCORE DE COMA DE GLASGOW ENTRE 13 E 15

Avaliação cognitiva padronizada na suspeita de concussão

Para evitar que uma concussão passe despercebida e o paciente seja liberado, o que pode resultar em complicações intracranianas, deve-se adotar uma avaliação padronizada. A WPTAS (*Westmead Post Traumatic Amnesia Scale*) pode ser concluída em < 1 minuto e correlaciona-se aos testes mais detalhados [JNNP 2008, 79:1100]: 1) Qual seu nome? 2) Qual o nome deste lugar? 3) Por que você está aqui? 4) Em que mês nós estamos? 5) Em que ano nós estamos? 6) Em que bairro nós estamos? 7) Quantos anos você tem? 8) Qual a data do seu aniversário? 9) Em que período do dia nós estamos (manhã, tarde ou noite)? 10) Mostre três figuras de objetos para que o paciente recorde subsequentemente. Resposta incorreta a qualquer uma dessas 10 perguntas é indício de trauma cerebral e o paciente deve ser tomografado e observado por pelo menos 24 horas.

TABELA 44.2 Tipos de lesão cerebral primária

LESÃO	ASPECTO TOMOGRÁFICO	CLÍNICA
Concussão	Normal (sem alterações relacionadas ao trauma)	Tipicamente, confusão e amnésia efêmeras associadas ou não à perda de consciência; podem ocorrer cefaleia, vertigem, náuseas e vômitos
Contusão cerebral focal	Áreas de edema (hipodensas) distintas ou ao redor de hemorragias (hiperdensas) parenquimatosas, geralmente na região frontal basal e temporal	Depende da localização, mas incluem sinais neurológicos focais, confusão e redução do nível de consciência
Lesão axonal difusa	Imagens petequiais na junção da substância branca-cinzenta, corpo caloso e tronco (inicialmente normal em 50-80%)	Na lesão grave, o paciente tipicamente apresenta coma profundo sem sinais de hipertensão intracraniana
Hematoma epidural	Massa hiperdensa de forma lenticular entre o crânio e o cérebro; associada à fratura de crânio em 85-95% dos casos	Perda de consciência breve ou período de confusão seguido por "intervalo lúcido" (em 20-50%), que progride para deterioração neurológica
Hematoma subdural	Agudamente, imagem hiperdensa de forma crescêntica; os hematomas crônicos têm consistência líquida	Cefaleia, confusão e hemiparesia. Pode apresentar-se de forma aguda com depressão da consciência ou a deterioração pode ocorrer somente com a expansão do hematoma após dias a meses. Mortalidade de cerca de 60%
Hemorragia subaracnóidea	Hiperdensidade na superfície cerebral, comumente localizada na fissura silviana e cisterna interpeduncular	Variável, pois muitas vezes existem outras das lesões anteriormente descritas associadas

Indicação de realização de exame de neuroimagem

A diretriz canadense para realização de tomografia (TC) craniana é a mais específica [JAMA 2005, 294:1511]. Pacientes que preenchem qualquer dos sete critérios devem realizar TC: 1) escore de Glasgow < 15; 2) suspeita de fratura/afundamento de crânio; 3) qualquer sinal de fratura da base do crânio (hemotímpano, oto ou rinorreia, contusão intraorbital – olhos de guaxinim ou sinal de Battle –, equimoses retroauriculares); 4) dois ou mais episódios de vômitos; 5) ≥ 65 anos de idade; 6) amnésia após o impacto de ≥ 30 min; e 7) mecanismos perigosos (atropelamento, ejetamento de veículo, queda ≥ 90 cm ou cinco degraus).

Pacientes com TC alterada devem repetir o exame em 24 horas, independentemente do estado neurológico [JT 2009, 66:1015].

Indicação de internação

Devem ser internados os pacientes com risco de complicações: escore de Glasgow < 15; TC alterada; convulsões ou diátese hemorrágica [JNs 2010, 112:1139; AnEM 2004, 44:47].

Sequelas resultantes do trauma cerebral leve

Raros pacientes podem progredir para edema cerebral difuso, geralmente fatal. Muitos, contudo, nos primeiros dias após o trauma, podem evoluir com cefaleia, vertigem, sintomas neuropsiquiátricos e déficits cognitivos, que se resolvem em semanas a meses [JNNP 1986, 49:1227 – livre].

TRATAMENTO DO TRAUMA CEREBRAL MODERADO E GRAVE: ESCORE DE COMA DE GLASGOW $\leq$ 12

Todo paciente com trauma moderado ou grave (ou melhor, com escore de coma de Glasgow $<$ 14) deve realizar TC assim que possível.

O tratamento completo está resumido na Tabela 44.3. Somente algumas das intervenções podem ser realizadas na sala de emergência. Medidas de eficácia duvidosa, como a hipotermia, ou que têm efeito nocivo, como o uso de corticosteroide, não são citadas na Tabela 44.3.

TABELA 44.3 Tratamento do trauma cerebral grave

INTERVENÇÃO	CONSIDERAÇÕES	RECOMENDAÇÕES
Estabilização hemodinâmica e respiratória	Hipotensão e hipoxemia propiciam o desenvolvimento de lesões cerebrais secundárias	Manter $PaO_2 > 60$ mmHg e pressão arterial sistólica > 90 mmHg (com SF); intubar e ventilar artificialmente pacientes com ECG[a] ≤ 8
Controle da hipertensão intracraniana	ECG[a] ≤ 8 + sinais de herniação[b]	Elevação da cabeceira a 30° Manitol 1 g/kg EV em bolo; então, 0,25-0,5 g/kg a cada 6 h Propofol e hiperventilação ($PaCO_2$ de 30-35 mmHg) TC urgente
	ECG[a] ≤ 8 + tomografia com lesão com efeito de massa	Derivação ventricular externa com monitoração da pressão intracraniana
	Pressão intracraniana (PIC) > 20 mmHg	Drenagem ventricular 5/5 mL Se ineficaz, manitol, propofol e hiperventilação, como mencionado, objetivando PIC < 20 mmHg e PPC[c] em torno de 60 mmHg
Cirurgia (indicações)	Hematoma epidural [Ns 2006, 58:s7]	**Cirurgia indicada se** volume do hematoma ≥ 30 mL independentemente do ECG[a] ou se ECG ≤ 8 + anisocoria
	Hematoma subdural [Ns 2006, 58:S16]	**Cirurgia indicada se** espessura > 10 mm ou desvio linha média > 5 mm ou ECG[a] ≤ 8 ou anisocoria/midríase fixa
	Hemorragia intracerebral [Ns 2006, 58:S25 e S47]	**Cirurgia indicada se hemorragia:** Localiza-se na fossa posterior e tem efeito de massa Localiza-se em hemisférios e tem volume > 50 cm^3 Localiza-se na região frontal ou temporal + ECG[a] 6-8 + volume > 20 cm^3 + desvio linha média > 5 mm
Medidas gerais	Manter normotermia	Dipirona EV ou paracetamol VO se Tax $> 37,4$°C
	Tratar glicemia > 140-180 mg/dL	Insulina simples ou regular
	Prevenção TVP	Compressão pneumática intermitente
Controle das convulsões	Não está determinado se profilaxia de convulsões tem efeito favorável	Fenitoína 100 mg EV a cada 8 h, por 7 d

[a] Descrito na Tabela 44.1.

[b] Pupila dilatada fixa uni ou bilateralmente, descerebração ou decorticação, bradicardia, hipertensão e/ou depressão respiratória.

[c] PPC: pressão arterial média – pressão intracraniana.

d: dias; ECG: escore de coma de Glasgow; EV: endovenoso; h: hora; PIC: pressão intracraniana; PPC: pressão de perfusão cerebral; Tax: temperatura axilar; TC: tomografia computadorizada; TVP: trombose venosa profunda; VO: via oral.

Fonte: Construída com base em J Neurotrauma 2007, 24:S7, S14, S21, S32, S37, S55, S59, S71 e S87 e referências citadas na tabela.

45 Trauma de tórax e/ou abdome

Este capítulo aborda os traumas fechados do tronco. Ao contrário dos penetrantes, os traumas fechados geralmente têm tratamento conservador. Contudo, é necessária uma abordagem sistemática, pois lesões graves e potencialmente letais podem ocorrer na ausência de sinais aparentes.

Os traumas fechados tipicamente causam lesão orgânica por compressão, aceleração ou desaceleração e forças de cisalhamento. Podem ser complicados por tamponamento cardíaco, pneumotórax hipertensivo, choque hemorrágico ou perfuração de víscera oca. O trauma craniano foi discutido em capítulo à parte.

LESÕES COM RISCO DE VIDA IMEDIATO

Algumas lesões devem ser diagnosticadas e tratadas imediatamente na sala de emergência. Muitas vezes, antes mesmo de qualquer exame de imagem (Tabela 45.1). A maioria dos pacientes com lesão aórtica falece antes da chegada ao pronto-socorro (PS).

A principal causa evitável de morte no trauma é a hemorragia [JT 2007, 63:1338]. Embora, no trauma fechado, a hipotensão geralmente decorra de hemorragia (49%), ela também pode ser causada por lesão cerebral isolada (13%) ou ser de natureza neurogênica (6%) [JT 2003; 55:1065]. A hipotensão pode menos comumente ser causada por tamponamento cardíaco e contusão miocárdica.

O espectro clínico da contusão cardíaca varia desde alterações eletrocardiográficas assintomáticas (ondas Q e desnivelamentos do segmento ST-T; distúrbios de condução; arritmias variadas) até grave redução da contratilidade com instabilidade hemodinâmica e hipóxia [Hrt 2003, 89:485]. Pacientes com fratura de esterno têm maior risco de contusão cardíaca.

VISÃO GERAL DOS EXAMES DE IMAGEM NO TRAUMA

Radiografia

Embora tenha baixa sensibilidade (ver Tabela 45.1), a radiografia pode ser suficiente para indicar intervenção cirúrgica imediata ou exames de imagem adicionais [JT 2008, 65:1088]. Pode detectar pneumotórax, hemotórax, contusão pulmonar e/ou fraturas, e também sugerir lesão aórtica (mediastino > 8 cm em supino ou 6 cm em ortostase; contorno aórtico irregular ou obscurecido; opacificação da janela aortopulmonar; depressão do brônquio principal esquerdo; desvio traqueal ou esofágico para a direita; sangue pleural acima do ápice do pulmão esquerdo; grande hemotórax esquerdo; ou opacidade em faixa paravertebral esquerda) [AJR 2009, 192:599].

TABELA 45.1 Achados clínicos e diagnóstico das lesões com risco de vida imediato

LESÃO	ACHADOS CLÍNICOS	DIAGNÓSTICO
Pneumotórax hipertensivo[1]	Dispneia; desvio da traqueia para o lado oposto; estase jugular, hiperinsuflação, ↓ expansão, percussão timpânica e ↓ MV no lado afetado. Sem tratamento, pode progredir para colapso circulatório e PCR	Radiografia (em supino, *S*, 19%; *E*, 100%)[a]; FAST (*S*, 53%; *E*, 95%)[a]; TC (exame de referência)
Hemotórax maciço[1]	Dispneia; sinais de choque hipovolêmico com percussão maciça e ↓ MV no hemitórax afetado	Radiografia (*S*, 17%; *E*, 94%)[a]; FAST (*S*, 37%; *E*, 96%)[a]; TC (exame de referência)
Tórax instável[1]	Dispneia; movimento paradoxal de uma parte do gradil torácico à respiração; palpação de crépitos pela fratura de costelas[b]	O diagnóstico é usualmente clínico
Tamponamento cardíaco[1]	Tríade de Beck[c] (não é comum), sinal de Kussmaul[d] e pulso paradoxal[e]. Deve ser suspeitado em presença de choque não responsivo à reposição volêmica e naqueles em quem pneumotórax hipertensivo foi descartado	FAST e ECO; a radiografia de tórax é tipicamente normal
Lesão de órgãos intra-abdominais[2]	Dor abdominal (*S*, 70%; *E*, 57%); sinal do cinto de segurança[f] (*S*, 50%; *E*, 91-95%), distensão abdominal (*S*, 13%; *E*, 97%), sinal de Blumberg (*S*, 5%; *E*, 99%), defesa (*S*, 23%; *E*, 96%) ou hipotensão (*S*, 12%; *E*, 98%) podem indicar laceração visceral[g]. Contudo, 10% dos pacientes sem nenhum sinal clínico apresentam lesão interna abdominal	Ht < 36% (*S*, 37%; *E*, 83%), BE < – 6 mEq/L (*S*, 88%; *E*, 95%); radiografia abdome (*S*, baixa); FAST (em pacientes instáveis, *S*, 79-100% e *E*, 95-100%); TC com contraste EV (*S*, 92-98% e *E*, 99%); LPD[h] (*S*, 95%; *E*, 99%)

[a] A *S* e *E* descritas referem-se ao pneumotórax e hemotórax de modo em geral, mas elas possivelmente são maiores no pneumotórax hipertensivo e no hemotórax maciço.
[b] Fratura da primeira costela deve levantar a suspeita de lesão de vasos subclávios.
[c] Estase jugular, hipotensão e bulhas cardíacas hipofonéticas.
[d] Elevação da pressão venosa central/altura da coluna pulsátil jugular durante a inspiração.
[e] Redução da pressão arterial sistólica > 10 mmHg durante a inspiração espontânea (em vez de assistida).
[f] Abrasão e/ou equimose abdominal ao longo da porção ventral do cinto de segurança.
[g] Estes achados podem sugerir hemorragia, mas também perfuração de víscera oca que, contudo, não enseja risco de vida imediato.
[h] LPD: aspiração de > 10 mL de sangue ou de conteúdo intestinal indica resultado positivo. Caso contrário, 1 L de soro fisiológico aquecido é infundido e, então, drenado. Presença de >100.000 hemácias/mm^3 indica hemoperitônio significativo e de > 500 leucócitos/mm^3 ou matéria vegetal indica perfuração de víscera oca. A *S* e *E* descritas referem-se à presença de sangue peritoneal. Mas o lavado é também mais sensível que US ou TC na detecção de perfuração visceral. O risco de complicações é de somente 0,6%, mas o lavado pode resultar em uma taxa de laparotonia não terapêutica de 30% e, por isso, em pacientes instáveis, tem sido substituído pelo FAST.

BE: déficit de base; *E*: especificidade; ECO: ecocardiograma; EV: endovenoso; FAST: *Focused Assessment with Sonography in Trauma*; Ht: hematócrito; LPD: lavagem peritoneal diagnóstica; PCR: parada cardiorrespiratória; *S*: sensibilidade; TC: tomografia computadorizada; US: ultrassonografia.

Fonte: [1] [BMJ 2014, 348:bmj.g1137 – livre; Chs 2012, 141:1177]; [2] [JAMA 2012, 307:1517; BMJ 2008, 336:938; AS 2006, 141:468].

Pneumoperitônio indica lesão de víscera oca abdominal, contudo a radiografia é rotineiramente realizada em supino no trauma limitando a identificação de ar intraperitoneal. Se houver qualquer dos indícios de lesão de órgãos internos mencionados, o paciente deve realizar TC com contraste endovenoso.

Ultrassonografia *(FAST, Focused Assessment with Sonography in Trauma* – ultrassonografia direcionada para avaliação do trauma)

O FAST é mais sensível que a radiografia em supino na identificação de pneumotórax e hemotórax [Chs 2012, 141:1177]. Em pacientes instáveis, pode detectar hemopericárdio e evitar assistolia ou atividade elétrica sem pulso decorrentes de tamponamento cardíaco. A acurácia do FAST na detecção de líquido intraperitoneal e lesão de órgão sólido abdominal é maior do que qualquer dado da história ou exame físico [JAMA 2012, 307:1517] (ver Tabela 45.1). Mas, em razão de sua limitada sensibilidade, lesões graves intratorácicas ou intra-abdominais podem ser perdidas [Coch 2013, 7:CD004446]. Por isso, não deve ser usado como exame final em pacientes estáveis e que podem submeter-se à TC com segurança.

TC com contraste endovenoso

É altamente sensível para identificação de lesões intratorácicas e intra-abdominais. É o exame de escolha em pacientes estáveis.

ABORDAGEM DIAGNÓSTICA

Todo politrauma significativo deve ser investigado com pelo menos radiografias de coluna cervical, tórax e pelve; biomarcadores de necrose miocárdica e eletrocardiografia; gasometria, hemograma, transaminases, amilase ou lipase e urinálise. Contudo, esses exames não excluem lesões de órgãos internos. Algumas delas, como o hemopericárdio, a lesão aórtica contida por pseudoaneurisma e a hemorragia intraperitoneal contínua, podem ter consequências catastróficas quando não prontamente identificadas e tratadas. O exame mais sensível e específico para identificar lesões potencialmente graves é a TC helicoidal.

Pacientes estáveis hemodinamicamente

Mesmo na ausência de sintomas e sinais, pacientes vítimas de trauma com mecanismos potencialmente graves (queda de altura significativa, colisão ou atropelamento veicular) podem ter lesões ocultas em órgãos internos [ArS 2006, 141:468]. Nos pacientes estáveis hemodinamicamente, a TC com contraste endovenoso é o exame-padrão para identificar lesão interna. A seguir, são descritas indicações objetivas para sua realização.

Trauma torácico

Todo paciente com trauma torácico significativo, mesmo sem alterações no exame clínico, deve realizar radiografia de tórax [AJR 2009, 192:599]. Se ela estiver alterada ou se o paciente apresentar saturação arterial de oxigênio $< 95\%$ em ar ambiente, frequência respiratória ≥ 25, ausculta anormal ou alteração da palpação torácica, deve-se realizar TC de tórax com contraste endovenoso [CJEM 2012, 14:344]. Em um estudo prospectivo, presença de dor ou sensibilidade na parede torácica, intoxicação, idade > 60 anos, desaceleração rápida, lesão extratorácica significativa que desvia a atenção médica ou alteração do estado de alerta/estado mental, apresentaram sensibilidade de 99%, especificidade de 14% e valor preditivo negativo de 99% para a detecção de lesão intratorácica significativa (pneumotórax, hemotórax, lesão aórtica/grandes vasos, ≥ 2 fraturas de costelas, fratura do esterno, rotura diafragmática e contusão pulmonar) [JT 2011, 71:549].

Pacientes com contusão cardíaca comumente apresentam dor que mimetiza a angina, mas que pode ser de difícil diferenciação da dor osteomuscular. Elevação de troponina ou nova alteração eletrocardiográfica (arritmias, alterações do segmento ST-T e bloqueios inexplicados) sugerem contusão cardíaca e o paciente deve ser internado para monitoração e, eventualmente, ecocardiografia [JTACS 2012, 73:S301]. Nesses pacientes, arritmias ventriculares graves e a falência cardíaca aguda manifestam-se na maioria das vezes (81 a 95%) nas primeiras 24 a 48 horas após o trauma [Hrt 2003, 89:485]. Se o eletrocardiograma e a troponina forem normais, lesão cardíaca fechada está afastada [JTACS 2012, 73:S301].

Trauma abdominal

Trauma abdominal constitui um desafio diagnóstico. Ausência de dor abdominal ou hipersensibilidade à palpação não afastam lesão significativa de vísceras intra-abdominais [JAMA 2012, 307:1517]. Uma revisão sistemática identificou vários achados clínicos e de estudos diagnósticos que predizem maior probabilidade de lesão intra-abdominal (Tabela 45.2) e são indicações para realização de TC com contraste endovenoso.

TABELA 45.2 Achados clínicos e de exames diagnósticos associados à lesão intra-abdominal

	ACHADO	*S*	*E*	*RR+*	*RR–*
Achados clínicos	Sinal do cinto de segurança*	50	91-95	5,6-9,9	0,53-0,55
	Sinal de Blumberg	5	99	6,5	0,96
	Hipotensão (PAS < 90 mmHg)	12	98	5,2	0,90
	Distensão abdominal	13	97	3,8	0,90
	Defesa abdominal	26	93	3,7	0,80
	Fratura de fêmur concomitante	12	96	2,9	0,92
	Dor abdominal	70	57	1,6	0,52
	Dor na margem costal	52	65	1,5	0,74
Exames complementares	Déficit de base < – 6 mEq/L	88	95	18	0,12
	TGO ou TGP > 130 UI/L	59	89	5,2	0,46
	TGO > 50 UI/L	73	70	2,5	0,38
	Hematúria > 25 hemácias/CGA	41	90	4,1	0,66
	Hematúria > 50 hemácias/CGA	64	83	3,7	0,44
	Ht < 30%	27	92	3,3	0,79
	Ht < 36%	37	83	2,2	0,76
	Radiografia de tórax anormal	28-42	83-93	2,5-3,8	0,70-0,78
	Radiografia de pelve anormal	10	94	1,6	0,96

* Abrasão e/ou equimose abdominal ao longo da porção ventral do cinto de segurança.

CGA: campo de grande aumento; *E*: especificidade; Ht: hematócrito; PAS: pressão arterial sistólica; *RR+*: risco relativo positivo; *RR–*: risco relativo negativo; *S*: sensibilidade.

Fonte: JAMA 2012, 307:1517.

Pacientes clinicamente estáveis com trauma abdominal **isolado** e TC com contraste endovenoso negativa podem ser liberados com segurança (recomendação nível B) [AnEM 2011, 57:387].

Em um estudo, a combinação de três achados físicos (estado mental normal, ausência de defesa e ausência de hipersensibilidade abdominal) e de três exames laboratoriais normais (TGO, hematócrito e leucometria) associou-se à probabilidade muito baixa de lesão visceral intra-abdominal (RR 0,06) [JT 2004, 57:1072].

Em um estudo retrospectivo, lesão interna oculta não ocorreu nos pacientes sem os sinais de risco descritos na Tabela 45.2 e que não desenvolveram sinais e sintomas após um período de observação de 9 horas [JTACS 2014, 76:1020].

Pacientes instáveis hemodinamicamente

Nos pacientes muito instáveis para aguardar a realização de TC, a radiografia e, principalmente, o FAST devem ser usados para rapidamente determinar a necessidade de toracostomia, pericardiocentese ou laparotomia [JT 2002, 53:602]. No trauma torácico com grave instabilidade, drenagem de tórax pode ser realizada antes mesmo de qualquer exame complementar.

TRATAMENTO INICIAL DO TRAUMA TORÁCICO FECHADO

Em todo politrauma fechado significativo, as premissas são a avaliação do ABCDE: (A) perviedade da via aérea e estabilização da coluna cervical; (B) respiração e oxigenação; (C) circulação/ressuscitação hemodinâmica; (D) déficits neurológicos; e (E) exposição completa do paciente para identificação de qualquer indício de lesão e o controle da hipotermia.

O tratamento de lesões comumente encontradas no trauma torácico é descrito na Tabela 45.3. A contusão pulmonar, que geralmente só se manifesta clinicamente após 24 horas, não será discutida.

TABELA 45.3 Tratamento das lesões comuns no trauma torácico

LESÃO	INDICAÇÃO DE TRATAMENTO INVASIVO	CONSIDERAÇÕES
Pneumotórax	**Pneumotórax volumoso**: deve ser drenado imediatamente **Pneumotórax oculto** (< 8 mm de extensão e visível à TC, mas não à radiografia simples): tratamento conservador em assintomáticos; drenar se surgirem sintomas ou ocorrer expansão [JT 2011, 70:1019]. Não está definido se VM é ou não indicação de drenagem imediata [JT 2011, 70:510]	A eficácia do uso presuntivo de antibiótico para prevenir empiema não está definida [JTACS 2012, 73:S341]
Hemotórax	Independentemente do tamanho, todo hemotórax deve ser considerado para drenagem (nível 3) [JT 2011, 70:510] Toracotomia exploradora está indicada se ocorrer drenagem imediata de > 1.500 mL ou > 150-200 mL/h por 2-4 h [JT 2011, 70:510]	A eficácia do uso presuntivo de antibiótico para prevenir empiema não está definida [JTACS 2012, 73:S341]
Tórax instável [BMJ 2014, 348:bmj. g1137 – livre]	O desconforto respiratório e a hipoxemia são indicações de VM com pressão positiva intermitente, mas não o segmento de caixa torácica instável por si só Estabilização cirúrgica das fraturas é raramente indicada	Contusão pulmonar pode desenvolver-se insidiosamente em horas ou dias
Hemopericárdio	Pericardiocentese imediata é indicada somente em pacientes com suspeita clínica de tamponamento cardíaco (Tabela 45.1) e sem resposta à ressuscitação volêmica inicial	Pericardiocentese guiada por US tem taxa de sucesso de 97% e somente 1,2% de complicações sérias [Mayo 2002, 77:429]

h: hora; TC: tomografia computadorizada; US: ultrassonografia; VM: ventilação mecânica.

TRATAMENTO INICIAL DO TRAUMA ABDOMINAL FECHADO

Pacientes estáveis hemodinamicamente

Estudos prospectivos de alta qualidade têm mostrado que, respeitadas certas condições, o tratamento não cirúrgico de lesões de órgãos sólidos é seguro [JT 2005, 58:492]. Contudo, esses pacientes devem ser internados em hospital com capacidade de realizar cirurgia de urgência e ter seu hematócrito seriado (a cada 4 a 6 horas no primeiro dia e 1 a 2 vezes ao dia nos dias seguintes).

A gravidade da lesão do órgão sólido e do hemoperitônio deve ser avaliada por TC com contraste endovenoso. Independentemente do grau da lesão, em presença de pequeno ou nenhum hemoperitôneo, pode-se optar por observação. Na lesão esplênica, angiografia com embolização deve ser considerada em presença de lesão grau > III, da American Association for the Surgery of Trauma, hemoperitônio moderado, extravasamento de contraste intraparenquimatoso ou evidência de sangramento contínuo [JTACS 2012, 73:S294]. Mesmo se a estabilidade hemodinâmica for mantida, muitos cirurgiões indicariam cirurgia em presença de lesões intra-abdominais associadas e/ou necessidade de cinco ou mais concentrados de hemácias [JTACS 2013, 74:1567]. Na lesão hepática, deve-se considerar embolização se houver evidência de extravasamento contínuo de contraste [JTACS 2012, 73:S288].

Laparotomia está indicada em presença de peritonite difusa, pneumoperitônio (lesão de víscera oca) ou rotura diafragmática.

Pacientes instáveis hemodinamicamente

Concomitantemente à ressuscitação volêmica, deve-se realizar FAST ou, se indisponível, lavagem peritoneal diagnóstica [AnEM 2011, 57:387]. Em presença de hemoperitônio, independentemente do grau de eventual lesão em órgãos sólidos, há indicação de cirurgia. Quando se usa o FAST e este é negativo, deve-se direcionar o exame para a pesquisa de hemorragia retroperitoneal (mais comum na fratura pélvica) ou intratorácica. Se não houver indícios de sangramento em cavidades e a ressuscitação hemodinâmica for inefetiva, a lavagem peritoneal diagnóstica pode ser suficiente para afastar sangue intraperitoneal (ver Tabela 45.1). Nesse caso, devem-se investigar outras causas de choque, como tamponamento cardíaco ou contusão miocárdica. Alternativamente, o cirurgião deve decidir se os indícios de lesão intra-abdominal são suficientes para justificar laparotomia exploradora.

Sobretudo se houver fratura pélvica, uma vantagem da lavagem peritoneal sobre o FAST é que o primeiro pode distinguir hemo de uroperitônio, que não requer intervenção imediata. Estabilização imediata da fratura em "livro aberto" (diástase da sínfise púbica) com dispositivo próprio de fixação pélvica e, possivelmente, por enfaixamento, reduz a hemorragia subjacente [JACS 2007, 204:935].

46 Afogamento

Comprometimento respiratório decorrente de submersão ou imersão em líquido. A Organização Mundial da Saúde (OMS) preconiza abandonar o termo quase afogamento usado para a sobrevida, mesmo que temporária, após afogamento [Bull WHO 2005, 83:853]. Nesses casos, deve-se preferir o termo afogamento não fatal. Mesmo que pareçam normais, esses pacientes podem evoluir, em horas, para grave insuficiência respiratória.

FISIOPATOGENIA, CLÍNICA E LABORATÓRIO

A maioria dos eventos fisiopatológicos no afogamento decorre da hipóxia (Tabela 46.1).

TABELA 46.1 Fisiopatogenia, clínica e laboratório no afogamento

EVENTO FISIOPATOLÓGICO	SINAIS E SINTOMAS	ALTERAÇÃO LABORATORIAL
A água aspirada induz edema agudo (salgada) ou atelectasia (doce), o que aumenta o *shunt* intrapulmonar	Crepitações, sibilos; hemoptise	↓ PaO_2 (LPA, 35%; SDRA, 40%), mesmo com radiografia normal Infiltrados radiológicos[a]
A pressão externa da água e/ou a vasoconstrição pelo frio aumentam o retorno venoso, o que induz diurese e natriurese; cardiomiopatia hipóxica	Hipotensão, arritmias atriais e ventriculares	↓ $SvcO_2$ Acidose metabólica (90%) Insuficiência renal, raramente
Hipóxia cerebral, parada cardíaca e/ou hipotermia[b]	Coma, convulsão, afasia, quadriplegia espástica	TC: edema difuso ou áreas de necrose
Deglutição de água e regurgitação do conteúdo do estômago	Vômitos durante o atendimento (65-86%)	↓ K^+ (40%); ↑ Na^+ (25%)[c]
Aspiração de água contaminada ou do conteúdo gástrico	Febre, expectoração purulenta, crepitações	Leucocitose, ↑ PCR; infiltrados persistentes ou novos

[a] Radiografia de tórax normal não afasta a ocorrência de "afogamento secundário" (ver "Indicação de Hospitalização" a seguir).

[b] A hipotermia isoladamente, dependendo de sua gravidade, pode causar confusão, disartria, ataxia, amnésia, julgamento comprometido; redução do nível de consciência, hiporreflexia, pupilas dilatadas; coma, pupilas não reativas, arreflexia, declínio da atividade no EEG.

[c] Em uma coorte de sobreviventes a afogamento em água doce ou salgada [Leg Med (Tokyo) 2008, 10:1].

LPA: lesão pulmonar aguda ($PaO_2/FiO_2 < 300$); PaO_2: pressão parcial de O_2 no sangue arterial; PCR: proteína C-reativa; SDRA: síndrome do desconforto respiratório agudo ($PaO_2/FiO_2 < 200$); $SvcO_2$: saturação venosa central de O_2; TC: tomografia computadorizada.

Fonte: Construída com base em NEJM 2012, 366:2102; Ane 2009, 110:1390; Lung 2009, 187:93; CCM 2002, 30:S402.

INDICAÇÃO DE HOSPITALIZAÇÃO

A água aspirada em contato com os alvéolos pode induzir, após algumas horas, transudação de líquido rico em proteínas, o chamado "afogamento secundário" (2 a 5%) [BMJ 2006, 332:775]. Pacientes assintomáticos e com oxigenação normal após 6 a 8 horas de observação podem ser liberados [NEJM 2012, 366:2102].

Pacientes com sinais de aspiração de água (crepitações em algum campo pulmonar) devem ser hospitalizados [BMJ 2003, 327:1336].

O Advanced Cardiovascular Life Support (ACLS) recomenda internação de pacientes que necessitaram de alguma forma de ressuscitação (mesmo que tenha sido só respiração assistida), ainda que estejam assintomáticos [Circ 2010, 122:S829].

TRATAMENTO

Devido à neuroproteção induzida pela hipotermia, parada cardíaca secundária à submersão em água gelada deve ser reanimada indefinidamente até o reaquecimento da vítima [Circ 2010, 122:S829]. Deve-se seguir a sequência tradicional A-B-C, em vez da C-A-B, já que a parada cardíaca é primariamente hipóxica [NEJM 2012, 366:2102]. Hipotermia induzida não é recomendada em vítimas de afogamento que recuperam a circulação espontânea [Circ 2010, 122:S829]. Manobras para remover a água aspirada (Heimlich, drenagem postural ou aspiração de vias aéreas) devem ser evitadas [NEJM 2012, 366:2102].

Não há suporte na literatura para uso de antibióticos profiláticos ou corticosteroides.

A Tabela 46.2 detalha as medidas recomendadas.

TABELA 46.2 Tratamento do afogamento

	SITUAÇÃO CLÍNICA	CONSIDERAÇÕES
Respiração	Insuficiência respiratória	CPAP, se acordado; intubação orotraqueal, se escore de coma de Glasgow ≤ 8 Corticosteroide somente se broncodilatadores forem ineficazes para controle do broncospasmo Ventilação mecânica com volume corrente de 6 mL/kg, PEEP alto e pressão de platô limitada a 30 cm de H_2O[a]
	Risco de broncoaspiração	Sondagem nasogástrica Reduz risco de regurgitação, descomprime o estômago e facilita a ventilação espontânea ou mecânica
	Infiltrados pulmonares, quimioprofilaxia	Antibióticos devem ser administrados somente em presença de febre, leucocitose sustentada e infiltrados radiológicos persistentes ou novos Quimioprofilaxia deve ser empregada no afogamento em água pesadamente contaminada
PA	Hipotensão (PAM < 65 mmHg)	Iniciar por expansão plasmática com SF em alíquotas de 500 mL até efeito desejado (idealmente, até PVC de 8-12 mmHg); então, se PAM < 65 mmHg, administrar norepinefrina por acesso central; se $SvcO_2$ < 70% após elevação da PA, iniciar dobutamina[b] (250 mg / 230 mL de SF ou SG 5%; 2,5-15 mg/kg/min)
T°	Temperatura central < 35°C	O modo de reaquecimento depende do nível de temperatura central, avaliada com termômetro retal (ver Capítulo 48)
Neurológica	Alteração do estado mental	Prevenir lesão neurológica secundária Ventilação mecânica objetivando $PaCO_2$ 30-35 mmHg para reduzir a pressão intracraniana Tratar crises convulsivas (fenitoína, preferentemente), hipoxemia, distúrbios hidroeletrolíticos, metabólicos e acidobásicos

[a] Melhora a evolução de pacientes com lesão pulmonar aguda [CCM 2010, 38:1644].
[b] Ressuscitação com objetivos definidos melhora a evolução da sepse [CCM 2008, 36:2734]. Não há estudos no quase afogamento.
min: minutos; $PaCO_2$: pressão parcial de O_2 no sangue arterial; PA: pressão arterial; PAM: pressão arterial média; PVC: pressão venosa central; SF: soro fisiológico a 0,9%; SG 5%: soro glicosado a 5%; $SvcO_2$: saturação venosa central de O_2; T°: temperatura.
Fonte: Construída com base em NEJM 2012, 366:2102; EMJ 2010, 27:393; Ane 2009, 110:1390.

47 Queimaduras

Queimaduras profundas e extensas produzem um tipo de choque hipovolêmico e cardiogênico, em 24 a 48 horas, e infecções, posteriormente, com grande morbidade e mortalidade. Manejo inicial adequado limita essas complicações [CCM 2009, 37:2819].

CLASSIFICAÇÃO

A classificação inicial adequada da queimadura é fundamental para definir a intensidade da ressuscitação volêmica e os cuidados recomendados para cada tipo de ferida (Tabela 47.1).

TABELA 47.1 Classificação das queimaduras

PROFUNDIDADE	APARÊNCIA	SINTOMAS	CURA
1° grau (confinada à epiderme)	Seca, eritematosa, empalidece à pressão	Dolorimento	3-6 d
2° grau (dano à derme)	Superficial: eritematosa, pode empalidecer à pressão; muitas vezes, há formação de bolhas	Dor a temperatura e ar	7-21 d
	Profunda: mais pálida e mosqueada, não empalidece à pressão; molhadas; bolhas que se rompem com facilidade	Dor somente à pressão	> 21 d (deixa cicatriz)
3° grau (dano subdérmico)	Cera branca ou couro seco; cinza, cereja ou negra; podem ser vistos vasos subcutâneos trombosados	Indolor ou dor à pressão profunda	Meses (se > 2% superfície corporal)

d: dias.
Fonte: Construída com base em AFP 2012, 85:25.

EXTENSÃO DA ÁREA QUEIMADA

Queimaduras superficiais devem ser excluídas do cálculo da superfície corporal queimada. A estimativa mais conveniente é pela regra dos 9 e a mais acurada pelo cartão de Lund-Browder (Figura 47.1). Na regra dos 9, a cabeça e o pescoço representam 9%; cada braço, 9%; a face anterior ou posterior do tronco, 18%; e cada perna, 18%.

FIGURA 47.1 Cartão de Lund-Browder para estimativa da superfície corporal queimada

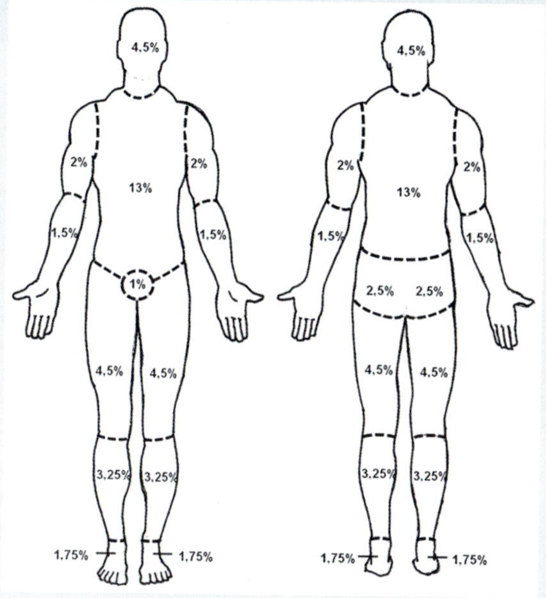

TRATAMENTO

Ressuscitação volêmica efetiva é possivelmente a medida que produz melhor efeito sobre a mortalidade. Sem ela, o choque se desenvolve em queimaduras profundas afetando > 15% da superfície corporal. Contudo, hiperidratação pode propiciar edema agudo de pulmão (complicação comum nesses doentes) e síndrome compartimental abdominal ou periférica [AnS 2007, 245:622]. A ressuscitação volêmica é descrita na Tabela 47.2.

A lesão por inalação manifesta-se por tosse intensa, estridor ou sibilos; queimaduras profundas na face ou circunferenciais no pescoço; pelos nasais chamuscados, edema ou bolhas orofaríngeas; sinais clínicos ou laboratoriais de insuficiência respiratória. Esses pacientes podem desenvolver edema e obstrução de via aérea superior rápida e inesperadamente. Oxigênio suplementar e proteção da via aérea são fundamentais [EMCNA 2003, 21:533]. A estabilização respiratória e outros aspectos do tratamento das queimaduras profundas estão descritos na Tabela 47.2.

TABELA 47.2 Tratamento das queimaduras extensas (> 15%) e profundas

INTERVENÇÃO	SITUAÇÃO/ CONSIDERAÇÕES	RECOMENDAÇÕES
Estabilização respiratória	Em todo grande queimado	FiO_2 alta para remover o CO (intoxicação por CO eleva falsamente a SaO_2; pode ser confirmada por dosagem de carboxi-hemoglobina)
	Intubação orotraqueal[a]	IOT não deve ser retardada se houver sinais de lesão por inalação (tosse rouca ou disfonia; dispneia ou estridor; pelos nasais chamuscados; edema ou bolhas orofaríngeas) ou escore de coma de Glasgow ≤ 8 Ventilação mecânica com volume corrente baixo
	Acidose láctica e níveis baixos de $PaCO_2$[b]	São indícios de intoxicação cianídrica (cianeto é liberado pela combustão de vários compostos) e indicação de tratamento: hidroxicobalamina 70 mg/kg (geralmente, 5 g) EV [Occup Med 2004, 54:82]
Ressuscitação volêmica	Superfície corporal > 15% (necessita de ressuscitação hídrica)	Necessidade hídrica nas 1as 24 h (fórmula de Parkland) = 4 mL/kg × % corporal queimada (ver Figura 47.1). Repor com RL, 1/2 nas 1as 8 h após a queimadura (e não da chegada ao PS) e a outra 1/2, nas 16 h subsequentes Se diurese < 0,5 mL/kg/h, infundir 0,5-1 L de RL PVC, $SVcO_2$ e lactatemia podem ser utilizadas para guiar a ressuscitação
Tratamento da dor	Opioides são os medicamentos preferidos	Morfina: dose inicial de 0,1 mg/kg EV/SC e, então, 5-10 mg EV/SC a cada 2-6 h; evitar uso IM em queimados [JBCR 2006, 27:659]
Cuidados locais	Resfriamento da queimadura	Aplicar gazes umedecidas com SF a 12°C por 15-30 min (minimiza a lesão e reduz a dor); não utilizar gelo; evitar hipotermia (< 35°C)
	Desbridamento e curativo	Desbridar bolhas rotas; bolhas intactas grandes (> 6 mm) e de paredes finas ou as que limitam o movimento de articulações devem ser rompidas Em toda queimadura não superficial, aplicar sulfadiazina de prata 1% ou bacitracina (com ou sem neomicina) e cobrir com gaze antiaderente (Rayon)
Profilaxia sistêmica	Antibioticoprofilaxia	Antibióticos sistêmicos não estão indicados inicialmente [BMJ 2010, 340:c241]
	Antitetânica	Toxoide tetânico e diftérico (Td) estão indicados em todos que receberam < 3 doses da vacina contra o tétano ou com última dose ≥ 5 anos Imunoglobulina antitetânica está indicada em queimaduras grandes e sujas se o esquema vacinal é desconhecido ou foram aplicadas < 3 doses
Controle do hipermetabolismo	Reduz infecções, catabolismo muscular e disfunção hepática	Insulina EV contínua objetivando glicemia de 100-140 mg/dL [Burns 2007, 33:S33]
		Propranolol em dose suficiente para reduzir FC basal em 20% [JBCR 2009, 30:1013]
Profilaxia de TVP	Risco de TVP de até 23% [JBCR 2007, 28:661]	Na ausência de contraindicações, administrar heparina não fracionada 5.000 UI SC a cada 8 h, enoxaparina 40 mg/d, SC, ou dose equivalente de outra de baixo peso

[a] Não usar succinilcolina nas primeiras 72 horas após grande queimadura, pelo risco de hipercalemia grave.

[b] Devido ao metabolismo anaeróbio induzido pelo cianeto.

d: dias; EV: endovenoso; FiO_2: fração inspirada de O_2; h: horas; IM: intramuscular; IOT: intubação orotraqueal; min: minutos; $PaCO_2$: pressão parcial de CO_2 arterial; PAM: pressão arterial média; PVC: pressão venosa central; RL: Ringer-lactato; SaO_2: saturação arterial de O_2; SC: subcutânea; SF: soro fisiológico; $SvcO_2$: saturação venosa central de O_2; TVP: trombose venosa profunda.

Fonte: Construída com base em AFP 2012, 85:25; Br J Hosp Med 2010, 71:M162; JBCR 2008, 29:257; Burns 2007, 33:2; JBCR 2006, 27:437; CCM 2008, 36:S318.

48 Hipotermia acidental

Hipotermia moderada a grave constitui desafio terapêutico com taxa de mortalidade intra--hospitalar de cerca de 30% [Rsc 2010, 81:1550].

DIAGNÓSTICO

Hipotermia é definida como temperatura central < 35°C. Aferição axilar é inadequada como estimativa da temperatura central. Esta pode ser avaliada de modo acurado com termômetro esofágico, cateter vesical em pacientes não anúricos ou cateter da artéria pulmonar (se locado por outras indicações) [RpC 2004, 49:192]. A temperatura retal, embora sujeita a erros, é a mais conveniente [RpC 2004, 49:192]. O termômetro deve ser inserido pelo menos 15 cm [NEJM 2012, 367:1930].

CLASSIFICAÇÃO

A hipotermia pode ser classificada em leve (32 a 35°C), moderada (28 a 32°C) e grave (< 28°C) [JTr 2007, 87:247]. A terapia recomendada depende do grau da hipotermia (Tabela 48.2). Se a aferição da temperatura central não é factível, a decisão sobre o tipo de tratamento pode ser tomada com base no **sistema suíço de estágios clínicos**: consciente e trêmulo (32 a 35°C); consciência deprimida e sem tremor (28 a 32°C); inconsciente, sem tremor, mas com sinais vitais presentes (24 a 28°C); sem sinais vitais (< 24°C) [NEJM 2012, 367:1930].

FATORES PREDISPONENTES

Várias condições podem predispor ao desenvolvimento da hipotermia [BMJ 2006, 332: 706]. Destas, algumas necessitam ser afastadas: hipotireoidismo e hipossuprarrenalismo; sepse; alcoolismo; e intoxicação aguda.

MANIFESTAÇÕES CLÍNICAS E LABORATORIAIS

Redução progressiva da temperatura induz depressão proporcional de importantes funções orgânicas, o que, em uma vítima com hipotermia grave, pode causar coma, hipoventilação e pulso imperceptível, fazendo-a parecer morta à avaliação inicial. A Tabela 48.1 apresenta as manifestações clínicas (de acordo com o grau da hipotermia) e os achados laboratoriais dessa condição.

TABELA 48.1 Manifestações clínicas e laboratoriais da hipotermia

SISTEMA	HIPOTERMIA LEVE (32-35°C)[a]	HIPOTERMIA MODERADA (28-32°C)[a]	HIPOTERMIA GRAVE (< 28°C)[a]
Neurológico	Confusão, disartria, ataxia, amnésia, julgamento comprometido	Redução do nível de consciência, hiporreflexia, pupilas dilatadas	Coma, pupilas não reativas, arreflexia, declínio da atividade no EEG
Cardiovascular	Taquicardia, hipertensão; prolongamento dos intervalos PR e QT	Bradicardia, arritmias atriais, onda J (Osborn)[b] e alargamento do intervalo QT	Bradicardia, hipotensão, fibrilação ventricular e assistolia
Respiratório	Taquipneia, broncorreia	Hipoventilação, perda do reflexo da tosse	Edema pulmonar, apneia
Renal	Diurese gelada	Diurese gelada	Oligúria
Musculoesquelético	Tremor	Cessação do tremor, rigidez muscular	Pseudorrigidez cadavérica
Metabólico	Hiperglicemia, alcalose respiratória	—	Hipo ou hiperglicemia, acidose metabólica
Hematológico	Aumento do hematócrito, redução da contagem de plaquetas e leucócitos (sequestro esplênico), diátese hemorrágica, coagulação intravascular disseminada		
Gastrintestinal	Íleo, pancreatite, úlcera gástrica por estresse, disfunção hepática		

[a] Temperatura central.
[b] Pequeno entalhe na porção descendente e inferior da onda R; mais proeminente de V2-V5; é um dos achados mais específicos da hipotermia, embora também possa ocorrer na hipercalcemia, lesão cerebral, hemorragia subaracnóidea, isquemia miocárdica e sepse [ArIM 2011, 171:1430; Cardiol 2005, 103:118].
EEG: eletroencefalograma.
Fonte: Construída com base em AFP 2004, 70:2325; RpC 2004, 49:192; CMAJ 2003, 168:305; QJM 2002, 95:775.

TRATAMENTO DA HIPOTERMIA

Devido ao efeito neuroprotetor da hipotermia, a reanimação de pacientes em parada cardíaca deve ser continuada até seu reaquecimento [Circ 2010, 122:S829]. Já foi relatada a recuperação neurológica plena, mesmo após 5 horas de reanimação [NDT 2009, 24:1058]. Embora no passado tenha sido recomendado adiar a desfibrilação dos ritmos chocáveis até elevação da temperatura, o último Advanced Cardiovascular Life Support (ACLS) [Circ 2010, 122:S829] recomenda que esses pacientes sejam manejados do modo-padrão enquanto são agressivamente reanimados.

A Tabela 48.2 detalha o tratamento da hipotermia. Se ocorrer falha de reaquecimento, deve-se adotar um método mais agressivo e afastar outros fatores (hipoglicemia, sepse, insuficiência suprarrenal e hipotireoidismo).

TABELA 48.2 Tratamento da hipotermia

SITUAÇÃO CLÍNICA	CONDUTA	CONSIDERAÇÕES
Em todos os doentes	Respiração e nível de consciência	Intubação orotraqueal e ventilação mecânica se insuficiência respiratória ou escore de coma de Glasgow ≤ 8
	Estado hemodinâmico	Se PAM < 65 mmHg, expansão plasmática com SF aquecido (38-42°C) e vasopressores conforme necessidade
	Identificação de complicações e fatores predisponentes	Considerar os seguintes testes: gasometria arterial, hemograma, bioquímica completa, CPK (afastar rabdomiólise), amilase, cortisol sérico, hormônios tireoidianos, urina I e radiografia de tórax
		Se, com o método de reaquecimento recomendado a seguir, a temperatura central eleva-se < 0,67°C/h, devem-se iniciar antibióticos EV de largo espectro [AcEM 2006, 13:913] e administrar dexametasona 4 mg EV dose única Na suspeita de coma mixedematoso, administrar levotiroxina 250 μg EV

TABELA 48.2 *Continuação*

SITUAÇÃO CLÍNICA	CONDUTA	CONSIDERAÇÕES
Hipotermia leve (32-35°C; ou consciente e trêmulo)	Reaquecimento externo passivo (↑ T° 2°C/h)	Remoção de roupas molhadas, cobrir com cobertores, aquecimento do ambiente Considerar reaquecimento ativo (abaixo), se elevação da temperatura < 0,5°C/h ou presença de arritmias
Hipotermia moderada (28-32°C; ou consciência deprimida e sem tremor)	Reaquecimento externo ativo (↑ T° 0,1-3,4°C/h)	Cobertores aquecidos, calor radiante, banhos quentes e/ou ar quente forçado Mover o mínimo possível o paciente para evitar arritmias Reaquecer inicialmente o tronco e evitar uso de musculatura periférica para minimizar sua vasodilatação e o retorno de sangue gelado com redução adicional da temperatura central, acidose, fibrilação ventricular e hipotensão
Hipotermia grave (< 28° C; ou inconsciente e sem tremor, com sinais vitais presentes ou não)	Reaquecimento interno (ou central) ativo (↑ T° 2°C/h) e extracorpóreo (↑ T° 2-10°C/h)	Iniciar com SF aquecido (40-42°C) EV, oxigênio umidificado aquecido (até 45°C) e reaquecimento externo ativo (ver item anterior). Se ineficaz, irrigação de cavidades com SF aquecido (estômago, colo, bexiga, peritônio[a] e pleura[b]) ou reaquecimento sanguíneo extracorpóreo (venovenoso ou arteriovenoso contínuo, hemodiálise, *bypass* cardiopulmonar e ECMO)[c] Na parada cardíaca, utilizar *bypass* cardiopulmonar ou ECMO

[a] Irrigação peritoneal: 10 a 20 mL/kg de SF a 42°C; manter por 20 minutos e drenar [NEJM 1994, 331:1756].

[b] Irrigação pleural: implantar dois drenos de tórax (36 a 40 Fr) no hemitórax direito; infundir 200 a 300 mL de SF a 42°C pelo dreno superior e anterior e drenar pelo inferior e posterior; só implantar drenos bilateralmente na parada cardíaca [Rsc 2006, 68:203; Rsc 2005, 66:99].

[c] Taxa de reaquecimento conforme o método: venovenoso contínuo e hemodiálise com fluxo sanguíneo de 150-400 mL/min, ↑ 2 a 4°C/h; arteriovenoso contínuo (requer pressão sistólica > 60 mmHg), ↑ 3 a 4°C/h; ECMO, ↑ 4 a 6°C/h; *bypass* cardiopulmonar, ↑ 9°C/hora.

CPK: creatinofosfoquinase; ECMO: *extracorporeal membrane oxygenation* (oxigenação por membrana extracorpórea); EV: endovenoso; h: hora; PAM: pressão arterial média; SF: soro fisiológico a 0,9%; T°: temperatura central.

Fonte: Construída com base em NEJM 2012, 367:1930; BMJ 2006, 332: 706; AFP 2004, 70:2325; RpC 2004, 49:192.

49 Intoxicação exógena

A intoxicação exógena pode comprometer diversas funções fisiológicas e simular doença estrutural do sistema nervoso central (SNC), cardiopatia, sepse e muitas outras. Uma atenta história clínica permite identificar a intoxicação e seu agente. Esses pacientes podem piorar rapidamente e necessitam de abordagem sistematizada.

DIAGNÓSTICO

A identificação da toxina implicada pode ser obtida mediante cartelas de medicamentos, frascos de produtos químicos vazios ou história de uso de medicações e drogas [Basic Clin Pharmacol Toxicol 2004, 95:31]. Na intoxicação intencional, a vítima muitas vezes ingere mais do que uma substância e, em metade dos casos, informa incorretamente o que ingeriu. Muitas classes de toxinas produzem síndromes características, os chamados toxidromos, o que possibilita a sua identificação (Tabela 49.1).

O exame clínico (Tabela 49.1) é o melhor método para identificação da intoxicação desconhecida, mas algumas alterações laboratoriais induzidas pelo veneno também podem ajudar a identificá-la (Tabela 49.2).

TRATAMENTO

O tratamento da parada cardíaca induzida por intoxicação exógena deve seguir o procedimento-padrão [Circ 2010,122:S829], descrito no Capítulo 7. Entretanto, durante a reanimação, e sobretudo nos cuidados após o retorno da circulação espontânea, deve-se tentar reverter o efeito tóxico (Tabelas 49.4 e 49.5).

O tratamento de suporte deve preceder todas as outras medidas (Tabela 49.3). Ele comprovadamente melhora o resultado clínico. Na ingestão oral, indica-se prevenir a absorção da substância (Tabela 49.4) e, sempre que possível, o efeito tóxico deve ser antagonizado (Tabela 49.5).

Na ingestão oral, é indicado limitar a absorção do tóxico (descontaminação intestinal). Independentemente do método utilizado, a eficácia é maior quanto menor o intervalo entre a ingestão e o início do tratamento. Algumas medidas, descritas na Tabela 49.4, podem apressar a eliminação do tóxico já absorvido.

TABELA 49.1 Síndromes toxicológicas (toxidromos) e suas causas

SINAIS E SINTOMAS																		TOXIDROMOS
Agitação	Hiperalerta	Alucinações	Convulsão	Hiper-reflexia	Midríase	Taquicardia	Hipertensão	Taquipneia	Hipertermia	Depressão SNC[a]	Hiporreflexia	Miose	Bradicardia	Hipotensão	Bradipneia	Hipotermia	Outros sinais e sintomas	Tóxicos comuns
+	+	+	+	+	+	+	+	+	+								Tremores, sudorese	ß-adrenérgico. Albuterol, cafeína, isoproterenol, terbutalina, teofilina
+	+	+	+	+	+		+		+				+					α-adrenérgico. Alcaloides do ergot, fenilefrina, fenilpropanolamina
+	+	+	+	+	+	+	+	+	+								Sudorese, pele seca	α e ß-adrenérgico. Anfetamina, cocaína, efedrina, fenciclidina, pseudoefedrina
+	+	+	±		+	+	+	+	+	+							Pele e mucosas secas, retenção urinária, íleo, mioclonia, coreoatetose	Anticolinérgico. Antiespasmódicos, antidepressivos tricíclicos, anti-histamínicos, antiparkinsonianos, atropina, ciclobenzaprina, escopolamina, fenotiazinas, orfenadrina
+		+			±	+	+	+									Nistagmo, sinestesia, percepção distorcida, pânico	Alucinogênico. Anfetaminas planejadas (MDMA, MDEA), fenciclidina, LSD, maconha, mescalina, psilocibina
										+	+	+	+	+	+	+	Edema de pulmão, marcas de agulha	Opioide. Difenoxilato, fentanil, heroína, hidroximorfona, metadona, morfina, oxicodona
										+	+	±	+	+	+	+	Confusão, voz pastosa	Sedativo-hipnótica. Álcoois, anticonvulsivantes, benzodiazepínicos, barbitúricos, carisoprodol, glutetimida, meprobamato, zolpidem
			±					±		+		+	+	±	±		Confusão, aumento das secreções[b], incontinência	Colinérgico. Betanecol, carbamatos e organofosforados, edrofônio, fisostigmine, nicotina, pilocarpina, urecolina, medicamentos para miastenia grave
+				+	+	+	+	+	+	+							Confusão, sudorese, tremor, mioclonias, clônus, rigidez	Síndrome serotoninérgica. IMAO, ISRS, meperidina, dextromorfano, antidepressivos tricíclicos, L-triptofano (isoladamente e principalmente em associação)
+			+		+	±	±	±	+	+				±	±		Confusão, mioclonias, coreoatetose, arritmias	Antidepressivo tricíclico[c]. Amitriptilina, nortriptilina, imipramina, clomipramina, desipramina, doxepina
											+						Rigidez, tremor, opistótono, trismo, coreoatetose	Extrapiramidal. Fenotiazinas, haloperidol, olanzapina, risperidona
						+			+								Acidose metabólica	Desacoplamento da fosforilação oxidativa. 2,4-Diclorofenol, dinitrofenol, fósforo, glifosato, pentaclorofenol, salicilato
										+							Confusão, cefaleia, incoordenação, despersonalização	Solvente. Acetona, hidrocarbonetos, naftaleno, tolueno, tricloretano

[a] Sonolência, letargia, bradipsiquismo, rebaixamento do nível de consciência e reflexos deprimidos.
[b] Salivação, lacrimejamento, diarreia, vômitos, sudorese, broncorreia (e sibilos).
[c] Taquicardia e hipertensão, seguidos de hipotensão e bradipneia.
+: sinal geralmente presente; ±: sinal pode ou não estar presente; IMAO: inibidores da monoaminoxidase; ISRS: inibidores seletivos da recaptação de serotonina.
Fonte: Construída com base em Med 2011, 40:48; SJTREM 2009, 17:29; EMCNA 2008, 25:715; EMCNA 2007, 25:249; Chs 2003, 123:577; Arch Dis Child 2002, 87:392; CCh 1996, 42:1350 – livre.

TABELA 49.2 Alterações laboratoriais e eletrocardiográficas induzidas por drogas/medicamentos

HIPERCALEMIA	HIPOCALEMIA	HIPOCALCEMIA	HIPERGLICEMIA	HIPOGLICEMIA	RABDOMIÓLISE	HEPATOTOXICIDADE	META- -HEMOGLOBINEMIA	ACIDOSE COM ÂNION *GAP* >13mEq/L	*GAP* OSMOLAR (>7 mOsm/L)	*GAP* DE SAO$_2$ (> 5%)	BRADICARDIA/BAV	TAQUICARDIA SUPRAVENTRICULAR	TAQUICARDIA VENTRICULAR
+													
	+		+					+				+	+
+				+						+			
			+		+				+				
						+							
						+							
					+								
						+							
					+							+	
					+								
												+	+
											+		
						+							
					+			+					
							+						
+											+		+
						+							
				+	+	+		+	+				
		+						+	+				
						+							
			+			+		+					
+		+											+
					+								
											+		
					+	+		+					
								+	+				
									+				
	+		+										
						+							
								+		+		+	
					+								
							+						
					+						+		
						+							
					+								
				+									
						+							
				+		+		+					
					+								
					+						+		
						+	+						
						+							
	+				+		+	+					

[a] Antiarrítmicos (amiodarona, quinidina, procainamida, propafenona), anti-histamínicos (difenidramina, astemizol, terfenadina), antimicrobianos (amantadina, eritromicina, pentamidina), arsênico, citrato, fenotiazinas, propoxifeno, tálio.

[b] Causa acidose com elevação do ânion *gap* na cetoacidose alcoólica.

PROLONGAMENTO DO QRS E QT[a]	MEDICAMENTOS/DROGAS OU TOXIDROMOS IMPLICADOS
	α-adrenérgicos
	ß-adrenérgicos (albuterol, cafeína, teofilina)
±	Betabloqueadores
	Acetona
	Ácido valproico
	Alfametildopa
	Alucinógenos centrais (LSD, fenciclidina, anfetamina planejada)
	Alopurinol
	Anfetamina
	Anticolinérgicos
+	Antidepressivos tricíclicos
±	Bloqueadores dos canais de cálcio
	Clorpromazina
	Cocaína
+	Cloroquina
	Digoxina
	Dissulfiran
	Etanol[b]
	Etilenoglicol
	Fenitoína
	Ferro
+	Fluoreto
	Hipertermia maligna
+	Inseticidas organofosforados
	Isoniazida
	Metanol, álcool benzílico, álcool isopropílico, éter glicol, propilenoglicol
	Metformina, AINH, dinitrofenol, ácidos inorgânicos, paraldeído, formaldeído, fluroacetato, enxofre, colchicina, fenol, estricnina
	Metilfenidato
	Metotrexate
	Monóxido de carbono, cianeto, meta-hemoglobina
	Neurolépticos
	Nitratos, nitritos, dapsona, anestésicos locais, aminas aromáticas, nitrobenzeno, primaquina, naftaleno, nitroprussiato, clorobenzeno, metoclopramida, fenóis, piridina
	Opioides
	Paracetamol
	Picada de cobra
+	Quinina
	Rifampicina
	Salicilatos
	Síndrome serotoninérgica
	Sedativos-hipnóticos
	Sulfonamidas
	Tetracloreto de carbono (hidrocarboneto halogenado)
	Tolueno

AINH: anti-inflamatórios não hormonais.

Fonte: Construída com base em Med 2011, 40:48; Med 2011, 40:55; SJTREM 2009, 17:29; EMCNA 2008, 25:715; EMCNA 2006, 24:159.

TABELA 49.3 Tratamento de suporte na intoxicação exógena

SITUAÇÃO CLÍNICA		CONDUTA/CONSIDERAÇÕES
Suspeita de intoxicação	Em todo paciente com sinais de toxicidade grave	Manter acesso venoso patente Coletar exames: glicemia digital; gasometria e lactato arteriais; creatinina; Na^+; K^+; Ca^{+2}; Mg^{+2}; cloro; hemograma; coagulograma; ECG; nível sérico de paracetamol e de outras substâncias com base no toxidromo (Tabela 49.1) Monitoração cardíaca e oximetria de pulso contínuas
Neurológica	Nível de consciência rebaixado	Glicose a 50% 50 mL, ± tiamina 100 mg EV (na suspeita de hipoglicemia e encefalopatia de Wernicke) Naloxona 0,4 a 2 mg EV, se suspeita de intoxicação por opioide (Tabela 49.1). Flumazenil não deve ser usado, pois pode induzir síndrome de abstinência ou convulsões Presença de reflexo de vômito não garante proteção contra aspiração; se após as medidas mencionadas, o escore de coma de Glasgow ≤ 8, o paciente deve ser intubado. Na intoxicação por organofosforados e digoxina, evitar succinilcolina[a] (usar rocurônio 600 μg/kg) Preferir tubos com *cuffs* de baixa pressão e alto volume, mas eles não protegem totalmente. Cabeceira a 45° reduz aspiração
	Convulsão	Afastar hipoglicemia Na crise sustentada, administrar diazepam em alíquotas de 5-10 mg EV; na convulsão persistente, intubação, ventilação mecânica e barbitúricos EV com monitoração EEG Fenitoína deve ser evitada na intoxicação por cocaína e antidepressivos tricíclicos
	Agitação psicomotora	Se for necessário sedar, administrar diazepam, 5 mg a cada 3-5 min até efeito desejado ou dose limitada por depressão respiratória. Haloperidol (2-10 mg EV a cada 1-4 h; máximo 100 mg/24 h) pode ser adicionado, se necessário [Coch 2005, 4:CD003079]
Respiração	Hipoventilação (hipercapnia)	Se a hipoventilação não for revertida por glicose ou naloxona, pode-se tentar VNI se escore de coma de Glasgow > 10 e ausência de contraindicações (ver Capítulo 17)
	Taquipneia	Se necessário intubar o paciente taquipneico e acidótico, manter volume minuto elevado (VC e FR elevados) Administrar bicarbonato antes e após a intubação (ver "Acidose Metabólica", a seguir)
Hemodinâmica e cardiovascular	Hipotensão (PAM < 65 mmHg)	Iniciar por expansão plasmática com SF em alíquotas de 500 mL até efeito desejado (ou PVC de 8-12 mmHg) Na hipotensão induzida por opioide, betabloqueadores e digoxina, administrar o antídoto específico: naloxona (0,4-2 mg EV), glucagon (5-10 mg EV a cada 10 min, seguido de 2-10 mg/h) e anticorpo antidigoxina, respectivamente (Tabela 49.5) Se a PAM persistir < 65 mmHg, considerar administração cautelosa de norepinefrina (0,1-2 μg/kg/min; diluir 16 mg + 236 mL de SF/SG; correr 5-120 mL/h) na intoxicação que produz vasodilatação periférica e epinefrina (2-10 μg/min; diluir 3 mg + 100 mL de SF/SG; correr 4-20 mL/h) se há depressão miocárdica direta
	Hipertensão	Só tratar se PA excessivamente elevada ou associada a indícios de isquemia miocárdica, cefaleia, papiledema ou sinais neurológicos atribuídos à hipertensão Hipertensão associada à agitação pode ser tratada com diazepam 5-10 mg EV [NEJM 1995, 333:1267] Na intoxicação por simpatomiméticos, utilizar betabloqueadores e nitroprussiato (5-400 μg/min) em combinação[b]; na hipertensão induzida por anticolinérgicos, pode-se usar fisostigmine (0,5-2 mg IM/EV, que pode ser repetido a cada 10-30 min)
	Taquiarritmias	Na medida do possível, evitar antiarrítmicos e cardioversão elétrica (se houver ritmo de perfusão) Tratar fatores precipitantes (acidose, hipocalemia, hipomagnesemia, hipóxia) Na taquicardia ventricular, lidocaína (1-1,5 mg/kg EV em 2-3 min, seguida de 1-4 mg/min); na taquicardia com QRS largo causada por substâncias ativas na membrana[c], bicarbonato de sódio 8,4% (50-100 mL repetido até pH ± 7,55); no *torsades de pointes*, sulfato de magnésio 10% (20 mL EV, seguido de 5-10 mL/h) ou marca-passo por *overdrive supression*; na taquicardia com QRS estreito induzida por estados hiperadrenérgicos, diazepam 5-10 mg EV; e nas arritmias induzidas por digital, anticorpo antidigoxina ou sulfato de magnésio

TABELA 49.3 *Continuação*

	SITUAÇÃO CLÍNICA	CONDUTA/CONSIDERAÇÕES
Hemodinâmica e cardiovascular	Bradiarritmias	Tratar somente se ocorrer comprometimento hemodinâmico: atropina 0,5 mg EV a cada 3-5 min até dose máxima de 3 mg, dopamina 2-10 μg/kg/min ou epinefrina 2-10 μg/min (3 mg + 100 mL de SF/SG; 4-20 mL/h) Gluconato de cálcio 10% (30-60 mL EV em 5 min) e glucagon (5-10 mg EV a cada 10 min, seguido de 2-10 mg/h) são eficazes na intoxicação por bloqueadores dos canais de cálcio ou betabloqueadores
Metabólica	Hipoglicemia	Glicose a 50%, 50 mL EV, seguida por carboidratos por via enteral e/ou SG 10% contínuo Hipoglicemia persistente induzida por sulfonilureia: pode ser tratada com octreotide 50 μg SC a cada 6-12 h
	Acidose metabólica	Corrigir o déficit de HCO_3 (em mEq) = 0,5 × peso em kg × (12 – HCO_3 medido); administrar EV em bolos de 50-150 mL de bicarbonato a 8,4% (1 mL = 1 mEq) Hemodiálise imediata se toxina dialisável (p. ex., ácido acetilsalicílico, metanol, etilenoglicol)
	Hipo/hipercalemia	Ver Capítulo 28, Seção V ("Nefrologia")
Temperatura	Hipertermia (temperatura central > 39° C)	Pode induzir rabdomiólise, insuficiência renal aguda e CIVD Administrar SF gelado EV e/ou resfriamento externo ativo (bolsas de gelo) Benzodiazepínicos (5-10 mg EV) são eficazes se houver evidências de estimulação simpática excessiva (p. ex., cocaína ou anfetamina). Na hipertermia persistente, pode-se usar o dantrolene (ataque de 2,5 mg/kg EV, seguido de 1 mg/kg a cada 4-6 h, por 24-48 h)

[a] Os organofosforados prolongam sua ação; a intoxicação por digoxina induz hipercalemia, agravada pela succinilcolina.

[b] Uso isolado de betabloqueador pode resultar em α-estimulação sem oposição e aumento paradoxal da PA; por sua vez, nitroprussiato sem betabloqueador pode induzir taquicardia reflexa; labetalol (bloqueadores α e β) não está disponível no Brasil.

[c] Amantadina, betabloqueadores, antiarrítmicos, antidepressivos tricíclicos, fluoreto, metais pesados, lítio, anestésicos locais, meperidina, neurolépticos e quinina.

CIVD: coagulação intravascular disseminada; ECG: eletrocardiograma; EEG: eletroencefalográfica; EV: endovenoso; FR: frequência respiratória; h: hora(s); min: minutos; PAM: pressão arterial média; PVC: pressão venosa central; SF: soro fisiológico a 0,9%; VC: volume corrente; VO: via oral ou sonda nasogástrica.

Fonte: Construída com base em Med 2011, 40:65; EMCNA 2008, 25:715; PgMJ 2005, 81:204.

TABELA 49.4 Medidas para limitar a absorção ou aumentar a eliminação do tóxico

MEDIDA	DOSE	INDICAÇÕES/CONSIDERAÇÕES
Descontaminação intestinal		Limitam a absorção do tóxico. A eficácia é maior se o tratamento é feito dentro de 1 h da ingestão
Carvão ativado[1]	1 g/kg diluído em água, por VO ou SNG[a], dose única	Se houver história de ingestão potencialmente tóxica, a menos que o produto seja pouco absorvido pelo carvão ativado[b] Pode ser misturado em 15-20 g de sulfato de magnésio Contraindicado na obstrução ou perfuração intestinal, íleo ou sangramento gastrintestinal significativo e em pacientes com rebaixamento do nível de consciência não intubados
Irrigação intestinal total[2]	Polietileno glicol (PEG 3.350) 1-2 L/h, VO ou SNG[a], até efluente retal claro	Indicado se o tóxico não é ligado por carvão ativado[b] ou na ingestão de comprimidos de liberação prolongada ou com revestimento entérico Administração concomitante com carvão ativado reduz a eficácia deste último Mesmas contraindicações do carvão ativado
Diluição	5 mL/kg ou 250 mL de leite ou água em dose única	Indicado na ingestão de ácidos ou álcalis corrosivos para reduzir sua concentração
Medidas para apressar a eliminação		O objetivo é reduzir a duração do efeito tóxico
Múltiplas doses de carvão ativado[3]	1 g/kg diluído em sulfato de magnésio, por VO ou SNG[a], seguido de 1 g/kg em água a cada 2-4 h	Deve ser considerado em pacientes com ingestão potencialmente fatal de toxinas específicas[c] Contraindicações semelhantes às descritas para a dose única de carvão ativado

TABELA 49.4 *Continuação*

MEDIDA	DOSE	INDICAÇÕES/CONSIDERAÇÕES
Alcalinização urinária[4]	1-2 mL/kg de $NaHCO_3$ 8,4% EV até pH sérico 7,55-7,60	Indicado na intoxicação por ácidos fracos eliminados inalterados pelos rins[d] Após a infusão inicial (descrita na coluna anterior), diluir 150 mL de $NaHCO_3$ + 1 L de SG 5% e correr 1 a 1,5 L/h desta solução Contraindicada na LRA ou DRC, edema agudo de pulmão e edema cerebral
Hemodiálise e hemoperfusão[5]	Fluxo de sangue de 400 mL/min e duração de 4-8 h	Hemodiálise está indicada em intoxicações graves por substâncias cuja remoção pelo método seja significativamente maior que seu *clearance* endógeno[e] Hemoperfusão pode ser considerada na intoxicação grave por certas substâncias[f]

[a] SNG não deve ser implantada na ingestão de agentes corrosivos pelo risco de perfuração.
[b] Ácidos, álcalis, alcanos, álcoois, alquenos, arsênico, cádmio, cálcio, chumbo, corrosivos, etilenoglicol, ferro, fluoreto, hidrocarbonetos, iodeto, íons inorgânicos, isopropanol, lítio, magnésio, mercúrio, metais pesados, potássio, sódio, zinco [JToxCTox 1997, 35:721].
[c] Carbamazepina, dapsona, fenobarbital, quinina, teofilina; e provavelmente amitriptilina, ciclosporina, diazepam, digoxina, disopiramida, doxepina, fenciclidina, glutetimida, meprobamato, metotrexate, nadolol, nortriptilina, piroxicam, propoxifeno, salicilato, sotalol, valproato ou medicamentos de liberação prolongada [Arch Dis Child 2002, 87:392].
[d] Ácido 2,4-D clorfenoxiacético, barbitúricos, bário, brometos, cálcio, crômio, cisplatina, ciclofosfamida, diflunisal, fenobarbital, fluoreto, 5-fluorouracil, iodeto, isoniazida, lítio, meprobamato, metotrexate, potássio, primidona, salicilatos, sulfonamidas, tálio [JToxCTox 2004, 42:1].
[e] Acetona, álcoois (etanol, metanol, etilenoglicol), atenol, barbitúricos, brometos, hidrato de cloral, isopropanol, lítio, metais pesados (possivelmente), procainamida, salicilatos, sotalol, teofilina [KI 1988, 33:735].
[f] Barbitúricos, cafeína, carbamazepina, cloranfenicol, cogumelos amanita, dapsona, disopiramida, eticlorvinol, fenilbutazona, fenitoína, fenobarbital, glutetimida, meprobamato, metotrexate, paraquat, primidona, procainamida, sedativo-hipnóticos, teofilina, tetracloreto de carbono, valproato.
CIVD: coagulação intravascular disseminada; DRC: disfunção renal crônica; EV: endovenoso; h: hora(s); LRA: lesão renal aguda; PAM: pressão arterial média; PVC: pressão venosa central; SF: soro fisiológico a 0,9%; SG: soro glicosado a 5%; SNG: sonda nasogástrica; VO: via oral.
Fonte: [1] [Clin Toxicol 2005, 43:61]; [2] [J Toxicol ClinToxicol 2004, 42:843]; [3] [J Toxicol Clin Toxicol 1999, 37:731]; [4] [J Toxicol Clin Toxicol 2004, 42:1]; [5] [COCC 2007, 13:668].

O efeito tóxico de certos compostos pode ser antagonizado, como é possível conferir na Tabela 49.5.

TABELA 49.5 Antídotos no tratamento de intoxicações exógenas

TOXINA	ANTÍDOTO	ADMINISTRAÇÃO
Anestésicos locais	Intralipid 20%	1,5 mL/kg EV periférico em bolo (pode ser repetido a cada 5 min até duas vezes), seguido de 0,25-0,5 mL/kg/min (continuar infusão por menos 10 min após estabilização hemodinâmica; máximo de 10 mL/kg em 30 min)
Anticolinérgicos	Fisostigmine	0,5-2 mg IM/EV; pode ser repetido em 10-20 min
Antidepressivos tricíclicos	Bicarbonato de sódio 8,4%	1-2 mL/kg EV em bolo (pode ser repetido em 5 min), seguido de bicarbonato a 8,4% 150 mL de + SG 5% 850 mL (equivalente em sódio ao SF 0,9%) 250 mL/h EV (inicialmente) e ajustado para manter pH sérico entre 7,45 e 7,55
Benzodia-zepínicos	Flumazenil	Geralmente **não** recomendado na intoxicação aguda[a] 0,2 mg EV, repetida a cada 1 min (intoxicação improvável se não responder após 1 mg)
Betablo-queadores	Glucagon *e/ou*	5 mg EV a cada 10 min (até 3 doses), seguido de 2-10 mg/h
	Gluconato de cálcio 10% *e/ou*	10 mL EV em 10 min, repetido até 2 vezes
	Insulina	1 unid/kg + 50 mL de glicose 50%, seguido de 0,5 a 1 unid/kg/h + SG 10% 5 mL/kg/h (0,5 g/kg/h)

TABELA 49.5 *Continuação*

TOXINA	ANTÍDOTO	ADMINISTRAÇÃO
Bloqueadores dos canais de cálcio	Insulina *e/ou*	1 unid/kg + 50 mL de glicose 50%, seguido de 0,5 a 1 unid/kg/h + SG 10% 5 mL/kg/h (0,5 g/kg/h)
	Gluconato de cálcio 10% *e/ou*	10-20 mL EV em 10 min; pode ser repetido a cada 20 min até 4 vezes
	Glucagon	5 mg EV a cada 10 min (até 3 doses), seguido de 2-10 mg/h
Bloqueadores dos canais de sódio[b]	Bicarbonato de sódio a 8,4%	100 mL EV, repetido até 2 vezes
Cianeto	Hidroxicobalamina	5 g EV, que pode ser repetida mais 1 vez
Colinérgicos, organo-fosforados	Atropina *e*	2 mg IM/EV; dobrar dose a cada 3 min conforme a necessidade
	Pralidoxima	1-2 g EV(preferivelmente)/IM/SC; se necessário, repetir em 1 h e, então, a cada 12 h
Digoxina	Anticorpo antidigoxina (Digibind® 38 mg)	Se a digoxinemia ou a dose ingerida não são conhecidas, administrar 5-10 ampolas EV; pode-se repetir se a resposta é inadequada
Etileno glicol ou metanol	Etanol 10%[c] EV *ou*	10 mL/kg (0,8 g/Kg) EV em 1 h; seguido de 1 mL/kg/h com ajuste adicional para manter a concentração sérica de etanol em 100-150 mg/dL
	Bebidas destiladas *ou*	Adicionar água a bebida destilada para reduzir sua concentração para 20% (ver nota [d]); administrar 20 mL/kg desta solução VO ou SNE, seguido de 2 mL/kg/h com ajuste adicional para manter a concentração sérica de etanol em 100-150 mg/dL
	Fomepizol (4-metilpirazol)	Preferido, mas não existe no mercado brasileiro: 15 mg/kg EV, seguido de 10 mg/kg a cada 12 h por 4 doses; então 15 mg/kg a cada 12 h até nível de etileno glicol < 20 mg/dL e paciente assintomático com pH normal
Ferro	Desferoxamina	15 mg/kg/h por 24 h (desde que não ultrapasse dose máxima de 6 g)
Fluoreto (rodenticida, removedor de ferrugem)	Gluconato de cálcio 10% *e*	10 mL EV em 30 min; repetir a cada 30 min, objetivando manter o cálcio no limite superior da normalidade (dosar a cada 30 min por 3 h)
	Sulfato de magnésio 10%	20 mL EV em 30 min, seguido de infusão contínua de 5-10 mL/h, guiada pelo nível sérico de magnésio
Isoniazida	Piridoxina	5 g EV em 30-60 min (administrar em 3-5 min se atividade convulsiva); repetir se a convulsão persistir ou recorrer
Meta-hemoglo-binemia	Azul de metileno 2%	2 mL/kg EV em 5 min; pode ser repetido em 1 h se necessário
Metais pesados (arsênico, mercúrio e chumbo)	BAL (*British antilewisite*; dimercaprol) *e*	3-5 mg/kg IM profundo a cada 4 h
	EDTA cálcio dissódico (não usar sem cálcio)	30 mg/kg/dia EV contínuo iniciado 4 h após a dose inicial de BAL
Opioides	Naloxona	0,4 a 2 mg EV/IM/SC (podem ser necessárias doses repetidas a cada 2-3 min); em um possível dependente de opioide, administrar doses de 0,1 mg para evitar síndrome de abstinência aguda
Paracetamol	N-acetilcisteína enteral *ou*	140 mg/kg VO/SNE, seguido de 70 mg/kg a cada 4 h por 72 h
	N-acetilcisteína EV	150 mg/kg + 200 mL SG 5% EV em 1h; seguido por 50 mg/kg + 500 mL de SG 5% em 4 h; então, 100mg/kg + 1 L SG 5% em 16 h
Sulfonilureia	Octreotide	50 μg SC a cada 8-12 h

[a] Deve ser evitado em pacientes com: suspeita de tolerância a benzodiazepínicos (precipita síndrome de abstinência aguda), *overdose* por múltiplos fármacos (pode induzir convulsão), história de epilepsia e intoxicação por antidepressivos tricíclicos (arritmias malignas). Por isso, seu uso não é advogado na intoxicação aguda. É mais seguro manter tratamento de suporte até a resolução da intoxicação.

[b] Quinidina, procainamida, disopiramida, lidocaína, propafenona.

[c] Etanol 10%: 100 mL de álcool absoluto + 900 mL de SG 5%.

[d] As bebidas destiladas têm teor alcoólico de 40 a 50%, ou seja 40 a 50°. Para diluir a bebida até a concentração de 20%, usar a fórmula $V_1.C_1 = V_2.C_2$. No lado esquerdo da fórmula, inserir os dados da bebida destilada (volume e concentração). No lado direito, C_2 é igual a 20 e V_2 é a incógnita (volume final da solução). $V_2 - V_1$ é a quantidade de água que deve ser adicionada ao volume da bebida destilada (V_1) para reduzir sua concentração para 20%.

EV: endovenoso; h: hora(s); min: minutos; SC: subcutânea; seg: segundos; SF: soro fisiológico; SG: soro glicosado; SNE: sonda nasoenteral; VO: via oral.

Fonte: Baseada em AJHSP 2012, 69:199; J Pharm Pract 2011, 24:174; AnEM 2009, 54:386; JICM 2006, 21:255; CCM 2003, 31:2794.

ÍNDICE REMISSIVO

A

B

C

D

E

F

G

H

I

L

M

N

P

Q

R

S

T

V